Minzcuz Sawcih Okbanj Cienhangh Swhginh Bangfuz Hanghmoeg

民族文字出版专项资金资助项目

YW MINZCUZ CAEUQ DANYW

(Banj Sawcuengh)

民族医药与方剂

（壮文版）

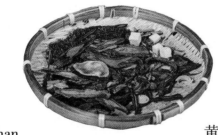

Vangz Cwnzhan		黄岑汉
Cinz Daugvangh	**Cujbenh**	覃道光 主编
Dou Sizbinh		窦锡彬
Dangz Hanging		唐汉庆

Vangz Sanvaz		黄善华
Dwngz Mingzsinh		滕明新
Veiz Haijlanz		韦海兰
Veiz Genyungz	**Hoiz**	韦键蓉 译
Cinz Yanghlanz		覃香兰
Vangz Ginjyen		黄锦艳
Cungh Denz		钟　田

Gvangjsih Gohyoz Gisuz Cuzbanjse

广西科学技术出版社

图书在版编目（CIP）数据

民族医药与方剂：壮文/黄岑汉等主编；黄善华
等译. —南宁：广西科学技术出版社，2021.11
ISBN 978-7-5551-1728-5

Ⅰ. ①民… Ⅱ. ①黄… ②黄… Ⅲ. ①民族医学—
方剂学—中国—壮语 Ⅳ. ①R29

中国版本图书馆 CIP 数据核字（2021）第 241732 号

MINZU YIYAO YU FANGJI（ZHUANGWEN BAN）

民族医药与方剂（壮文版）

黄岑汉　覃道光　窦锡彬　唐汉庆　主编
黄善华　滕明新　韦海兰　韦键蓉　覃香兰　黄锦艳　钟　田　译

策划编辑：罗煜涛　　　　　　　　　　责任编辑：罗煜涛　李　媛　李宝娟
壮文编辑：韦运益　　　　　　　　　　壮文审读：覃祥周
责任校对：苏深灿　　　　　　　　　　装帧设计：韦娇林
责任印制：韦文印

出 版 人：卢培钊　　　　　　　　　　出版发行：广西科学技术出版社
社　　址：广西南宁市东葛路 66 号　　邮政编码：530023
网　　址：http://www.gxkjs.com

经　　销：全国各地新华书店
印　　刷：广西壮族自治区地质印刷厂
地　　址：南宁市建政东路 88 号　　　邮政编码：530023
开　　本：787 mm×1092 mm　1/16
字　　数：780 千字　　　　　　　　　印　　张：26.75
版　　次：2021 年 11 月第 1 版　　　印　　次：2021 年 11 月第 1 次印刷
书　　号：ISBN 978-7-5551-1728-5
定　　价：68.00 元

MOEGLOEG

Biengwnz　Gyoeblwnh

Biengyang   Ywdoj Ndaw Yw Minzcuz

Bienlaj   Danyw Fuengzbingh Ywbingh Ndawbiengz

Biengwnz Gyoeblwnh

Cieng Daih'it　Yienghlawz Hagsib Yozyoz Ywdoj

It、Yozyoz Ywdoj gainen

Ywdoj cujyau dwg aeu doenghgo、doengduz caeuq doenghgij gvangq sam cungj doxgaiq daeuj guh, ndawde dingzlai dwg yw doenghgo. Ciuhlaux miz cungj gangjfap neix "lai cungj yw dwg aeu nywj guh goek", caiqlix cungjheuh sojmiz ywdoj guh "bwnjcauj". Geijlai daih roengzdaeuj gij mingzcoh ceksaw ywdoj lai daiq miz "bwnjcauj" song cih saw. Lumjbaenz 《Sinznungz Bwnjcauj Gingh》《Bwnjcauj Ganghmuz》《Gaihbauj Bwnjcauj》 daengj. Ndigah aen swz bwnjcauj neix, youh hamzmiz sawyw eiqsei.

Ywdoj dwg ginggvaq guekgya veiswngh bumwnz nyinhdingh souhaeuj guekgya ywdenj, miz cohyw daengx guek doengyungh, miz fapdingh guhyw fuengfap、 sawjyungh fuengfap caeuq fapdingh yungh lainoix. Ndawbiengz ywdoj mbouj miz cohyw doengjit, dingzlai yungh cohyw deihfueng, ndigah couh miz doengz coh goyw mbouj doengz、doengz goyw cohyw mbouj doengz gij mbouj ndei neix. Guh yw caeuq linzcangz sawjyungh gak ciuq gij fuengfap de, mbouj miz deng guekgya souhaeuj ywdenj. Ywdoj dwg ceij doenghgo ndaej guh yw, hoeng Ywdoj mbouj cienz dwg doenghgo, de lij hamz haujlai doenghduz、doenghgij gvangq, lumjbaenz duzlinh、haijmaj、vuengzhenj、 siggau、namhrwen daengj. Saedsaeh gangj, Ywdoj caeuq ywdoj hix mbouj miz gyaiqhanh yiemzgek, ndaej naeuz, Ywdoj gaxgonq heuh ywdoj, Ywdoj dwg daj ywdoj fazcanj daeuj. Ywdoj dwg cungj yw conzdungj youq Cungguek cunghyih linzcangz yungh lizsij gyaeraez, riuzcienz haemq gvangq, gaenq baenz lijlun dijhi, cohyw、singqfeih、 goengnaengz、cawjyw、danyw roxnyinh haemq doxdoengz; hoeng ywdoj cix dwg deihfueng singq、minzcuz singq、baujsouj singq haemq giengz, doenghbaez ciengz dwg coj cienz danyw, bak cienz danyw daengj hingzsik cienz youq ndawbiengz, cohyw、 singqfeih、goengnaengz、cawjyw、danyw ciengz aenvih deihfueng mbouj doengz hix mbouj ityiengh. Ndigah, haujlai dieg youh gig hingzsieng heuh ywdoj guh "ywdoj ndip", linzcangz wngqyungh de dingzlai dwg aeu yw sienndip. Daj neix ndaej raen, ywdoj cujyau dwg daj ywdoj daeuj, ywdoj ciengzciengz dwg Ywdoj goekgaen, ywdoj bauhamz conzdungj Ywdoj caeuq conzdungj ywdoj.

Ngeih、Ywdoj ancoh fuengfap

Ywdoj mingzcoh miz itdingh eiqsei, gyoebgyonj hwnjdaeuj, miz lajneix geij fuengmienh:

（1）Aeu dieg hwnjmiz ancoh：Lumj conhlenz canj youq Swconh，cezbei canj youq Cezgyangh，vaizsanhyoz canj youq Hoznanz，gvangjhozyangh canj youq song Gvangj. Aenvih dieg canj mbouj doengz，cungjloih、cizlieng、singqfeih、yunghcawq daengj mizseiz mbouj ityiengh.

（2）Aeu yunghcawq ancoh：Lumjbaenz godaihmaz ndaej cawz rumz，gosamvengqlueg ndaej yw bingh mehmbwk daengj gak miz mbouj doengz yunghcawq.

（3）Aeu yienghceij ancoh：Lumjbaenz gocaem、dangjsinh、maenzbaegmbouj、golienzgadog、gobaenh、meixding daengj gak miz mbouj doengz yienghceij daegdiemj.

（4）Aeu yienzsaek ancoh：Vuengzlienz、swjcauj、vagimngaenz、gaeulwed、hwzmwzcauj daengj gak miz mbouj doengz yienzsaek daegdiemj.

（5）Aeu heiqfeih ancoh：Byaekhaeusing、hujyouzcauj、godongzhaeu、caemhgumh、gimjlamz daengj gak miz mbouj doengz heiqfeih.

（6）Aeu majhung daegsingq ancoh：Banyadoj、gomehnaeuh、govagimngaenz、gosiengz、dunghcungzyacauj daengj gak miz mbouj doengz majhung daegsingq.

（7）Aeu giz yungh yw ancoh：Lumjbaenz vagut、mbawsangh、go'gviq、godaezmax、hohmbu daengj gak miz mbouj doengz giz yungh yw.

Sam、Doq yawj yiengh rog nyinh yw fuengfap

Ciuq ndawbiengz lajmbanj goengywlaux nyinhyw saedguh gingniemh，dawz faennyinh goyw fuengfap gyoebgyonj baenz yawj、lumh、mup、cimz 4 cih saw.

1. Yawj

Sijsaeq ngonz doenghgo daengx go，caiqlix gaemrox rag、ganj、mbaw、va、mak caeuq ceh daegdiemj，neix dwg nyinh yw fuengfap ceiq youqgaenj.

（1）Yawj yienghceij

Yienghceij gij mbaw gak miz daegdiemj. Lumj raeuvaiz gofaex ndeu did song cungj mbaw，miz mbangj lumj mbawraeu，miz mbangj lumj mbawngaeux；vujcijfungh gij mbaw miz 5 mbaw iq cauxbaenz，lumj 5 lwg fwngz ityiengh；gobakcae yiengh gij mbaw lumj bakcae. Gij mbaw doenghgo baizlied miz itdingh gveihliz. Lumj golienzgadog ciengzciengz dwg 7 mbaw doxca did，giz dingj ganj hai miz duj va he，dip bauva caeuq mbaw ityiengh，ndigah youh heuh "cungzlouz"，youh heuhguh "daizdaengdiet".

Gij ganj yiengh rog hix gak miz daegsaek. Lumj gij ganj gaeufaexhanz bej lumj saivaq，ndigah heuhguh "gaeusaivaq"，youh heuhguh "gaeufaexhanz"；gij ganj gorimhbwn cungj miz gij naeng'unq gig na；naeng faex gobwzcenhcwngz lumj haujlai caengz ceijhau ityiengh；gij ganj gocwdmou、gosamlimq cungj dwg yiengh samgak；gij ganj yiengcimz、samvengqlueg、gaeucuenqhung、sijsu cungj dwg seiqfueng；gwnz gij ganj gociepndok hung、gociepndok iq、faetdauq、godauqrod cungj miz hohduq boengqhung yienhda.

Va、mak yiengh rog haemq fukcab. Lumj gij va go'byaeknda gig lumj va yw'ngwzhaeb，gyaeujva bien gvaq mbiengj ndeu bae. Gij va gobiegboiq lumj cauj yiuh ityiengh，giet gij mak youh lumj naedcaw conq hwnjdaeuj. Gomakmuh caeuq go'ndaijheu gig doxlumj，gomakmuh gwnzdingj mak dwg soulongz，moix aen mak gwnz dipva miz dip oen dinj he；go'ndaijheu gwnzdingj mak dwg iet gvangq，moix aen mak gwnz dipva miz 2 dip oen raez. Mak denhyanghluz lumj aen lozyieng iq. Mak daujdiubiz lumj gonj mauzbit venj dauqdingq. Mak aenmoedlwngj lumj haujlai ceh suenqbuenz saek hoengz. Mak gorokved lumj fouq gokyiengz ndeu. Mak gohaemz gig lumj ngveih makgyamj.

(2) Yawj yienzsaek

Miz mbangj doenghgo gij yienzsaek va、dipbauva、mbaw gig mbouj doengz，hawj vunz baez yawj couh nyinh okdaeuj. Go'mbajmbiengq haiva seiz，cop vahenj ndeu boiq song dip bauva saekhau caeuq gij mbaw ityiengh，gig yungzheih nyinh. Gombu ndaw daemz haiva seiz，gwnz dingj 3 dip mbaw bienq hau，ndigah heuhguh "nywjsambeg". Cwxmbawgyaemq、gohungzswhsen daegdiemj dwg caeuq mbaw doxlumj，hawq le bienq ndaem. Gogoujduzsaeqceij mbaw raezred，ciengz miz bet、gouj dip dipmbaw saekloeg，lumj gyaeuj saeqceij nei. Miz mbangj doenghgo gij mbaw gwnz heu laj aeuj，lumj nywjdaezyiengz、va'gyapbangx、sijsu daengj. Vagimngaenz ngamq hai va seiz cungj dwg hau，gaenlaeng bienq henj，ndigah go ndeu doengzseiz ndaej raen vagim、va'ngaenz. Va hajsaekyok miz lai cungj yienzsaek，ndigah heuhguh "hajcaijmoiz". Va swnjgyaeujhen lumj roix gimcung venj dauqdingq，ndigah heuhguh "diucunghvangz".

(3) Yawj "da"

Doenghgo sendij gwnz mbaw、conghnaeng gwnz ganj，lajmbanj goengywlaux heuh de guh "da". Yawj "da" hix ndaej faenbiet doenghgo doxlumj mbouj doengz haenx. Golungzsongda mbaw iq giz dingj gaenqmbaw miz doiq "da" mboepgumh. Gogouxhoengz giz dingj gaenqmbaw gogoux hix miz doiq "da" mboepgumz. Gaeungwzvuengz gij yiengh mbaw bienqvaq gig daih，hoeng giz dingj gaenqmbaw miz 2 aen "da luenz"，ndigah youh heuhguh "songdalingz". Baetmaenzsaeq caeuq go'ndaijbya baihlaeng mbaw nyinz gyang miz aen "da" daiq luengq，ndigah heuhguh "sendij".

Miz mbangj doenghgo gwnz ganj miz conghnaeng diemj doed. Lumj gangjmeiz gwnz ganj saekaeuj miz haujlai conghnaeng saekhau，lumj dacaengh，ndigah heuhguh "diemjdacaengh"，youh heuhguh caenghdiemjhau. Goseqraemx nye gwnz miz haujlai conghnaeng，yiengh lumj gomakseq. Golojvahswjcuh caeuq ruklaeujhung gig doxlumj，hoeng golojvahswjcuh gwnz ganj miz conghnaeng，ruklaeujhung mbouj miz.

(4) Yawj diemj

Miz mbangj doenghgo gwnz mbaw miz diemjdoed lizsanq. Lumj godasahyez，nyig rongh baez yawj，baenz diemj lumj ndaundeiq ityiengh bu rim gwnz mbaw，ndigah heuhguh "manjdenhsingh（gomoeggyej）". Govaizsang、soenqdaw iq baihlaeng mbaw henzbien miz coij diemjndaem he, nyig rongh baez yawj daengx dip mbaw, cungj faensanq miz baenz diemj ndaem iq. Godienjbit、gomakbug、gomakmoed、gocaenghloj、goanh mbaw hung、ningzmung'anh、bwzcenhcwngz nyig rongh yawj dip mbaw, cungj ndaej raen haujlai diemj iq lumj diemj youz nei.

（5）Yawj bwn

Miz mbangj doenghgo hwnj miz bwn. Gaeubeghag baihlaeng mbaw miz caengz bwn ronghsagsag lumj seicouz nei, ndigah heuhguh "seicouz laeng hau". Godungzhau baihlaeng mbaw miz caengz saekhau ndeu, ndigah heuhguh "go'mbawhau". Ruklaeujhung gij mbaw miz bwnyungz saek haumong gig raez, baihgwnz dinj youh co, baihlaj maed youh raez. Lojvahswjcuh gij bwn dinj cix dwg saek henjgeq. Golinxgukhoengz gij mbaw dwg saekaeuj, miz haujlai dip doed caeuq bwn co saekaeuj, lumj linx duzguk.

（6）Yawj oen

Miz mbangj doenghgo hwnj miz oen. Gocaenghloj gij mbaw gwnz、laj gwnz song diuz nyinz gyang caeuq gwnz nye oiq cungj miz oen. Dan mienh cim cij youq baihlaeng caeuq gwnz nye oiq hwnj oen. Gobakcae gij ganj、gaenqmbaw、baihlaeng mbaw cungj miz oenngaeu dauqfanj soemraeh, ndigah heuhguh "linxguk". Gooenciq gwnz ganj nye miz oen raeh. Gofaexbenj、godongzoen gwnz naeng ganj miz oen naeng yiengh samgak luenz.

（7）Yawj fwed

Gwnz mbaw go'noenh miz fwed, ndaej aeu neix caeuq goraeg faenbied. Gocazso gaenqmbaw miz fwed, gig lumj lwggyoh dauqdingq. Gogutroeklimq dip mbaw henz laj bau ganj baenz yiengh lumj fwed.

（8）Yawj gyaeuj gat

Daet gat roxnaeuz raemj rag daeuj yawj gyaeuj gat hix gig youqgaenj, lumj baetmaenzsaeq naeng rog raen saek ndaemaeuj, nohfaex dwg saekhenj. Gooenciq ciengz dwg maj youq ndaw dong rin. Rog naeng rag dwg saekhenj, naeng mbang lumj ceij, vat okdaeuj le gig vaiq couh dek, ndigah heuhguh "gimbid duetbyak". Rag govaizsang dwg noh'unq, yienzsaek hoengz aeuj oiq, raemj gat najmienh ndaej raen "diemj lwed" iq, ndigah heuhguh "rag rwen". Gaeu'enq raemj gat le mienh gat ndaej rih raemxfaex saekhoengz lumj lwed ityiengh. Gaeulumx daengx mienh gat cungj lae "lwed". Gaeulwed laj naeng、nohgaeu moix caengz cungj lae ok gij raemx saekhoengz; gaeulwedbya cij dwg laj naeng lae di "lwed" he.

2. Lumh

Aeu fwngz lumh、nucat goyw, yawj miz mbouj miz saepswk caeuq co unq. Miz mbangj gij mbaw nucat le miz raemx saekhenj lae okdaeuj, lumj gohihvangzcauj caeuq swnjgyaeujhen. Goseisienqhoengz sik yungz gij mbaw le, cimq raemxgoenj couh baenz saekhoengz. Gomijrek nucat le，raemx nywj bienqbaenz saekndaem. Go'iencwx nucat le miz gij nem.

3. Mup

Aeu ndaeng daeuj mup，ciuq heiqfeih mbouj doengz daeuj faenbiet goyw binjcungj doxlumj. Lumj goseyanghbwn gij heiq lumj seyangh，yiengcimz，yiengcimzcwx、gosanhyangh cungj miz heiq yiengcimz，yiemzsihcwx、yiemzsih cungj miz heiq yiemzsih，gogyajgiz、gosanhgiz miz heiq hozceu，byaekhaeusing miz heiq sing bya，gaeuhaexgaeq nucat miz heiq haexgaeq，rag faexsanhcangh giem miz heiq daeuhseih caeuq gieng（youh heuh "daeuhseihgieng"），rag gosamlimq miz heiq goyiengfuz，gohingzdadinghcauj miz heiq meizyouz.

4. Cimz

Aeu bak cimz yw，itbuen yunghliengh gig noix mbouj deng doeg ne，hoeng doiq goyw doeg lai yaek daegbied haeujsim. Lumj gobaenh、naenggviq、gviqbya、faexcungdwnh、golungzsongda cungj miz feih manh，naeng songmienhcim、mbaw gocengzbya cungj raen miz linx maz，gij mbaw gobakcae、gobopdaengloengz cungj miz feih soemj、makyid、rag gangjmeiz gonq haemz laeng van，rag gaeusizhez、gaeulumx、gaeu'enq、rag maknim heiqfeih cungj gig saep，gosamlimq、gohaemz、naeng gocazluenz、gorimh、vuengzlienz、heiqfeih cungj gig haemz，gobinghdangzcauj、gaeusienghswh gij mbaw van，rag goragvaiz、goyinzyuz miz heiqfeih maenz.

Cieng Daihngeih   Cizvuzyoz Gihbwnj Cihsiz

Ywdoj dingzlai dwg doenghgo, vih cinjdingh faenbied caeuq yinhyungh gak cungj ywdoj, couh bietdingh gaemrox ceiq gihbwnj cizvuzyoz cihsiz.

It、Doenghgo faenloih

Doenghgo cungjloih gig lai, yienghsiengq gak mbouj doengz, doenghgo faenloih cujyau ciuq swyenz faenloih hidungj guh faenloih, doenghgo faenbaenz doenghgo bauhswj caeuq doenghgo miz ceh, gyoebgyonj hwnjdaeuj cujyau faenbaenz seiq daih loih.

(1) Doenghgo raet mez: Dwg doenghgo bauhswj. Daengx go goucau genjdanh, mbouj miz rag、ganj、mbaw faenvaq, dwg dan sibauh roxnaeuz genjdanh aendog lai sibauh, lai maj youq ndaw raemx roxnaeuz giz dieg cumx. Lumj haijdai、gomajboz、gocuhlingz、faeglingz、lingzcih daengj.

(2) Doenghgo daizsenj: Dwg doenghgo bauhswj. Miz rag gyaj caeuq lumj mbaw ganj faenvaq, doenghgo iq daemq, maj youq giz cumx raemh, doenghgo guhyw gig noix. Lumj go'ngawhrin daengj.

(3) Doenghgo gogut: Dwg doenghgo bauhswj. Miz rag、ganj、mbaw faenvaq, mizdi lumj doenghgo daizsenj caeuq doenghgo miz ceh, beij doenghgo daizsenj miz cinva, hoeng beij doenghgo miz ceh haemq gaeuqgeq, mbouj hai va hoeng giet mak, gauq bauhswj fanzciz. Lumj gocensaeq、gaeugutgeuj、gutgvaj daengj.

(4) Doenghgo miz ceh: Yienghsiengq goucau ceiq fukcab, ndaej hai va giet mak, miz ceh, gauq naedceh fanzciz. Bauhamz doenghgo cehloh caeuq doenghgo goemqceh. Doenghgo cehloh beihcuh baihrog mbouj miz ranzceh baugoemq, baenz ceh dwg loh rog, mbouj miz naengmak baugoemq, lumj gosuhdez、gomazvangz daengj. Doenghgo goemqceh beihcuh maj baenz ceh, naedceh miz naengmak goemq, lumj go'gviq、nyinzhaeux、gosanhcah daengj. Ywdoj dingz lai cungj dwg cungj neix.

Ngeih、Doenghgo ciengzyungh mingzswz、suzyij

(1) Gyauzmuz: Gij sang ciengz dwg 5 mij doxhwnj, miz ganjmeh yienhda. Lumj govaiz、gocin、goyouzcoengh、godongz daengj.

(2) Gvanmuz: Gij sang ciengz dwg 5 mij doxroengz, gofaex haemq iq daemq, ganjmeh mbouj yienhda, dingzlai daj gizgoek faen nye. Lumj golenzgyau、goujgij、goging、go'gyazcuzdauz daengj.

(3) Yagvanmuz: Dwg doenghgo lumj gofaex hix lumj go'nywj, gij ganj giz goek

dwg faex、baihgwnz dwg nywj，moix bi caenh dwg baihgwnz rozdai. Lumj gomauxdan、gomazvangz daengj.

（4）Gaeufaex：Dwg doenghgo gij ganj saeq raez，ciengz homxgeuj roxnaeuz bin doxgaiq wnq hwnjbae. Gij ganj dwg faex heuguh gaeufaex，lumj gaeulwed、gomuzdungh daengj. Gij ganj dwg nywj heuhguh gaeunywj，lumj maenzgya、gogingcauj、lwggve'ndoeng、swhgvah daengj.

（5）Go'nywj：Dwg doenghgo gij ganj miz faex noix，seizdoeng rozdai roxnaeuz caenh gwnz namh bouhfaenh roz dai. Ciuq seiz maj mbouj doengz faenbaenz sam loih：① Go'nywj daengx bi hwnj，geiz maj dinj，youq dang bi hai va giet mak le couh doq roz dai. Lumj byaekiemjsae、gomijrek daengj. ②Go'nywj maj song bi，daih'it bi maj rag、ganj、mbaw，daihngeih bi hai va giet mak le rozdai. Lumj gofaetyungz、samvengqlueg daengj. ③Go'nywj lai bi hwnj，doenghgo lix 2 bi doxhwnj，maj lai bi le cij hai va giet mak roxnaeuz moix bi hai va giet mak，dang gwnz namh bouhfaenh rozdai le，laj namh bouhfaenh lij lix，bi daihngeih daj rag roxnaeuz ganjrag did ok nyez moq. Lumj golinzgaeq、faetdauq daengj.

Sam、Gi'gvanh caeuq yienghceij doenghgo

Ndaw ndang doenghgo baihrog miz itdingh yienghceij baihndaw miz itdingh gezgou，youz lai cungj cujciz habbaenz，caiqlix doenghgij miz itdingh sengleix goengnaengz haenx heuhguh gi'gvanh. Doenghgo cehmak miz naeng gi'gvanh itbuen faenbaenz rag、ganj、mbaw、va、mak caeuq ceh，ciuq sengleix goengnaengz ndaej faen guh yingzyangj gi'gvanh caeuq fanzciz gi'gvanh song daih loih：Rag、ganj、mbaw dwg yingzyangj gi'gvanh，itheij guh supsou、caux caeuq gunghawj doenghgo soj aeu yingzyangj doxgaiq；va、mak、ceh dwg fanzciz gi'gvanh，cujyau goengnaengz dwg sengsanj daihlaeng，hawj gij cungj mbouj duenh.

1. Rag

Rag ciengz raen yienghceij miz lajneix geij cungj.

（1）Ragsoh：Miz ragmeh yienhda，itbuen daengjsoh maj gwnz namh. Lumj gij rag gak cungj gyauzmuz caeuq gvanmuz. Itbuen gij rag doenghgo song lwg mbaw dwg rag soh，lumj gocaem、golinzgaeq daengj.

（2）Ragsaeq：Ragmeh mbouj hung roxnaeuz caeux couh rozyoq，daj giz goek ganj ok gij rag lai youh saeq. Lumj coeng、gobwzveih、gimjlamz、godietsienq daengj.

（3）Rag bienqyiengh：Aenvih ciengzgeiz maj youq giz dieg vanzging bienqvaq，gij yienghceij、goucau caeuq sengleix goengnaengz de bienqvaq lo，heuhguh rag bienqyiengh. Rag bienqyiengh ciengz raen miz ragyo、ragmeh、ragbin、raggeiqseng、ragmumh、ragraemx daengj.

2. Ganj

Ganj itbuen faenbaenz ganj gwnz namh caeuq ganj laj namh song daih loih.

（1）Ganj gwnz namh：Bingzciengz dwg yiengh luenzraez, hoeng gocwdmou、gosamlimq gij gaeu mienh gat dwg yienghsamgak, gij ganj samvengqlueg、hozyangh dwg yienghseiqlimq, ciengzraen ganj gwnz namh miz lajneix geij cungj.

①Ganj ruenzraih：Riengz gwnz namh didmaj, gwnz moix hoh cungj miz ngaz caeuq rag mbouj dingh. Lumj nywjgimcienz、go'gyakiq daengj.

②Ganj homxgeuj：Mbouj ndaej daengjsoh, itdingh homxgeuj youq doxgaiq wnq cij ndaej hwnjbae. Lumj golwgbaenq、dangjsinh、maenzgya daengj.

③Ganj binraih：Saeq raez, mbouj ndaej daengjsoh, ciengz yungh gij mumh gienj roxnaeuz supbuenz daengj bin youq gwnz doxgaiq wnq. Lumj lwggve'ndoeng、namzgva、makit daengj.

（2）Ganj laj namh：Gij ganj bienqyiengh maj youq laj namh. Ciengzraen ganj laj namh miz lajneix geij cungj.

①Ganjrag（ganj lumj rag）：Baihrog lumj rag, bingzciengz vang laemx youq laj namh, hoeng miz hoh gek hoh yienhda, gwnz hoh miz mbaw caeuq ngaz, yiengq baihlaj did rag. Lumj yicuz、raghaz daengj.

②Ganjgaiq：Ganj lajnamh raen baenz gaiq bizhung, miz hoh caeuq da ngaz yienhda. Lumj denhmaz、gienghenj.

③Ganjgyaep：Ganj lajnamh suk dimj, baihrog miz gyaepmbaw, dingzlai bizna roxnaeuz mbaw gyaep lumj mueg. Lumj gocaemjcaej、gosuenq daengj.

3. Mbaw

Mbaw cujyau youz dipmbaw、gaenqmbaw、dakmbaw sam bouhfaenh gyoebbaenz.

（1）Mbaw gyoebbaenz

Dipmbaw：Ciengz dwg mbang bejbingz, nyinzmbaw conq ndaw, cungqgyang miz diuz nyinz daj gaenqmbaw iet bae cig daengz byai mbaw, heuhguh nyinzmeh roxnaeuz nyinzgyang.

Gaenqmbaw：Dwg giz cungqgyang dipmbaw caeuq ganj doxlienz haenx, itbuen dwg yiengh buenq luenzraez.

Dakmbaw：Did youq gizgoek gaenqmbaw song mbiengj, yiengh lumj mbaw. Bingzciengz miz song dip doxdoiq did, geizlaeng ciengz doekloenq. Song dip dakmbaw bau ganj hix heuhguh dakmbaw.

Gumheiq mbaw：Giz gumh cungqgyang gaenqmbaw caeuq ganj.

Gizgaenqhung：Goek gaenqmbaw giz gya hung bau ganj, yiengh lumj aensiu（sug heuhguh "vaq"）. Miz mbangj hix caeuq dakmbaw did youq itheij lumj aensiu.

（2）Yienghceij dipmbaw

Yiengh mbaw dwg ceij dipmbaw yienghceij, lumj yiengh cim、yiengh longzcim、yiengh luenzcingq、yiengh luenzraez、yiengh luenzgyaeq、yiengh luenz、yiengh diuz、yiengh fagseiz、yiengh beiz、yiengh fagliemz、yiengh aenmak、yiengh cim dauqdingq、 yiengh gyaeq dauqdingq、yiengh sim dauqdingq、yiengh dizginz、yiengh lingzhingz、yiengh hozhawz、yiengh samgak、yiengh sim、yiengh gyaep.

Yienghceij henzbien mbaw dwg ceij yienghceij henz dipmbaw, lumj cienz henzbien、yiengh van feuh、yiengh van laeg、yiengh nyaeuqnyep、yiengh bakgawq bumx、yiengh bakgawq、yiengh bakgawq saeq、yiengh heuj、yiengh bwndaraemx、yiengh bakgawq hung、yiengh lengq veuq、yiengh dek diuz、yiengh dek feuh、yiengh dek laeg.

Yienghceij mbaw soem dwg ceij yienghceij dipmbaw gizsoem, lumj yiengh mumh gienj、mumhsoem、rieng soem、cugciemh soem、soem raeh、doeddwt、bumxbwd、soem doed、loq doed、mboep soem、mboep veuq、yiengh sim dauqdingq.

Goek mbaw dwg ceij dipmbaw henzbien laj gaenh giz gaenq mbaw, gij yienghceij yiengh simdaeuz、rwznengh、diuznaq、hozhawz、faglem、faglem、yiengh bajdun、mbitngeng、conq ganj、bau ganj、habmaj conq ganj、yiengh gat、ciemh gaeb.

（3）Dipmbaw faen nya

①Leg feuh：Mbaw nga laeg mbouj mauhgvaq dipmbaw gvangq seiq faenh cih it.

②Leg laeg：Mbaw nga laeg mauhgvaq dipmbaw seiq faenh cih it.

③Leg liux：Mbaw nga laeg ca mbouj geij lai daengz nyinzmeh, baenz lai dip faen nga.

（4）Mbaw dog caeuq fukmbaw

Youq gwnz dip gaenqmbaw cij did dipmbaw he heuhguh mbaw dog, lumj go makgingq、goliux、gomakmaenj daengj. Youq gwnz dip gaenqmbaw ndeu did song dipmbaw doxhwnj heuhguh fukmbaw. Fukmbaw aenvih mbaw iq lai noix caeuq baizlied hingzsik mbouj doengz, bingzciengz miz sam cup fukmbaw、lumj bajfwngz fukmbaw、lumj fwed fukmbaw、danndang fukmbaw.

（5）Mbaw sunsi

Mbaw sunsi couh dwg dipmbaw youq gwnz ganj did maj sunsi. Ciuq gij mbaw did maj hingzsik mbouj doengz, ndaej faen baenz lajneix geij cungj：Mbaw camca did sunsi、mbaw doxdoiq did sunsi、mbaw hop did sunsi、mbaw baenz cup did sunsi.

①Mbaw camca did sunsi：Moix hoh did dip mbaw ndeu, doxca did maj.

②Mbaw doxdoiq did sunsi：Moix hoh did song mbaw, doxdoiq did.

③Mbaw did lumj aenlwnz sunsi：Moix hoh did sam mbaw doxhwnj, baizlied baenz yiengh aenlwnz.

④Mbaw baenz cup did sunsi：Song dip mbaw roxnaeuz song dip doxhwnj comz did baenz cup.

4. Va

Va dwg doenghgo miz ceh daegmiz fanzciz gi'gvanh, bingzciengz youz dakva（dip dakva gyoebcwng）、mauhva（dipva gyoebcwng）、vasimboux、vasimmeh、goekva caeuq gaenqva 6 bouhfaenh gyoebbaenz.

Youq ndaw duj va ndeu gungh miz vameh、vaboux heuhguh va songsingq. Youq ndaw duj va ndeu caenh miz vasimboux heuhguh vaboux，caenh miz vasimmeh heuhguh vameh，cungj heuhguh va dansingq. Doiq va dansingq daeuj gangj，gwnz go ndeu miz vaboux youh miz vameh heuhguh boux meh doengz go，lumj namzgva、gocoengh daengj；go ndeu caenh miz vaboux roxnaeuz vameh heuhguh boux meh mbouj doengz go，lumj yinzhing daengj.

Ciengzraen mauhva yienghceij miz mauhva yiengh lumj cih Sawgun "+"、mauhva lumj duzmbaj、mauhva lumj bejbak、mauhva lumj mbaj ga sang、mauhva lumj aenlaeuh、mauhva lumj aencung、mauhva lumj loekci、mauhva lumj mbok、mauhva lumj diuzlinx.

Va youq gwnz ganj baizlied fuengsik caeuq hailangh sunsi heuhguh vahsi. Ciengzraen vahsi miz vahsi lumj riengzhaeux、vahsi va na、cungjcang vahsi、vahsi lumj liengj、sanjfangz vahsi、fuzsanjhingz vahsi、vahsi lumj gyaeuj、vahsi lumj yenzcuih daengj.

5. Mak caeuq ceh

Mak dwg doenghgo mak miz naeng hai va、cienz faenj、soucingh le，youz ranzceh simvameh roxnaeuz lienzdoengz giz doxlienz maj baenz mbouj doengz gezgou. Mak cungjloih lai cungj lai yiengh. Bingzciengz naedceh bau youq ndaw mak，yienghceij naedceh、hung iq、yienzsaek、caeuq doenghgo cungjloih mbouj doengz hix caemh mbouj doengz.

Ciengzraen mak cungjloih miz mak hawq、mak noh、mak comzhab.

（1）Mak hawq：Mak dek（mak guhduh、mak byak、mak gak、maksozgoj）、mak haep（makgenhgoj、maksougoj、makbauhgoj、makyingjgoj、makcegoj、maksanghyenzgoj）.

（2）Mak noh：Mak giengh、mak ngveih、makgam、makleiz、makgve.

（3）Mak comzhab：Makguhduh comzhab、maksougoj comzhab、mak giengh comzhab、mak genhgoj comzhab、mak ngveih comzhab.

Cieng Daihsam   Yaeb Yw Gihbwnj Yenzcwz

Ywdoj youq daengx aen geizmaj ndawde, riengz dwk geiqciet bienqvaq, goyw mbouj doengz bouhvih roxnaeuz doengz bouhvih ndeu mbouj doengz seizgeiz gij ywyungh miz cabied, aeu rox gak cungj ywdoj majhung gveihliz, genj gak cungj yw mizyauq cwngzfwn hamzliengh hamq sang seizgeiz yaebsou. Vih fuengbienh hagsib caeuq gaemrox, seizneix dawz yaeb yw gihbwnj yenzcwz faenloih gaisau lajneix.

It、 Cungjloih rag caeuq ganjrag

Cungj yw neix dingzlai dwg doenghgo lai bi maj, lumj fangzgij、 goragvaiz、 raggaeugat、 dangjsinhcwx、 maenzgya daengj. Itbuen wnggai youq seizcou satbyai、 seizcin gaxgonq genj yaeb vat doenghgo geq haenx. Ciuhlaux miz gij lijlun "seizcou ganj mbaw hawqroz, raemxyinh coh laj lae", seizhaenx ndaw ragganj romcomz doxgaiq haemq fungfouq, mizyauq cwngzfwn hamzliengh haemq sang, rengzyw cuk, cizlieng ndei. Yaeb vat seiz wnggai dawz rag iq roxnaeuz ragganj louz youq giz dieg haenx, hawj de caiq did maj, guh daengz vat rag louz ceh mbouj gat rag. Itbuen ndaej youq ngoenz mbwn gvengq yaeb vat, aenvih seizhaenx namh ndoi haemq mboeng, yungzheih yaeb vat, doengzseiz hix fuengbienh gyagoeng, mbouj yungzheih mwtnaeuh.

Ngeih、 Cungjloih naeng

Aeu naengfaex roxnaeuz naengrag guh yw, dingzlai dwg doenghgo yw faex, lumj naengrag nengznuengx、 gocazluenz、 nyinzhaeux、 naeng go'gviq、 naeng mauxdan、 naeng gocueng daengj. Naeng faex hab youq seizcin roxnaeuz seizhah cogeiz genj doenghgo haemq hung bok naeng, seizhaenx ndaw ndang doenghgo raemx lai, dwg seiz caengz hozdung ceiq hoengh. Giz naeng nyangq ngamq baenz caeuq giz nohfaex cungj dwg haemq oiq unq, yungzheih bok. Bok naeng wnggai haeujsim goyw swhyenz baujhoh, lumj naeng gocazluenz, ndip bok seiz mbouj ndaej homx bok, bietdingh aeu gekliz daengj bok, aeu louz naeng faex youq gwnz ganj sam faenh cih ngeih baedauq, hawj naeng faex caiq did, mienx ndaej bok naeng le cauxbaenz doenghgo dai. Doiq mbangj cungj yw bok liux lumj naeng go'gviq daengj, couh yaek haeujsim raemj hung louz iq, hableix leihyungh. Miz mbangj naeng rag youq gvaq seizcou yaebsou ceiq ndei, lumj naengrag nengznuengx、 godeihgoek、 faexsaceij daengj.

Sam、 Cungjloih ganj mbaw

Itbuen hab youq hai va caeuq mak baenzcug gaxgonq yaebsou. Lumj godienjbit、 samvengqlueg、mbaw gorimh、sijsu、muzdungh、godaihmazcwx daengj. Seizhaenx cingq dwg seiz doenghgo maj hoengh, doenghgo gvanghhoz cozyung hoengh, gij canjvuz caeuq fucanjvuz de ceiq lai, ndaw ganj mbaw mizyauq cwngzfwn gyalai. Yaebsou mbaw seiz aeu haeujsim gaej mbat dog mbaet mbaw daengx go liux, wnggai caenhliengh genj aeu giz maed haenx, mbouj yingjyangj roxnaeuz noix yingjyangj doenghgo maj. Miz mbangj doenghgo yaek youq hai va gaxgonq yaebsou, lumj yiengcimz、beilanz、 gofaetyungz、goroixlanz daengj. Lij mizdi cungjloih lumj goyinhcinz, yaebsou goyw lij iq ceiq ndei, mbw sangh、mbaw makmaed cix hab youq seizcou roengz mui gvaq yaebsou.

Seiq、Cungjloih va

Va cungjloih itbuen youq hamzva yaek hai、ngamq hai roxnaeuz va hai lai seiz yaebsou ceiq ndei. Lumj vagimngaenz、gutvaniuj、vaminz、vameizgvei daengj hab youq hamzva yaek hai、ngamq hai seiz yaebsou. Miz mbangj cungjloih yaek youq va hai lai seiz yaebsou, lumj vagut、vagyaeqgaeq、gofaiqfangz daengj. Dujva faen gonqlaeng hailangh haenx, yaek faen gonqlaeng habseiz yaebsou. Yaebsou seizgan daiq caeux, heiqfeih va mbouj gaeuq, ywyungh mbouj sang; sou laeng youh aenvih va sih、dipva loenq、 heiqfeih sanq bae yingjyangj cizlieng. Yaeb va seiz wnggai genj ngoenz gvengq banhaet guh, baujciz dujva caezcienz caiqlix yungzheih langh hawq, mbouj fatmwt naeuh.

Haj、Cungjloih mak

Itbuen mak swhyienz baenzsug le yaebsou ceiq ndei. Seizhaenx ndaw mak mizyauq cwngzfwn ceiq fungfouq. Hoeng miz mbangj cungj yw yaek youq mak caengz baenzsug seiz yaebsou, lumj gocizsiz、gocazlad、vuhmeiz、gonengznuengx、makcengz、 dumhsamndwen、gociencaengzceij、gombej daengj, gvendoeng、sahyinz、gosen、 govengj daengj, gij mak couh yaek youq gaeuq baenzsug seiz yaebsou.

Roek、Cungjloih ceh

Yaek youq mak baenzsug liux, naedceh gaeuq dod le cij yaebsou. Yaebsou dak hawq le, bok naeng mak bae, aeu ceh guh yw. Vihliux baujcwng soj hamz mizyauq cwngzfwn mbouj saet bae, ndaej lienzdoengz naengmak itheij dak hawq, ndaej caenhliengh youq sawjyungh seiz dawz ceh okdaeuj. Miz mbangj cungj yw aenvih mak baenzsug le dek hai, naedceh yungzheih doek okdaeuj, lumj duhbenjdou、golwgbaenq、duhhenj、 gociencaengzceij、govangh daengj, ndigah yaek youq mak baenzsug caengz dek hai seiz yaebsou.

Caet、Cungjloih daengx goyw

Yaebsou cungjloih daengx goyw itbuen youq geiz va roxnaeuz seiz goyw maj hoengh, lienz rag ciemz roxnaeuz gvej aeu gwnz namh bouhfaenh，baujciz ganj sien oiq caeuq heiqfeih hom，lumj goyanghyuz、gohaemz、gosenhmauz、nyavetrwz、maenzbaegmbouj、gogimzgungq、gaeumei、rumliengz daengj.

Gyoeb baihgwnz soj gangj，gaemrox ywdoj yaebsou geiqciet gig youqgaenj. Ndawbiengz yihsuz naeuz："Yaeb yw naek seizgeiz，rag maenz seih haeuj diuz，ganj mbaw hab seizhah，mak cug gya caengz geq，ngveih cug de miz goeng." Neix dwg doiq yaeb yw geiqciet gingniemh cungjgez. Vihliux engq ndei gaemrox yaebsou geiqciet，seizneix lied byauj daeuj guh camgauj.

Yaebsou geiqciet byauj

guh yw bouhfaenh	yaebsou geiqciet	saedleih
rag caeuq ganjrag	seizcou satbyai daengz seizcin gaxgonq，gvengq	goragvaiz、maenzgat、fangzgij、maenzgya、ngozsuz
cungjloih naeng	seizcin、co hah	gocazluenz、naeng go'gviq、go'nyinzhaeux、naeng gosangh、naeng gocueng
ganj、mbaw	majhung geiz hoengh	godienjbit、mbaw gorimh、muzdungh、samvengqlueg、sijsu
va	hamzva yaek hai、co hailangh	vagimngaenz、gutvaniuj、vaminz、govabieg
	geiz hailangh	vagut、va'gyaeqgaeq、vameizgvei
mak	caengz baenzsug	vuhmeiz、gocazlad、cizsiz、siujbingjgiz
	baenzsug liux	gvendoeng、sahyinz、makvengj、bahdou、duhhenj
naedceh	seiz lauxcug liux	golwgbaenq、godaezmax、cinghsienghswj
daengx goyw	majhung geiz hoengh	yanghyuz、gohaemz、rumliengz、gofaetyungz、gaeumei

Bet、Haeujsim baujhoh goekyw

Yaeb yw wngdang geiqmaenh insik gonywj gofaex，hableix sawjyungh，mbouj ndaej luenh raemj luenh ciemz.

（1）Aeu miz giva raemj faex：Guh daengz yungh gijmaz yaeb gijmaz，yungh geijlai yaeb geijlai，cawz louz habdangq yocuengq bwhyungh le，gaej yaebsou daiq lai.

（2）Aeu baujhoh gomiuz oiq：Itbuen aeu guh daengz gij ywyungh gwnz namh bouhfaenh couh gaej lienz rag ciemz，ndaej youq giz liz namh 4 ~ 7 lizmij gvej aeu roxnaeuz louz ganjmeh daet aeu nye mbaw. Yungh rag roxnaeuz ganjrag，ceiq ndei louz rag baihlaj bouhfaenh，vih hawj bi laeng did ngaz caiq maj. Yungh mbaw gaej mbat dog yaeb mbaw daengx go liux, wngdang habbouh baujlouz bouhfaenh ndeu, mbouj sawj doenghgo sonjsieng daiq lai, miz leih majhung. Yungh naengfaex ceiq ndei giethab raemj doengzseiz aeu naeng, ndip bok seiz yaek louz itdingh gekliz, fuengzre bok naeng le cauxbaenz doenghgo roz dai.

（3）Aeu baujlouz go faen: Yungh daengx goyw youq daih menciz yaebsou seiz, yaek habdangq louz mbangj goyw majhung coeknoengq haenx, bwh guh cienz cungj sengsanj, mienx cauxbaenz goyw miedraeg.

（4）Yaek cungfaen leihyungh: Soqlaiz sibgvenq rag goyw, wngdang naemj daengz ganj、mbaw dwg mbouj dwg hix ndaej guh yw, yungh nye hix ndaej naemj daengz va、mbaw、mak leihyungh vwndiz. Lumj gocengzbya doenghbaez haengj yungh rag, seizneix dizcang yungh mbaw yaugoj hix gig ndei; gauginghsaej doenghbaez lai dwg yungh rag, seizneix dizcang yungh daengx go yaugoj hix mbouj loek; gaeu'ngaeu doenghbaez haengj yungh gij ngaeu, seizneix dizcang yungh daengx go yaugoj hix gig ndei, doengzyiengh ndaej yw bingh ndei. Yienghneix couh ndaej engq cungfaen leihyungh gijyw.

（5）Yaek giethab haifwz、cawz nywj、raemj faex seizciet, haeujsim yaebsou leihyungh gij ragnaeng、va、mak、daengx go miz ywyungh haenx.

Cieng Daihseiq Goyw Gyagoeng、Hawqsauj Caeuq Yocuengq Baujgvanj

It、Goyw gyagoeng fuengfap

Ywdoj gyagoeng dwg baujcwng gij yw cizlieng, hab yihyoz yauhgiuz vanzcez youqgaenj. De dwg gij yw youq yungh gaxgonq roxnaeuz guh baenz gak cungj ywdoj gaxgonq yaek gyagoeng cawqleix gocwngz, bauhamz doiq goekyw guh itbuen dajguj cingjleix caeuq bouhfaen yw daegbied cawqleix. Gyagoeng dajguh fuengfap miz sauz、swiq、cauj、ronq、dub、log、cawj daengj. Youq leihyungh ywdoj ndawde, youh miz mboujduenh cauxmoq caeuq fazcanj, neiyungz cibfaen fungfouq, dwg guekcoj yihyozyoz gyoebbaenz bouhfaenh youqgaenj.

Ywdoj laizyenz fukcab, cungjloih lai, singciz gak miz mbouj doengz. Cawz miz mbangj cungjloih guh yw'ndip yungh, itbuen youq yaebsou le, yaek cawz sa naez bae, yaeb gij cab caeuq gij mbouj dwg ywyungh bouhfaenh bae, caiq doq dak hawqsauj, fuengz mwt bienq naeuh, cauxbaenz langfei.

Ngeih、Guh saujhawq gijyw caeuq yocuengq baujgvanj fuengfap

1. Dak hawq

Dawz gij yw bu youq laj ndit dak, doq ndaej hawqsauj, itbuen yungh cungj fuengfap neix lai. Yaek haeujsim gij yw deng nditndat yingjyangj cix bienq naeuh, couh mbouj hab yungh cungj fuengfap neix, lumj faeglingz、gofwngzmaxlaeuz daengj. Miz mbangj goyw hamz raemx、denfwnj haemq lai, lumj denhmwnzdungh、maenzraeu、sizhuz、linzroeglaej、gocijyiengz、golinxvaiz、gogiengbwn daengj yaek yungh raemxgoenj log cawj cwng le cij ndaej dak hawq. Gij yw hung geng, lumj gohaeuxbin、byaekmbungjcwx、maenzgya、maenzcienz daengj, yaek swnh ndip caengz hawq seiz ronq baenz dip, caiq dak hawq.

2. Cik hawq

Yungh ranzcik roxnaeuz cauqfeiz cik, itbuen 50~60 ℃ ndaej lo, hawj raemx gij yw siu bae bienq hawq, itbuen yungh youq seiz fwndoek roxnaeuz laebdaeb mbwnraemh. Doiq mbangj gij yw hamz denfwnj caeuq dangz lai, lumj maenzbaegmbouj、goyazbya、vaminz、va mwnhdaxlaz daengj yaek yungh cungj fuengfap neix. Cik seiz yaek haeujsim gij feiz habdangq, ciengzseiz fandoengh gij yw, fuengz de bienq coemh bienq saek, yingjyangj cizlieng.

3. Raemh langh hawq

Dawz gij yw cuengq youq giz raemhliengz doeng rumz cix hawqsauj haenx, hawj gij raemx de menhmenh hawq, mienx hawj mizyauq cwngzfwn sanqdeuz. Itbuen gij yw miz heiq hom yungh lai, lumj yiengcimz、go'ngaihlaux、seyanghbwn、faexcueng、hazhom daengj.

Ywdoj miz mbangj miz doeg roxnaeuz singciz haenqyak mbouj hab doq gwn, wnggai ciuq singciz goyw, ginggvaq mbouj doengz fuengfap gyagoeng dajguh caeuq cawqleix, cingcawz roxnaeuz doekdaemq gij doeg goyw, caiq guh ywyungh. Lumj gobanya、govuhdouz daengj miz doeg, mbouj gyagoeng mbouj ndaej seizbienh gwn, yaebsou le yaek faenbied yungh raemxsaw caeuq lujsuij swiq maqhuz caez, yienzhaeuh dak hawq caiq gyagoeng, yienghneix couh ndaej gemj gij doeg. Miz mbangj goyw yaek ciuq ywbingh mbouj doengz iugouz habdangq gaijbienq gij yw singciz. Lumj godivangz ndip yungh (goswnghdi) singq caep ndaej liengz lwed, gyagoeng cug le bienqbaenz loq unq ndaej bouj lwed. Youh lumj maenzgya ndip yungh ndaej doeng haex, gyagoeng cug le couh mbouj ndaej doeng haex lo, gyalai boujyinh goengnaengz.

Ywdoj yaek ginggvaq ronq dip roxnaeuz dwk soiq ndei boiq danyw caengh aeu caeuq cienq ok raemxyw. Itbuen cungjloih daengx go yw yaek ronq baenz donh, cungj mak ndaej dwk soiq, wnggai ciuq mbouj doengz iugouz lingzhoz gaemguh.

Gij yw ginggvaq hawqsauj gyagoeng le, itbuen couh ndaej guh yw yungh roxnaeuz yocuengq. Youq yocuengq seiz, yingjyangj cizlieng cujyau yienzaen miz sizdu、vwnhdu、ronghhaenq、bienqmwt、noncanq daengj. Ciengzraen benciz yienhsiengq miz noncanq、bienqmwt、bienq saek、youz hawq daengj. Yaek genj fungh ranz hawqsauj、doeng rumz ndei haenx, dap gyaq faen caengz cuengq, ndaw ranz ceiq ndei cuengq sieng hoi, baujciz doeng heiq hawqsauj. Doiq doenghgij ywdoj hom haenx, yaek cuengq haeuj ndaw gang guenq bae yocuengq. Doiq gij yw miz doegyak haenx yaek aeu aencaeux gag yungh yocuengq, mienx ndaej fatseng loek gwn deng doeg. Cuengq gij yw yaek biusij cohyw, lau doxcab caeuq loek yungh. Yaek gaenx genjcaz、gaenx fan dak, haeujsim guh ndei gij hong fuengz mwt baujciz.

Cieng Daihhaj   Ywdoj Singnwngz

Ywdoj ywbingh gihbwnj cozyung couhdwg cawz binghyak, siu bingh'aen, hoizfuk cangndaw gunghnwngz hezdiuz, niujcingq yaemyiengz bien ak bien yoq binghleix yienghsiengq, sawj ndawndang caenhliengh hoizfuk daengz cingqciengz yienghceij. Ywdoj ndaej fatok cozyung baihgwnz gangj haenx, dwg aenvih moix cungj ywdoj miz gag geij lai cungj daegsingq caeuq cozyung, ndawbiengz heuhguh gij yw biensingq, eiqsei dwg gij yw biensingq niujcingq gij bingh cix yienh'ok yaemyiengz bien ak roxnaeuz bien yoq. Dawz ywdoj singnwngz gyoebgyonj hwnjdaeuj, cujyau miz singqfeih、goengnaengz caeuq miz doeg、mbouj miz doeg daengj fuengmienh neiyungz.

It、Seiq heiq haj feih

Ywdoj cungj miz itdingh ywsingq caeuq ywfeih, couhdwg naeuz seiq singq seiq feih, youh heuhguh seiq heiq seiq feih. Ywsingq dwg ciuq saedseih ywbingh yaugoj fanfuk niemhcwngq le gyoebgyonj hwnjdaeuj, dwg daj singciz gwnz doiq ywdoj lai cungj ywbingh cozyung gyoebgyonj gig ndei. Ywfeih cujyau dwg ciuq bak cimz rox feihdauh caeuq linzcangz fanjyingj ok gij yaugoj ma dinghcinj. Ndigah, ywfeih mboujdanh byaujsi ywdoj feihdauh, doengzseiz hix fanjyingj ywdoj caensaed singnwngz.

1. Seiq heiq

Seiq heiq dwg ceij caep、ndat、raeuj、liengz 4 cungj ywsingq, ciuhlaux heuhguh seiq heiq. Ndawde raeuj ndat caeuq caep liengz dwg song cungj mbouj doengz ywsingq. Raeuj caeuq ndat、caep caeuq liengz faenbied miz giz doxdoengz, caenh dwg youq yunghcawq lainoix miz mbouj doengz. Couhdwg gij singqraeuj haemq daih haenx dwg singqndat, singqliengz haemq daih haenx dwg singqcaep. Ndigah singqliengz youh heuhguh loq caep, singqndat youh heuhguh daihraeuj. Miz seiz ciuq gij yunghcawq lainoix de mbouj doengz, lij biu miz daihndat、daihcaep、loq raeuj daengj faenbied. Gij yw caep、ndat、raeuj、liengz, caeuq soj yw gijbingh caep、ndat singciz daeuj gangj. Gij yw ndaej gemj mbaeu roxnaeuz siucawz binghhndat, itbuen dwg singqraeuj roxnaeuz singqndat. Lumj fuswj、gieng hawq、nohgviq doiq ndaw dungx caep in, meg caem mbouj rengz daengj bingh caep miz raeuj ndaw sanq caep cozyung, gangjmingz gij yw neix miz singqndat. Yw caep liengz dingzlai miz cing ndat、siu huj、gej doeg goengnaengz, yungh youq yw bingh singqndat. Gij yw raeuj ndat dingzlai miz raeuj ndaw、cangqyiengz、sanq caep goengnaengz, yungh youq yw bingh singqcaep.

Yw singqbingz, dwg ceij gij yw singqcaep、singqndat mbouj yienhda, yunghcawq haemq bingzhuz. Yw singqbingz miz loq caep、loq raeuj，hoeng lij caengz mauhgvaq seiq singq fanveiz，ndigah singqbingz cij dwg sienghdui，mbouj dwg cezdui.

2. Haj feih

Haj feih dwg ceij manh、gam、soemj、haemz、ndaengq. Linghvaih，miz mbangj yw miz heiq cit roxnaeuz saep，saedsaeh mboujcij 5 cungj feihdauh. Danhseih，haj feih dwg ceiq gihbwnj feihdauh，ndigah lij heuhguh haj feih. Mbouj doengz feihdauh miz mbouj doengz yunghcawq，yw feih doxdoengz，gij yunghcawq de hix miz doxlumj roxnaeuz doxdoengz.

Gyoebgyonj lai daih roengzdaeuj yungh yw gingniemh，gak cungj heiqfeih miz yunghcawq laj neix.

（1）Heiqmanh：Miz fatsanq、doengheiq、doenglwed daengj yunghcawq，lai yungh youq hoizbyauj、leixheiq、doenglwed. Lumj mazvangz、yiengcimz、muzyangh、vahoengz daengj.

（2）Heiq gam：Miz boujik、huzndaw、gemj gip daengj yunghcawq，lai yungh youq bouj ndang cangq ndang、gemj gip dingz dot、yinhyaem yinhhawq caeuq diuzhuz singqyw. Lumj dangjsinh、nywjgam、goragvaiz daengj.

（3）Heiq soemj：Miz sousuk、gotsaep yunghcawq，lai yungh youq yw hanhheu、oksiq daengj bingh. Lumj cazladbya、gaeucuenq、lwgnoenh daengj.

（4）Heiq saep：Miz sousuk、gotsaep yunghcawq，lai yungh youq yw hanhheu、oksiq、nyouhdeih、laeuhcing、oklwed daengj bingh. Lumj go'ndoklungz、mujli、ragvengj daengj.

（5）Heiq haemz：Miz siu huj、hawq cumx、doeng haex、hoiz heiqnyig yunghcawq. Lumj gaeuhenj habyungh youq haexgyaeng ndatgiet；hingyinz habyungh youq heiqbwt nyighwnj baenz ae'ngaeb，vuengzgae habyungh youq ndatlai simfanz；gocangsaed haemz raeuj，habyungh youq bingh caep cumx；vuengzlienz haemz caep，habyungh youq bingh cumx ndat.

（6）Heiq ndaengq：Miz unq geng sanq giet、doeng haex yunghcawq，lai yungh youq yw baeznou、danzhwz、gaiqcwk ndawdungx caeuq ndatgiet haexgyaeng daengj bingh. Lumj gyapvex ndaej unq geng sanq giet，mangzsiuh ndaej doeng haex.

（7）Heiq cit：Miz conhcumx、leihnyouh yunghcawq，lai yungh youq yw bingh foegfouz、oknyouh mbouj swnh daengj bingh. Lumj gocuhlingz、faeglingz、godaezmax daengj goyw leih nyouh.

Doiq ywdoj singq caeuq feih，yaek gyoebhab faensik. Danghnaeuz song cungj yw cungj dwg singqcaep，hoeng feihdauh mbouj doengz，cungj ndeu dwg haemzcaep，lingh cungj dwg manhcaep，song cungj yunghcawq couh miz cabied. Dangyienz，danghnaeuz song cungj yw cungj dwg heiqgam，hoeng singq mbouj doengz，cungj ndeu dwg gamcaep，lingh cungj dwg gamraeuj，gij yunghcawq de hix mbouj ityiengh. Ndigah，mbouj ndaej dawz singq caeuq feih godog hwnjdaeuj yawj，singq caeuq feih yienh'ok ywdoj mbangj singqnaengz, hix yienh'ok mbangj ywdoj gij doxdoengz haenx.

Ngeih、 Miz doeg caeuq mbouj miz doeg

Ywdoeg youq ciuhlaux yihyoz vwnzyen ndaw ciengz dwg gij yw cungjcwng. Gij yw gak miz biensingq, cungj biensingq neix couh dwg "doeg".《Sinznungz Bwnjcauj Gingh》dawz yw faenguh gwnz、 gyang、 laj sam daengj, couhdwg ciuq ywsingq miz doeg、 mbouj miz doeg daeuj faenloih, daihgaiq dawz gij yw ndaej gungbingh ywbingh heuhguh miz doeg, dawz gij yw ndaej gwn caez bouj haw yawj guh mbouj miz doeg. Gij yw miz doeg yungh le lai miz haenqyak ywbingh cozyung, ndigah Cangh Swjhoz naeuz: "Famz yw cungj miz doeg, mboujguenj daih doeg、 siuj doeg cungj heuhguh doeg." Cangh Gingjyoz naeuz: "Yw dwg ywbingh, aenvih doeg ndaej yw, couh heuhguh ywdoeg, dwg aenvih heiqfeih de miz biensingq …… Famzdwg gij yw ndaej boenq yak raeuzcingq, cungj heuhguh ywdoeg, gangj ywdoeg, dwg naeuz ywdoeg ndaej gung yak." Neix couhdwg doiq gvangjyi "ywdoeg" haeujlaeg gejhoiz. Hoeng vihliux cinjdingh yungh yw ancienz, daihlaeng haujlai saw yw youq gij yw singqfeih soj biumingz daih doeg、 siuj doeg, dingzlai dwg ceij gij yw miz itdingh doegsingq roxnaeuz fucozyung, yungh mbouj deng couh aiq dengdoeg. Youq neix "doeg" hamzeiq gaenq mbouj dwg ciuhlaux gij eiqsei gvangjyi haenx, lumj miz doeg haemq daih bihsiengh、 suijyinz、 banhmauz、 gaeuhenj、 conhvuh ndip、 caujvuh ndip、 banya ndip、 gocehmaxcienz、 bahdou、 gaeugei daengj. Nyinhrox gak cungj yw miz mbouj miz doeg caeuq miz doeg lai noix le, ywbingh miz seiz ndaej yungh "aeu doeg yw doeg" ywfap, lumj yungh habdangq ywdoeg daeuj yw baezdoeg、 gaj non daengj. Doengzseiz, nyinhrox gak cungj yw gij doeg lainoix, miz mbouj miz doeg, ndaej bangcoh raeuz rox gij cozyung de haenqyak roxnaeuz huzmenh, yawj bouxbingh ndangdaej haw saed, gij bingh naek mbaeu cingzgvang habdangq genjyungh yw caeuq dingh yungh yw geijlai, caiqlix ndaej doenggvaq itdingh gyagoeng、 boiqyw、 guhyw daengj vanzcez daeuj gemjmbaeu roxnaeuz siucawz gij doeg caeuq fucozyung de, baujcwng yungh yw ancienz.

Cieng Daihroek   Ywdoj Boiqyw Yinhyungh

Youq sawjyungh ywdoj seiz, yaek aeu rox gij yw boiqyw gvanhaeh、boiqyw gimqgeih、mizndang yunghyw gimqgeih、gwn yw seiz gij gwn gimqgeih、danyw gyoebbaenz yenzcwz、danyw ywyiengh caeuq yunghfap daengj neiyungz. Rox gij neiyungz neix, ciuq binghcingz、ywsingq caeuq ywbingh iugouz guh cingqdeng sawjyungh, doiq fatok liux gij yaugoj yw caeuq gozbauj yunghyw ancienz miz yiyi gig daih.

It、Boiqyw gvanhaeh

Ywdoj boiqyw, couhdwg dawz song cungj yw doxhwnj gyoeb youq itheij sawjyungh. Ciuhlaux dawz gak cungj yw boiqyw gvanhaeh gyoebgyonj guh doxbouj、doxsawj、doxlau、doxcawz、doxhaemz、doxfanj daengj 6 cungj, caiq gya dandog （cungj yw dog yungh）, cungjcwng "caetcingz", lajneix faenbied lwnh.

1. Dandog

Dandog couhdwg aeu cungj yw dog ywbingh, genjyungh cungj yw ndeu ndaej ywbingh ndei. Lumj dan yungh vangzginz ndaej yw bwtndat rueg lwed loq mbaeu, youh lumj dan yungh nyod nyacaijmaj boenqcawz dizcungz, lij miz haujlai yw dandog ywbingh ndaej ndei hix dwg cungj fuengfap neix.

2. Doxbouj

Doxbouj couhdwg aeu yw song cungj roxnaeuz song cungj doxhwnj singnwngz gunghyau doxlumj boiqhab daeuj yungh, ndaej gyarengz ywbingh yaugoj. Lumj siggau caeuq cihmuj boiqhab, ndaej gyarengz siundat cawzhuj ywbingh yaugoj; daihvuengz caeuq mangzsiuh boiqhab, ndaej gyarengz ywbingh siqndat yaugoj.

3. Doxsawj

Doxsawj couhdwg aeu song cungj yw boiqhab yungh, song cungj yw haenx singnwngz gunghyau mbangj doxdoengz, ndawde aeu cungj ndeu guhgoek, lingh cungj guh yw bangbouj, ndaej daezsang ywgoek ywbingh yaugoj. Lumj vangzgiz ndaej boujheiq leihraemx, faeglingz ndaej leihraemx cangqmamx, song cungj yw boiqhab ndaej daezsang vangzgiz ywbingh yaugoj. Youh lumj vangzginz ndaej cingndat siu huj, daihvuengz ndaej gung siqndat, song cungj yw boiqhab, daihvuengz ndaej daezsang vangzginz cing ndat siu huj ywbingh yaugoj.

4. Doxlau

Doxlau couhdwg cungj yw ndeu gij doeg fanjying caeuq fucozyung, ndaej deng lingh cungj yw gemjmbaeu roxnaeuz siucawz. Lumj banya ndip caeuq nanzsingh ndip gij doeg ndaej deng gieng gemjmbaeu roxnaeuz siucawz, ndigah naeuz banya ndip caeuq nanzsingh ndip lau gieng.

5. Doxcawz

Doxcawz couhdwg cungj yw ndeu ndaej gemjmbaeu roxnaeuz siunoix gij doeg caeuq fucozyung lingh cungj yw. Lumj gieng ndaej gemjmbaeu roxnaeuz siucawz gij doeg roxnaeuz fucozyung banya ndip caeuq nanzsingh ndip, ndigah naeuz gieng ndaej cawz gij doeg banya ndip caeuq nanzsingh ndip. Daj neix ndaej rox, doxlau、doxcawz saedsaeh gwnz dwg doengz cungj gvanhaeh boiqyw song cungj gangjfap.

6. Doxhaemz

Doxhaemz couhdwg song cungj yw habyungh, cungj yw ndeu yienzlaiz gunghyau ndaej deng lingh cungj yw doekdaemq roxnaeuz siucawz. Lumj gocaem caeuq laizfuzswj habyungh, laizfuzswj ndaej doekdaemq roxnaeuz siucawz gocaem boujheiq cozyung, couhdwg gocaem haemz laizfuzswj.

7. Doxfanj

Doxfanj couhdwg song cungj yw habyungh, ndaej fat mizdoeg fanjying roxnaeuz fucozyung. Lumj "cibbetfanj" "cibgoujvei" ndawde miz mbangj cungj yw (raen cieng neix "2. Boiqyw gimqgeih").

Ngeih、Boiqyw gimqgeih

Youq fukyw boiqyw ndawde, miz mbangj cungj yw wngdang mienx habyungh. Ndawde miz mbangj dwg doxsiu cix gemjnyieg yenzlaiz gunghyau, lumj gocaem caeuq laizfuzswj doengz gwn, couh sawj gocaem boujheiq cozyung daihdaih gemjnyieg. Lijmiz mbangj cungj yw boiqyw yungh le ndaej doiq ndangvunz miz cozyung mbouj ndei, lumj yenzvah caeuq nywjgam doengz yungh ndaej fat gijdoeg sawj vunz dengdoeg daengj. Laidaih ndaw gij saw yihyoz mizgven boiqyw gimqgeih geiq roengzdaeuj hix mbouj ityiengh. Ginh Yenz seizgeiz dawz gij yw cujyau boiqyw gimqgeih gyoebgyonj guh "cibbetfanj" roxnaeuz "cibgoujlau".

1. Cibbetfanj

Cibbetfanj dwg ceij 18 cungj yw ndawde miz doxfanj cozyung. Gij yw doxfanj boiqyw yungh le ndaej fatseng dengdoeg yienghsiengq caeuq gizyawz mbouj ndei fanjying. Cibbetfanj bauhamz nywjgam fanj mezhaij、godagiz、ganhsui、yenzvah、lizluz fanj gocaem、sacaemh、danhcwnh、caemhmbaemx、godouh、sisinh、cozyoz、caujvuh fanj banya、gvendoeng、beimuj、bwzlenz、gobwzgiz.

2. Cibgoujlau

Cibgoujlau bauhamz vuengzcungq lau buzsiuh, suijyinz lau saenqsig, golwedlawz lau mizdozcwngh, bahdou lau cehgolwgbaenq, dinghyangh lau yiginh, conhvuh、caujvuh lau gok cihniuz, yazsiuh lau gosanhlingz, gvanhgvei lau sizcij, gocaem lau vujlingzcij.

Gijyw cibbetfanj caeuq cibgoujlau, miz mbangj caeuq saedsaeh yungh mizdi cengca, lai daih roengzdaeuj bouxcanghyw hix lunhgangj daengz, caiqlix aeu ciuhlaux guh baengzgawq, cwngmingz mbangj cungj yw lij ndaej habyungh. Lumj ganjyingvanz ndawde bahdou caeuq cehgolwgbaenq doengz yungh, fukyw ganhsuibanyadangh aeu nywjgam caeuq ganhsui habyungh, fukyw sancungjgveigenhdangh、haijcauyihuzdangh daengj cungj dwg habyungh nywjgam caeuq mezhaij, fukyw sizyanghfanjvwnzdanh ndaw dawz dinghyangh、yiginh doengzyungh, fukyw dahozlozdanh ndaw vuhdouz caeuq gok cihniuz doengzyungh, daengjdaengj. Hoeng doiq cibbetfanj、cibgoujlau, lij wnggai siujsim yungh, danghnaeuz mbouj miz cukgaeuq baengzgawq caeuq yinhyungh gingniemh, lij yaek mienx luenh boiqhab sawjyungh.

Sam、Mizndang yunghyw gimqgeih

Mbangj cungj yw miz sonjhaih mehmbwk mizndang caeuq lwgrangj nyex baenz vaihndang fucozyung, ndigah mizndang wnggai gimqgeih gij yw neix. Ciuq gij yw doiq mehmbwk mizndang caeuq lwgrangj sonjhaih lainoix mbouj doengz, itbuen faenguh gimqyungh caeuq siujsim yungh song cungj. Gij yw gimqyungh dingzlai dwg gij doeg haemq yak roxnaeuz gij yw haemq haenq, lumj bahdou、golwgbaenq、godagiz、banhmauz、lwgbaegbya、seyangh、sanhlingz、gomehnaeuh、duzbing、nengzbuengx daengj; siujsim yungh bauhamz gij yw doengging cawzcwk、byaij heiq buq caet caeuq manhndat、leihraeuz, lumj ngveihdauz、vahoengz、daihvuengz、cizsiz、fuswj、gienghawq、nohgviq daengj. Famzdwg gij yw gimqyungh, mehmbwk mizndang itdingh mbouj ndaej yungh; gij yw siujsim yungh haenx, couh yawj mehmbwk mizndang baenzbingh cingzgvang, habdangq sawjyungh. Hoeng mbouj dwg daegbied yaekaeu seiz, wnggai caenhliengh mienx sawjyungh, lau fatseng saehhux.

Seiq、Mwh gwnyw gwnndoet gimqgeih

Gwnndoet gimqgeih gienjcwng geihgwn, couhdwg bingzciengz soj gangj geihbak. Youq ciuhalux ndaw gij saw geiq miz gocangzsanh geih coeng, divangz、maenzgya geih coeng、suenq、lauxbaeg, yiengcimz geih nohfw, faeglingz geih meiq, byakfw geih byaekroem, caeuq dangzrwi fanj coengndip daengj. Soj gangj geihbak, dwg ceij mwh gwn yw, gimqgeih gwn mbangj gij gwn. Miz mbangj geihbak, dwg gingniemh gyoengqvunz youq ywbingh ndawde ciengzgeiz romcomz hwnjdaeuj, dangh mbouj haeujsim, mboujdanh gwnyw mbouj miz yungh, mizseiz dauqfanj sawj binghcingz gya naek. Lumj gwn caem seiz gwn lauxbaeg, couh ndaej gemjsiuj roxnaeuz siucawz gocaem boujheiq cozyung. Bouxbingh makhuj mbouj ndaej gwn gyu, dangh gwn couh ndaej hawj binghcingz gya naek. Youh lumj bouxbingh ae'ngab、conghhozin、naenghumz、ganhyenz、 hwnjbaez daengj bingh, youq gwn yw doengzseiz, mbouj ndaej gwn nohgaeq、 nohyiengz、nohgyaeujmou、nohbya、duzbaeu、gungq、byaekgep、suenqdaeuz daengj. Aenvih doenghgij doxgaiq neix hamzmiz yising danbwz, miz mbangj vunz doiq de gominj, yungzheih baenz gominj fanjying, sawj binghcingz gya naek. Ciuq cunghyih bencwng, bingh singqcaep gwn yw raeujndat seiz, yaek gimqgeih gij gwn ndip caep; gij bingh singqndat gwn yw caepliengz seiz, yaek gimqgeih gij gwn manh. Ndaw mbaw caz hamzmiz youzsonh, caeuq gij yw doengz gwn, ndaej caeuq gij yw ndawde miz mbangj doxgaiq fatseng vayoz fanjying, sawj raemxyw baenz cinzden, yienghneix couh yingjyangj mizyau cwngzfwn supsou, daegbied ndaej gitlaengz ndangvunz doiq danbwzciz daengj yingzyangj doxgaiq supsou. Daegbied dwg youq gwn ywbouj seiz, engq wnggai gimqgeih caznoengz. Bouxbingh ndat lai lij gimqgeih youz. Linghvaih, aenvih gij bingh gvanhaeh, mwh gwn yw, famzdwg gij gwn ndip caep、niuyouz、haeu sing daengj mbouj yungzheih siuvaq caeuq miz heiq haenq gik mbouj doengz, cungj wnggai mienx yungh.

Haj、Danyw gyoebbaenz yenzcwz

Ywdoj danyw, dwg youq yungh yw gihcuj gwnz haeujlaeg fazcanj, youq bencwng laebfap le, yawj binghcingz guh'aeu, genj habdangq gij yw caeuq gij yw lainoix, lij wnggai caeuq danyw gihbwnj gezgou doxhab ndei, couhdwg "ginh、cinz、soj、sij" gyoebbaenz danyw hingzsik, habngamj boiqdan guhbaenz. Gij yw ginggvaq boiqhab gyoebbaenz le, ndaej gyaak gij cozyung yienzlaiz, youh ndaej niuj gij biensingq de, ceih gij doeg de, siucawz roxnaeuz gemjnoix doiq ndangvunz mbouj ndei yingjyangj, engq ndei yw gij bingh haemq fukcab haenx, daezsang ywbingh yaugoj. Neix dwg cunghyih yozyoz daegdiemj, dwg bencwng ywbingh youqgaenj gyoenbaenz bouhfaenh.

Ywdoj danyw gyoebbaenz bauhamz lajneix 4 bouhfaenh.

(1) Ginhyw: Couhdwg danyw ndawde gij yw doiq gij bingh cujyau roxnaeuz cujcwng miz cujdauj cozyung.

(2) Cinzyw: Miz 2 cungj eiqsei.

①Dwg gij yw bangbouj ginhyw gyaak yw gij bingh cujyau roxnaeuz cujcwng cozyung.

②Dwg gij yw doiq giembingh youqgaenj roxnaeuz giemcwngq miz cujyau ywbingh cozyung.

(3) Sojyw: Miz 3 cungj eiqsei.

①Ywbangbouj, couhdwg gij yw boiqhab ginhyw、cinzyw gyaak ywbingh cozyung, roxnaeuz doq yw swyau giemcwngq.

②Ywbangcoh, couhdwg gij yw yungh daeuj siucawz roxnaeuz gemjnyieg gij doeg ginhyw、cinzyw, roxnaeuz ndaej haed ginhyw、cinzyw yakhaenq.

③Ywfanjsoj, couhdwg binghnaek yakrwix, aiq gwn yw mbouj miz yungh seiz, boiq yungh caeuq ginhyw singqfeih doxfanj youh ndaej youq ywbingh ndawde miz doxngamj cozyung, fuengz yw bingh doxdingj.

Roek、Danyw sawjyungh yenzcwz

1. Danyw gya gemj bienqvaq

Danyw gyoebbaenz dwg miz itdingh yenzcwz, hoeng hix mbouj dwg mbouj bienq saekdi, youq linzcangz gwnz yaek gaen binghcingz bienqvaq、ndangdaej cangq nyieg、nienzgeij laux iq、geiqciet caeuq dienheiq bienqvaq、deihfueng mbouj doengz, caiq habdangq、lingzhoz gya gemj sawjyungh.

（1）Ywfeih gya gemj bienqvaq. Danyw ciengz aenvih ywfeih gya gemj gaijbienq gij goengyungh caeuq sawjyungh fanveiz de. Neix dwg youq cujcwng mbouj bienq cingzgvangq lajde, gaendwk giemcwngq mbouj doengz cix gya gemj bienqvaq fuengfap, muzdiz dwg sawj de caeuq gij binghcingz bienqvaq haenx engqgya habngamj. Danghnaeuz ndaw danyw gemjnoix 1~2 cungj yw, habwngqcwngq couh ndaej miz mbouj doengz.

（2）Ywfeih boiqhab bienqvaq. Danyw youq cujyau gij yw boiqyw bienqvaq le, ciengzciengz ndaej doq yingjyangj gij danyw haenx cujyau cozyung. Lumj sienghanz byauj saedcwngq, hab yungh hanhfap, muzdiz dwg hawj okhanh hoiz byauj, boiq gij yw manhraeuj okhanh, ywbingh yaugoj vaiqdangq.

（3）Gij yw yunghliengh bienqvaq. Gij yw ndaw fuk danyw ndeu yunghliengh dangh miz bienqvaq, cozyung gyangsim de hix ndaej gaen mbouj doengz, danyw cozyung cuj sw diegvih hix couh dox cienjvaq, habyungh fanveiz hix couh miz mbouj doengz.

2. Cihingz bienqvuenh bienqvaq

Sawjyungh mbouj doengz cihingz ywbingh, cujyau yawj gij bingh daeuj dingh. Aenvih cihingz mbouj doengz, gij cozyung hix miz mbouj doengz. Lumj lijcunghvanz dwg danyw yungh daeuj yw mamx dungx hawcaep, danghnaeuz gaij baenz raemxyw gwn, cozyung de vaiq youh rengz, habyungh youq boux binghcingz haemq gip naek haenx. Cungj raemxyw neix yungzheih guh baenz ywyienz, aeu guh menh yw fuengfap, youq danyw sawjyungh ndawde gig bujben. Itbuen daeuj gangj, famzdwg boux binghhcingz haemq gip, lai yungh ywraemx, boux binghcingz haemq menh lai yungh ywyienz.

Gij yw doxdingjlawh yungh: Youq linzcangz gwnz doiq gij bingh cingzgvang hai danyw seiz, doiq gij yw binjcungj gig noix caeuq bengz seiz, itbuen ndaej yungh gij yw singqfeih cozyung doxgaenh cix mbouj yingjyangj ywbingh yaugoj daeuj dingjlawh. Lumj vuengzlienz、gocoengzbeg、gorimhbwn sam cungj yw cozyung yiennaeuz mbouj doengz, hoeng cozyung cungj dwg siu ndat dingz huj、cawzcumx, ndigah ndaej dox dingjlawh yungh. Cizsiz caeuq cizgoz cozyung yiennaeuz faen miz gaenj menh, gocaem、gocaetmbaw caeuq caemcwx gij cozyung de yiennaeuz faen miz haenq nyieg, hoeng linzcangz gwnz ndaej dingjlawh yungh, couhdwg yaek haeujsim, gij yw dingjlawh mizseiz yunghliengh miz gaijbienq, boux rengz noix yunghliengh wnggai gya lai, boux mizrengz yunghliengh wnggai gemjnoix, lumj yungh caemcwx、gocaetmbaw dingjlawh gocaem seiz, yunghliengh wnggai gya boix; yungh cizsiz dingjlawh cizgoz seiz, yunghliengh wnggai gemjnoix.

Linghvaih, lij ndaej yawj gij yw gak cungj cozyung faenbied aeu gij yw wnq daeuj dingjlawh moux fuengmienh cozyung. Lumj mwnhdaxlazbya miz bouj ik daep mak、 sousuk soemjsaep cozyung, ndigah youq dingjlawh yungh seiz, ndaej yawj linzcangz sawjyungh muzdiz mbouj doengz, faenbied aeu gijyw wnq daeuj dingjlawh. Youq yungh daeuj bouj daep mak seiz, ndaej yungh nijcinhswj、cehgaeujgij、gaeungva daengj daeuj dingjlawh; youq yungh daeuj sousuk soemjsaep seiz, ndaej yungh vujveiswj dingjlawh.

Caet、Danyw cihingz caeuq yunghfap yenzcwz

Danyw gyoebbaenz le, lij yaek yawj binghcingz caeuq gij yw daegdiemj guhbaenz itdingh yienghceij, heuhguh cihingz. Danyw cihingz lizsij gyaeraez, miz fungfouq lijlun caeuq saedhengz gingniemh dijbauj. Gaendwk guhyw gunghyez fazcanj, youq yienzlaiz giekdaej gwnz youh yenzgiu guh ok haujlai cihingz moq, lumj naedyw、raemxdajcim daengj. Seizneix dawz ciengzyungh cihingz cujyau daegdiemj caeuq yunghfap gaisau youq lajneix.

1. Cihingz

Ywdoj danyw bauhamz ywraemx、ywyienz、ywmba、ywgau、ywdan、ywlaeuj、 raemxywcwng、ywdingci、ywdiuz、ywsienq、ywswiq、ywloemz、ywnaengh、ywdauj daengj 14 cungj caeuxgeiz cihingz, ndawde ceiq ciengzyungh cihingz dwg ywraemx、 ywyienz、ywmba、ywgau、ywdan daengj geij cungj.

（1）Ywdang：Dawz gij yw cienq baenz raemxdang, daih gijyaq aeu raemx faen mbat gwn, heuhguh raemxyw. Raemxyw daegdiemj dwg supsou vaiq, gij yw yaugoj fatok vaiq, yunghcawq haemq ak, caiqlix gij danyw lingzhoz gyagemj, habyungh gak cungj binghcingz, dwg cungj ceiq ciengzyungh cihingz ndeu, doiq gij bingh fukcab youh bienq lai haenx, yungh ywraemx ceiq hab lo.

（2）Ywyienz：Ywyienz dwg dawz gij yw muz saeq, yungh raemx、lenmiz、 gienghmienh roxnaeuz gienghhaeux daengj gij giengh nem caeuq gij yw doxgyaux, guhbaenz cehyw geng yiengh lumj aengiuz, ywyienz yungh yw noix caiqlix supsou haemq menh, ndigah hab gwn caez menh yw, habyungh youq gij bingh menhnumq, hoeng hix mizdi yw haenqyak, vih sawj de menhmenh supsou cix yungh ywyienz. Doiq seyangh、 binghben daengj ywhom doengh boux mbouj hab cienq gwn, ndaej guhbaenz ywyienz. Ciengzyungh ywyienz miz ywyienz dangzrwi、ywyienz raemx、ywyienz noengzsuk daengj.

（3）Ywmba：Dawz gij yw muz baenz mba, gyaux yinz guhbaenz ywmba, couh heuhguh ywmba, faenbaenz gwn、rogyungh song cungj. Ywmba gwn ndaej yungh raemxgoenj diuz gwn roxnaeuz aeu laeuj diuz gwn daengj, yawj gij bingh daeuj guh caeuq giyw cozyung daeuj dingh; ywmba rogyungh dwg dawz ywmba saj oep giz in. Ywmba daegdiemj dwg yungzheih guh, supsou haemq vaiq, yungzheih gwn caeuq daiq.

（4）Ywgau：Dawz gij yw cienqcawj daih yaq aeu raemxyw, caiq yungh feiz menh cawj hawq baenz gau, heuh ywgau, faenbaenz gwn、rogyungh song cungj. Ywgau gwn miz liuzcingauh、cingauh、gaucien 3 cungj, ndawde gaucien itbuen gya dangz roxnaeuz dangzrwi, dwg cienq gwd guhbaenz, ndaej ciengzgeiz gwnyungh. Ywbouj dwg guhbaenz ywgau lai, ndigah habyungh youq gij bingh menhnumq. Ywgau rogyungh miz ywgau caeuq youzgau song cungj.

（5）Ywdan：Famz doenggvaq daezlienh roxnaeuz cingguh ywyienz roxnaeuz ywmba, heuhguh ywdan, faen gwn caeuq rogyungh song cungj.

（6）Ywlaeuj：Dwg dawz gij yw yungh laeujbieg roxnaeuz laeujhenj cimq, ginggvaq itdingh seizgan roxnaeuz gek raemx cienqcawj guhbaenz, caiq daih yaq gwn laeuj, ciengzyungh youq binghfungcaep mazmwnh, mbouj hab yungh youq boux yaemhaw huj lai.

（7）Raemxywcwng：Lai yungh yw'ndip aeu raemxyw guhbaenz. Gij heiq mizdi hom, raemxyw sawcengh, fuengbienh gwn. Itbuen guh raemx yinjliu caeuq cingliengz gej hozhawq, seizhah ceiq ciengzyungh, lumj raemxvagimngaenz、ciengzveihvahlu daengj.

（8）Dingci：Muz yw baenz mba, yungh gienghniu caeuq de gyaux yinz guhbaenz dingci, yungh seiz muz mba diuz gwn roxnaeuz muz raemx gwn, hix ndaej cat oep giz in.

（9）Ywdiuz：Muz yw mba nem youq gwnz sienq roxnaeuz yungh ywmba gya raemxgiengh baenj baenz diuz, yungh daeuj baek haeuj bak baezin, ndaej vaq nongnaeuh cawz doeg、fat nohmoq suk baez.

（10）Ywsienq：Dawz seisienq roxnaeuz maefaiq cuengq youq ndaw raemxyw cimq, hawq le guhbaenz gij yw rogyungh, yungh daeuj gezcaz baezgvanj roxnaeuz nohrengq, sawj de gag reuq doek.

（11）Ywswiq：Yungh yw cienq aeu raemxyw, swiq daengx ndang roxnaeuz mbangj giz, ndaej "doeng gij conghhanh, sanq yak baihrog".

（12）Ywloemz：Yungh yw coemh'oenq loemz giz in, lumj《Ginhgvei Yauloz》ndawde gaisau yungzvangz loemzfap. Dwg cungj fuengfap ciuhlaux yungh yw cawj raemx, daengj goenj le, aeu doengjfaex coux raemxyw, hawj bouxbingh naengh ndwn baihgwnz loemzcwng, hawj hanh okdaeuj, hix dwg cungj ywloemz fuengfap.《Lwnh Sienghanz》naeuz："Yiengzheiq mbouj doengswnh youq baihrog, wngdang loemz hoiz de." Loemz, couhdwg cungj fuengfap cwngloemz neix.

（13）Ywnaengh：Couhdwg ywcaet. Yungh yw guhbaenz ywyienz，roxnaeuz yungh seifaiq bauduk ywmba，yungh youq gyanghdau caiqlix youq ndawde yungzvaq roxnaeuz yungzgaij cuengq gij yw okdaeuj，miz gaj non dingz humz、yinhraeuz、sousuk daengj yunghcawq.

（14）Ywdauj：Yungh gij yw yungzheih yungz haenx guhbaenz ywdingci，oet haeuj ndaw conghhangx bae，sawj de yungz le yinhraeuz conghsaej，sawj gij haex genghawq yungzheih okdaeuj，lumj mizcenh daujfap. Raemxmbeimou、raemxdujgvahgwnh daengj.

Caixvaih，lijmiz ywnaed ywraemx daengj cihingz.

Ywnaed heuhguh ywcung gvaq，dwg dawz gij yw lienh gvaq haenx gya ywguhyiengh habliengh roxnaeuz mbangj ywmba guh baenz naedceh hawq roxnaeuz ywbaenzdip，yungh seiz aeu raemxgoenj cung gwn. Ywnaedceh miz yunghcawq vaiq、feihdauh habbak、gwn fuengbienh daengj daegdiemj.

Ywraemx dwg dawz gij yw yungh raemx roxnaeuz yungzci wnq lienh'aeu，ginggvaq cingsaeq guh baenz raemxywgwn. De miz yungh ywliengh haemq noix、supsou haemq vaiq、gwnyungh fuengbienh、habbak daengj gij ndei.

2. Yunghfap

Ywdang dwg lizcangz ciengzyungh cujyau ywyiengh，seizneix dawz ywdang cienq gwn fuengfap gyoeblwnh lajneix.

（1）Cienq yw fuengfap：Ciuq gij yw mbouj doengz singciz ndaej yungh mbouj doengz cienq yw fuengfap. Famzdwg gij yw fatsanq suk hanh，mbouj hab cienq caez. Gij yw heiqfeih noengz，hab feiz menh cawj caez. Cungj yw ringeng、byakgeng hab dub soiq cij cienq. Gij yw heiq hom mbouj hab cienq caez，ndaej gyan gwn roxnaeuz cung gwn. Gij yw gau daengj gij yw wnq cienq ndei daih yaq le gya roengzbae yungzvaq. Gij yw bengz couh hab muz mba cunggwn. Gij yw bengz youh hoj cienq raemxyw haenx，couh wnggai lingh cienq roxnaeuz muz raemx cung gwn. Gij yw ndip ndaej daj baenz raemx cung gwn. Mizdi yw miz doeg，yaek sien cienq，caiq gya roengz gij yw wnq doengz cienq. Gij yw mba caeuq miz bwn yaek bauduk dwk cienq，mienx ndaej gikcoi conghhoz. Gij yw yiengh ngveihmak hab dub soiq le doengz cienq. Gij yw sanaez lai，ndaej sien cienq le daih aeu raemxyw caiq caeuq gij yw wnq cienq.

（2）Gwn yw fuengfap：Itbuen fuk yw ndeu faen guh 2 mbat roxnaeuz 3 mbat gwn. Doiq boux binghgip、binghnaek，couh it fuk gwn mbat ndeu. Seizneix gwn yw，itbuen it ngoenz gwn fuk ndeu，faenguh daeuzcienq、ngeihcienq，daeuzcienq caeuq ngeihcienq raemxyw doxgyonj，faen 2 mbat roxnaeuz 3 mbat gwn. Danghnaeuz binghcingz naek，hix ndaej it ngoenz lienz gwn 2 fuk yw，gyagiengz gij yaugoj yw. Ywdang itbuen hab gwn raeuj，rog fatndat gijyw engq yaek swnh ndat gwn，hawj ndangbingh okhanh. Hoeng gij bingh ndat engqlij simnyap roxnaeuz yaem hoengh yiengz yoq，bouxbingh rueg youqgaenj，ndaej gwn caep roxnaeuz gwn noix gwn deih.

Biengyang Ywdoj Ndaw Yw Minzcuz

Cieng Daih'it　Yw Caenhhanh

Famzdwg gij yw ndaejcaenh hanh ok、ndaej yw bingh rog，cungj heuhguh yw caenhhanh.

Yw caenhhanh haujlai cungj dwg manh，manh ndaej caenhhanh okdaeuj，yienghneix hab yungh youq gij bingh doeg youq danoh bietdingh aeu ok hanh. Yw caenh hanh miz gij sugsingq raeuj liengz mbouj doengz，yienghneix faen miz manh raeuj caenh hanh caeuq manh liengz caenhhanh song cungj.

Yw manh raeuj caenhhanh rengz ok hanh haemq ak，habyungh youq gij bingh doeg rog fatnit、fatndat、gyaeujdot、ndokndang in、mbouj ok hanh、meg fouz rwnh roxnaeuz fouz gaenj. Ndaw de moux cungj yw manh raeuj caenhhanh ndaej cawz fungheiq、dingz in、siu raeng、dingz ae baeg.

Yw liengz manh caenhhanh haemq nyieg，habyungh youq gij bingh danoh ndat fatndat naek cix fatnit mbaeu、hozhawq、meg fouzsoq. Miz mbangj yw liengz manh caenhhanh ndaej hawj gij bancimj fat ok.

Saehhangh haeujsim：Yw caenhhanh geih yungh youq doengh cungj bingh hanh lai fatndat geizlaeng myaiz noix，caeuq ciengzseiz hwnj baeznong、linzbing caeuq saet lwed daengj.

It、Yw manh raeuj caenhhanh

1. Gosijsu

【Coh'wnq】Gosijsuhoengz，gosijsuhau.

【Goekgaen】Goyw neix dwg go seiq mbaw caeuq nye iq（mbaw sijsu）caeuq ganj geq（ganj sijsu）gosijsu、sijsuhau daengj doenghgo lumj bak.

【Yienghceij goyw】Go'nywj maj daengx bi，sang ndaej daengz 2 mij. Ganj seiq fueng，saek aeuj roxnaeuz saek aeujheu，donh baihgwnz miz bwn'unq raez. Mbaw doxdoiq ok，yiengh gyaeq gvangq roxnaeuz gyaeq luenz，raez 7～13 lizmij，gyaeuj soem raez，henz saeq miz heujco，baihgwnz miz bwn'unq

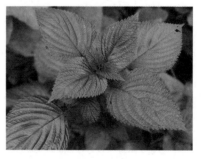
Gosijsu

mbang，gwnz sai donh baihlaj nem miz bwn'unq；gaenz mbaw raez 3～5 lizmij，miz bwn'unq raez nanwt. Vasiq lumj gvaengxliengj 2 duj，gyoebbaenz duj vahung gyaj ok gwnz dingj mbaw roxnaeuz laj mbaw，ngeng gvaq mbiengj ndeu，miz bwn'unq raez nanwt; mbawgyaj lumj gyaeq yiengh cung, baihlaj miz bwn'unq raez, miz sendenj henj, seiz dawz mak lai hung, vengq gwnz 3 nyaz, gvangqhung, vengq laj 2 nyaz, mbiengj ndaw hozgyoengx miz bwn'unq mbang; limqva hoengzaeuj roxnaeuz hoengzmaeq daengz saekhau, vengq gwnz loq mbanq, vengq laj 3 limq, simboux 4 aen, song aen raez song aen dinj, fuengzlwg 4 aen, ganjva youq lajdaej fuengzlwg. Mak genq iq baenz yiengh gyaeq dauqdingq. Geizva 7～8 nyied, geizmak 9～10 nyied.

【Diegmaj】 Cungj dwg vunz ndaem, gag hwnj noix. Faenbouh youq Cungguek gak dieg.

【Gipyaeb gyagoeng】 Seizhah、 seizcou yaeb mbaw roxnaeuz nye iq daiq mbaw, lajraemh dak hawq, heuh mbaw sijsu; seizcou gvej donh gwnz namh, dawz nye iq caeuq mbaw deuz, aeu ganj geq, dak hawq roxnaeuz ronq limq dak hawq, heuh ganj sijsu.

【Seizneix yenzgiu】 ①Doiq ndat. ②Gaj nengz; mbaw sijsu youq ndaw siguenj ndaej nyaenxhaed gij buzdauzgiuzgin maj. ③Doiq hezdangz yingjyangj, aeu 0.35 hauzswngh/ciengwz youzsijsu hawj douq ranz gwn, ndaej hawj hezdangzciz lai sang.

【Singqfeih goengyungh】 Mbaw sijsu: Feih manh, sug raeuj. Caenh danoh ok hanh, heiq byaij aek soeng. Ganj sijsu: Feih manh, sug raeuj. Doeng heiq onj daih.

【Cujyau yw】 Dwgliengz gamjmauq, heiq cwk aekoenq, dungx ndat rueg, myaiz lai baeg, gwn gyaepbya deng rueg、 siq.

【Yunghfap yunghliengh】 Mbaw sijsu roxnaeuz ganj sijsu 4.5～9 gwz, cienq raemx gwn.

【Ywbingh yungh daengz】 (1) Dwgliengz gamjmauq: Mbaw sijsu 9 gwz, ganjcoeng 15 gwz, hing 3 limq, di diengzhoengz ndeu, cienq raemx gwn.

(2) Daiqndang rueg, daih doengh mbouj onj: Ganj sijsu 9 gwz, naenggam 6 gwz, sahyinz 6 gwz, rongbyaz 12 gwz, cienq raemx gwn.

(3) Myaiz lai diemheiq baeg: Cehsijsu 6 gwz, cehgingq 6 gwz, ceh lauxbaeg 4.5 gwz, cienq raemx gwn, moix ngoenz 3 baez.

2. Godaihmaz

【Coh'wnq】 Veicauj, lozmajyih, fuengzfung.

【Goekgaen】 Goyw neix dwg daengx go daihmaz dwg doenghgo lumj bak.

【Yienghceij goyw】 Go'nywj hwnj daengj maj bi ndeu daengz song bi, sang 1～2 mij. Ganj fueng. Miz bwn'unq dinj saek hau. Mbaw doxdoiq ok, lumj gyaeq gvangq, raez 4～10 lizmij gvangq 3～5 lizmij, byai cugciemh soem, henz miz nyaz du mbouj caezcingj, baihgwnz miz bwn dinj, baihlaj miz bwnyungz dinj hau nanwt. Vasiq lumj gvaengxliengj ok youq gwnz dingj lumj vasiq riengzgyaj, limj cung, baihrog miz bwn'unq caeuq sendenj, dek 5 limq; limqva saek hoengzaeuj oiq, vengq gwnz sohdaengj, vengq laj ca mbouj lai mbe bingz, 3 limq, limq cungqgyang lumj sim dauqdingq; simboux 4 aen, duj dangqnaj cingq aen fuengzyw doxbingz, youq giz vang, duj baihlaeng cingq fuengzyw mbouj fat; saeuva nem lajdaej fuengzlwg. Mak genq iq ca mbouj lai luenz, rongh lwenq. Geizva youq seizcou.

【Diegmaj】 Maj youq giz cumx gwnz ndoi、henz mbanj, faenbouh youq Cangzgyangh baihnamz gak dieg.

【Gipyaeb gyagoeng】 Seizhah、seizcou yaeb sou daengx go, yungh ndip roxnaeuz lajraemh dak hawq bwhyungh.

【Seizneix yenzgiu】 ① Doiq ndat. ② Dingh in. ③ Gaj nengz: Nap godaihmaz ndip aeu gij raemx youq rog ndang sawqniemh, doiq nyaenxhaed gij nungzluzganjgin caeuq buzdauzgiuzgin henjgim miz itdingh cozyung; yw raemx godaihmaz doiq nyaenxhaed yungzhezsing lengiuzgin caeuq licizganjgin caemh miz itdingh cozyung. ④Doiq hezdangz yingjyangj, aeu cimqgauhcunz godaihmaz dajcim hawj douq ranz, doiq hezdangz mbouj miz yingjyangj.

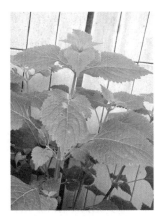
Godaihmaz

【Singqfeih goengyungh】 Feih manh、haemz, sug loq raeuj. Cawz heiq gaijdoeg, siu foeg dingz in.

【Cujyau yw】 Dwgliengz fatndat, rueg, dungxin, fungheiq in, naengnoh hwnj cimj, humzndaenq.

【Yunghfap yunghliengh】 Daengx go daihmaz 9～15 gwz, cienq raemx gwn. Yungh rog habliengh, cienq raemx swiq giz in.

【Ywbingh yungh daengz】

（1） Fungheiq hohndok in: Godaihmaz 500 gwz, cienq raemx swiq rog giz in.

（2） Naengnoh hwnjcimj, humzndaenq: Godaihmaz 500 gwz, hajsaekmoiz 500 gwz, mbawdongz 500 gwz, cienq raemx swiq rog.

3. Gomakmou

【Coh'wnq】 Cehnem、cehgyaeujnyungq.

【Goekgaen】 Goyw neix dwg cehmak（cehmakmou）daiq buengz roxnaeuz daengx go makmou dwg doenghgo gut loih.

【Yienghceij goyw】 Go'nywj maj bi ndeu, sang 30～90 lizmij. Ganj cocat, miz bwn dinj. Mbaw doxcax ok, yiengh samgak lumj gyaeq, raez 6～10 lizmij, gvangq 5～10 lizmij, byai soemsat, goek lumj sim, henz miz gaek mbanq roxnaeuz 3～5 limq dek feuz, miz nyazgawq co mbouj cingjcaez, song mbiengj miz bwn'co, goek ok sam diuz sai; gaenz mbaw raez 3～11 lizmij. Vasiq lumj gaeuj ok gwnzdingj roxnaeuz laj mbaw, boux meh doengz go, vaboux youq baihgwnz, lumj giuz, limqva lumj doengz, dek 5 limq; vameh youq baihlaj,

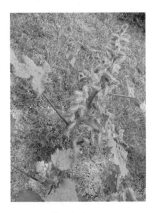
Gomakmou

lumj gyaeqluenz, mbaw gyaj 2～3 caengz, doxhab baenz 2 fuengz lumj rongz, baihrog miz oenngaeu caeuq bwn'dinj, gwnzdingj miz ngaeu lumj bak roeg, gak fuengz miz duj va ndeu, mbouj miz limqva, mak byom lumj gyaeq dauqdingq, bau youq ndaw mbaw gyaj miz oenngaeu. Geizva geizmak youq seizhah、seizcou.

【Diegmaj】 Maj youq dieg fwz、gwnz ndoi daengj giz hawq mbiengj coh daengngoenz. Faenbouh youq Cungguek gak dieg.

【Gipyaeb gyagoeng】 6～8 nyied gip yaeb sou daengx go, dak hawq. 9～10 nyied gvej aeu bouhfaenh gwnz namh, dub aeu aen mak, dak hawq, ringxnenj gij oen bae, yungh ndip roxnaeuz ceuj yungh.

【Seizneix yenzgiu】 ① Cehmakmou miz doeg. ② Ndaw cehmakmou hamzmiz gij daiqlei sawj hezdangzciz doekdaemq yienhda. ③Cehmakmou guh baenz gij dinghci ndaej hawj duzgoep diemheiq lai rengz, yungh daiq lai cix nyaenxhaed diemheiq. ④ Raemx cienq cehmakmou youq rog ndang ndaej nyaenxhaed mbangj buzdauzgiuzgin henjgim, gij bingjdungz roxnaeuz yizcunz lienh okdaeuj haenx youq rog ndang caemh ndaej nyaenxhaed mauzsenjgin hoengz.

【Singqfeih goengyungh】 Ceh：Feih gam、manh, sug raeuj; miz doeg. Daengx go：Feih haemz loq manh, sug bingz; miz doeg. Sanq nit soeng bwt, gaj nengz dingz humz, gaij doeghuj, cawz heiq mbaeq.

【Cujyau yw】 Fungheiq maz in, hwet ga in, nohhwet deng sieng, coguz sinzgingh in, diuz hwet fazyenz bizhung, hwet geuz indot, ndaeng fazyenz, hezyaz sang, saej fazyenz, gunghgingjyenz, nyouhhau, naengnoh hwnjcimj, binghmazfungh, hwnj nyan.

【Yunghfap yunghliengh】 Cehmakmou 3～9 gwz（roxnaeuz daengx go makmou 9～15 gwz）, yungh lai 31～46 gwz, cienq raemx gwn.

【Ywbingh yungh daengz】

（1）Fungheiq mazin：Rag gomakmou 15 gwz, cienq raemx roxnaeuz aeuq ndok mou gwn, moix ngoenz 3 baez.

（2）Coguz sinzgingh in：Rag gomakmou 15 gwz, gosoemjseuh 15 gwz, liujdiuhcuz 15 gwz, caeknyazgawh 20 gwz, cienq raemx gwn, moix ngoenz 3 baez.

Linghvaih haeujsim：Goyw neix daengx go miz doeg, gwn daiq lai ngaiz deng doeg, cujyau miz gyaeujngunh、rwz okrumz、dungxfan、rueg、mbouj rox nyinhngvanh、diemheiq gaenj、bakaeuj、doeksaet、gangjmoengx caeuq hawnyieg daengj. Gaijgou fuengfap：Bingh mbaeu cix gwn dang gamhcauj duhheu, bingh naek aeu gibseiz swiq dungx、caenhsiq、diuqcim daengj, caemhcaiq ciuq bingh daeuj yw. Ndawbiengz yw：Aeu ginhvahcauj iq ndip 500 gwz, dub yungz gya dangzhoengz, gwn gij raemx.

4. Godauqrod

【Coh'wnq】 Godauqngaeu, gooendauqdingq.

【Goekgaen】 Goyw neix dwg rag roxnaeuz daengx go godauqrod dwg doenghgo han loih.

【Yienghceij goyw】 Go'nywj maj bi ndeu roxnaeuz song bi, sang 20 ~ 100 lizmij. Rag lai faen nga, vangoz naeng rog ciengzseiz miz aen lumj baez doed hwnjdaeuj, mwh ndip saek hauhenj. Ganj miz seiq limq, faen nga lai, miz bwn'unq. Mbaw doxdoiq ok, lumj gyaeq dauqdingq roxnaeuz luenzbomj raemx, raez 2.5 ~

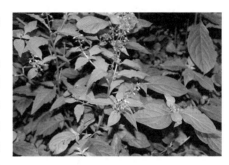

Godauqrod

10 lizmij, gvangq 1.5 ~ 5 lizmij, byai soem, goek lumj dingdok, song mbiengj cungj miz bwn'unq. Vasiq lumj riengz ok youq gwnz dingj roxnaeuz ok youq laj mbaw, vasiq hung miz bwn, laeng va raek doxroengz nem ganj ndaetndwt; mbawgaj 1 mbaw, lumj i, lumj gyaeq gvangq, mbawgyaj iq 2 mbaw, gwnz gaeb laj gvangq, song mbiengj goek miz fwed i lumj gyaeq luenz, daih'iek raez 1 hauzmij, henz miz bwn; buengzva 5 mbaw, gwnz gaeb laj gvangq, miz 3 diuz sai, heu oiq; simboux 5 aen, seiva giz goek doxhab ok, simboux mbouj fat caeuq seiva doxdoengz raez, lumj bwndaraemx roxnaeuz lumj fo; fuengzlwg youq gwnz, 1 fuengz. Roixmak lumj gyaeq. Geizva seizhah、seizcou.

【Diegmaj】 Maj youq henz mbanj、henz loh caeuq diegfwz. Faenbouh youq Gvangjsih、Gvangjdungh、Fuzgen caeuq dieg saenamz.

【Gipyaeb gyagoeng】 Seizhah、seizcou yaebsou daengx go, dak hawq bwhyungh roxnaeuz yungh ndip.

【Seizneix yenzgiu】 Daj ndaw daengx godauqrod bwnco faenleiz ok cungj doxgaiq doxgyaux miz song cungj swnghvuzgenj, ndaej swng sang gij hezyaz duzma deng maz, diemheiq rengz yaepndeu, gyagiengz aen sim sousuk, gezgang gak cungj doxgaiq yinxhwnj saej caeuq swjgungh bingzvazgih gaenjcieng sousuk, hawj nyouh duznou hung lai doeng di.

【Singqfeih goengyungh】 Feih gam、cit, sug liengz. Gaij huj caenh ok hanh, doeng meg doeng nyouh, leih lwed byaij cawz lweddai.

【Cujyau yw】 Dwgliengz fatndat, ndathwngq gyaeujdot, fatnit, okleih, lohnyouh gietrin, gipsingq、manqsingq sinyenz, senglwg daiq nanz, dauzsaeg mbouj daeuj, lwgnyez feiyenz, conghhoz in, heuj huj in, fatsa.

【Yunghfap yunghliengh】 Rag 50 ~ 100 gwz, cienq raemx gwn. Yungh rog habliengh, dub yungz oep giz in. Mehmizndang geih yungh.

【Ywbingh yungh daengz】

（1）Lohnyouh giet rin：Rag godauqrod 50 ~ 100 gwz, cienq raemx gwn. Ndaej boiq duhnamhfangz、gogaeunyangj、golienzgva、gogutgeuj daengj.

（2）Seng lwg daiq nanz, dawzsaeg mbouj daeuj：Rag godauqrod 100 gwz, dangjsinh 20 gwz, cienq raemx gwn.

(3) Baez oknong foeg in: Mbaw dauqrod ndip dub yungz oep rog.

5. Gogaeubyin

【Coh'wnq】Go'ngwzhaeb.

【Goekgaen】 Goyw neix dwg daengx go gogaeubyin dwg doenghgo yinzyangh loih.

【Yienghceij goyw】Go'nywj did goenq daengjsoh maj lai bi. Gak giz cungj miz diemj sienq ronghcingx. Goek lumj faex. Ciengzseiz daj giz goek faen nga, ok soh, saeq, mbouj miz bwn. Mbaw doxcax ok, byai ganj ok sam mbaw iq, mbaw iq mbang lumj ceij roxnaeuz lumj i, ngaeuzrongh, mbouj doxdoengz hung, lumj gyaeq roxnaeuz luenz raez, raez mbouj

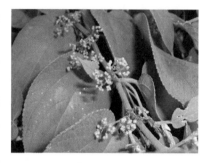

Gogaeubyin

mauhgvaq 3 lizmij, gvangq $0.5 \sim 1$ lizmij, byai du roxnaeuz luenz, giz goek lumj dingdok, baihgwnz saek heu, baihlaj heumong, henz gienj doxdauq. Va song singq, saeq iq, va duj dog, ok laj mbaw. Goek iemjva doxhab ok, dek $4 \sim 5$ limq, limq dek lumj gyaeq, daih'iek raez 1 hauzmij, mbouj miz bwn, mbouj loeng; $4 \sim 5$ limq va, luenz raez lumj gyaeq $4 \sim 6$ hauzmij, mbang lumj i, daengx mbaw caezcingj; simboux $8 \sim 10$ aen, youz song mbaw mbouj fat doxhab maj baenz; fuengzlwg mbouj miz gaenz. Makcehlai, naeng mak mbang lumj ceij, ndij diuz sienq giz dungx dekhai. Moix fuengz miz ceh cug $5 \sim 6$ naed, lumj aen mak vunz, saek hoengzgeq, mbiengj rog miz duq, daih'iek raez 1 hauzmij. Geizva $3 \sim 4$ nyied, geizmak $4 \sim 5$ nyied.

【Diegmaj】Maj youq gwnz ndoi iq roxnaeuz ndij namhsa henz dah. Faenbouh youq Huzbwz、Swconh daengj dieg, Gvangjsih miz vunz ndaem.

【Gipyaeb gyagoeng】$4 \sim 6$ nyied yaeb sou, vit gij cab, dak hawq roxnaeuz youq lajraemh dak hawq.

【Seizneix yenzgiu】Gij gwnz namh cujyau hamz fuhnanzyanghdousu、yanghganhneicij、vahsiuhduzsu、veizginzyanghdousu daengj vayoz cingzfaen.

【Singqfeih goengyungh】Feih loq manh, sug raeuj. Yw sa sanq nit, doeng raemx siu foeg.

【Cujyau yw】Dwgliengz ae, rueg, raengz, ngwz nengz haeb sieng.

【Yunghfap yunghliengh】$6 \sim 15$ gwz, cienq raemx gwn. Yungh rog habliengh.

【Ywbingh yungh daengz】

(1) Dwgliengz ae: Gogaeubyin 10 gwz, go'byaekvaeh 10 gwz, mbaw bizbaz 10 gwz, nyafaenzlenz 10 gwz, gohungh 10 gwz, naeng gonengznuengx 10 gwz, gofaeklingz 15 gwz, cienq raemx gwn.

(2) Ngwz nengz haeb sieng: Gogaeubyin habliengh, dub yungz oep rog seiq henz

bak sieng.

6. Gonougaet

【Coh'wnq】Denhvwnzcauj.

【Goekgaen】 Dwg daengx go gonougaet doenghgo gut loih.

【Yienghceij goyw】Go'nywj maj baenz bi, sang 20~60 lizmij. Ganj daengjsoh roxnaeuz mbat hwnj, miz faen nga, loq miz bwn. Mbaw doxdoiq ok, miz gaenz mbaw, yiengh gyaeq gwnz gaeb laj gvangq, raez 2.5 ~ 4 lizmij, gvangq 1.5 ~ 2 lizmij, byai du cix cugciemh soem, goek lumj dingdok, henz miz nyazgawq du roxnaeuz ca

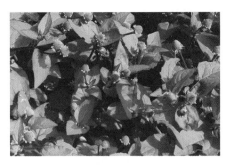

Gonougaet

mbouj lai daengx mbaw caezcingj, song mbiengj miz bwn mbang roxnaeuz mbouj miz bwn, goek miz 3 diuz sai. Vasiq yiengh gyaeuj lumj gyaeq, 1~3 aen ok youq gwnz dingj, ganj vahung raez 1~5 lizmij roxnaeuz engqgya raez; mbawgyaj miz 2 caengz, lumj gyaeq; mbaw dakva iet raez, lumj saeumwnz roxnaeuz lumj gyaeq; mbaw dak miz gaenz dinj, humx duj va iq; va yiengh mbouj doxdoengz, saek henj; limq linx iq. Makbyom lumj gyaeq dauqdingq, song mbiengj bej bingz, henz miz bwndaraemx; bwngyaeuj mbangjbaez miz 2~3 diuz laezcim.

【Diegmaj】Maj youq laj faex gwnz ndoi、henz dah、dieg hoengq henz mbanj. Faenbouh youq Gvangjsih、Yinznanz、Swconh、Gvangjdungh daengj dieg.

【Gipyaeb gyagoeng】Daengx bi cungj ndaej yaeb, vit gij cab, dak hawq roxnaeuz yungh ndip.

【Seizneix yenzgiu】Vayoz yenzgiu: Daengx go ngamq hamz α yanghsucihcunz loih caeuq β yanghsucihcunz loih. Lingh miz yenzgiu baugau de lij hamzmiz funghvahcunz、α yanghsucih caeuq β yanghsucihcunz、doucihcunz、guzcihcunz caeuq buzdauzdangzganh、yingcihsonh、cunghlijsonh、samcibseiq vanzsonh, nem 10 geij cungj anhgihsonh caeuq denhvwnzcaujsenjanh ndaej gaj sap meijcouh daengj.

【Singqfeih goengyungh】Feih manh, sug raeuj. Gaij doeg sanq giet, siu foeg dingz in.

【Cujyau yw】Gwn ndaw ndaej yw manqsingq gi'gvanjyenz, dwgliengz, fatnit; yungh rog yw ngwz sieng, heuj in, baeznong foegdoeg.

【Yunghfap yunghliengh】3~50 gwz, cienq raemx gwn. Yungh rog habliengh.

【Ywbingh yungh daengz】

（1） Mansing gigvanjyenz: Gonougaet 10 gwz, dangzhoengz habliengh, cienq raemx gwn.

（2） Ndok raek coih cingq: Gonougaet ndip habliengh, dub yungz oep rog 30 faencung le cix ndaej coih cingq.

（3）Baez caengz ok nong：Gonougaet ndip 50 gwz，dub yungz oep rog giz in.

（4）Ngwz doeg haeb sieng：Mbaw gonougaet ndip 100 gwz，dub yungz oep seiq henz bak sieng.

（5）Fatnit：Va gonougaet ndip 50 gwz，cienq raemx gwn.

（6）Dwgliengz gamjmauq：Gonougaet 50 gwz，cienq raemx gwn.

7. Gohazmanh

【Coh'wnq】Ningzmungzmauz，yanghbahmauz，dafunghmauz.

【Goekgaen】Goyw neix dwg daengx go gohazmanh dwg doenghgo hozbwnj loih.

【Yienghceij goyw】Go'nywj maj lai bi，miz heiq hom makcengz. Ganj conoengq，sang 2 mij，hoh ciengzseiz miz mba lab. Mbaw gvangq baenz diuz，raez 30 ～ 90 lizmij，gvangq 5～15 lizmij，byai mbaw ngaeuzlwenq；linx mbaw na，lumj gyaep bya，byai cugciemh soem. Seizhah seizcou hai va，vasiq lumj cuenq sanq mbang，youz lai hoh cix baenz doiq vasiqhung gyoebbaenz，faen nga，goek soem dinj，giz faen nga saeq nyieg ngeng coh baihlaj baenz mbaw iemj gungx，mbat daih'it faen nga miz 1～5 hoh，mbat daihngeih caeuq

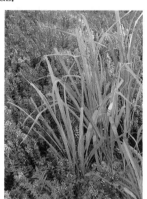

Gohazmanh

mbat daihsam faen nga cij miz 2～3 hoh. Vasiqhung miz 4 hoh，hoh ganj riengz miz bwn'unq raez，moix doiq vasiqhung baenz mbawgyaj yiengh buengz lumj ruz daix；riengz iq mbouj miz laezcim，riengz iq mbouj miz gaenz dwg songsingq，riengz iq miz gaenz saek aeujngaenz. Geizva geizmak seizhah，bingzciengz noix raen hai va.

【Diegmaj】Maj youq gwnz namh biz giz hwngq fwn lai、ndit gaeuq、baiz raemx ndei. Faenbouh youq Gvangjsih gak dieg，baihnamz Cezgyangh、Fuzgen、Gvangjdungh、Daizvanh、Swconh、Yinznanz daengj dieg caemh miz.

【Gipyaeb gyagoeng】Daengx bi cungj ndaej yaeb，swiq cengh dak hawq bwhyungh.

【Seizneix yenzgiu】

（1）Vayoz yenzgiu：Daengx go hamz veihfazyouz（youz gohazmanh）. Ndaw youz cujyau cwngzfwn dwg ningzmungzcenz（70％ ～ 80％）caeuq yanghyezhih（daih'iek 20％），caemhcaiq hamzmiz gij doxgaiq yanghmauzcenz、niuzwzcunz、cojcenzlungznauj、8 doiq bozhozwhih 5 cunz caeuq yizdaujsu.

（2）Yozlij caeuq duzlijyoz yenzgiu：

①Veihfazyouz gohazmanh miz cozyung gangq cinhgin（lumj Veijneisuilah lenswhgin daengj）.

②Ndaw mbaw、rag gohazmanh hamz yiengh yizdaujsu gij yizdaujsu yaugya dwg：Gwn 1 gwz dang 440 aen danhvei，dajcim dang 880 aen danhvei.

③Gizyawz cozyung：Aeu gij raemxyw gohazmanh cienq haenx dajcim duznou，yunghliengh faenbied dwg 1 hauzswngh/ciengwz、2 hauzswngh/ciengwz、3 hauzswngh/ciengwz，doeklaeng ndaej raen hezyaz doek baez dog；hawj nouhung gwn raemxyw gohazmanh 10%、20% 25 hauzswngh/ciengwz，cungj ndaej raen miz di cozyung leih nyouh ndeu.

④Doeg singq：Sawqniemh cwngmingz mbaw hazmanh mbouj miz doeg，mbouj ndaej dwk gizhingz、hawj sawqmwh bienq.

【Singqfeih goengyungh】Feih manh，sug raeuj. Siu heiq cawz mbaeq，siu foeg dingz in，doeng lohlungz、lohhoj.

【Cujyau yw】Fungheiq indot，gyaeujdot，dungxin，oksiq，dawzsaeg mbouj swnh，seng lwg le foegraengz，dwk laemx foeg in.

【Yunghfap yunghliengh】10～30 gwz，cienq raemx gwn. Yungh rog habliengh.

【Ywbingh yungh daengz】

（1）Dwgliengz gyaeujdot，ae，dwk laemx deng sieng，hohndok indot：Gohazmanh 15 gwz，cienq raemx gwn.

（2）Fungheiq foeg in，dwgliengz fatndat：Gohazmanh ndip 20 gwz，cienq raemxgwn.

（3）Dungxin，nyungz nengz haeb：Daj ndaw hazmanh siu aeu youz，cat giz in.

（4）Dungxin，oksiq，dawzsaeg mbouj swnh，seng lwg le foegraengz：Gohazmanh 15 gwz，cienq raemx gwn.

（5）Daengx ndang indot：Gohazmanh 500 gwz，cienq raemx swiq ndang.

8. Gohom

【Coh'wnq】Go'nywjhom.

【Goekgaen】Goyw neix dwg bouhfaenh gwnz namh go hom dwg doenghgo bauqcinva.

【Yienghceij goyw】Go'nywj maj lai bi. Daengx go ngaeuzlwenq mbouj miz bwn，hawq le miz heiq homget. Ganj unq nyieg，daengjsoh roxnaeuz banraih hwnj，miz limq roxnaeuz lumj fwed gaeb，raez 40～60 lizmij. Mbaw dog doxcax ok，yiengh luenzbomj roxnaeuz lumj gyaeq，raez 4～9 lizmij，gvangq 1.5～4.5 lizmij，byai soemsat，giz goek

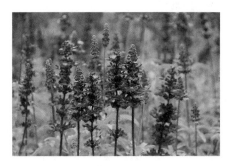

Gohom

cugciemh gaeb iet roengz laj，henz daengx mbaw caezcingj roxnaeuz mbangjbaez baenz yiengh nyaeuq raemxlangh；gaenz mbaw miz fwed gaeb，raez 5～12 hauzmij. Va duj dog ok youq laj mbaw donh gwnz ganj；ganj va unq nyieg，raez 2～3 lizmij；iemjva 5 limq dek laeg daengz giz goek，limq dek yiengh gyaeq gwnz gaeb laj gvangq，raez 8～10 hauzmij；limqva saekhenj，5 limq dek laeg，limq dek luenzbomj，raez 12～16 hauzmij， gvangq daih'iek 9 hauzmij; vaboux 5 aen, daih'iek raez 7 hauzmij, seiva gig dinj. Mak ceh lai lumj giuz, saek monghau.

【Diegmaj】 Maj youq laj faex caeuq ndawlueg giz raemh mbaeqcumx. Gvangjsih cujyau faenbouh youq Lungzswng、Fuconh、Ginhsiu、Dwzbauj、Nazboh、Lingzyinz daengj dieg, Gvangjdungh、Yinznanz、Huznanz daengj sengj caemh miz.

【Gipyaeb gyagoeng】 Mwh seizhah、seizcou ganj mbaw lij mwn gvej sou, vit gij cab, lajraemh dak hawq.

【Seizneix yenzgiu】

（1）Vayoz yenzgiu：Hamz veihfazyouz, itgungh gyamqdingh ok cibroeksonh (cunghlijsonh) daengj 59 cungj cwngzfwn, ndawde aeu cibroeksonh、cibcaetsonh、luzgingh ginhhozvanh hihsenhbingjdungz daengj hamzliengh ceiq lai.

（2）Yozlij caeuq duzlijyoz yenzgiu：Cungj yw raemx neix doiq binghdoeg liuzgamj mbouj doengz nga doeg cungj ndaej nyaenxhaed roxnaeuz gaj gij binghdoeg. Youq rog ndang caeuq ndaw daihgaeq, cungj yw raemx cienq（noengzdoh dwg 75%）doiq binghdoeg liuzgamj "ganfangz 715 cuh" "ginghgoh 681 cuh", cungj ndaej nyaenxhaed gij binghdoeg.

【Singqfeih goengyungh】 Feih manh、gam、sug raeuj. Cawz heiq nit, cawz uekcuek.

【Cujyau yw】 Ndaengsaek, dwgliengz, gamjmauq gyaeujdot, oksiq, yizcingh, heujdot, dungxrim aekoenq.

【Yunghfap yunghliengh】 6～9 gwz, gwn ndaw. Yungh rog habliengh.

【Ywbingh yungh daengz】

（1）Gamjmauq gyaeujdot：Gohom 9 gwz, lwgrazcwx 9 gwz, caekdungxvaj 6 gwz, cienq raemx gwn.

（2）Okleih hoengz：Gohom 9 gwz, ngaihgyaeujhau 9 gwz, vuengzlienz 6 gwz, gaeudanghgveih 9 gwz, cienq raemx gwn.

（3）Heujdot：Gohom、bizbaz gak faenh doxdoengz, hangq byot muz mienz, cat giz in.

（4）Dungx rim aekoenq, dungxfan, mbwq gwn：Gohom、gomat、ragcahcauj gak faenh doxdoengz, muz mienz, moix baez 6 gwz, raemxgoenj soengq gwn.

9. Yeyanghdoj

【Coh'wnq】 Disunghcauj, cenhcuizcauj, dujnyayazgyae, gyajbozhoz, dadouzcinz.

【Goekgaen】 Goyw neix dwg daengx go seyanghdoj vagiuz dwg doenghgo Caemhmbaemx loih.

【Yienghceij goyw】 Go'nywj daengjsoh maj bi ndeu, daengx go cungj miz bwn'unq. Sang 20～60 lizmij. Mbaw miz gaenz roxnaeuz ca mbouj lai mbouj miz gaenz; mbaw lumj gyaeq luenzfueng, raez 1～4 lizmij, henz miz nyazgawq, baihlaj caeuq mbawgyaj、mbaw iemj cungj miz sendenj saekhenj ronghcingx. Vasiq lumj riengz dinj caemhcaiq ca

mbouj lai lumj gyaeuj, ok youq gwnz dingj
roxnaeuz ok youq laj mbaw; mbawgyaj gwnz gaeb
laj gvangq, coh gwnz cugciemh iq, donh laj beij
va raez; va mbouj miz ganj; laj iemjva miz 2
mbawgyaj lumj sei; 5 mbaw iemj, gag mbaw gag
ok, gwnz gaeb laj gvang, loq mbouj doxdoengz
gvangq; limqva saek aeuj roxnaeuz saek aeujo,
raez 6～7 hauzmij, vengq gwnz sohdaengj, lumj
gyaeq luenz, gwnzdingj mboep mbanq, vengq laj

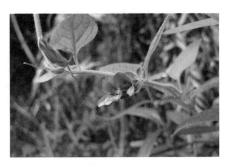

Yeyanghdoj

3 limq; baihnaj doiq simboux ndeu loq raez, ywva ngamq fuengz ndeu fat, baihlaeng
doiq ywva miz fuengz ndeu fat, lingh fuengz iq ndaej lai caemhcaiq cungqgyang hoengq.
Makcehlai yiengh gyaeq lumj cuenq, deng iemjva mbouj loenq bau dwk.

【Diegmaj】 Maj youq haijbaz 200～600 mij gwnz ndoi, henz rij. Gvangjsih cujyau
faenbouh youq Denzdungh、Nanzningz、Fangzcwngz、Bozbwz、Yilinz、Bwzliuz、
Gveigangj、Dwngzyen、Cauhbingz、Hocouh、Cunghsanh、Gunghcwngz、Lingzconh、
Luzsai daengj dieg, Yinznanz、Gvangjdungh daengj sengj caemh miz.

【Gipyaeb gyagoeng】 Mwh hai va gipsou, swiq cengh, dak hawq bwhyungh
roxnaeuz yungh ndip.

【Seizneix yenzgiu】 Vayoz yenzgiu: Daengx go hamz veihfazyouz, ndaw youq cujyau
cwngzfwn dwg α baihih、β baihih、ningzmungzhih、doiqsanjvahgingh、anyouzcingh、
fanghcanghcunz、siujveizyanghdungz、linzgyazgih veizyanghmiz、4 dehbinjcunz、
gvangjhozyangh cunz daengj. Lij hamzmiz youjgihsonh、diengz loih、vangzdungzganh、
faenhloih、anhgihsonh daengj.

【Singqfeih goengyungh】 Feih manh、loq haemz, sug loq raeuj. Doeng heiq sanq nit,
cawz mbaeq siu cwk.

【Cujyau yw】 Dwgliengz gamjmauq, ae, gyaeujdot, dungxraeng, dungxrem oksiq,
ngwz haeb sieng.

【Yunghfap yunghliengh】 15～30 gwz, cienq raemx gwn. Yungh rog habliengh.

【Ywbingh yungh daengz】

（1） Fungheiq gamjmauq, ae: Seyanghdoj 15 gwz, lwgrazcwx 15 gwz, mbaw
bizbaz 10 gwz, cienq raemx gwn.

（2） Dungxraeng, dungxrem oksiq: Seyanghdoj 15 gwz, naenggam 6 gwz, sanhcaz
10 gwz, cienq raemx gwn.

（3） Ngwz haeb sieng: Seyanghdoj 50 gwz, dub yungz oep rog giz sieng.

10. Nyaqrahgaeq

【Coh'wnq】 Yanghginghgai, sengai, swlingzganjgauh, gyajsuh.

【Goekgaen】 Goyw neix dwg daengx go nyaqrahgaeq mbaw dek doenghgo lumj vengq bak.

【Yienghceij goyw】 Go'nywj daengjsoh maj bi ndeu. Sang 30 ~ 100 lizmij, miz bwn'unq dinj mbang saek haumong. Mbaw lumj lwgfwngz dek 3 limq, saek go miz lai limq, raez 1~3.5 lizmij, gvangq 1.5~2.5 lizmij, limq dek gvangq 1.5 ~ 4 hauzmij, song mbiengj miz bwn'unq dinj, baihlaj miz diemj sienq; gaenz mbaw dinj. Vasiq lumj

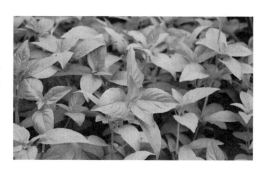

Nyaqrahgaeq

gvaengxliengj lai duj, gyoebbaenz vasiq lumj riengzgyaj doxgek maj youq gwnz dingj raez 2~13 lizmij, mbawgyaj lumj mbaw, mbawgyaj iq baenz diuz, gig iq; iemjva lumj cung gaeb, daih'iek raez 3 hauzmij, 15 diuz sai, 5 nyaz, yiengh sam gak gwnz gaeb laj gvangq, nyaz laeng haemq raez; limqva saek aeujheu, daih'iek raez 4.5 hauzmij, mbiengj ndaw doengz mbouj miz bwn, vengq laj limq cungqgyang gwnzdingj loq mboep, giz goek lumj cauj bienq gaeb; simboux 4 aen, song aen raez song aen dinj. Mak genq iq yiengh luenzfuengz miz samlimq, daih'iek raez 1.5 lizmij, miz diemj iq.

【Diegmaj】 Maj youq henz loh gwnz ndoi、ndaw lueg、henz faex roxnaeuz miz vunz ndaem. Gvangjsih cujyau faenbouh youq Cenzcouh daengj dieg、Liuzningz、Gizlinz、Hwzlungzgyangh、Neimungzguj、Hozbwz、Hoznanz、Sanhdungh、Sanhsih、Sanjsih、Ganhsuz、Anhveih、Gyanghsuh、Cezgyangh、Fuzgen、Daizvanh、Gyanghsih、Huznanz、Huzbwz、Yinznanz、Swconh、Gveicouh daengj sengj gih cungj miz faenbouh.

【Gipyaeb gyagoeng】 Seizcou mwh hai va riengz heu cix ndaej gvej aeu bouhfaenh gwnz namh, dak hawq bwhyungh.

【Seizneix yenzgiu】

(1) Vayoz yenzgiu: Cujyau hamz miz veihfazyouz, ndaw youz cujyau cwngzfwn dwg huzbozhozdungz、bozhozdungz、yibozhozdungz、yihuzbozhozdungz. Vasiq lumj riengz hamz ginghgaiganh A、ginghgaiganh B、ginghgaiganh C、ginghgaiganh D、ginghgaiganh E caeuq ginghgaicunz、ginghgaiwcunz、yanghcaujmuzsu、cwngzbizsu、cwngzbizganh、muzcihcaujsu、mizdezyanghsonh、mizdezyanghsonhgyazcij、gahfeihsonh、ginghgaisu A daengj.

(2) Yozlij caeuq duzlijyoz yenzgiu:

①Dingz dingh dingz in: Youz nyaq'rahgaeq ndaej hawj noulwg dingz dingh, gij ywraemx cienq neix ndaej dingz in.

②Siu yiemz、gaj nengz: Aeu yw nyaq'rahgaeq cienq daj cim haeuj aen dungx noulwg siu yiemz cozyung haemq rengz, nyaq'rahgaeq cienq raemx rog ndang ndaej nyaenxhaed gij buzdauzgiuzgin henjgim、bwzhouzganjgin.

③Doegsingq: Aeu raemx yw cienq dajcim haeuj dungx noulwg LD_{50} dwg 30.8 ± 1.2

gwz/ciengwz.

【Singqfeih goengyungh】Feih manh，sug raeuj. Doeng heiq sanq nit，ok cimj.

【Cujyau yw】Dwgliengz，gyaeujdot，cimj ok mbouj daengz rog，nyan.

【Yunghfap yunghliengh】5～9 gwz，cienq raemx gwn.

【Ywbingh yungh daengz】

（1）Gamjmauq gyaeujdot：Nyaq'rahgaeq 9 gwz，lwgrazcwx 15 gwz，gyanghhoz 10 gwz，cienq raemx gwn.

（2）Cimj mbouj ok daengz rog：Nyaq'rahgaeq 9 gwz，bozhoz（doeklaeng dwk）5 gwz，byuk duzbid 3 gwz，cehgofaet 6 gwz，gozgwnh 10 gwz，cienq raemx gwn.

（3）Nyan ngamq hwnj：Nyaq'rahgaeq 9 gwz，godaihmaz 10 gwz，va'ngaenz 10 gwz，lenzgyauq 10 gwz，cienq raemx gwn.

Ngeih、Yw manh liengz caenh hanh

11. Vagut

【Coh'wnq】Vagut Hangzcouh，ywvagut.

【Goekgaen】Goyw neix dwg gogutva caeuq vasiq lumj gyaeuj bienqhingz dwg doenghgo gut loih.

【Yienghceij goyw】Go'nywj maj lai bi，sang 60～150 lizmij. Ganj daengjsoh，faen nga la，miz bwn'iq roxnaeuz bwnyungz. Mbaw doxcax ok，yiengh gyaeq gwnz gaeb laj gvangq，daih'iek raez 5 lizmij，gvangq 3～4 lizmij，loq lumj fwed dek hai，henz miz nyazgawq co，baihlaj miz bwnyungz hau；miz gaenz mbaw. Vahsiq lumj gyaeuj duj dog ok youq gyaeuj nye roxnaeuz laj mbaw，cizging 2.5～5 lizmij；mbawgyaj lumj giuz mbiengj，mbawgyaj miz 3～4 caengz，caengz rog mbawgyajrog saek heu，yiengh sienq，miz

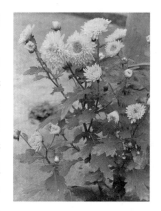

Vagut

bwnyungz hau，henz miz caengz i；va lumj linx saek hau、saek henj、hoengzmaeq roxnaeuz loq miz di aeuj，vameh；va lumj doengz saek henj，song singq. Makbyoem mbouj fat. Geizva 9～11 nyied.

【Diegmaj】Dwg go vunz ndaem，cujyau ndaem youq Hoznanz、Anhveih、Cezgyangh、Gvangjsih daengj dieg.

【Gipyaeb gyagoeng】Seizcou suenggyangq gaxgonq mwh va hai yaeb duj vasiq lumj gyaeuj，gangq hawq，roxnaeuz naengj le dak hawq，cuengq youq lajraemh giz doeng rumz dak hawq.

【Seizneix yenzgiu】①Ndaej gangq bingyenzdij，vagut youq rog ndang mizdi ndaej nyaenxhaed gwzlanzsi yangzsing sigin（buzdauzgiuzgin henjgim caeuq β yungzhezsing lengiuzgin）、yinzhingz gezhwz ganjgin. Gij ywcimqraemx（1：4）caemh ndaej nyaenxhaed mbangj gij nengzhumz naengnoh ciengzseiz raen. Yw noengz lai youq rog ndang lij ndaej gaj binghdoeg 〔PR \ y8 \ y cuh〕caeuq lozsenzdij. ②Demgyiengz mauzsihezgvanj dijgangliz, ndaej nyaenxhaed mauzsihezgvanj dunghdousing caiq ndaej gaj nengz, gij ywrengz 10 hauzgwz daezlienh okdaeuj haenx dangq luzdingh 2. 5 hauzgwz.

【Singqfeih goengyungh】Feih gam、haemz, sug loq nit. Sanq heiq gaij huj, cingx da gaij doeg.

【Cujyau yw】Hwngqhuj gamjmauq, gyaeujngunh gyaeuj dot, bingh hezyazsang, simdaeuz in, mbiengj gyaeuj in, ndanghaw gyaeujngunh dava, gizsing gezmozyenz.

【Yunghfap yunghliengh】6～15 gwz, cienq raemx gwn.

【Ywbingh yungh daengz】

(1) Mbiengj gyaeuj in: Vagut 10 gwz, bozhoz 6 gwz, conhyungh 6 gwz, bwzcij 10 gwz, danghgveih 6 gwz, cienq raemx gwn, moix ngoenz 3 baez.

(2) Gizsing gezmozyenz: Vagut 9 gwz, gobyaekgyu 6 gwz, godabdoengz 6 gwz, ceh mbaeqyiengzluenz 6 gwz, cienq raemx gwn, moix ngoenz 3 baez.

12. Godabdoengz

【Coh'wnq】Cocauj、gogyaeujbit, godoengzbit, go'nywjmax.

【Goekgaen】Goyw neix dwg bouhfaenh gwnz namh godabdoengz dwg doenghgo dabdoengz loih.

【Yienghceij goyw】Go'nywj ciengzseiz heu maj lai bi, sang 60～100 lizmij. Ganj gwnz namh diuz dog, cungqgyang hoengq, miz limq daengj 20～30 diuz, gwnz limq miz 2 baiz doed iq, sibauh naeng rog hamzmiz haujlai gveihciz, cocat; goek buengz caeuq nyazbuengz song gvaengx saek ndaem, gwnzdingj nyazbuengz loenq caeux, baihlaeng mbaw buengz miz

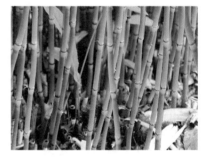

Godabdoengz

2 limq, baenz lueng feuz. Riengz bauhswjnangz ok youq gwndingj ganj, lumj cuenq raez, saek henjndaem, miz gyaeuj soem iq; mbaw cungqgyang bauhswj lumj doen roek limq, cungqgyang miz gaenz, seiqhenz bauhswjnangz baiz baenz gvaengx lumj luenzbomj. Geiz bauhswj 6～8 nyied.

【Diegmaj】Maj youq dieg cumx ndoeng faex、dieg nyaengq, laj cazfaex caeuq henz mieng.

【Gipyaeb gyagoeng】Seizhah、seizcou gvej bouhfaenh gwnz namh, dak hawq bwhyungh roxnaeuz yungh ndip.

【Singqfeih goengyungh】Feih gam、loq haemz, sug raeuj. Sanq heiq, siu muengx, dingz lwed, doeng nyouh.

【Cujyau yw】Damengzgaeq, da hwnj muengx, da hoengz foeg in, haex lwed, baezhangx oklwed, dawzsaeg mbouj dingz, saej rod, binghnaengvaiz.

【Yunghfap yunghliengh】Daengx go 3～10 gwz（yungh yw lai 25～50 gwz），cienq raemx gwn.

【Ywbingh yungh daengz】

（1）Da hwnj muengx：Godabdoengz、goromhraiq、vagut、byuk duzbid gak 10 gwz，cienq raemx gwn，moix ngoenz 3 baez.

（2）Hwnjnwnj hoj yw：Ganj ndip godabdoengz 50 gwz，swiq cengh ronq mienz，gya raemx mued yw，cienq daengz dingz ndeu，cung dangzhoengzsa，haet、haemh gak gwn baez ndeu.

（3）Loh nyouh giet rin：Ganj dabdoengz 6～12 gwz，cienq raemx gwn. Ndaej boiq duhnamhfangz 50 gwz，gooenciq 15 gwz，gobienmax 20 gwz.

13. Go'ngaihhaeu

【Coh'wnq】Mbaw ngaihsaeq，vahenjhaeu.

【Goekgaen】Goyw neix dwg bouhfaenh gwnz namh go'ngaihhaeu doenghgo gut loih.

【Yienghceij goyw】Go'nywj maj baenz bi，sang daengz 1.5 mij，daengx go saek henjheu，miz heiq haeu. Ganj daengjsoh，miz diuz raiz daengj，donhgwnz faen nga. Giz goek caeuq mbaw donhlaj youq mwh geizva reuq，mbaw cungqgyang lumj gyaeq，raez 4.5～7 lizmij，song daengz sam dek laeg lumj fwed，limq dek iq lumj sienq，daih'iek gvangq

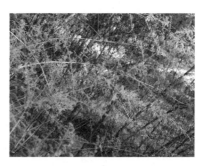

Go'ngaihhaeu

0.3 hauzmij，byai soemsat，baihrog saek heugeq，mbiengj baihlaeng saek haemq oiq，mbouj miz bwn roxnaeuz loq miz di bwn'unq loq saeq，miz gaenz；mbaw donhgwnz cugciemh iq，mbouj miz gaenz. Vasiq lumj gyaeuj lai duj，lumj giuz，cizging daih'iek 2 hauzmij，ganj dinj saeq unq，baiz baenz yiengh cuenq；mbawgyaj 2～3 caengz；va yiengh doengz，vameh daih'iek raez 0.5 hauzmij，va songsingq daih'iek raez 1 hauzmij，saek henj；byai yw va lumj rieng soem，giz goek luenz du；gyaeujsaeu 2 diuz，byai diuz dek baenz yiengh bit veh. Makbyom luenzbomj，daih'iek raez 0.6 hauzmij. Geizva 9～11 nyied.

【Diegmaj】Maj youq gwnz ndoi、henz faex caeuq dieg fwz. Faenbouh youq daengx guek gak dieg.

【Gipyaeb gyagoeng】Seizhah、seizcou hai va gaxgonq gvej aeu bouhfaenh gwnz namh，ronq donh dak hawq roxnaeuz lajraemh dak hawq bwhyungh.

【Seizneix yenzgiu】Ywraemx cimq go'ngaihhaeu（1：3）youq ndaw siguenj doiq mbangj cinhgin naengnoh ndaej nyaenxhaed. Gij yizcunz lienh okdaeuj youq ndaw siguenj ndaej gaj gij nengz gouhdonhlozcenzdij noengzdoh dwg 7.8 hauzgwz/hauzswngh.

【Singqfeih goengyungh】Feih haemz，sug nit. Gaij hwngq yw fatnit，gaij huj cawz hwngq.

【Cujyau yw】 Deng ndit lai fatndat mbouj ok hanh, fatsa gyaeujngunh, aekoenq, dungxfan, yaemhaw miz di fatndat, fatnit hwnj nyan, naengnoh ok cimj, hwnjnwnj, dungxin oksiq, feigezhwz, yaemhaw ok lengxhanh.

【Yunghfap yunghliengh】 Daengx go 4.5～15 gwz, cienq raemx gwn. Yunghrog habliengh.

【Ywbingh yungh daengz】

（1） Yaemhaw ok lengxhanh: Go'ngaihhaeu 15 gwz, bucuzlinz 21 gwz, goenqfiengz haeuxcid 27 gwz, cienq raemx gwn, moix ngoenz 3 baez.

（2） Deng ndit lai fatndat: Daengx go ngaihhaeu 15 gwz, cazlwggyoux 21 gwz, godumhvaiz 15 gwz, cienq raemx gwn, moix ngoenz 3 baez.

（3） Fatnit: Ngaihhaeu 15 gwz, gobienmax 15 gwz, gofaetdauq 21 gwz, cienqraemx gwn, moix ngoenz 3 baez （fatbingh gaxgonq buenq diemjcung ndaw de gwn yw）.

14. Gogimzgungq

【Coh'wnq】 Bau cim ndeu, gonembuh, gogimzgungq sam mbaw, sam mbaw bozbozcim.

【Goekgaen】 Goyw neix dwg daengx go gimzgungq sam mbaw、gogimzgungq dwg doenghgo gut loih.

【Yienghceij goyw】 (1) Gogemzgungq: Go'nywj maj baenz bi, sang 40～100 lizmij. Ganj daengjsoh, seiq limq, giz goek saek loq aeuj, donhgwnz faen nga. Donhlaj caeuq mbaw cungqgyang doxdoiq ok, song mbaw lumj fwed dek laeg, limq dek gwnz gaeb laj gvangq daengz yiengh gyaeq gaeb, henz miz nyaz soem saeq mbouj cingjcaez roxnaeuz nyaz du, song mbiengj loq miz bwnsaeq, gaenz mbaw raez; mbaw donh gwnz doxcax ok, haemq iq, mbaw dog lumj fwed dekhai.

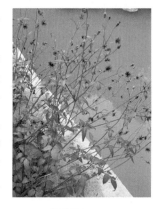

Gogimzgungq

Vasiq lumj gyaeuj cizging 6～10 lizmij, miz ganj, mbawgyaj 1 caengz, yiengh sienq luenzbomj, miz bwn dinj saeq; va lumj linx saek henj, 1～3 duj, vameh, mbouj fat; va lumj doengz saek henj, song singq, fat ndei. Makbyom lumj sienq raez, baenz aen raez 12～18 hauzmij, gvangq daih'iek 1 hauzmij, miz 3～4 limq, miz bwn dinj; bwn gyaeuj lumj laez cim, 3～4 diuz, raez 2～5 hauzmij. Geizva 8～9 nyied, Geizmak 9～11 nyied.

（2） Gogimzgungq sam mbaw: Ganj seiq limq, dingzlai miz bwn. Mbaw donh cungqgyang doxdoiq ok, 3 limq, noix miz 5 limq, limq song mbiengj miz gaenz dinj, henz miz nyazgawq co; mbaw donhgwnz doxdoiq ok roxnaeuz doxcax ok, dek 3 limq roxnaeuz mbouj dek, yiengh sienq gwnz gaeb laj gvangq. Vasiq lumj gyaeuj cizging daih'iek 8 hauzmij, va lumj linx saek henj roxnaeuz saek hau, 4~7 duj, mbangj mbouj fat; va lumj doengz saek henjgeq. Makbyom bej bingz, lumj sienq, daengx aen raez 7~12 hauzmij, miz 4 limq, loq mizdi bwngenq; bwn gyaeuj lumj laezcim, 3~4 diuz, raez 1. 5~2. 5 hauzmij.

【Diegmaj】Maj youq henz naz、henz loh、rog fwz giz loq cumx. Faenbouh youq Cungguek gak dieg.

【Gipyaeb gyagoeng】Seizhah、seizcou gipyaeb, dak hawq bwhyungh roxnaeuz yungh ndip.

【Seizneix yenzgiu】Dawz gogimzgungq caeuq govahaeux haijcouh doxdoengz daengjfaenh doxgyaux cienq raemx baenz yw roxnaeuz ciujcingh cimq baenz yw, doiq siuyiemz gyazcenzsing caeuq dancinghsing hohndok fazyenz cungj maqhuz ak, gogemzgungq dog roxnaeuz vahaeux Haijcouh cix cungj mbouj mizmaz yungh. Gangjmingz gyoengq ndawde ndaej dox gyagyangz. Gij yizcunz cimq raemx gogemzgungq youq rog ndang ndaej nyaenxhaed gij nengz gwzlanzci yangzsing, va、ganj doiq gij nengz buzdauzgiuzgin henjgim caemh ndaej nyaenxhaed.

【Singqfeih goengyungh】Feih haemz、gam, sug bingz. Gaij hujdoeg, sanq lwedgux siu foeg.

【Cujyau yw】Dungxin oksiq, saejgungz fazyenz, dwgliengz fatndat, hoz foegin, ngwz nengz haeb sieng, hezyazsang, ganhyenz, lohnyouh gamjyiemj, dwk laemx foeg in, baez nong foeg doeg, ndok bya gaz hoz.

【Yunghfap yunghliengh】15~50 gwz, cienq raemx gwn.

【Ywbingh yungh daengz】

（1）Saejgungz fazyenz：Gogimzgungq 31 gwz, goloemq 50 gwz, byaekvaeh 20 gwz, goganjsieg 20 gwz, cienq raemx gwn, moix ngoenz 3 baez.

（2）Lohnyouh gamjyiemj：Gogimzgungq 50 gwz, raghaizcauj 20 gwz, raghazdaij 15 gwz, lubenhcingh 15 gwz, cienq raemx gwn, moix ngoenz 3 baez.

（3）Ganhyenz：Gogimzgungq 50 gwz, godumhvaiz 15 gwz, cizliengjyez 15 gwz, gobienmax 15 gwz, cienq raemx gwn, moix ngoenz 3 baez.

15. Gonengznuengx

【Coh'wnq】Gosangh.

【Goekgaen】Goyw neix dwg gij nye、naenghau、riengzmak gonengznuengx dwg doenghgo sangh loih.

【Yienghceij goyw】Gofaex loenq mbaw, sang daengz 10~15 mij, bingzciengz baenz cazfaex. Rag saek henjgeq. Mbaw doxcax ok, lumj luenzgyaeq daengz gyaeq gvangq, raez 6~15 lizmij, gvangq 5. 5~12 lizmij, miz seiz dek, byai soem, giz goek luenz roxnaeuz ca mbouj lai lumj aen sim, henz miz nyaz co, baihlaj ndij diuz sai miz bwn mbang; gaenz mbaw raez 1~2. 5 lizmij, mbaw daix gwnz gaeb laj gvangq, loenq caeux.

Va singq dog mansuh roxnaeuz doxdoengz go; vaboux comzbaenz vaisiq lumj riengz duengq doxroengz, loenq caeux, va loenq 4 limq, saek heuhenj, simboux 4 aen, caeuq buengzva doxdoiq ok; vameh comz baenz vasiq lumj riengz, baiz dwk ndaetndwt, buengzva 4 mbaw, mak dawz noh, fuengzlwg 1 aen, gyaeujsaeu 2 diuz, mbouj loenq. Mwh maksangh cug saek ndaem roxnaeuz saek hau. Geizva 4～5 nyied, geizmak 6～7 nyied.

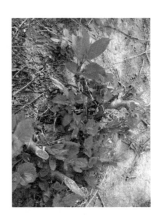

Gonengznuengx

【Diegmaj】 Maj youq henz mbanj、haenz naz、gwnz ndoi、 diegfwz. Faenbouh youq Cungguek gak dieg, miz vunz ndaem.

【Gipyaeb gyagoeng】 9～12 nyied suenggangq gvaq le yaebsou mbaw (mbaw nengznuengx), dak hawq bwhyungh. Nye (nye nengznuengx) daengx bi ndaej yaeb, ronq limq dak hawq bwhyungh. Daengx bi cungj ndaej sou naeng rag (naeng nengznuengx), swiq cengh, vet gij naeng co, roenq donh dak hawq bwhyungh. Seizhah mak yaek cug sou mak (nengznuengz), naengj le dak hawq roxnaeuz hangq hawq bwhyungh.

【Seizneix yenzgiu】 ①Mbaw sangh ndaej yw dangzniubing. ②Doegsingq: Ndaw guek guh yenzgiu aeu raemxyw mbawsangh yw ga foeg lumj ciengh seiz rau ok gij doegsingq gaenjgip doiq nouiq gig noix; youq ndaw sawqniemh loq gaenjgip, aeu 10% raemxyw mbawsangh vunz yungh liengh 60 boix, lienzdaeb hawj aen dungx nou iq dajcim 21 ngoenz, doeklaeng ndaej raen doiq gij daepdaw mbouj miz sienghaih, danghnaeuz mauhgvaq vunz yungh 250 boix doxhwnj, cix doiq daep、mak、bwt daengj miz itdingh sienghaih (bienq singq、ok lwed); raemxyw mbawsangh mbouj miz heiqcad, mbouj ngaiz yungzhez caeuq gominj fanjying. ③ Ywraemx mbawsangh noengzdoh sang (31 hauzgwz/hauzswngh) youq rog ndang ndaej yw gouhdonhlozsenzdij.

【Singqfeih goengyungh】 Mbaw: Feih gam、haemz, sug nit. Cawz heiq gaijhuj, liengzlwed cingx da. Nye: Feih haemz, sug bingz. Cawz fungheiq, doeng hohndok、 doeng raemx. Naeng hau nengznuengx: Feih gam, sug nit. Doeng bwet heiq swnh, doeng raemx siu foeg. Maknengznuengx: Feih gam、soemj, sug liengz. Yinh yaem bouj lwed, ok myaiz, yinh hawq.

【Cujyau yw】 Hwngqhuj gamjmauq fatndat, gyaeujdot, ae, gipsingq gezmozyenz, lwedhaw gyaeujngunh, hohndok foegin, fwngzga raihmoed, heiq din haeu, bwt ndat ae baeg, raengz、oknyouh dinj noix, dangzniubing, lwgnyez bak nyaix, ndok raek, daep mak lwed haw ninz mbouj ndaek, gyaeujngunh daraiz, yaemhaw, bak hawq, linxhawq, lwed haw haex geng daengj.

【Yunghfap yunghliengh】 Mbawnengznuengx 6～9 gwz, cienq raemx gwn. Nyenengznuengx 12～24 gwz, cienq raemx gwn. Naenghau nengznuengx 4.5～9 gwz, cienq raemx gwn. Maknengznuengx 9～15 gwz, cienq raemx gwn.

【Ywbingh yungh daengz】

Hwngqhuj gamjmauq: Mbawnengznuengx、vagut、lienzgyauq、cehgingq gak 9 gwz, gitgaengq、gamcauj gak 6 gwz, bozhoz 4. 5 gwz, cienq raemx gwn, moix ngoenz 3 baez.

16. Cwxlwgraz

【Coh'wnq】Youzmazcwx, lwgrazcwx, gangjyouzmaz.

【Goekgaen】Goyw neix dwg rag cwxlwgraz doenghgo godongz.

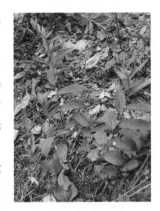

Cwxlwgraz

【Yienghceij goyw】Cazfaex loeng mbaw, sang daih'iek 1 mij. Goenq cohung; baihrog saek henjdaep, feih haemz. Nye iq miz bwn'unq yiengh ndaundeiq henjmong nanwt. Mbaw doxcax ok, lumj sienq gwnz gaeb laj gvangq roxnaeuz luenz raez gwnz gaeb laj gvangq, raez 4～8 lizmij, gvangz 1～1. lizmij, sam diuz sai, baihlaj miz bwn unq saek haumong roxnaeuz saek henjoiq lumj ndaundeiq nanwt. Va youq laj mbaw ok, geij duj comzbaenz vasiq lumj liengj; iemjva lumj doengz, 5 limq; limqva 5 limq, saek aeujoiq, miz gaenz, gaenh giz goek miz yiengh rwz doed hwnjdaeuj; simboux 10 aen, doxhab baenz saeu simboux, caeuq gaenz simmeh doxhab ok, gwnz dingj 5 limq; fuengzlwg miz bwn, 5 fuengz. Mak ceh lai yiengh gyaeq luenz raez, byai soem, lumj lwgraz, raez 1～1. 8 lizmij, bwn lumj ndaundeiq nanwt caeuq bwnyungz doxcab ok. Geizva 5～9 nyied, geizmak 6～10 nyied.

【Diegmaj】Maj youq rog ndoi、dieg hoengq. Faenbouh youq baihnamz Cungguek.

【Gipyaeb gyagoeng】Daengx bi yaebsou, dak hawq bwhyungh roxnaeuz yunghndip.

【Singqfeih goengyungh】Feih haemz, sug nit. Gaij hujdoeg, siu foeg dingz humz.

【Cujyau yw】Gamjmauq fatndat sang, benjdauzdij fazyenz, hozin, dungxin oksiq, linzbahgezhwz, gyaeqraem fazyenz, saicij fazyenz, gamxmou, naengnoh okcimj, ngwzdoeg haeb sieng, baezhangx ok lwed.

【Yunghfap yunghliengh】Rag cwxlwgraz 10～50 gwz, cienq raemx gwn.

【Ywbingh yungh daengz】

（1）Benjdauzdij fazyen: Ganj mbaw cwxlwgraz 15 gwz, rag govengj 15 gwz, gomoeggyej 10 gwz, cienq raemx gwn, moix ngoenz 3 baez.

（2）Gyaeqraem fazyenz: Rag cwxlwgraz ndip 50 gwz, gya laeuj、raemx gak dingz ndeu cienq raemx gwn, moix ngoenz 3 baez.

17. Gogatcwx

【Coh'wnq】Gatliengz, raggogat.

【Goekgaen】 Goyw neix dwg goenq gogat dwg doenghgo duh loih.

【Yienghceij goyw】 Gogaeu loenq mbaw maj lai bi, daengx go miz bwn ndangj raez saek henj. Ndaekgoenq bizhung, baihrog saek hoengzgeq, baihndaw saek hau. Byai ganj sam mbaw iq doxcax ok, mbaw iq cungqgyang yiengh cehgyamj, raez 8 ～ 19 lizmij, gvangq 6.5 ～ 18 lizmij, mbaw iq daj henz mbat ok yiengh luenzbomj, raez 6.5～17 lizmij, gvangq 4.5～

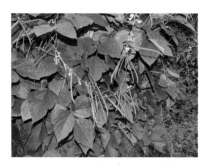

Gogatcwx

14 lizmij, byai cugciemh soem, daengx mbaw caezcingj lumj raemxlangh dek feuz, song mbiengj cungj miz bwn; mbaw dak lumj doen, mbaw dak iq lumj cim. Vasiq hung ok youq laj mbaw, va maed; mbawgyaj iq lumj gyaeq gwnz gaeb laj gvangq, nyaz iemj 5 mbaw, miz bwnyungz saek hauhenj; limqva saek aeujo roxnaeuz saek aeuj, yiengh mbungqmbaj, raez 1～1.5 lizmij, limqva luenz, gaenh giz goek miz aen daw saek henj; simboux 10 aen, aen dog ok. Makbyak lumj sai, raez 5 ～ 10 lizmik, miz bwn ndangj raez saekhenj nanwt. Geizva 8～9 nyied, geizmak 10～11 nyied.

【Diegmaj】 Maj youq gwnz ndoi mbiengj coh daengngoenz、lueg bya、haenz naz roxnaeuz ndaw cah faexcab. Cungguek cawz dieg saebaek caixvaih, gizyawz gak dieg cungj miz faenbouh.

【Gipyaeb gyagoengz】 Seizcin、seizcou aeu goenq, swiq cengh, vet gij naengrog, ronq limq dak hawq bwhyungh.

【Seizneix yenzgiu】 ①Doiq sinzvanz hidungj cozyung, vangzdungz ndaw gogat ndaej demgya lwed byaij ndaw uk caeuq gvanhcang hezgvanj. ②Ndaej gaij saej sousuk, miz duzsingenjyang cozyung. ③Ndaej hawj hezdangz doekdaemq. ④Ndaej gaij huj caeuq swzgizsuyang cozyung.

【Singqfeih goengyungh】 Feih gam cit, sug bingz. Gaijhuj baizdoeg, okmyaiz yw hozhawq, gaijdoeg laeuj.

【Cujyau yw】 Deng hwngq gamjmauq, laenghoz geng'in, rok ngamq hwnj caengz liux, yizhingz naujyenz, liuzhingzsing naujyenz, deng doeg youjgihlinz, okleih, sawqmwh rwz nuk, saej doxdimz gaenjgip, simdaeuz in, simgeuj in.

【Yunghfap yunghliengh】 Rag（roxnaeuz va）9～15 gwz, cienq raemx gwn.

【Ywbingh yungh daengz】

(1) Rok ngamq hwnj caengz liux: Raggogat 9～15 gwz, nyayazgyae 10 gwz, cienq raemx gwn.

(2) Laenghoz geng in: Raggogat 9 ～ 15 gwz, cienq raemx gwn. Yw hezyazsang caiq miz laenghoz gengin, aeu yw gyangq hezyaz yw le indot lij caengz siu.

Linghvaih haeujsim: Caeuq goyw neix doxlumj dwg faenjgoz. Vasiq hung ok youq lajmbaw, raez ndaej daengz 40 lizmij; iemq saek heu, raez 1. 2～1. 5 lizmij, nyaz dek beij doengziemj raez lai; limqva saek aeujo, raez 1. 3 ～ 1. 8 lizmij, seizcou hai va. Makbyak luenzbomj raez. Goenq cohung, caengz naeng baihrog saek hauhenjoiq, lumj mba. Cungj dwg ndaem lai.

18. Goyiengzcimz

【Coh'wnq】Bozhozcwx.

【Goekgaen】Goyw neix dwg daengx go bozhoz dwg doenghgo lumj bak.

【Yienghceij goyw】Go'nywj maj lai bi, sang 10～80 lizmij, ganj yiengh fuengz, miz bwn'unq raez caeuq sendenj nyig ok. Mbaw dog doxdoiq ok; gaenz mbaw raez 2～15 lizmij, bwn unq dinj saek hau nanwt; mbaw lumj gyaez raez daengz luenzbomj gwnz gaeb laj gvangq, raez 3 ～ 7 lizmij, byai soemsat, giz goek lumj dingdok

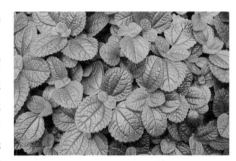
Goyiengzcimz

gvangq, henz miz nyazgawq soem saeq, henz miz bwn nanwt, baihgwnz miz bwn'unq dinj saek hau, baihlaj miz sendenj bwn'unq. Vasiq lumj gvaengxliengj ok youq lajmbaw; mbawgyaj ndeu, yiengh sienq gwnz gaeb laj gvangq, henz miz nyaz gawq saeq caeuq bwn loq unq; limqva lumj cung, 5 limq, limq dek ca mbouj lai yiengh sam gak, 5 diuz sai daengj ronghcingx, baihrog miz bwn'unq saekhau caeuq sendenj nanwt; limqva lumj song vengq bak, saek aeuj roxnaeuz saek hoengzoiq, miz mbangj dwg saek hau, raez 3. 5 hauzmij, vengq gwnz 1 vengq, luenz raez, byai loq mboep, vengq laj 3 vengq, loq iq, daengx mbaw caezcingj, baihrog limqva ronghngaeuz roxnaeuz vengq dek baihgwnz miz bwn, bangx ndaw hozgyoengx miz gvaengx bwn'unq saeq ndeu; simboux 4 aen, ywva saek henj, seiva yiengh sei, maj youq ndaw doengz limqva cungqgyang, iet ok rog doengz limqva; fuengzlwg 4 limq dek laeg, saeuva iet ok rog doengz limqva, gyaeujsaeu faen 2 nga. Mak genq iq raez 1 hauzmij, yo youq ndaw iemj mbouj loenq. Geizva 8～10 nyied, geizmak 9～11 nyied.

【Diegmaj】Maj youq henz mieng henz rij、henz loh caeuq dieg cumx rog ndoi, roxnaeuz vunz ndaem. Gvangjsih cujyau faenbouh youq Lungzlinz、Majsanh、Swhyenz、Fuconh、Luzconh、Bwzliuz daengj dieg, daengx guek gizyawz deihfueng caemh miz faenbouh.

【Gipyaeb gyagoeng】Daihbouhfaenh dieg'ok moix bi gvej 2 baez, baez daih'it (mbat cax daih'it) youq ndaw siujsawq daengz daihsawq, baez daihngeih (mbat cax daihngeih) youq ndaw hanzloh daengz suenggyangq, gvej aeu daengx go, dak hawq. Gvangjdungh、Gvangjsih dieg raeuj bi ndeu ndaej gvej 3 baez. Genj gij cab ok, cawz gij rag, sien souj gij mbaw le lingh cuengq, yienzhaeuh aeu ganj byoq saj raemxcengh, cumx liux le ronq donh, dak hawq, caiq caeuq mbaw doxgyaux yinz.

【Seizneix yenzgiu】

（1）Vayoz yenzgiu: Mbaw ndip moq hamz veihfazyouz 0.8%～1%, ganj mbaw hawq hamz veihfazyouz 1.3%～2%. Ndaw youz cujyau cwngzfaen dwg bozhozcunz, hamzliengh dwg 77%～78%；daihngeih dwg bozhozdungz, hamzliengh dwg 8%～12%；lij hamz yizsonh bozhozcij、ganjhih、ningmunghih、yibozhozdungz、baihih、bozhozzhihdungz、sucih caeuq youzciz loq noix、mizdezyanghsonh.

（2）Yozlijyoz yenzgiu: Bozhozcunz mbangj ndaej yungh daeuj yw gyaeujdot、sinzgingh in、humzndaenq daengj. Yungh youq gwnz naengnoh, daih'it roxnyinh liengz, gvaqlaeng roxnyinh mizdi in lumj feiz cit. Cungj roxnyinh liengz neix mbouj dwg vwnhdu naengnoh doekdaemq, cix dwg byai sinzgingh gig hwnj gi'gvanh roxnyinh caep.

Bozhozcunz、bozhozdungz cungj ndaej nyaenxhaed gij saej duzdouq liz ndang, gij cozyung bozhozdungz haemq giengz. Aeu noulwg daeuj sawqniemh doiq gij saej liz ndang, bozhoz cinghyouz ndaej gaij gaenjcieng sousuk（gangq yisenjdanjgenj）；hoeng doiq gij suzdu doicaenh doxgaiq ndaw saej duz noulwg yingjyangj mbouj yienhda, vanzlij ndaej nyaenxhaed, ndigah nanq gij genvei cozyung aiq dwg aenvih mup ndaej、cimz ndaej yinxhwnj. Gij raemx siujcingh bozhozcunz ndaej fuengz naeuh. De doiq saihoz fazyenz ndaej yw mbangj, aiq dwg aenvih de ndaej coicaenh gij faenhmiq cix cawz bae gij myaiz nem youq gwnz nenhmoz cauxbaenz. Gij swgizsing bozhozdungz ak gvaq bozhozcunz.

【Singqfeih goengyungh】Feih manh, sug liengz. Doeng heiq sanq ndat, gaij doeg cawz uekcuek.

【Cujyau yw】Hwngqndat gamjmauq, gyaeujdot, dahoengz, hozin, dungxraeng heiqgvaeng, baknyaix, heujin, nyan, hwnjnwnj, naengnoh humzndaenq, okleih hoengz, ndaeng lwed mbouj dingz, doq ndat sieng.

【Yunghfap yunghliengh】3～10 gwz, gwn ndaw. Yungh rog habliengh.

【Ywbingh yungh daengz】

（1）Hozin: Mba bozhoz lienh diengzu guh baenz aen, lumj cehgensiz hung, moix ngoenz gwn aen ndeu.

（2）Dahoengz: Bozhoz habliengh, aeu raemx hing cimq hwnz ndeu, dak hawq muz mienz, moix baez 3 gwz, raemx ndat cimq swiq.

（3）Naengnoh humzndaenq: Bozhoz、byukduzbid gak faenh doxdoengz, muz mienz, moix baez 3 gwz, laeuj raeuj heuz gwn.

（4）Okleihhoengz: Bozhoz 5 gwz, cienq raemx gwn.

（5）Lwed ndaeng mbouj dingz: Geuj aeu raemx bozhoz ndik haeuj ndaw ndaeng, roxnaeuz aeu faiq caemj yw oet haeuj ndaw ndaeng.

（6）Doq ndat sieng: Bozhoz ndip 20 gwz, dub yungz oep giz sieng.

19. Gomuhgyex

【Coh'wnq】Maulungzswj.

【Goekgaen】 Goyw neix dwg daengx go
gomuhgyex dwg doenghgo ginjgveiz loih.

【Yienghceij goyw】 Go'nywj lumj cazfaex maj
bi ndeu roxnaeuz lai bi, sang 0.5～2.5 mij,
daengx go cungj miz bwn'unq lumj ndaundeiq saek
mong; miz gaenz raez; mbaw dak lumj feicuenq.
Va dog ok youq laj mbaw, ganjva raez daengz 4
lizmij, gaenh gwnz dingj miz hoh; iemj lumj
buenz, cizging 6～10 hauzmij, miz bwn, 5 limq;

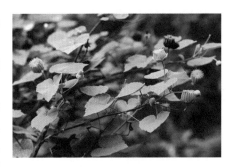

Gomuhgyex

dujva saek henj, cizging 2～2.5 lizmij, limqva 5 limq; simboux lai, itheij habbaenz
doengz ndeu heuh guh saeu simboux, saeu simboux miz bwn ndangj yiengh ndaundeiq;
mbaw mbouj fat 15～20 mbaw, lumj aen loek baiz dwk, saeuva 5 diuz, gyaeujsaeu lumj
gyaeuj. Makcehlai ca mbouj lai lumj giuz, cizging 15 hauzmij, mak faen 15～20 limq,
gwnz dingj miz diuz laez dinj, miz bwn ndangj raez yiengh ndau ndeiq. Ceh lumj aen
mak, miz bwn'unq mbang lumj ndaundeiq.

【Diegmaj】 Maj youq rog ndoi、gwnz ndoi、henz loh. Gvangjsih cujyau faenbouh
youq Dunghlanz、Lingzyinz、Lungzcouh、Lungzanh、Sanglinz、Gveibingz、Bozbwz、
Cwnzhih daengj dieg, Fuzgen、Daizvanh、Gvangjdungh、Haijnanz、Gveicouh、
Yinznanz daengj sengj caemh miz faenbouh.

【Gipyaeb gyagoengz】 Seizhah、seizcou gvej aeu bouhfaenh gwnz namh, cug baenz
gonj iq, dak hawq bwhyungh.

【Seizneix yenzgiu】

（1）Vayoz yenzgiu: Hamz vangzdungzganh, cujyau dwg menzvahbizganh、
menzvahbizswganh、cizcehgizsu 3 luzdinghdangzganh, caemh yienh'ok fwnhlei、
anhgihsonh、youjgihsonh、dangzloih fanjying.

（2）Yozlijyoz yenzgiu: Gij menzvahbizganh ndaw gomuhgyex ndaej nyaenxhaed
gozcahcaigyauh dwk ga nou foegraengz caeuq danbwz iemq ok rog gig yienhda.

【Singqfeih goengyungh】 Feih gam、cit, sug bingz. Doeng heiq gaijhuj, heiq swnh
congh doeng, cawz myaiz doeng nyouh.

【Cujyau yw】 Hwnj nwnj, deng hwngq gamjmauq, ndat nanz mbouj doiq,
gamxmou、rwz okrumz、rwz nuk、ae'nyeq、oknyouh mbouj swnh、bwzyizgwz、saicij
fazyenz、baezhangx、foegraengz.

【Yunghfap yunghliengh】 15～50 gwz, gwn ndaw. Yungh rog habliengh. Meh
mizndang siujsim yungh.

【Ywbingh yungh daengz】

（1）Hwnj nwnj: Daengx go gomuhgyex hawq 50 gwz, nohcing 100 gwz, aeuq
gwn.

（2）Gamjmauq ndat lai mbouj doiq, gamxmou, hozai: Gomuhgyex 50 gwz, cienq raemx gwn.

（3）Saicij fazyenz: Gomuhgyex ndip 50 gwz, dub yungz oep rog.

（4）Bwzyizgwz: Gomuhgyex 20 gwz, mbaw bizbaz 15 gwz, oij 500 gwz, cienq raemx gwn.

（5）Rwz ok rumz: Gomuhgyex 50 gwz, rwzmou 100 gwz, aeuq gwn.

（6）Baezhangx: Gomuhgyex 100 gwz, cienq noengz oenq swiq giz in.

（7）Foegraengz: Gomuhgyex 20 gwz, goenq gyoij 20 gwz, liusiek 20 gwz, raghanzranz 15 gwz, cienq raemx gwn.

Cieng Daihngeih　Yw Gaijhuj

Famzdwg gij yw ndaej gaijhuj、siqhuj、liengz lwed、gaij doeg daengj, cungj heuhguh yw gaijhuj. Cujyau habyungh youq bingh fatndat、binghraq、okleih、baeznong baezdoeg daengj gak cungj huj ndaw. Gaengawq yw sugsingq mbouj doengz, faen baenz yw gaijhuj siqhuj、yw gaijhuj liengz lwed、yw gaijhuj cawz mbaeq、yw gaijdoeghuj、yw gaijhuj gaijhwngq.

Yw gaijhuj siqhuj：Hab yungh youq ndat lai、ok hanh、hozhawq、simgaenj daengj gij bingh ndathuj, doiq ndathuj doq ndaej gyangq.

Yw gaijhuj liengzlwed：Hab yungh youq lwed huj yinxhwnj rueg lwed、ndaenglwed、hwnj diemj lwed caeuq huj haeuj ndaw lwed yinxhwnj gij bingh gyanghwnz ndat gyanghaet liengz、linx hoengz gyaeuj ngunh daengj.

Yw gaijhuj cawz mbaeq：Cungj yw neix feih haemz nit、haemz ndaej cawz mbaeq, nit ndaej gyangq huj, ciengzseiz yungh youq yw bingh hujmbaeq.

Yw gaijdoeghuj：Gaijhuj ndaw de caemh ndaej gaijdoeg, ciengzseiz yungh youq binghraq、leihdoeg caeuq baez foeg baeznong daengj.

Yw gaijhuj gaijhwngq：Gaijhuj ndawde caemh ndaej gaijhwngq, ciengzseiz yungh youq seizhah fatndat、okhanh、simfanz hozhawq daengj.

It、Yw gaijhuj siqhuj

20. Nyayazgyae

【Coh'wnq】Bangqdouzcauj、lanzvahcauj、funghvohcauj.

【Goekgaen】Goyw　neix　dwg　riengzmak nyayazgyae dwg doenghgo yiengh lumj bak.

【Yienghceij goyw】Go'nywj maj lai bi, ganj banraih. Ganj fueng, daengjsoh, sang daengz 40 lizmij, sai saekhoengz, miz bwnsaeq daengj doxhwnj. Mbaw doxdoiq ok, ndaw yiengh gyaeq lumj gyaeq luenzfueng, raez 1.5～6 lizmij, gvangq 0.5～1.4 lizmij, daengx mbaw caezcingj roxnaeuz miz nyaz mbang, song mbiengj cungj

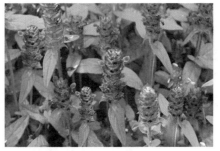

Nyayazgyae

miz bwn、baihlaj miz diemj saeq, mbaw goek miz gaenz raez. Vasiq lumj gvaengxliengj cob youq gwnz dingj baenz dujva lumj riengzgyaj; mbawgyaj lumj sim, itheij cobbaenz gyaeuj soem; iemjva lumj bak, vengq gwnz 3 nyaz, vengq laj 2 nyaz, mwh mak cug aenvih vengq laj song nyaz yiengq gwnz iet mbat cix haepred; dujva saek aeuj、aeujo roxnaeuz aeuhoengz, vengq gwnz lumj mauhdiet, vengq laj 3 limq, henz limq dek cungqgyang miz limq dek iq lumj foh, goek ndaw doengz dujva miz gvaengx bwn ndeu; simboux 4 aen, song aen haemq raez song aen haemq dinj, gwnzdingj sienqva 2 nga、 nga ndeu baenz yw. Mak genq iq lumj gyaeqluenz fueng. Geizva 5~6 nyied、geizmak 6~7 nyied.

【Diegmaj】Maj youq henzloh、gwnz ndoi、gyang naz、ndaw caznywj. Cungguek haujlai diegfueng cungj miz.

【Gipyaeb gyagoeng】6 ~ 7 nyied va hai le yaeb aeu riengz mak, dak hawq bwhyungh.

【Seizneix yenzgiu】①Doekdaemq hezyaz. ②Gajnengz：Ywraemx nyayazgyae ndaej nyaenxhaed liciz ganjgin、sanghhanz ganjgin、hozlon huzgin、dacangz ganjgin、 benhingzganjgin、nungzluzganjgin caeuq buzdauzgiuzgin、lengiuzgin, ndaej gaj lai cungj nengz. ③Gizyawz cozyung：Yw raemx nyayazgyae ndaej raen hawj swjgungh liz ndang duzdouq ranz ciengx doq sousuk. Doiq saejdouq liz ndang, ywraemx noengz ndaej hawj saej noddoengh. Gaenq baugau ywraemx nyayazgyae ndaej nyaenxhaed baezdoeg nou iq S160 caeuq aici fuzsuijaiz majhung, hoeng douq dai dauqfanj beij cuj mbouj hawj yw engq lai, ndigah saedcaih dwg gij doeg de baenz.

【Singqfeih goengyungh】Feih haemz、manh, sug nit. Doeng daep cingx da, sanq duq siu baeznou.

【Cujyau yw】Daep huj gyaeuj in, dahoengz, daraiz, da hwnj muengx, baeznou, hozai（hozai cungj dog）, saicij fazyenz, gamxmou, hezyazsang, ok cimj, hwnjnwnj, fatndat sang.

【Yunghfap yunghliengh】Nyayazgyae 4.5~15 gwz, yungh yw lai 31 gwz, cienq raemx gwn.

【Ywbingh yungh daengz】

（1）Daep huj gyaeuj in：Nyayazgyae 10 gwz, mbawnengznuengx 10 gwz, vagut 10 gwz, caizhuz 6 gwz, cienq raemx gwn, moix ngoenz 3 baez.

（2）Da hwnjmuengx：Nyayazgyae 15 gwz, golinzgaeq 20 gwz, caizhuz 4.5 gwz, vagutcwx 10 gwz, vuengzlienz 1.5 gwz, cienq raemx gwn, moix ngoenz 3 baez.

（3）Ok cimj, hwnjnwnj：Nyayazgyae 15 gwz, lenzgyauq 10 gwz, goraeu 9 gwz, cienq raemx gwn, moix ngoenz 3 baez.

21. Vagutcwx

【Coh'wnq】Vagutbya, gofatnit.

【Goekgaen】Goyw neix dwg vasiq lumj gyaeuj roxnaeuz bouhfaenh gwnz namh gogutcwx dwg doenghgo gut loih.

【Yienghceij goyw】Go'nywj maj lai bi, sang ndaej daengz 1 mij. Goek ganj ciengzseiz raih gwnz namh, donh gwnz faen nga lai, mwh oiq miz bwn'unq. Mbaw doxcax ok, yiengh gyaeq samgak roxnaeuz yiengh gyaeq luenzbomj, raez 3～9 lizmij, dek lumj fwed, henz limq dek miz nyaz gawq, giz goek lumj mbiengj cied roxnaeuz lumj dingdok, song mbiengj miz bwn, baihlaj loq na; laj gaenz mbaw miz mbaw daix gyaj yienxda. Vasiq lumj gyaeuj cizging 2～2.5 lizmij, baiz baenz yiengh liengj; mbawgyaj yiengh giuz mbiengj, mbawgyaj miz 4 caengz, henz miz caengz i, caengz rog yiengh luenzbomj, loq iq; va iq, saek henj, henz va lumj linx, byai dek 3 limq feuz, aen meh, cungqgyang va lumj doengz, byai 5 limq, song singq.

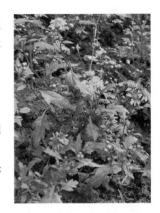

Vagutcwx

Makbyom miz 5 limq daengj, dujva mbouj miz bwn. Geizva 9～11 nyied, geizmak 10～11 nyied.

【Diegmaj】 Maj youq henzloh、gwnz ndoi roxnaeuz gyang naz. Cungguek haujlai diegfueng cungj miz.

【Gipyaeb gyagoeng】 Seizcou yaebsou va, lajraemh dak hawq roxnaeuz naengj le dakhawq bwh yungh; seizhah、seizcou sou daengx go, yungh ndip roxnaeuz dak hawq bwhyungh.

【Singqfeih goengyungh】 Feih haemz、manh, sug liengz. Gaij doeghuj.

【Cujyau yw】 Baezdoeg oknong, dayezsing feiyenz, ngwz doeg haeb sieng, liuzhoj danhduz, ok cimj, bak sieng ok nong, da hwnjmuengx, rwznum, bingh hezyazsang. Cienq raemx dangq caz gwn, ndaej fuengz gamjmauq、liuzhingzsing gezmozyenz、bwzyizgwz.

【Yunghfap yunghliengh】 Va 6～60 gwz, daengx go 9～15 gwz, cienq raemx gwn. Yungh rog habliengh.

【Ywbingh yungh daengz】

(1) Baez doeg ok nong: Gutvacwx 60 gwz, cienq raemx gwn; doengzseiz aeu mbaw gutvacwx、mbaw vafuzyungz gak habliengh, dub yungz oep rog giz in.

(2) Dayezsing feiyenz: Vagutcwx 30 gwz, mbaw vagimngaenz 30 gwz, raghazdaij 30 gwz, dojfaeklingz 30 gwz, cienq raemx gwn, moix ngoenz 2 baez.

22. Mbaeqyiengzluenz

【Coh'wnq 】 Caujgezmingz, ye'gvanhmwnz, duhheugyaj, cehmbaeqyiengz.

【Goekgaen】 Goyw neix dwg daengxgo caeuq gij ceh mbaeqyiengzluenz dwg doenghgo duh loih.

【Yienghceij goyw】 Go'nywj lumj cazfaex maj bi ndeu, sang 1～2 mij. Song mbaw lumj fwed doxcax ok, mbaw iq 3 doiq, lumj gyaeq dauqdingq roxnaeuz luenz raez lumj gyaeq dauqdingq, raez 1.5～6.5 lizmij, gvangq 0.8～3 lizmij, byai duh, miz soem saeq, goek luenz, bien mbat, mwh oiq song mbiengj miz bwn'unq raez mbang; cungqgyang song mbaw iq gwnz ganj hung miz 1 aen sendij yiengh sienq; mbaw daix luenzcuenq, loenq caeux. Va baenz doiq ok youq laj mbaw; mbaw iemj 5 mbaw, doxliz; limq va 5 limq, saek henj, miz cauj; ndaej fat 7 aen simboux, 3 aen baihlaj haemq fat; fuengzlwg miz gaenz, miz bwn hau. Byuk mak yiengh sienq. Ceh lai, Yiengh cehgyamj,

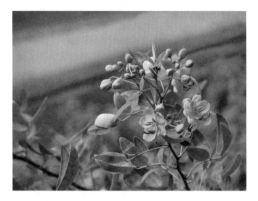

Mboeqyiengzluenz

saek hoengzndaem oiq, ngaeuz rongh. Geizva 7~9 nyied, geizmak 9~11 nyied.

【Diegmaj】 Cungguek haujlai deihfueng cungj miz go gag hwnj caeuq vunz ndaem. Faenbouh youq Gvangjsih、Gvangjdungh、Gyanghsuh、Anhveih、Cezgyangh、Swconh daengj dieg.

【Gipyaeb gyagoeng】 Seizcou sou faek cug, cawz byak duh aeu ceh dak hawq bwhyungh; rag、ganj swiq cengh、ronq gat, dak hawq bwhyungh.

【Seizneix yenzgiu】 ① Ndaej gyangq hezyaz, ndaej nyaenxhaed sim gungqsou liz ndang, ndaej sousuk hezguenj (Fap guenq haeuj ga). ②Ndaej gaj nengz, daj ndaw ceh lienh ok cunz ndaej nyaenxhaed buzdauzgiugin、bwzhouz ganjgin caeuq sanghhanz ganjgin、fusanghhanz ganjgin、dacangz ganjgin, hoeng daj ndaw raemx lienh okdaeuj cix mbouj miz yungh.

【Singqfeih goengyungh】 Feih ndaengq、haemz、gam, sug liengz. Doeng daep cingxda, doeng nyouh doeng haex.

【Cujyau yw】 Gezmozyenz gaenjgip, sivangjmoz fazyenz, hezyazsang gyaeujin, yenzfazsing hezyazsang, mansing haexgeng, mansing sinyenzsing hezyazsang, ganhyenz, damengzgaeq, damengzmax.

【Yunghfap yunghliengh】 Ceh 9~15 gwz, cienq raemx gwn.

【Ywbingh yungh daengz】

（1） Gezmozyenz gaenjgip: Mbaeqyiengzluenz 10 gwz, godabdoengz 10 gwz, vagutcwx 10 gwz, caizhuz 6 gwz, cienq raemx gwn, moix ngoenz 3 baez.

（2） Cunghsinh sivangjmozyenz: Cehmbaeqyiengzluenz 10 gwz, vang'yezsah 10 gwz, yemingzsah 10 gwz, gamcauj 6 gwz, makcauj 5 aen, cienq raemx gwn, moix ngoenz 3 baez.

（3） Hezyazsang gyaeujin: Ceh mbaeqyiengzluenz 100 gwz, ceuj henj dub yungz, aeu habliengh (daih'iek 10 gwz) cimq raemxgoenj dangq caz gwn.

23. Goromraiq

【Coh'wnq】 Va'gyaeujgaeqcwx, cehgoromraiq.

【Goekgaen】Goyw neix dwg ceh caeuq daengx go goromraiq dwg doenghgo gen loih.

【Yienghceij goyw】Go'nywj maj baenz bi, sang daengz 1 mij. Ganj daengjsoh, saekheu roxnaeuz daiq saek aeujhoengz, miz diuz raiz daengj. Mbaw doxcax ok, gwnz gaeb laj gvangq roxnaeuz luenzbomj gwnz gaeb laj gvangq, raez 5～9 lizmij, gvangq 1～3 lizmij. Vasiq lumj riengz ok youq gwnz dingj roxnaeuz ok youq laj mbaw; mbawgyaj, mbawgyaj iq caeuq buengzva miz i hawq, saek hoengz oiq, doeklaeng bienq saek hau; mbawgyaj 3 mbaw; buengzva 5 mbaw; simboux 5 aen, donh laj vasei hab baenz yiengh aen cenj; fuengzlwg youq

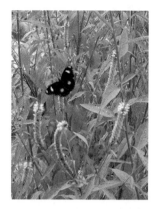

Goromraiq

gwnz, gyaeujsaeu 2 limq. Roixmak yiengh gyaeq, fa dek. Ceh luenz bej, saek ndaem, ngaeuzrongh. Geizva 5～7 nyied, geizmak 8～9 nyied.

【Diegmaj】Maj youq diegbingz roxnaeuz gwnz ndoi dieg fwz; miz vunz ndaem. Faenbouh youq daengx guek gak dieg.

【Gipyaeb gyagoeng】7～9 nyied mwh ceh cug gipsou daengx go dak hawq, dub aeu ceh.

【Seizneix yenzgiu】①Ginggvaq doenghvuz sawqniemh, goroemraiq ndaej gyangq hezyaz. ②Youz goroemraiq ndaej hawj cehda ndaem hung.

【Singqfeih goengyungh】Feih haemz, sug loq nit. Doeng daep cingx da, cawz heiq gaijhuj.

【Cujyau yw】Daep huj dwk dahoengz foeg in, da hwnj muengx yawj doxgaiq mbouj cingx, bingh hezyazsang, gyaeujngunh daraiz, dungxsaej in, ok cim, hwnjnwnj, baeznong foeg in, cihgigvanjyenz, ae.

【Yunghfap yunghliengh】Ceh 3～10 gwz（yungh yw lai 50 gwz）, cienq raemx gwn. Yungh rog habliengh.

【Ywbingh yungh daengz】

（1）Dahoengz foeg in, yawj doxgaiq mbouj cingx: Ceh goroemraiq 10 gwz, godabdoengz 10 gwz, gogyaemqfangz 50 gwz, cienq raemx gwn, moix ngoenz 3 baez.

（2）Cihgigvanjyenz, dungxsaej in: Ganj, mbaw goroemraiq gak 15～30 gwz, cienq raemx gwn, moix ngoenz 3 baez.

（3）Bingh hezyazsang: Cehroemraiq 50 gwz, lozfuhmuz 10 gwz, cienq raemxgwn, moix ngoenz 3 baez

（4）Hwnj cimj, hwnjnwnj: Daengx go roemraiq, gogutgeuj gak faenh doxdoengz, cienq raemx swiq rog.

24. Go'mbaeqyiengzsoem

【Coh'wnq】Byaekgokyiengz, gyajvavaiz, mbaeqyiengzgyaj.

【Goekgaen】 Goyw neix dwg ceh caeuq rag、 mbaw gombaeqyiengzsoem dwg doenghgo duh loih.

【Yienghceij goyw】 Go'nywj lumj cazfaex roxnaeuz cazfaex maj baenz bi roxnaeuz lai bi, sang 1～2 mij. Ganj daengjsoh, donh gwnz faennya lai. Song mbaw lumj fwed doxcax ok, mbaw iq 3～5 doiq, lumj gyaeq roxnaeuz yiengh gyaeq gwnz gaeb laj gvangq, raez 2～6 lizmij, gvangq 1～2 lizmij, henz miz mbaw unq saeq; gaenh goek gwnz mbaw ganj hung miz 1 aen sienq doed hwnjdaeuj. Vasiq hung lumj liengj ok youq laj mbaw roxnaeuz ok youq gwnz dingj, va loq noix; iemjva 5 limq; 5 limq va, gwnz vahenj 1 mbaw baiz youq ndaw valup

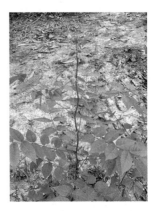

Go'mboeqyiengzsoem

gvaengx ceiq ndaw; simboux 10 aen, baihgwnz 3 aen mbouj fat; fuengzlwg miz bwn ndangj hau, miz gaenz. Makfaek luenzsaeu, lumj diuz sai, saek daepoiq. Ceh lumj gyaeq bej. Geizva youq seizhah、 seizcou.

【Diegmaj】 Maj youq gwnz ndoi namhsa roxnaeuz henz dah; miz vunz ndaem. Faenbouh youq vazdungh caeuq Gvangjsih、 Gvangjdungh、 Daizvanh、 Hozbwz daengj dieg.

【Gipyaeb gyagoeng】 Seizcin、 seizhah yaeb mbaw, dak hawq. Seizcou yaebsou ceh caeuq rag, dak hawq bwhyungh.

【Seizneix yenzgiu】 Gij doxgaiq daj ndaw raemx lienh okdaeuj ndaej nyaenxhaed mbangj cungj nengz. Gij yw raemx mbaw caeuq ganj caeuq gij yw cienq raemx cunz caem le ndaej hawj saej noudonz、 swjgungh nou hung gikrengz, sawj hezyaz duzma doekdaemq, cungj gaxgonq doiq aen simdaeuz baihrog duzdouq gikrengz haemq mbaeu, ndawbiengz Feihcouh miz aeu yungh de daeuj yw ngwz haeb sieng, rag yw foegraengz, roxnaeuz guh ywsiqmbaeu caeuq yw gaijhuj yungh. Ceh ndaej hawj siq, gij doeg yienhda, caeuq hamz danbwzdoeg mizgven, hoeng aenvih ndaej gangqyenz, duzma ndaej mienx baenz bingh. Hawj nouiq、 nouhung、 max gueng ceh roxnaeuz dajcim gij bwnj lienh okdaeuj cungj miz doeg.

【Singqfeih goengyungh】 Feih gam、 haemz, sug bingz; mizdi doeg. Ceh: Doeng daep cingx da, genq dungx nyinh saej. Ganj mbaw: Gaij doeg.

【Cujyau yw】 Hezyazsang yinxhwnj gyaeujin, gyaeujin yw goj ndei, da hoengz foeg in, bak nyaix, ciengzseiz haexgeng, okleih dungxin, mansing cangzyenz, ngwz nengz haeb sieng.

【Yunghfap yunghliengh】 Ceh 6～18 gwz, cienq raemx gwn; ceuj yaepndeu muz mienz, cienq raemx gwn roxnaeuz cienq raemx dangq caz gwn. Yungh rog habliengh.

【Ywbingh yungh daengz】

(1) Hezyazsang yinxhwnj gyaeujdot, haexgeng: Ceh mbaeqyiengzsoem 6～18

gwz, ceuj yaepndeu muz loq mienz, cienq raemx gwn roxnaeuz cienq raemx dangq caz gwn.

（2）Gyaeuj in mbouj ndei：Mbaw mbaeqyiengzsoem 50 gwz, nohcing 250 gwz, gya di gyu, cienq raemx gwn, moix ngoenz 3 baez.

（3）Ngwz nengz haeb sieng：Mbaw mbaeqyiengzsoem 50～100 gwz, cienq raemx gwn. Mbaw、ganj yungh rog habliengh, dub yungz oep rog seiq henz baksieng.

25. Cazladfangz

【Coh'wnq】Cienggojdung bwn mong, yizdanjmuz, yalozgingh.

【Goekgaen】Goyw neix dwg gij rag、mbaw caeuq ciengmak cazladfangz dwg doenghgo dung loih.

【Yienghceij goyw】Cazfaex roxnaeuz gofaex iq. Nye iq miz bwn'unq. Song mbaw lumj fwed daengx mbaw soq gig, raez 20～40 lizmij, miz mbaw iq 9～17 mbaw, doxdoiq ok roxnaeuz ca mbouj lai doxdoiq ok, lumj ceij, yiengh gyaeq daengz yiengh gyaeq luenz, raez 5～10 lizmij, gvangq 3～5 lizmij, giz goek bien mbat, byai cugciemh soem roxnaeuz sawqmwh soem, daengx mbaw caezcingj roxnaeuz loq miz nyaz gawq, song mbiengj nem ndaet bwn'unq monghenj. Vasiq lumj cuenq ok youq laj mbaw, miz bwn'unq, saek henj. Mak ciengq iq, loq miz noh, miz 5 limq. Geizva 5～6 nyied, geizmak 9～10 nyied.

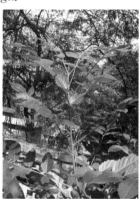

Cazladfangz

【Diegmaj】Maj youq henz loh、henz mbanj、henz dah giz dieg cumx. Faenbouh youq Gvangjsih、Gvangjdungh、Yinznanz、Gveicouh daengj dieg.

【Gipyaeb gyagoeng】Daengx bi cungj ndaej yaeb rag, ronq limq dak hawq bwhyungh roxnaeuz yungh ndip；mbaw youq lajraemh dak hawq bwhyungh.

【Singqfeih goengyungh】Feih gam, sug liengz. Gaij doeghuj, siu foeg dingz in.

【Cujyau yw】Hwngqndat gamjmauq, dungxsaej geujin, haexgeng, fatnit, lwgnyez naengnoh humz, naengnoh humzndaenq, feih log sieng, gak cungj bingh fatsa, fungheiq in.

【Yunghfap yunghliengh】Rag 9～15 gwz, cienq raemx gwn. Mbaw cienq raemx swiq rog. Mehmizndang siujsim yungh.

【Ywbingh yungh daengz】

（1）Dungxsaej geujin：Rag cazladfangz 10 gwz, godumhvaiz 15 gwz, cienq raemx gwn. Moix ngoenz 3 baez.

（2）Lwgnyez naengnoh humz, naengnoh humzndaenq：Mbaw cazladfangz、mbaw dauz gak habliengh, cienq raemx swiq rog.

（3）Gak cungj bingh fatsa：Rag cazladfangz 15 gwz, godumhvaiz 20 gwz, cazgyoh 5 gwz, naeng faex saceij 20 gwz, cienq raemx gwn, moix ngoenz 3 baez.

26. Gocanghdat

【Coh'wnq】Gutvavuengzlienz, golienzcaujgaeq, dojvuengzlienz.

【Goekgaen】Goyw neix dwg daengx go canghdat dwg doenghgo swjginj loih.

【Yienghceij goyw】Go'nywj maj lai bi, daengx go mbouj miz bwn. Goenq luenzsaeu, saek henj. Ganj reuq unq roxnaeuz ca mbouj lai banraih, sang 10～40 lizmij. Mbaw sam gak lumj gyaeq luenz, raez 10～30 lizmij, baihlaj saek haumong, miz gaenz raez, dek song mbaw lumj fwed, dek baez ndeu 5 mbaw, mbaw soq gig doxdoiq ok, limq dek doeklaeng lumj cehgyamj

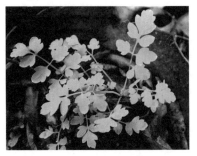

Gocanghdat

roxnaeuz lumj gyaeq, raez 2～5 lizmij, gvangq 1～3 lizmij, byai miz nyaz luenzco. Va saek henjoiq; vasiq hung ok gwnz dingj roxnaeuz caeuq mbaw doxdoiq ok, raez 7～14 lizmij; mbawgyaj luenzbomj roxnaeuz gwnz gaeb laj gvangq, mbouj dek hai, caeuq ganj va doxdoengz raez roxnaeuz raez gvaq ganj va; 2 mbaw iemj, lumj gyaep, iq, loenq caeux; limq va 4 limq, raez 1.6～2.5 lizmij, giz goek liz dinj, loq coh baihlaj vangoz; simboux 6 aen, doxhab baenz 2 fok; gyaeujsaeu 2 limq. Makcehlai raez 3～4 lizmij, yiengh saeumwnz. Ceh luenz, lai ceh, miz doxgaiq nem.

【Diegmaj】Maj youq ndaw geh rin dieg rinbya. Gvangjsih cujyau faenbouh youq Bwzswz、Hozciz daengj dieg, Gveicouh、Yinznanz、Swconh、Sihcang、Huzbwz、Ganhsuz daengj dieg hix miz faenbouh.

【Gipyaeb gyagoengz】Seizcou gvaq le sou, swiq cengh, dak hawq bwhyungh.

【Seizneix Yenzgiu】

（1）Vayoz Yenzgiu：Hamz miz lai cungj swnghvuzgenj, lumj gajveizdingh、nganzvangzlenzgenj、d-bwzfungzcaujgenj、yenzhuzsozyizsu（swginghbwzmajdingh）daengj.

（2）Yozlij caeuq duzlijyoz yenzgiu：

①Doiq sinzgingh cunghsuh cozyung：Gocanghdat cungj swnghvuzgenj cwngzfwn ndaej nyaenxhaed gij sinzgingh cunghsuh doenghduz. Aeu gocanghdat lenzgenj 8 hauzgwz/ciengwz、16 hauzgwz/ciengwz dajcim haeuj ndaw noh, ndaej nyaenxhaed noulwg gag doengh, caemhcaiq gya raez seizgan ninz vubahbijdojnaz; 32 hauzgwz/ciengwz dajcim haeuj ndaw noh, aeu noulwg fap susonhniujdij sawqniemh gangjmingz ndaej dingh in.

②Fuengz deng banh：Aeu genj gocanghdat 12 hauzgwz/ciengwz、24 hauzgwz/ciengwz daj haeuj ndaw dungx, doiq noulwg ndaw dungx deng banh yizhingz yungzhezsing lengiuzgin ndaej baujhoh, ndaej doekdaemq noulwg dai bijliz.

③Gizyawz cozyung：Aeu genj gocanghdat 16 hauzgwz/ciengwz daj haeuj ndaw noh, ndaej demgya baenz ganhdangzyenz noulwg.

④Doegsingq: Aeu genj gocanghdat dajcim haeuj ndaw noh，doiq noulwg LD50 dwg 71. 6±2. 92 hauzgwz/ciengwz.

【Singqfeih goengyungh】 Feih haemz，sug liengz. Gaijhuj cawz mbaeq，sanq gux siu foeg.

【Cujyau yw】 Cungj vuengzbiu ganhyenz gaenjgip，daep geng，ganhaiz，baez nong foeg doeg，dungxsaej fazyenz gaenjgip，baknyaix.

【Yunghfap yunghliengh】 3~15 gwz，gwn ndaw.

【Ywbingh yungh daengz】

（1） Dungxsaej fazyenz gaenjgip: Gocanghdat、majdouhlingz mbaw luenz，gaeu caemhgumh gak faenh doxdoengz，itheij muz mienz，moix baez 10 gwz，raemxgoenj cung gwn.

（2） Cungj ganhyenz vuengzbiu gaenjgip: Gocanghdat 15 gwz，nyavetrwz 30 gwz，gamcauj 5 gwz，cienq raemx gwn.

（3） Baeznong foegdoeg，hwngq huj da in: Gocanghdat、gocaencaw gak 15 gwz，cienq raemx gwn.

（4） Bak nyaix: Gocanghdat 10 gwz，gunghlauzmuz 15 gwz，cienq raemx hamz gwn.

Ngeih、Yw gaijhuj cawz mbaeq

27. Caemhgumh

【Coh'wnq】 Ragvaizcwx，divaiz.

【Goekgaen】 Goyw neix dwg rag go caemhgumh dwg doenghgo yagoh.

【Yienghceij goyw】 Faexcaz loenq mbaw，sang 1~2 mij. Nye iq miz bwn saeq. Goenq luenzsaeu，faen nga，raez 10~30 lizmij roxnaeuz engq raez，cizging 1~2.5 lizmij，naeng rog saek henj，miz raizdaengj cingx，mbiengj raek saek hauhenj，feih haemz. Song mbaw lumj fwed daengx mbaw soq gig，miz mbaw iq 10~20 mbaw；mbaw iq gwnz gaeb laj gvangq，raez 2~6 lizmij，gvangq 0.5~1.5 lizmij，baihlaeng mbaw miz bwn'unq raez nem dwk. Vasiq hung ok gwnz dingj，raez ndaej daengz 25 lizmij；va hauhenj，yiengh mbaj. mak faek yiengh

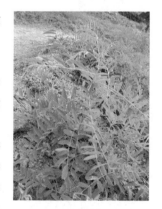

Caemhgumh

sienq，byai miz ngaeu lumj bak roeg；cungqgyang ceh suk baenz hoh，mwh cug mbouj dek.

【Diegmaj】 Maj youq laj dinbya、henz mieng、gwnz ndoi giz dieg coh daengngoenz. Faenbouh youq gak dieg Cungguek.

【Gipyaeb gyagoeng】Seizcou sou rag, swiq cengh ronq limq, dak hawq bwhyungh.

【Seizneix yenzgiu】① Doeng nyouh baiz gyu yienhda. ② Doiq ginli、mansing ahmijbah okleih、dizcungz yinhdauyenz caeuq mazfungh mizdi liuzyau. ③ Ndaej nyaenxhaed nengz naengnoh. ④Rag caeuq ceh miz doeg, genj caemhgumh ndaej hawj sinzgingh cunghsuh doenghduz mazmwnh, doengzseiz ndaej hawj doenghduz doeksaet, vanzlij dingz diemheiq cix dai.

【Singqfeih goengyungh】Feih haemz, sug nit; mizdi doeg. Gaijhuj cawz mbaeq, gaj nengz dingz humz.

【Cujyau yw】Ok cimj yw hoj ndei, saej fazyenz, okleih, mbaeq huj vuengzbiu, baezhangx ok lwed, hoz foeg in, bwzdai mbouj cingqciengz, nyouh ndaenq, nyan, yinhdau dizcungz hoj yw ndei. Aeu mbaw nye ndip moq dwk roengz cingjhaex bae ndaej gaj non. Goyw neix caeuq mbangj goyw mbouj ndaej itheij yungh.

【Yunghfap yunghliengh】Caemhgumh 9～15 gwz, cienq raemx gwn, moix ngoenz 2～3 baez. Yungh rog habliengh.

【Ywbingh yungh daengz】

(1) Ok cimj hoj ndei: Caemhgumh 30 gwz, sezcangzswj 30 gwz, bwzbu 50 gwz, godauqrod 50 gwz, govahaeu 50 gwz, cienq raemx swiq rog giz in.

(2) Baezhangx ok lwed: Caemhgumh 10 gwz, vavaiz 10 gwz, raghazranz 15 gwz, godahau 20 gwz, cienq raemx gwn, moix ngoenz 3 baez.

28. Govangh

【Coh'wnq】Yungzdanjmuz.

【Goekgaen】Goyw neix dwg naengfaex caeuq mbaw govangh dwg doenghgo dunghcingh loih.

【Yienghceij goyw】Gofaex iq roxnaeuz faexcaz ciengzseiz heu, sang 5～15 mij. Naeng faex saek mongheuoiq, ndaw naeng saek doxdoengz, feih gig haemz, nge hoengzgeq, loq miz limq. Mbaw doxcax ok, gwzciz, luenzbomj daengz luenzraez, raez 4～10 lizmij, daengx mbaw bingzcingj, diuz sai cungqgyang youq mbiengj baih doed hwnjdaeuj, sai henz 5～8

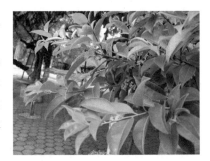

Govangh

doiq; gaenzmbaw saek hoengzgeq, meh boux mbouj doengz nge, vasiq lumj liengj ok youq laj mbaw, ciengzseiz miz va 4～6 (13) duj; va saek hau, simboux 4 aen, simmeh 5～7 aen. Mak luenz lumj giuz daengz luenzbomj, gyaeujsaeu mbouj loenq, mwh cug saek hoengz, cehmak faen 5～7 ceh, ngveih ndip miz 1 ceh. Geizva 5～6 nyied, geizmak 8～10 nyied.

【Diegmaj】Maj youq gwnz ndoi、ndoindongj roxnaeuz ndaw faex mbang byongh bya; miz vunz ndaem guh luzva. Faenbouh youq rangh Cangzgyangh baihnamz caeuq

Daizvanh.

【Gipyaeb gyagoeng】Daengx bi ndaej sou naengfaex, vet caengz naengzco baihrog, dak hawq bwhyungh; mbaw yungh ndip lai.

【Seizneix yenzgiu】① Ndaej dingz lwed, govangh yizsu (samdehdai) youq ndaw si'gvanj ndaej sukdinj seizgan lwed giet. ②Doiq bingzvazgih yingjyangj, govangh yizsu ndaej sousuk hezgvanj bingzvazgih. Gij vangzdungzdai, ndaej hawj saej liz ndang duznoudunz soengrwnh, caemhcaiq ndaej gezgangq yizsenjdanjgenj yinxhwnj saej gaenjcieng sousuk. ③Ndaej gaj nengz, raemxyw cienq ndaw si'gvanj ndaej nyaenxhaed buzdauzgiuzgin saek henjgim、yungzhezsing lengiuzgin caeuq okleih (Fuzsi) ganjgin、sanghhanz ganjgin、luznungzganjgin.

【Singqfeih goengyungh】Feih haemz, sug nit. Gaij doeghuj, siu foeg dingz in.

【Cujyau yw】Benjdauzdij fazyenz gaenjgip, hozin, dungxsaej fazyenz gaenjgip, saejgungz fazyenz gaenjgip, mak fazyenz gaenjgip, buenzgyanghyenz gaenjgip, fugenyenz, baeznong ngamq baenz, ngwz doeg haeb sieng, naengnoh ok cimj, nengznyangj, gamjmauq fatndat, log sieng.

【Yunghfap yunghliengh】Naeng faex 6～9 gwz (yungh lai 50～100 gwz), cienq raemx gwn. Mbaw cienq raemx swiq rog giz in.

【Ywbingh yungh daengz】

(1) Hozin: Naeng govangh 9 gwz, mak gimjlamz 6 gwz, gamcauj 3 gwz, cienq raemx gwn, moix ngoenz 3 baez.

(2) Buenzgyangh fazyenz gaenjgip: Govangh 50～100 gwz, cienq raemx gwn, moix ngoenz 3 baez.

(3) Log sieng: Mba govangh heuz youz cat rog, roxnaeuz aeu mbaw ndip dub yungz cat rog.

29. Gonatdeih

【Coh'wnq】Didanjdouz, gujdidanj, raghaizcauj.

【Goekgaen】Goyw neix dwg daengx go natdeih dwg doenghgo gut loih.

【Yienghceij goyw】Go'nywj maj lai bi, sang 30～60 lizmij, daengx go miz seiz miz bwnco hau. Rag ganj dinj, baenz caz maj, ok haujlai ragsei. Mbaw dingzlai dwg daj goek ok, lumj fagsiz roxnaeuz yiengh luenzfueng gwnz gaeb laj gvangq, raez 5～10 lizmij, gvang 1～3.5 lizmij, henz miz nyazgawq du, song mbiengj cungj miz bwnco haumong; ganj ok mbaw iq noix. Vasiq lumj gyaeuj miz mbawgyaj 8 mbaw, va iq daihgaiq miz 4 duj; youz haujlai vasiq lumj gyaeuj comz baenz vasiq yiengh song gyaeuj, caemhcaiq miz 3 mbawgyaj

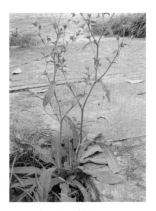

Gonatdeih

67

humx dwk, va lumj doengz, saek aeujoiq. Makbyom miz ngveih, miz bwn'unq, gwnz dingj miz 4～6 diuz bwn oen ndangj. Geizva seizhah、seizcou.

【Diegmaj】Maj youq dieg gwnz ndoi、henz mbanj, ndaw caznywj. Faenbouh youq Cungguek cungnamz、saenamz daengj dieg caeuq Yinznanz、Gveicouh、Fuzgen、Daizvanh.

【Gipyaeb gyagoeng】Seizhah、seizcvou vat daengx go, swiq cengh, yungh ndip roxnaeuz dak hawq bwhyungh.

【Singqfeih goengyungh 】Feih haemz, sug liengz. Gaij doeghuj, doeng nyouh siu foeg.

【Cujyau yw】Gag foeg, dwgliengz, gezmozyenz gaenjgip, benjdauzdij fazyenz, hozin, yizhingz naujyenz, huj dwk heuj in, mak fazyenz foegraemx, nyouhniuj, daep fazyenz, ngwzdoeg haeb sieng, baeznong foegin, ga naeuh, saej fazyenz oksiq, saicij fazyenz, bwzdai daiq lai.

【Yunghfap yunghliengh】Daengx go 15～50 gwz, cienq raemx gwn. Yungh rog habliengh.

【Ywbingh yungh daengz】

（1）Gag foeg：Gonatdeih ndip 15 gwz, golinzgaeq 30 gwz, goloemq 30 gwz, cienq raemx gwn, moix ngoenz 3 baez. Lingh aeu gonatdeih ndip、mbaw fuzyungz gak habliengh, dub yungz oep rog giz sieng.

（2）Huj dwk heuj in：Gonatdeih ndip 20 gwz, gyaeq bit 1 aen, cienq raemx vit nyaq, aeu dang cawj gyaeq bit cug dawz ok, vit naeng gyaeq. Aeu yw raemx soengq gyaeq bit gwn, moix ngoenz 3 baez.

（3）Lohnyouh gamjyiemj：Gonatdeih 31 gwz, rag hazranz 3 1 gwz, godaihcing 15 gwz, cienq raemx gwn, moix ngoenz 3 baez.

30. Gobienmax

【Coh'wnq】Dezmajbenh, nezbahbenh, swnlizcauj.

【Goekgaen】Goyw neix dwg daengx go bienmax dwg doenghgo bienmax loih.

【Yienghceij goyw】Go'nywj maj lai bi, sang 0.3～1.2 mij. Ganj fueng, miz bwn'unq dinj. Mbaw doxdoiq ok, yiengh luenzgyaeq roxnaeuz luenzfueng, raez 2～8 lizmij, gvangq 1.5～5 lizmij, henz mbaw ok laj goek miz nyazgawq caeuq gaek mbanq; mbaw ok gwnz ganj dingzlai miz 3 limq dek laeg, henz limq dek miz nyazgawq mbouj cingjcaez, song mbiengj miz bwnco. Vasiq lumj riengz saeqraez, yiengh lumj bien max, ok gwnz dingj roxnaeuz ok laj mbaw; moix dujva baihlaj miz mbawgyaj yiengh cuenq lumj gyaeq; iemjva yiengh

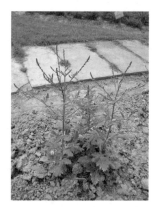

Gobienmax

doengz, dek 5 nyaz; dujva saek aeujoiq roxnaeuz saek 0. 5 limq, ca mbouj lai lumj song vengq bak; simboux 4 aen, song aen raez song aen dinj, fuengzlwg 4 aen. Makcehlai cug seiz dek baenz 4 aen mak genq iq. Geizva 6～9 nyied, geizmak 7～11 nyied.

【Diegmaj】 Maj youq henz loh、henz rij、henz mbanj, gwnz ndoi dieg nywj. Faenbouh youq Cungguek gak dieg, dieg vazdungh、dieg vaznanz, dieg sihnanz ceiq lai.

【Gipyaeb gyagoeng】 7～10 nyied hai va le sou daengx go, yungh ndip roxnaeuz dak hawq bwhyungh.

【Seizneix yenzgiu】 ①Siuyiemz dingz in. ②Dingz lwed. ③Gaj nengz: Rog ndang sawqniemh raemxyw youq 31 hauzgwz/hauzswngh noengzdoh seiz, ndaej gaj dai gouhdonhlozsenzdij（bohmungznazginz）. ④ Gizyawz cozyung: Doiq byai sinzgingh gyauhganj, yungh noix ndaej gikrengz, yungh lai ndaej nyaenxhaed; doiq doenghduz gwn cij, ndaej hawj ok cij; gij doeg gig noix, mbouj yungz lwed, miz nijfu'gyauhganj cozyung.

【Singqfeih Goenghyung】 Feih haemz, sug loq nit. Doeng nyouh siu foeg, doeng lwed doeng meg, gaij doeghuj, gaj nengz dingz humz.

【Cujyau yw】 Daep geng dungx bongz raemx, bingh hezgizcungz caemhcaiq dungx bongz raemx, daep mamx foeg hung, gamjmauq fatndat, fatnit, nohheuj fazyenz, ngvizheuj fazyenz, luengheuj fazyenz, saej fazyenz, okleih, mak fazyenz foeg raemx, lohnyouh gamjyiemj, lohnyouh giet rin, lwgnyez bwzhouz, cihgi'gvanjyenz, dawzsaeg dingz、dawzsaeg daeuj in, meizginsing yinhdauyenz、binghswhcungz, naengnoh ok cimj, hwnj nengznyangj, dwk laemx deng sieng, saicij fazyenz, daep fazyenz.

【Yunghfap yunghliengh】 Gobienmax 15～100 gwz, cienq raemx gwn. Yungh rog habliengh. Mehmizndang geih gwn.

【Ywbingh yungh daengz】

（1） Daep geng dungx bongz raemx: Gobienmax 50～100 gwz, gomaxdaez 20 gwz, mumh haeuxmaex 25 gwz, cienq raemx gwn, moix ngoenz 3 baez.

（2） Lohnyouh gamjyiemj: Gobienmax 50 gwz, gomumhmeuz 20 gwz, mbaw anhsu mbaw hung 20 gwz, cienq raemx gwn, moix ngoenz 3 baez.

（3） Dawzsaeg dingz, dawzsaeg daeuj in: Gobienmax 20 gwz, gocid 15 gwz, gosoemjseuh 10 gwz, goraeu 10 gwz, cienq raemx gwn, moix ngoenz 3 baez.

31. Go'iemjsae

【Coh'wnq】 Gvahswjcai, sonhgen, byaeksoemj.

【Goekgaen】 Goyw neix dwg daengx go go'iemjsae dwg doenghgo iemjsae loih.

【Yienghceij goyw】 Go'nywj miz noh, heiq soemj. Ganj saek hoengzaeuj daengz saek heugeq, faen lai nga, ninz bingz roxnaeuz donhgwnz ngeng mbat. Mbaw doxcax ok caeuq ca mbouj lai doxdoiq ok, biz na, lumj gyaeq dauqdingq, lumj heuj max, raez 1～2. 5 lizmij, gvangq 0. 5～1. 5 lizmij, byai luenz du roxnaeuz loq mboep, goek lumj dingdok、 daengx mbaw caezcingj, baihlaj saek heuoiq roxnaeuz saek hoengzmyox. Va duj dog roxnaeuz ok youq byai nye, haet hai haemh haep, banringz ceiq hung; iemjva 2 limq; limqva 5 limq, saek henj, byai mboep; simboux 12 aen; fuengzlwg youq donhlaj, 1 fuengz. Mak ceh lai lumj cuenq luenz, fa dek. Ceh lai. Vageiz 7 ~ 8 nyied, geizmak 8~10 nyied.

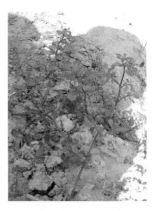

Go'iemjsae

【Diegmaj】 Maj youq ndaw suen、 henz loh、 henz naz caeuq diegfwz. Faenbouh youq Cungguek gak dieg.

【Gipyaeb gyagoeng】 Seizhah、 seizcou yaeb sou, swiq cengh, aeu raemxgoenj rad gvaq, dak hawq bwhyungh roxnaeuz yungh ndip.

【Seizneix yenzgiu】 ① Gaj nengz: Youq ndaw siqgvanj youq 1 ：4 noengzdoh seiz ndaej gaj nengz liciz ganjgin, yw raemx youq noengzdoh dwg 18.75 ~ 37.5 hauzgwz/hauzswngh seiz, caemh ndaej nyaenxhaed cihosi liciz ganjgin、 sungneisi liciz ganjgin、 swhsi liciz ganjgin caeuq feisi liciz ganjgin. ② Itbuen yozsing cozyung: Mehmizndang gwn raemx go'iemjsae ndip 6 ~ 8 hauzswngh, ndaej raen swjgungh sousuk gya lai, giengzdoh gya lai; ywcienq doiq sim rog duzgoep caeuq saejsaeq rog duznoudunz cungj ndaej nyaenxhaed; ndaej gaijndei gij cihciz daise luenh doenghduz.

【Singqfeih goengyungh】 Feih soemj, sug nit. Gaij hujdoeg, siufoeg.

【Cujyau yw】 Saej fazyenz, siginsing okleih, saejgungz fazyenz gaepgip, senglwg le ok lwed lai, lekdungx seng lwg、 gvetgungh daengj swjgungh ok lwed caeuq gunghnwngzsing swjgungh ok lwed, baezhangx ok lwed, hujdoeg baez yag, baezhangx foeg in, binghgouhcungz.

【Yunghfap yunghliengh】 Daengx go 12~24 gwz, cienq raemx gwn; yw ndip 50~100 gwz, dub yungz gwn raemx.

【Ywbingh yungh daengz】

（1）Saej fazyenz, siginsing okleih: Cehsiuleih（yw raemx noengzsuk go'iemjsae, gya yizcunz, daih gvaq, daih aeu yizcunz, noengzsuk daengz yiengh gau, gya di denfwnj guh baenz naed, naenx baenz ceh, caengz naeng rog, moix ceh dangq yw gaxgonq 2.5 gwz）. Moix baez 4~6 ceh, moix ngoenz 3 baez.

（2）Saejgungz fazyenz gaenjgip: Go'iemjsae ndip、 golinzgaeq、 goloemq gak 50 ~ 100 gwz, cienq raemx gwn, moix ngoenz 3 baez.

32. Nyadameuz

【Coh'wnq】 Yinzgen, yezlijcangzcuh, gobaenzgam.

【Goekgaen】 Goyw neix dwg daengx go nyadameuz dwg doenghgo funghbajaek loih.

【Yienghceij goyw】 Go'nywj maj baenz bi, sang 30 ~ 60 lizmij. Ganj faen lai nga, miz limq daengj，miz bwn'unq saeq saek hau nanwt. Mbaw doxcax ok，yiengh cehgyamj roxnaeuz yiengh gyaeq gwnz gaeb laj gvangq，raez 2.5～5.5 lizmij，gvangq 1～3 lizmij，henz miz nyaz du，song mbiengj miz bwn'unq saek haumong；goek sai ok sam mbaw；gaenz mbaw raez. Va singq dog doengz go；vaboux ok youq baihgwnz vameh，baenz yiengh riengz，buengz vaboux 4 mbaw，simboux 8 aen；duj vameh ok youq ndaw duj lumj mbaw，mbawgyaj hai seiz lumj aen mak，hob seiz lumj gyapbangx，henz miz nyaz du，giz goek lumj aen sim，song mbiengj miz bwn'unq，fuengzlwg vameh ca mbouj lai lumj aen giuz，3 fuengz，saeuva 3 duj. Mak ceh lai iq，saek cazoiq，miz bwn. Ceh ndaem，yiengh gyaeq. Geizva 5～7 nyied，geizmak 7～10 nyied.

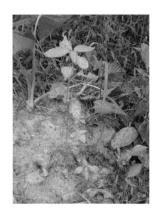

Nyadameuz

【Diegmaj】Maj youq dieg fwz、henz loh caeuq reih haeuxyangz. Faenbouh youq Cungguek gak dieg.

【Gipyaeb gyagoeng】Seizhah yaeb sou daengx go，swiq cengh dak hawq，cug baenz gaem bwhyungh.

【Singqfeih goengyungh】Feih gam、loq haemz，saep，sug liengz. Gaijhuj doeng heiq，rengz mamx siu cwk，liengz lwed dingz lwed.

【Cujyau yw】Cangzyenz oksiq，okleih hoengz hau，lwgnyez baenz gam，gunghnwngzsing swjgungh ok lwed，uk lwed，ndaeng lwed，hezlinz daengj.

【Yunghfap yunghliengh】Daengx go 15～100 gwz，cienq raemx gwn.

【Ywbingh yungh daengz】

（1）Cangzyenz oksiq：Daengx go nyadameuz 50 gwz，goriengroeggae 50 gwz，cienq raemx gwn，moix ngoenz 1 baez.

（2）Lwgnyez baenz gam：Daengx go nyadameuz 15 gwz，gosaejgaeq 15 gwz，gogamnyap 5 gwz，cienq raemx gwn，moix ngoenz 2 baez.

（3）Gunghnwngzsing swjgungh ok lwed：Daengx go nyadameuz 50 gwz，godumhvaiz 15 gwz，samvengqlueg 15 gwz，cienq raemx gwn，moix ngoenz 2 baez.

33. Govabuz

【Coh'wnq】Valaujgungh，valauxgo.

【Goekgaen】Goyw neix dwg rag hawq govabuz dwg doenghgo mauzlangz loih.

【Yienghceij goyw】Go'nywj maj lai bi，sang 10～30 lizmij，daengx go miz bwn- yungz hau nanwt. Goenq lumj saeumwnz，naeng rog saek henjgeq，cocat，miz raiz daengj. goek ok mbaw dek 4～5.3 mbaw，limq dek cungqgyang ciengzseiz miz gaenz，3 mbaw dek laeg，mbaw dek ok henz haemq iq，dek 3 mbaw mbouj doxdoengz，limq dek lumj gyaeq dauqdingq，byai ciengzseiz mbouj cingjcaez 2～3 limq dek feuh；gaenz mbaw raez 5~7 lizmij, giz goek baenz lumj buengz. Ganj va 1~2 diuz, diuz guenj mbawgyaj raez 3~10 hauzmij, limq dek baenz diuz, va ok duj dog; limq iemj 6 limq, 2 gvaengx, saek aeujo; dingzlai simboux; dingzlai simbiz. Dingzlai makbyom, comz baenz yiengh gyaeuj, saeuva mbouj loenq lumj bwn fwed roeg, raez 3.5~6.5 lizmij. Geizva 3~4 nyied, geizmak 4~5nyied.

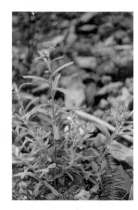

Govabuz

【Diegmaj】 Maj youq diegbingz、gyangnaz、dieg fwz、gwnz ndoi dieg nywj. Faenbouh youq Gvangjsih、Yinznanz、Anhveih、Gyanghsuh、Swconh、Huzbwz、Sanjsih、dunghbwz.

【Gipyaeb gyagoeng】 Seizcin vat rag, vit ganj、mbaw, louz bwnyungz gyaeuj rag hau, swiq cengh dak hawq bwhyungh.

【Seizneix yenzgiu】 ①Gaj ahmijbah yenzcungz. ②Gaj yinhdau dizcungz. ③Ndaej gaj nengz, ndaej gaj gij nengz buzdauz giuzgin henjgim、luznungz ganjgin, gaj nengz liciz ganjgin cix loq ca. Gij laeuj cimq govabuz ndaw siqguenj, caemh ndaej nyaenxhaed guhcauj ganjgin caeuq buzdauz ganjgin henjgim. ④Miz mbangj ndaej gangq bingh doeg. ⑤Ndaej cindingh, caemhcaiq ndaej doekdaemq hezyaz, hawj simdiuq bienq menh, sim sousuk lai rengz, hawj dungxsaej yindung gya lai.

【Singqfeih goengyungh】 Feih haemz, sug nit. Gaij hujdoeg, liengz lwed dingz okleih.

【Cujyau yw】 Gizsingq、mansing okleih, ahmijbah okleih, ndaenglwed, baezhangx ok lwed.

【Yunghfap yunghliengh】 Daengx go 9~50 gwz, cienq raemx gwn.

【Ywbingh yungh daengz】

(1) Siginsing okleih gaenjgip: Govabuz 9 gwz, vuengzlienz 3 gwz, goganggaeu 6 gwz, cinzgyaeuj 9 gwz, cienq raemx gwn, moix ngoenz 3 baez.

(2) Ahmijbah okleih: Govabuz 50 gwz, goriengroeggae 50 gwz, nyadameuz 50 gwz, cienq raemx gwn, moix ngoenz 3 baez. Danghnaeuz bouxbingh naek, doengzseiz aeu 50~100 gwz raemxyw guenq saej guh baujsouj yw.

34. Go'iemgaeq

【Coh'wnq】 Nyavetrwz, cozcezcauj, doiqgoujlienz mbawiq, goganhyenz, govatrwz.

【Goekgaen】 Goyw neix dwg daengx go go'iemgaeq dwg doenghgo ginhswhdauz loih.

【Yienghceij goyw】 Go'nywj maj baenz bi. Ganj seiq gak. Mbaw dog doxdoiq ok, lumj gyaeq, mbouj miz gaenz cix lomx diuz ganj, henz mbaw caezcingj, baihlaj miz haujlai diemj raiz iq ndaem, va saek henj, gyoeb baenz vasiq lumj liengj ok youq gwnz dingj; iemj 5 mbaw; limqva 5 limq; simboux lai aen, goek seiva lienzhab. Mak ceh lai luenzraez, deng mbaw iemj mbouq loenj humx dwk. Ceh lai.

【Diegmaj】 Maj youq haijbaz 2800 mij doxroengz giz dieg nywj、henz mieng、henz naz roxnaeuz gwnz reih vit fwz. Gvangjsih cujyau faenbouh youq Cenzcouh、Hingh'anh、Bingznanz、Nanzningz、Majsanh daengj dieg, Gyanghsih、Fuzgen、Huznanz、Gvangjdungh、Swconh daengj sengj hix miz faenbouh.

【Gipyaeb gyagoeng】 Seizcin、seizhah haiva seiz vat aeu, vit gij cab caeuq naez. Yungh ndip roxnaeuz dak hawq bwhyungh.

【Seizneix yenzgiu】

（1）Vayoz yenzgiu. Daengx go hamz yiengh genhbwnj sanhfwnh vahozvuz: Menzmajsu A go'iemgaeq、menzmajsu B go'iemgaeq、menzmajsu C go'iemgaeq、lingzsu go'iemgaeq、lingzsu A go'iemgaeq、lingzsu B go'iemgaeq caeuq lingzsu G

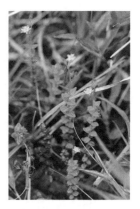

Go'iemgaeq

go'iemgaeq，doengh gij vahozvuz neix cungj ndaej gaj nengz. Lij hamzmiz diwjcaujsu A、diwjcaujsu B、diwjcaujsu C、diwjcaujsu D daengj.

（2）Yozlij caeuq duzlijyoz yenzgiu.

①Gaj nengz: Goyw neix liuzcingauh sonhva le gij caemdingh (yizsu go'iemjsae) ndaw siqguenj caemh miz mbangj ndaej nyaenxhaed caeuq gaj nengz niuzhingz gezhwzganjgin (mbouj miz nga doeg)、feiyenz giuzgin、buzdauz giuzgin henjgim、liciz ganjgin. Ywraemx ndaej nyaenxhaed buzdauz giuzgin henjgim、lengiuzgin caeuq sanghhanz ganjgin. Mizdizvuz faenliz ok gij lingzsu A go'iemgaeq caeuq lingzsu B go'iemgaeq doiq nyaenxhaed ginhbuzgiuzgin、lazyang yazbaugin、nozgajsigin yienhda.

②Henhoh aen daep: Raemxyw dajcim go'iemjsae 5 gwz/ciengwz、8 gwz/ciengwz、15 gwz/ciengwz 10 ngoenz hawj dungx noulwg dajcim，ndaej nyaenxhaed CCl4 dwk ALT (guzcauj conjanhmeiz)、LTG (ganhsanhsenj ganhyouz)、MDA (ganhbingj wcenz) swng sang caeuq baujhoh aen daep cauhveiz gezgou yienhda.

③Gizyawz yozlij cozyung:

Demgiengz menjyiz: Aeu ywraemx dajcim go'iemjsae 2 gwz/ciengwz 5 baez、3 gwz/ciengwz 2 baez，gek ngoenz hawj lajnaeng nouhung dajcim gungh 7 baez，ndaej daezsang hezcihmeiz yenjswz yangzsingliz henz rog (ANAE) caeuq bizdwzyi meizgveivah baenz sibauhsu.

Gangqaiz: Yw dajcim 25 hauzgwz、50 hauzgwz、100 hauzgwz、150 hauzgwz ndaej ngaenxhaed gij sibauh vunz hozaiz *Hep*-2 caeuq sibauh gunghgingngamz *Hela*，ndawde 100 hauzgwz (48 diemjcung) caeuq 150 hauzgwz (48 diemjcung) ndaej faenbied nyaenxhaed sibauh *Hela*、sibauh *Hep*-2 daengz 100%.

Liuzcinhgauh sawj saej douq rogndang sousuk demgiengz daengz gaenjcieng sousuk，doiq simdaeuz gungsou youq ndawndang、rogndang ndaej sien gikrengz、caiq nyaenxhaed.

【Singqfeih goengyungh】 Feih haemz、manh，sug bingz. Gaijhuj cawz mbaeq，siu foeg gaij doeg.

【Cujyau yw】Daep fazyenz, gezmozyenz gaenhgip, okleih, baez foeg ok nong, ok cimj, ngwz doeg haeb sieng.

【Yunghfap yunghliengh】10~60 gwz, gwn ndaw, yungh rog habliengh.

【Ywbingh yungh daengz】

（1）Vuengzbiuhingz ganhyenz gaengip：Go'iemgaeq、gogutboiz；duhnamhfangz gak 30 gwz, cienqraemx gwn.

（2）Okleih：Go'iemgaeq 15 gwz, cienq raemx, okleih lwed gya begdiengz, okleih hau gya diengzhoengz heuz gwn.

（3）Gezmozyenz gaenjgip：Go'iemgaeq 30 gwz, cienq raemx oenq swiq ceh da in.

（4）Baez foeg ok nong, ok cimj：Go'iemgaeq habliengh, cienq raemx swiq giz in.

（5）Ngwz doeg haeb sieng：Go'iemgaeq ndip 60 gwz, dub yungz aeu raemx gya meiq 10 hauzswngh heuz gwn；nyaq yw oep seiq henz bak sieng.

35. Gomumhmeuz

【Coh'wnq】Mumhmeuzgoeng, yaznujmyauj, yenzcuih cihgvanjcauj.

【Goekgaen】Goyw neix dwg daengx go mumhmeuz dwg doengzhgo lumj bak.

【Yienghceij goyw】Go'nywj maj lai bi, sang daengz 1.5 mij. Ganj fueng, miz bwn. Mbaw dog doxdoiq ok, luenz gyaeq roxnaeuz yiengh luenz gyaeq gwnz gaeb laj gvangq, henz donh cungqgyang baihgwnz miz nyazgawq, baihlaj miz diemj sienq. Va lumj liengj；5 mbaw iemj, giet mak seiz lai hung；gyaeujva lumj vengq bak, saek

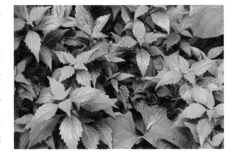

Gomumhmeuz

aeujoiq roxnaeuz saek hau；4 aen simboux, iet ok rog gyaeujva, raez daengz 5 lizmij. Mak genq iq luenz gyaeq.

【Diegmaj】Maj youq haijbaz daengz 1050 mij giz raemh cumx laj faex, miz seiz caemh raen youq gwnz diegbingz mbouj raemh, haujlai dwg vunz ndaem. Faenbouh youq Gvangjsih、Fuzgen、Daizvanh、Gvanghdungh、Haijnanz、Yinznanz.

【Gipyaeb gyagoeng】Daengx bi cungj ndaej yaeb, daengx go dak hawq bwhyungh.

【Seizneix yenzgiu】Vayoz yenzgiu：Hamz liuzsonhgai、veihfazyouz、cauganh、vudangz、gijdangz、buzdauzdangz cenzsonh daengj. Mbaw hamz neisiuhcenz gihcunz. Bouhfaenh gwnz namh hamz cwzlanzsu、3'-dazginghgih-5,6,7,4'-swgyazyangjgih vangzdungz、α-yanghsu cihcunz、β-guzcaihcunz、yungzgojsonh、huzlozbuzganh、yicwngz vangzdungz、vangzcinzsu swgyazmiz、cinghyouz gomumhmeuz hamz ningzmungzhih、lungznauj、seyangh caujfwnh daengj.

【Singqfeih goengyungh】Feih loq haemz, sug liengz. Gaijhuj cawz mbaeq, diuz doeng loh raemx, baiz rin doeng nyouh.

【Cujyau yw】 Aenmak fazyenz foeg raemx, nyouhniuj, rongznyouh fazyenz, lohnyouh gietrin, fungheiq hohndok in, damj giet rin.

【Yunghfap yunghliengh】 30~60 gwz, cienq raemx gwn.

【Ywbingh yungh daengz】

(1) Aenmak foeg raemx: Gomumhmeuz、gomaxdaez、nyarinngoux gak 30 gwz, cienq raemx gwn.

(2) Nyouhniuj, nyouhdeih, nyouhgaenj: Gomumhmeuz、go'gyap、golwgluengh gak 30 gwz, cienq raemx gwn.

(3) Lohnyouh giet rin: Gomumhmeuz、duhnamhfangz gak 60 gwz, cienq raemx gwn.

(4) Rongznyouh fazyenz: Gomumhmeuz 60 gwz, cienq raemx gwn.

(5) Mansing sinyenz foeg raemx: Gomumhmeuz 30 gwz, hozsoujvuh 20 gwz, rag godidauzva 15 gwz, nohcing 60 gwz, cienq raemx gwn.

Sam、Yw gaijhuj liengz lwed

36. Gocwxien

【Coh'wnq】 Swnghdivangz, divangzcwx, ragsanhyenh.

【Goekgaen】 Goyw neix dwg ndaek goenq gocwxien dwg doenghgo caemhmbaemx loih.

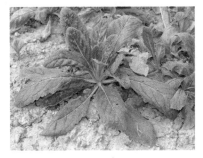

Gocwxien

【Yienghceij goyw】 Go'nywj hwnj daengjsoh maj lai bi, sang 25~40 lizmij, daengx go miz bwn'unq haumong. Ganj goenq biz hung miz noh, yiengh saeumwnz roxnaeuz lumj fangjcuiz. Goek ok baenz caz mbaw, lumj gyaeq dauqdingq roxnaeuz luenzbomj raez, henz miz nyaz du mbouj cingjcaez; ganj ok mbaw loq iq. 4~5 nyied haiva, va noix, faensanq baiz baenz duj vasiq hung; iemj va lumj cung, gyaeuj va lumj doengz, saek hoengzaeuj. 5~6 nyied giet makceh lai, yiengh gyaeq.

【Diegmaj】 Vunz ndaem, faenbouh youq Cungguek gak dieg.

【Gipyaeb gyagoeng】 Seizcou sou goenq, vit ganj mbaw caeuq rag mumh, hoem haeuj ndaw namhsa cwkyo bwhyungh, heuhguh cwxien ndip. Dawz cwxien ndip swiq cengh、hangq byot, cix heuh cwxien hawq (gocwxien). Dawz cwxien hawq cuengq haeuj ndaw doengh aen dajcaeng gya ndat naengj daengz nyinh ndaem guh hab, dawz ok dak daengz bet cingz hawq, ronq limq caiq dak hawq, heuh cwxien cug (cwxiencug).

【Seizneix yenzgiu】 Ndaej hawj sim rengz、swngsang hezyaz、doekdaemq hezdangz、sukdinj lwedgiet seizgan daengj, caemh ndaej nyaenxhaed gij cinhgin naengnoh.

【Singqfeih goengyungh】 Feih haemz gam, sug nit. Cwxien ndip: Gaijhuj liengz lwed, bouj yaem caux myaiz. Cwxien hawq: Bouj yaem caux myaiz, liengz lwed gaij doeg. Cwxien cug: Feih gam, sug loq raeuj, seng lwed bouj lwed.

【Cujyau yw】 Bingh ndat sieng yaem, hwngq ndat fanz hozhawq, linx hoengzndaem bakremj, rueg lwed, ndaeng lwed, ae lwed, lwed loemq, ok haex gietgeng, yaem haw ndaw ndat, dangzniubing, conghhoz foeg in, baez nong, lwed noix, dawzsaeg mbouj yinz, mak haw rwz ok rumz, sim diuq nyieg.

【Yunghfap yunghliengh】 Gocwxien 12~50 gwz, cienq raemx gwn.

【Ywbingh yungh daengz】

(1) Mak haw rwz ok rumz: Gocwxien 12 gwz, faeklingz 10 gwz, gaeucuenqiq 6 gwz, vaizsanh 10 gwz, naeng mauxdan 1 gwz, swzse 10 gwz, cienq raemx gwn.

(2) Rueg lwed: Gocwxien 30 gwz, rag hazranz 20 gwz, godahau 20 gwz, cienq raemx gwn.

37. Govaihag

【Coh'wnq】 Yizciuhcon, denzbenhgiz.

【Goekgaen】 Goyw neix dwg ganj goenq roxnaeuz daengx go gomajlanz dwg doenghgo gut loih.

【Yienghceij goyw】 Go'nywj maj lai bi, sang 30 ~ 60 lizmij. Ganj goenq banraih. Ganj daengjsoh, goek daiq saek aeuj. Goek ok baenz caz mbaw, mbaw ganj doxcax ok, gwnz gvangq laj gaeb roxnaeuz yiengh gyaeq dauqdingq luenzfueng, raez 3~10 lizmij, gvangq 1.5~2.5 lizmij, byai du roxnaeuz soem, giz goek cugciemh gaeb, mbouj miz gaenz, henz miz nyaz combang roxnaeuz yiengh fwed dek feuz, caemhcaiq miz bwnco; donh gwnz mbaw iq, daengx mbaw caezcingj. Vasiq lumj gyaeuj cizging daih'iek 2.5 lizmij, duj dog ok youq dingj

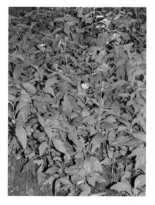

Govaihag

nye baiz baenz yiengh fuengzliengj mbang; mbawgyaj lumj mbiengj giuz, mbawgyaj 2~3 caengz; va lumj linx 1 caengz, saek aeujoiq, vameh, va lumj doengz saek henj, song singq. Mak byom lumj gyaeq dauqdingq, bej bingz, miz bwn; bwn gwnz dingj noix cix dinj. Geizva youq byai seizcou.

【Diegmaj】 Maj youq gwnz ndoi、henz naz、henz mieng、henz loh giz dieg cumx. Faenbouh youq baihnamz gak dieg Cungguek.

【Gipyaeb gyagoeng】 Seizhah、seizcou sou yaeb daengx go, swiq cengh, dak hawq bwhyungh roxnaeuz yungh ndip.

【Singqfeih goengyungh】 Feih manh, sug bingz. Gaij doeghuj, sanq giet siu foeg, dingz lwed.

【Cujyau yw 】 Ndaeng ok lwed, nohheuj ok lwed, laj naengnoh ok lwed, conghhoz in，vuengzbiuhingz ganhyenz gaenjgip，gamxmou，okleih，nyan，gag foegdoeg，ngwz haeb sieng，rwznum，saicij in，gamjmauq fatndat.

【Yunghfap yunghliengh】Govaihag 9～15 gwz（yungh yw lai 50～100 gwz），cienq raemx gwn. Dub yungz oep rog giz sieng.

【Ywbingh yungh daengz】

（1）Ndaeng ok lwed：Daengx go govaihag habliengh，dub yungz oet haeuj ndaw ndaeng（congh），itbuen 1～3 faencung cix ndaej dingz lwed.

（2）Gag foegdoeg：Daengx go govaihag、yinzswcauj gak faenh doxdoengz，dub yungz oep rog giz sieng.

（3）Rwznum：Gomajlanz dub yungz，aeu raemx gya binghben roxnaeuz di meiqsoemj ndeu，ndik haeuj rwz，moix ngoenz 3 baez.

38. Gogaekboux

【Coh'wnq】Cuzyez mwzdungh，mbawcukraez，gohaeux roeggae.

【Goekgaen】Goyw neix dwg daengx go gogaekboux dwg doenghgo hozbwnj loih.

【Yienghceij goyw】Go'nywj maj lai bi. Ganj goenq co dinj. Mumh rag mbangmbat，gaenh gwnz dingj byai bongz hung roxnaeuz gaiq goenq miz raiz lumj fag cuiz. Ganj loq noix，baenzcaz ok，sang 50～100 lizmij. Mbaw gvangq gwnz gaeb laj gvangq，raez 5～20 lizmij，gvangq 2～3 lizmij，byai cugciemh soem，giz goek gaeb suk baenz lumj diuz gaenz，song mbiengj ronghngaeuz roxnaeuz miz bwn hau dinj lumj oen iq doed hwnjdaeuj，sai doxbingz caemhcaiq miz diuz sai vang ronghcingx；mbaw buengz ronghngaeuz roxnaeuz loq mizdi

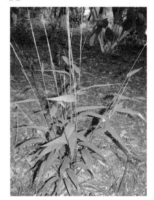

Gogoekboux

bwnsaeq；mbaw linx iq dinj，ndangj. Vasiq lumj cuenq；riengz iq gwnz gaeb laj gvangq，raez 7～12 hauzmij（daiq laezcim），gvangq 1.5～2.5 hauzmij，hoh luet youq laj byak；byak mbouj fat doxcomz gienjduk nanwt，caemhcaiq cugciemh gaeb iq，gwnz dingj miz laezcim dinj. Mak ceh lai saek hoengzgeq. Geizva、geizmak cungj dwg 6～10 nyied.

【Diegmaj】Maj youq laj faex roxnaeuz giz raemhcumx. Faenbouh youq Cungguek Cangzgyangh liuzyiz dieg baihnamz caeuq dieg saenamz.

【Gipyaeb gyagoeng】1～9 nyied hai va gaxgonq vat aeu rag，swiq cengh dak hawq bwhyung.

【Seizneix yenzgiu】①Gaijhuj. ②Doeng nyouh. ③Lij ndaej swng hezdangzciz.

【Singqfeih goengyungh】Feih gam、cit，sug liengz. Gaijhuj，cawz fanz，doeng nyouh.

【Cujyau yw】Bingh huj simfanz，hozhawq，bak hwnj nyaix，noh heuj foegin，ok nyouh hoengz henj, nyouhniuj, ok nyouh ndat in.

【Yunghfap yunghliengh】Gogaekboux 3～15 gwz, cien raemx gwn.

【Ywbingh yungh daengz】

(1) Bingh huj simfanz: Gogaekboux 15 gwz, megdoeng 15 gwz, cienq raemx gwn, moix ngoenz 3 baez.

(2) Nohheuj foeg in: Mbawgaekboux 15 gwz, moegdoeng 5 gwz, gocwxien 10 gwz, goganggaeu 6 gwz, gamcauj 3 gwz, cienq raemx gwn, moix ngoenz 3 baez.

(3) Nyoujniuj: Mbaw gaekboux 15 gwz, go'mbon 10 gwz, gogutgeuj 15 gwz, vangzcinz 6 gwz, godaihcing 10 gwz, cienq raemx gwn, moix ngoenz 3 baez.

39. Gogutnyungq

【Coh'wnq】Godaengloengz, bauqnajbyak, gobauqbep, makdaengloengz.

【Goekgaen】Goyw neix dwg daengx go mak daiq iemj gogutnyungq dwg doenghgo gez loih.

【Yienghceij goyw】Go'nywj maj baenz bi, daengx go miz bwn unq dinj nanwt, sang 25～60 lizmij. Ganj ninz vang cix mbat doxhwnj, faen nga lai. Mbaw doxcax ok, luenz gyaeq daengz yiengh gyaeq lumj sim, raez 4～8 lizmij, gvangq 2～6 lizmij, goek ngeng mbat, henz miz nyazgawq mbouj doxdoengz hung; gaenz mbaw raez 1～3 lizmij. Va dog ok youq laj

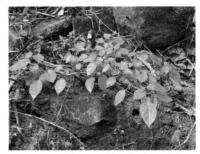

Gogutnyungq

mbaw; iemjva lumj aen goenh, dek 5 limq; dujva lumj cung, saek henj oiq, cizging 6～10 hauzmij, 5 limq dek feuz, giz goek limq dek miz diuz raiz saek aeuj, henz miz bwn; simboux 5 aen, ywva saek henj; fuengzlwg 2 aen. Makciengh lumj giuz, saek heu, cizging daih'iek 1.2 lizmij, caengz rog dwg aen iemj saek heu bongzhung mbouj loenq; iemj mbouj loenq lumj gyaeq roxnaeuz lumj gyaeq gvangq, raez 2～3 lizmij, cizging 2～2.5 lizmij, giz goek loq mboep roengz bae. Geizva 6～8 nyied, geizmak 8～10 nyied.

【Diegmaj】Maj youq gwnz ndoi、gyang naz、henz loh、henz rij、henz mbanj. Faenbouh youq Cangzgyangh baihnamz gak dieg.

【Gipyaeb gyagoeng】Seizhah、seizcou yaebsou mak daiq iemj caeuq daengx go, dak hawq bwhyungh roxnaeuz yungh ndip.

【Singqfeih goengyungh】Feih soemj, sug bingz. Gaij doeghuj, doeng nyouh dingz lwed.

【Cujyau yw】Gamjmauq fatndat, bwt huj ae, hoz in, bwzyizgwz, gamxmou, benjdauzdij fazyenz gaenjgip, gyaeqraem fazyenz, raembouz in, saej fazyenz, okleih, naengnoh humz, baez nong, daep fazyenz, nyouhniuj, oknyouh hoj.

【Yunghfap yunghliengh】Daengx go 15～62 gwz, cienq raemx gwn. Mehmizndang geih gwn.

【Ywbingh yungh daengz】

(1) Daep fazyenz gaenjgip: Ganj rag gogutnyungq ndip 62 gwz, godumhvaiz 20 gwz, cienq raemx gwn, roxnaeuz dub yungz aeu raemx gya dangzrwi cung gwn, moix ngoenz 2 baez.

(2) Nyouhniuj: Gogutnyungq 62 gwz, gomaxdaez 15 gwz, goriengroeggae 32 gwz, faexgoenglauz 20 gwz, cienq raemx gwn, moix ngoenz 3 baez.

40. Gorwzguk

【Coh'wnq】 Ginhswhhozyez, laujhujcangh.

【Goekgaen】 Goyw neix dwg daengx go gorwzguk dwg doenghgo rwzguk loih.

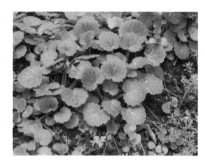

Gorwzguk

【Yienghceij goyw】 Go'nywj ciengzseiz heuloeg maj lai bi, daengx go miz bwn. Raihbanh ganj saeq, saek aeujhoengz, byai daem namh maj ok nye oiq. Mbaw baenz caz ok, miz noh, yiengh luenz roxnaeuz yiengh mak vunz, giz goek lumj sim roxnaeuz lumj mienhgat, henz miz nyaz gawq du mbouj cingjcaez, song mbiengj miz bwn raez, baihlaj ciengzseiz dwg saek hoengzaeuj roxnaeuz miz diemj raiz; gaenz mbaw raez, saek hoengzaeuj. Ganj va sang 10~30 lizmij, miz faen nga, baenz yiengh luenzcuenq; va iq, ganj va beij va raez; 5 mbaw iemj, 5 limqva, saek hau, mbouj cingjcaez, song limq baihlaj hung gvaq sam limq baihgwnz 3 ~ 4 boix, sam limq baihgwnz gak miz 5 diemj raiz hoengzndaem roxnaeuz raiz henj, simboux 10 aen, fuengzlwg youq baihgwnz. Mak ceh lai lumj gyaeq luenz, saeuva mbouj loenq. Geizva 5~8 nyied, geizmak 7~11 nyied.

【Diegmaj】 Maj youq giz dieg raemhcumx、laj faex raemh henz rij roxnaeuz ndaw geh rinbya. Faenbouh youq Cungguek vazdungh、cungnamz caeuq saenamz gak sengj gih.

【Gipyaeb gyagoeng】 Daengx bi cungj ndaej yaeb, yungh ndip roxnaeuz lajraemh dak hawq bwhyungh.

【Seizneix　yenzgiu】 Hamz swnghvuzgenj、siuhsonhgyaz caeuq luzvagyaz、yungzgojfwnhdai. Ndaw mbaw heu hamzmiz gij fwnhmeiz ndaej dawz swnsiz gahfeihsonh yangjva baenz linzveigunh doxdoiq, gij doeklaeng ginggvaq swyienz yangjva cix ndaej baenz majlisubizsu.

【Singqfeih goengyungh】 Feih manh、loq haemz, sug nit; mizdi doeg. Gaijhuj liengz lwed, gaij doeg, sousuk.

【Cujyau yw】 Rwznum, ok cimj, humz ndaenq, baez bwt ok nong, raemx feiz log sieng, baezhangx, baeznit, linzbah gezhwz.

【Yunghfap yunghliengh】 Daengx go 20～100 gwz, cienq raemx gwn. Yungh rog habliengh, cienq raemx swiq giz in.

【Ywbingh yungh daengz】

(1) Rwznum: Gorwzguk ndip habliengh, swiq cengh dub aeu raemx, ndik haeuj ndaw rwz（ndaej gya di binghben）. Sien dawz gij doxgaiq ndaw rwz ok cengh, yienzhaeuh ndik yw raemx haeuj bae, moix ngoenz 3 baez.

(2) Baez bwet ok nong: Gorwzguk ndip 12 gwz, mbaw vagimngaenz 50 gwz, go'byaekvaeh 50 gwz, goloemq 50 gwz, goganhsieg 50 gwz, cienq raemx gwn, moix ngoenz 3 baez.

(3) Feiz raemx log sieng: Gorwzguk 100 gwz, naeng faex makmyaz 100 gwz, cienq raemx, noengz baenz gau cat rog.

41. Gaeugawh

【Coh'wnq】 Gaeulahlah, gaeuvujyezcaz.

【Goekgaen】 Goyw neix dwg bouhfaenh gwnz namh gogaeugawh dwg doenghgo sangh loih.

【Yienghceij goyw】 Go'nywj doxgeuj maj lai bi, nye caeuq gaenz mbaw cungj miz naeng oen ok dauqdingq. Mbaw doxdoiq ok, 5～7 faj fwngz dek laeg, roxnaeuz gek miz 3 limq, limq dek miz nyaz gawq co, song mbiengj cungj miz bwn'oen cocat, baihlaj miz sendenj iq saek henj; gaenz mbaw raez. Va singq dog mbouj doengz nye, vaboux baiz baenz vasiq

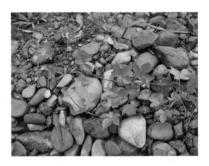

Gaeugawh

luenzcuenq, buengzva caeuq simboux gak 5 aen; miz va baiz baenz vasiq riengz lumj aen luenz, mbawgyaj yiengh gyaeq gwnz gaeb laj gvangq, miz bwn'oen saek hau caeuq sendenj iq saekhenj, moix mbaw gyaj miz 2 duj va, duj ndeu fat, buengzva doiqva baenz benq i ndeu, daengx mbaw caezcingj. Mak byom saek henjoiq, lumj giuz bej. Geizva 7～8 nyied, geizmak 8～9 nyied.

【Diegmaj】 Maj youq henz mieng、henz loh、dieg fwz caeuq giz gaenh ranz. Faenbouh youq Cungguek gak dieg.

【Gipyaeb gyagoeng】 Seizhah、seizcou yaeb sou, yungh ndip roxnaeuz dak hawq bwhyungh.

【Seizneix yenzgiu】 Doiq gwzlanzci yangzsinggin nyaenxhaed yienhda, doiq gwzlanzci yangzsinggin caeuq yinhsinggin、yaumujgin daengj banhmaj caemh ndaej nyaenxhaed, caemh miz baugau doiq gwzlanzci yinhsinggin、yaumujgin mbouj miz yungh. Gaeugawhdungz doiq meuz miz wsiuhgihfwnh cozyung, dajcim haeuj meghung 3 hauzgwz/ciengwz le, ndaej hawj yangjhaulieng sikhaek gya lai baenz boix, caemhcaiq okyienh diem heiq gaenjgip, ciep dwk dijvwnh swng sang; caemh ndaej aenvih vwnhdu daiq sang（45 ℃）cix dai，dai vaiq caemhcaiq fatseng "seindangj" youqgangj. Daj cim lai lij ndaej ok nyouhdangz、nyouhlwed.

【Singqfeih goengyungh】Feih gam、haemz，sug nit. Gaij hujdoeg，doeng nyouh.

【Cujyau yw】Nyouhniuj，lohnyouh giet rin，dungxraeng，oksiq，bwtgezhwz hwngq baenzraq，lengxhanh，ok cimj，naengnoh humzndaenq，nyungz nengz haeb sieng.

【Yungfap Yunghliengh】Gaeugawh 25～100 gwz，cienq raemx gwn. Yungh rog habliengh.

【Ywbingh yungh daengz】

（1）Feigezhwz hwngq baenz raq：Gaeugawh 50 gwz，goliengjdaemq 20 gwz，mbawgoenglauz 15 gwz，cienq raemx gwn，moix ngoenz 3 baez.

（2）Nyouhniuj：Gaeugawh 100 gwz，byaekhom 100 gwz，golienzgva 30 gwz，cienqraemxgwn，moix ngoenz 3 baez.

（3）Naengnoh humzndaenq：Gaeugawh 200 gwz，vagutcwx 30 gwz，gomakmou 200 gwz，gaeugutgeuj 200 gwz，cienq raemx swiq rog.

Seiq、Yw gaijhuj gaij doeg

42. Vagimngaenz

【Coh'wnq】Va'ngaenz，vasueng. Gaeu：Gaeugimngaenz，gaeuvagimngaenz.

【Goekgaen】Goyw neix dwg valup（couhdwg vagimngaenz）caeuq daiq gaeu ganj govagimngaenz dwg doenghgo vagimngaenz loih.

【Yienghceij goyw】Go gaeufaex heu buenq bi maj lai bi. Ndaw ganj gyoeng，nye geq saek coenggeq，baenz diuz dek bok，nye oiq saek heu，miz bwn'unq nanwt. Mbaw doxdoiq ok，luenz gyaeq daengz luenz gyaeq raez，raez 3～8 lizmij，gvangq 1.5～4 lizmij，codaeuz song mbiengj cungj miz bwn，doeklaeng cix mbiengj gwnz mbouj miz

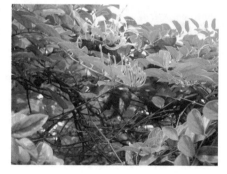

Vagimngaenz

bwn. Va baenz doiq goemz ok，ganj va caeuq va cungj miz bwn'unq dinj；mbawgyaj lumj mbaw，lumj gyaeq；iemjva dek 5 limq，mbouj miz bwn roxnaeuz bwn mbang；dujva ngamq hai seiz saek hau，doeklaeng bienq saek henj，miz seiz daiq saek aeuj，baihrog miz bwn sieng unq，doengz va saeq raez，vengq gwnz 4 limq dek feuz. Vengq laj gaeb cix mbouj dek；simboux 5 aen，iet ok rog dujva；fuengzlwg youq laj. Makciengh lumj giuz，mwh cug saek ndaem. Geizva 4～6 nyied，geizmak 8～10 nyied.

【Diegmaj】Maj youq gwnzndoi、ndawlueg、henz faex、henz led. Faenbouh youq Cungguek daihbouhfaenh digih，cujyau youq Hoznanz、Sanhdungh.

【Gipyaeb gyagoeng】 5～6 nyied yaeb valup, mbe baenz caengz mbang dak hawq bwhyungh; ngoenzraemh dak hawq roxnaeuz feiz iq gangq hawq bwhyungh, hoeng gangq gvaq saek haemq ndaem; ceh vunz ndaem daihsam bi yaeb sou, yungh ndip roxnaeuz ceuj ndaem yungh. Seizcou、seizdoeng sou daiq mbaw ganj gaeu, dak hawq bwhyungh.

【Seizneix yenzgiu】

(1) Gaj nengz cozyung: Youq rog ndang doiq lai cungj nengz (sanghhanz ganjgin、fusanghhanz ganjgin、dacangz ganjgin、benhingz ganjgin、luznungz ganjgin、bwzyizgwz ganjgin、hozlon huzgin caeuq buzdauzgiuzgin、lengiuzgin、feiyenz sanghgiuzgin、naujmozyenz giuzgin daengj) cungj ndaej nyaenxhaed. Vagimngaenz youq rog ndang doiq yinzhingz gezhwz ganjgin ndaej nyaenxhaed mbangj. Gij ywraemx cimq (1∶4) youq rog ndang doiq haujlai cinhgin naengnoh nyaenxhaed haemq mbaeu.

(2) Gizyawz cozyung: Vagimngaenz ndaej gemjnoix lohsaej doiq damjcaihcunz supsou; yw vagimngaenz cimq raemx ndat doiq youhmwnz gezcazsing veigveiyangz nou hung mizdi yawhfuengz cozyung.

【Singqfeih goengyungh】 Feih gam, sug nit. Gaij hujdoeg.

【Cujyau yw】 Hwngqhuj gamjmauq, hoz foegin, gamxmou, damjdauq gamjyiemj, okleih, cangzyenz, baez ok nong, danhduz, saicij in.

【Yunghfap yunghliengh】 Vagimngaenz 9～15 gwz roxnaeuz gaeu 9～31 gwz, cienq raemx gwn.

【Ywbingh yungh daengz】

(1) Hoz foegin: Vagimngaenz 15 gwz, lienzgyauq 15 gwz, nyaqrahgaeq 10 gwz, bozhoz 6 gwz, cienq raemx gwn, moix ngoenz 3 baez.

(2) Lohdamj gamjyiemj: Vagimngaenz 15 gwz, vangzginz 9 gwz, lienzgyauq 15 gwz, vagut 10 gwz, gohungh 15 gwz, cienq raemx gwn, moix ngoenz 3 baez.

43. Nyafaenzlenz

【Coh'wnq】 Yizgenhij, lanjhwzlenz, vanbingsenh.

【Goekgaen】 Goyw neix dwg donh gwnz go nyafaenzlenz dwg doenghgo cozcangz loih.

【Yienghceij goyw】 Go'nywj maj baenz bi, sang 50～10 lizmij, daengx go cungj gig haemz. Ganj daengjsoh, faen nga lai, miz 4 gak, hoh bongz hung. Mbaw doxdoiq ok, lumj gyaeq luenzfueng daengz luenzfueng gwnz gaeb laj gvangq, raez 2～11 lizmij, gvangq 0.5～2.5 lizmij, byai cugciemh soem, goek lumj dingdok, daengx mbaw caezcingj roxnaeuz lumj raemxlangh feuz, baihgwnz saek heugeq, baihlaj heuoiq. Sai henz 3～4 doiq; gaenz mbaw dinj roxnaeuz ca mbouj lai mbouj miz gaenz. Vasiq luenzcuenq va lai; iemj va 5 limq dek laeg, rog miz bwnsienq; dujva saek hauaeujoiq, lumj bak, vengq gwnz goz gvaq rog, dek 2 nyaz, vengq laj daengjsoh, dek 3 limq feuz;

simboux 2 aen, fuengzyw aen hung aen iq, hung miz
bwnmumh, mbiengj seiva miz bwn'unq; fuengzlwg 2 aen.
Mak ceh lai lumj sienq luenz raez, daih'iek raez 1.5 lizmij,
song mbiengj lumj naenx bej, cungqgyang miz diuz lueng laeg.
Geizva, geizmak cungj dwg seizhah, seizcou.

【Diegmaj】 Maj youq henz loh, diegfwz, henz mbanj,
vunz ndaem lai. Faenbouh youq Gvangjsih, Gvangjdungh,
Fuzgen, Yinznanz, Gyanghsuh, Sanghaij, Cezgyangh,
Gyanghsih daengj dieg.

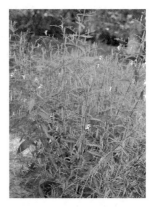

Nyafaenzlenz

【Gipyaeb gyagoeng】 Seizhah, seizcou yaeb sou daengx
go, swiq cengh yungh ndip roxnaeuz dak hawq bwhyungh. Go
ndaem bi ndaem ndaej sou, youq mwh codaeuz haiva yaeb sou haemq ndei（mwh de
cungjneicij hamzliengh ceiq sang）, youq Gvangjsih, Gvangjdungh ndaem moix bi ndaej
sou song baez.

【Seizneix yenzgiu】

（1）Gaj nengz cozyung：Ndaw nyafaenzlenz hamz nyafaenzlenz moq neicij youq
gwnz linzcangz doiq yw siginsing liciz beij luzmeizsu caeuq lidwzlingz haemq ndei,
caemhcaiq mbouj miz fucozyung caeuq doegsingq. Rog ndang sawqniemh, nyafaenzlenz
doiq mbangj hingzbez gouhdonhlozcenzdij ndaej nyaenxhaed roxnaeuz gaj mied. Doiq
feiyenz giuzgin, gyazlen giuzgin caeuq gajdah giuzgin caemh ndaej nyaenxhaed mbangj.

（2）Gang binghdoeg cozyung：Ywraemx nyafaenzlenz hawj guh'wz binghdoeg
ECHO yinxhwnj yinzbeih sinsibauh doiqbienq bienq ndaej menh numq.

（3）Gizyawz cozyung：Doeng sailwed cozyung yienhda.

【Singqfeih goengyungh】 Feih haemz, sug nit. Gaij hujdoeg, siu foeg dingz in.

【Cujyau yw】 Dungxsaej fazyenz gaenjgip, okleih, benjdauzdij fazyen, hoz in, bwt
fazyenz, feigezhwz, cihgigvanjyenz, gak cungj sigin yinxhwnj aen bwt gamjyiemj,
bingh gouhdonhlozcenzdij, baez foeg ok nong, ngwz doeg haeb sieng, ok cimj,
binghhmazfungh.

【Yunghfap yunghliengh】 Daengx go 9~15 gwz, cienq raemx gwn; mba 1.5~3 gwz
（ndaej caeux haeuj ndaw daehgyau）, gyan gwn. Yungh rog habliengh.

【Ywbingh yungh daengz】

（1）Cihgigvanjyenz：Nyafaenzlenz 9~15 gwz, cienq raemx gwn.

（2）Feigezhwz：Nyafaenzlenz 10 gwz, gobyaekvaeh 50 gwz, goloemq 50 gwz,
gamcauj 10 gwz, goliengjdaemq 20 gwz, cienq raemx gwn, moix ngoenz 3 baez.

（3）Baez foeg ok nong：Nyafaenzlenz habliengh, dub yungz oep giz in, boux deng
ngwz haeb sieng oep seiq henz bak sieng.

44. Go'byaekvaeh

【Coh'wnq】 Byaekdeih, byaekhaeu, coulingzdanh.

【Goekgaen】 Goyw neix dwg daengx go byaekvaeh dwg doenghgo govuengzngoh loih.

【Yienghceij goyw】 Go'nywj maj lai bi， sang 15～50 lizmij， miz heiq haeusing. Rag ganj banraih， gwnz hoh ok rag. Mbaw doxcax ok， yiengh sim roxnaeuz lumj gyaeq gvangq， raez 3～8 lizmij， gvangq 4～6 lizmij， miz diemj sienq iq， gwnz sai song mbiengj miz bwn， baihlaj saek hoengzaeuj；diuz gaenz mbaw 1～3 lizmij， mbaw daix lumj diuz， donh laj caeuq gaenz

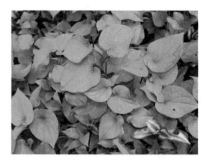

Go'byoekvoeh

mbaw hab baenz yiengh buengz. Vasiq lumj riengz ok youq gwnz hohganj， caeuq mbaw doxdoiq ok， giz goek miz mbawgyaj lumj limq va saek hau 4 limq；va iq， song singq， mbouj miz buengzva， ngamq miz aen iq lumj sienq；simboux 3 aen， donh laj seiva caeuq fuengzlwg doxhab maj；mbaw mbouj fat 3 mbaw， donh laj doxhab maj. Makcehlai luenz gyaeq， gwnz dingj dek hai. Geizva 5～8 nyied， geizmak 7～10 nyied.

【Diegmaj】 Maj youq giz raemhcumx roxnaeuz dieg daemq henz raemx. Faenbouh youq Gvangjsih、Gvangjdungh、Yinznanz caeuq Cangzgyangh baihnamz gizyawz deihfueng.

【Gipyaeb gyagoeng】 7～9 nyied gvej aeu donh gwnz roxnaeuz vat rag ganj， dak hawq bwhyungh roxnaeuz yungh ndip.

【Seizneix yenzgiu】

（1） Gaj nengz cozyung：Doiq gajdah giuzgin、liuzganj ganjgin、feiyenz giuzgin、buzdauz giuzgin henjgim nyaenxhaed yienhda， doiq liciz ganjgin、dacangz ganjgin、sanghhaz ganjgin nyaenxhaed haemq ca.

（2） Gangq binghdoeg.

（3） Doeng nyouh.

（4） Gizyawz cozyung：Byaekvaeh lij miz dingh in、dingz lwed、nyaenxhaed raemx ieng ok、coicaenh cujciz caiq maj daengj.

【Singqfeih goengyungh】 Feih manh， sug loq nit. Gaij doeghuj.

【Cujyau yw】 Bwt fazyenz， cihgigvanjyenz， hoz in ae， bwt ok nong， daep ok nong， nyouhniuj， rongznyouh fazyenz， sinyisinyenz， mansing gunghgingjyenz， hwnjnwnj， baezhangx foeg in， baezyag foeg in.

【Yunghfap yunghliengh】 Daengx go yw hawq 10～50 gwz roxnaeuz yw ndip 50～100 gwz， cienq raemx gwn.

【Ywbingh yungh daengz】

（1） Hoz in ae：Byaekvaeh ndip 100 gwz， goloemq 50 gwz， mbaw bizbaz（vitbwn） 15 gwz， godoenghmboengq 15 gwz， cienq raemx gwn， moix ngoenz 3 baez.

（2） Bwt ok nong：Byaekvaeh、cehsetgva、cehdauz、raghazdaij ndip、gitgaengq、 gamcauj、cehlwgrou ndip gak 10 gwz，cienq raemx gwn，moix ngoenz 2 baez.

（3）Nyouhniuj，rongznyouh fazyenz：Rag ganj byaekvaeh 6～18 gwz，go'mbon 3～6 gwz，cienq raemx gwn，moix ngoenz 3 baez.

45. Ragduhbya

【Coh'wnq】Ragduhbya，ragduhhaemz，youzcihvaiz.

【Goekgaen】Goyw neix dwg rag goduhbya dwg doenghgo youzcihvaiz.

【Yienghceij goyw】Iet raih gig raez，saek henjgeq，gig haemz. Nye oiq miz bwnunq nanwt. Yiengh fwed song mbaw doxcax ok，mbaw iq 11～17 mbaw，luenz gyaeq roxnaeuz luenz raez lumj gyaeq，raez 1～2.5 lizmij，gvangq 0.5～1.5 lizmij，dingj gyaeuj mbaw iq ndeu haemq hung，baihgwnz miz bwn'unq dinj mbang，baihlaj miz bwnunq dinj saek hoengzmong nanwt；gaenz mbawq iq dinj，miz bwn. Duj va hung ok gwnzdingj caeuq ok youq laj mbaw，miz bwn；iemjva lumj cung gvangq，miz bwn mbang，byai dek 5 nyaz；dujva

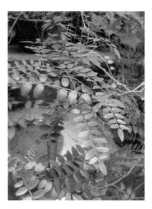

Ragduhbya

lumj mbungqmbaj，saek hauhenj；simboux 10 aen；fuengzlwg miz bwn unq nanwt，saeuva vangoz，gwnz gyaeuj saeu ok baenz yup bwnunq. Makbyak lumj caw doxlienz. Geizva 5 nyied.

【Diegmaj】Maj youq laj byarin roxnaeuz ndaw geh rin gwnz dingjbya. Faenbouh youq Gvangjsih、Gyanghsih、Gvangjdungh caeuq Gveicouh daengj sengj gih.

【Gipyaeb gyagoeng】Daengx bi ndaej sou rag，haiva gaxgonq roxnaeuz seizcou yaebsou ceiq hab，vat aeu rag，cawz bae rag saeq，swiq cengh dak hawq bwhyungh.

【Seizneix yenzgiu】

（1）Ndaej gangq ngamz：Ndaej nyaenxhaed swjgunghgingaiz. Nyaenxhaed baeznoh S180 caemh ndaej daengz 25% doxhwnj. Ragduhbya cungj ndaej nyaenxhaed dozginghmeiz bwzsibauh boux bwzhezbing linzbahsibauhhingz gaenjgip caeuq boux lizsibauhhingz gaenjgip，doiq boux baihnaj diemheiq ndaej nyaenxhaed di.

（2）Ndaej nyaenxhaed gij nengz gamjyiemj doenghgo.

【Singqfeih goengyungh】Feih haemz，sug nit. Gaij doeghuj，siu foeg dingz in.

【Cujyau yw】Hozin，hoz foegin，benjdauzdijyenz gaenjgip，bwt huj ae，nohheuj foeg in，vuengzbiuhingz daep fazyenz gaenjgip，baezhangx，nyan，nengz doeg ndat sieng，mansing cihgigvanjyenz，haexgeng.

【Yunghfap yunghliengh】Rag 3～9 gwz，cienq raemx gwn.

【Ywbingh yungh daengz】

（1）Hoz foegin：Ragduhbya 9 gwz，caemhmbaemx 9 gwz，bozhoz 6 gwz，gamcauj 3 gwz，cienq raemx gwn，moix ngoenz 3 baez.

（2）Nohheuj foeg in：Ragduhbya ronq baenz limq mbang，hamz youq giz in；roxnaeuz ragduhbya 9 gwz，caemhmbaemx 6 gwz，naenggaeujgij 6 gwz，gamcauj 3 gwz，cienq raemx gwn，moix ngoenz 3 baez.

46. Gosamnga

【Coh'wnq】Sanhngahguj，sanhcahhuj，sanhyahguj.

【Goekgaen】Goyw neix dwg rag roxnaeuz mbaw go samnga dwg doenghgo yinzyangh loih.

【Yienghceij goyw】Cazfaex roxnaeuz faex iq，daengx go haemz，naeng rag saek hau，naeng faex haumong. Song mbaw doxdoiq ok，mbaw iq 3 mbaw，lumj ceij，yiengh luenzbomj gwnz gaeb laj gvangq，raez 7～12 lizmij，gvangq 2～5 lizmij，byai soem raez，giz goek cugciemh gaeb iet baenz gaenz dinj，daengx mbaw caezcingj，miz diemj youz. Vasiq

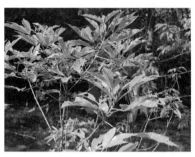

Gosamnga

luenzcuenq ok youq laj mbaw；va iq，singq dog，saek hauhenj；iemj va 4 mbaw；limq va 4 limq，miz sendenj；sim vaboux beij limq va raez，fuengzlwg doiqvaq dinj iq；fuengzlwg vameh miz bwn nanwt，simboux doiqvaq beij limq va dinj. Makdek 2～3 naed，saek coenghenj，feih maz manh. Ceh saek ndaem.

【Diegmaj】Maj youq gwnz ndoi ndoengfaex mbang roxnaeuz ndaw cazfaex. Faenbouh youq Gvangjsih、Gvangjdungh、Fuzgen.

【Gipyaeb gyagoeng】Daengx bi ndaej aeu rag，swiq cengh，ronq limq dak hawq bwh yungh；mbaw laj raemh dak hawq bwh yungh.

【Seizneix yenzgiu】Mbaw hamz veihfazyouz，ndaw youz cujyau cwngzfwn dwg α-baihih、ganghcenz. Rag raen miz swnghvuzgenj fanjying.

【Singqfeih goengyungh】Feih haemz，sug nit. Gaij doeghuj，gaj nengz dingz in.

【Cujyau yw】Benjdauzdij fazyenz，hoz in，vuengzbiuhingz daep fazyenz，fuengheiq hohndok in，coguzsinzgingh in，hwetga in，baez nong foeg in，funghvoh cujci fazyenz，baezngwz，gamjmauq fatndat，gamjmauq liuzhingz，naujyenz liuzhingz.

【Yunghfap yunghliengh】Rag 9～50 gwz roxnaeuz mbaw 9～15 gwz，cienq raemx gwn. Yungh rog habliengh.

【Ywbingh yungh daengz】

（1）Vuengzbiuhingz daep fazyenz：Mbaw samnga 15 gwz，godoenghmboengq 20 gwz，gogutboiz 20 gwz，cienq raemx gwn，moix ngoenz 3 baez.

（2）Bwt huj ae：Rag gosamnga 50 gwz，go'byaekvae 20 gwz，cienq raemx gwn，moix ngoenz 3 baez.

（3）Coguzsinzgingh in：Rag gosamnga 10～50 gwz，gosamaz 30 gwz，gogaeulwed 20 gwz，liujdiuhcuz 20 gwz，cienq raemx gwn，moix ngoenz 3 baez. Caemh ndaej aeu gosamnga dog 50 gwz， aeuq ga mou gwn.

47. Govahenj

【Coh'wnq】Giujlijmingz，giujlijgvangh.

【Goekgaen】Goyw neix dwg daengx go vahenj dwg doenghgo gut loih.

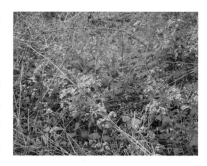
Govahenj

【Yienghceij goyw】Go'nywj maj lai bi. Ganj faex， miz raiz daengj saeq， ngamq ok daengjsoh， doeklaeng baenz yiengh benzraih， donh gwnz faen nga lai， miz bwn'unq loenq. Mbaw doxcax ok， yiengh sam gak lumj luenzbomj raez roxnaeuz lumj gyaeq gwnz gaeb laj gvangq， raez 6～12 lizmij， gvangq 2～4 lizmij， byai cugciemh soem， giz goek lumj fag nangx， henz miz nyaz dek lumj gaek mbanq mbouj cingjcaez， roxnaeuz donh laj mbaw miz 2～4 doiq limq dek laeg， mbang ca mbouj lai daengx mbaw caezcingj， song mbiengj miz bwnsaeq. Vasiq lumj gyaeuj ok gwnz dingj， baiz baenz aen fuengz lumj liengj； mbawgyaj lumj doengz， mbawgyaj 1 caengz， va lumj linx saek henj， vameh； va lumj doengz song singq. Mak byom saeumwnz， miz lueng daengj， miz bwn dinj； bwn gyaeuj saek hau. Geizva、geizmak cungj dwg 9～11 nyied.

【Diegmaj】Maj youq gwnz ndoi、henz faex、ndaw cumh cazfaex. Faenbouh youq Cungguek rangh cunghnanz、baihsae caeuq vazdungh gak dieg.

【Gipyaeb gyagoeng】Seizhah、seizcou yaeb sou daengx go， yungh ndip roxnaeuz ronq donh dak hawq bwhyungh.

【Seizneix yenzgiu】

（1）Gaj nengz：50％ yw cienq ndaej gaj nengz cihosi liciz ganjgin caeuq buzdauz giuzgin henjgim maqhuz ak， cungj ndaej nyaenxhaed gij nengz sanghhanz ganjgin、fusanghhanz gyazganjgin、fusanghhanz yizganjgin、okleih （Fuzsi、Bausi、Sungneisi） ganjgin、dacangz ganjgin、bienqhingz ganjgin、lazyang dancih ganjgin daengj， caeuq bazdez giuzgin （sigvanj song boix hoizsaw fap）.

（2）Miz gangq lozcenzdij cozyung.

（3）Gizyawz cozyung：Ndaej nyaenxhaed gij nengz ndaw lohnyouh boux vunz. Ndaej hawj yindung sinzgingh mazmwnh， hawj swjgungh noudunz rog ndang sousuk， caemhcaiq miz yangzdivangzyang hawj aen sim rengz. Doiq cunghsuh sinzgingh miz sien gikrengz cij nyaenxhaed， ndaej doekdaemq hezyaz， doiq saej nou hung ndaej gaij gij gaenjcieng sousuk yienhda.

【Singqfeih goengyungh】Feih haemz， sug liengz. Gaij doeghuj， liengz lwed cingx da.

【Cujyau yw】Donh loh diemheiq baihgwnz gamjyiemj， benjdauzdij fazyenz， saej fazyenz gaenjgip, okleih gaenjgip, saejgungz fazyenz gaenjgip, gezmozyenz gaenjgip, naengnoh ok cimj, nengznyangj, feiz log sieng.

【Yunghfap yunghliengh】Govahenj 15～50 gwz, cienq raemx gwn. Yungh rog habliengh, cienq raemx swiq rog.

【Ywbingh yungh daengz】

（1）Damjnangzyiemz: Govahenj 50 gwz, rag gohaizcauj 15 gwz, gaeunyangj 20 gwz, cienq raemx gwn, moix ngoenz 3 baez.

（2）Saejgungz fazyenz gaenjgip: Govahenj 50 gwz, goloemq 50 gwz, nyafaenzlenz 15 gwz, gamcauj 10 gwz, cienq raemx gwn, moix ngoenz 3 baez.

（3）Gezmozyenz gaenjgip: Govahenj 50 gwz, mbawcukhenj 20 gwz, cienq raemx oenq swiq.

48. Gohungh

【Coh'wnq】Majlamz, mbawdaihcing, gorimhhung.

【Goekgaen】Goyw neix dwg ganjgoenq、rag caeuq mbaw gohungh dwg doenghgo cozcangz loih.

【Yienghceij goyw】Go'nywj maj lai bi, sang daengz 1 mij; miz ganjgoenq. Ganj daengjsoh, ciengzseiz baenz doiq faen nga, donh oiq caeuq vasiq cungj miz bwn'unq saek hoengzgeq. Mbaw doxdoiq ok, luenzbomj roxnaeuz luenz gyaeq, raez 10～20 lizmij, gvangq 4～9 lizmij, byai cugciemh soem, goek loq gaeb, henz miz heujgawq co, song mbiengj mbouj miz bwn, mwh hawq saek ndaem; gaenz mbaw raez daih'iek 2 lizmij. Vasiq lumj riengz daengjsoh; mbawgyaj doxdoiq ok; iemjva 5 limq, ndawde limq ndeu haemq hung; dujva lumj doengz, giz

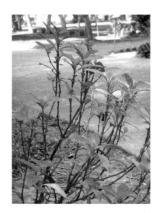

Gohungh

hoz gaeb lumj cung, gyaeuj dek 5 limq, saekaeuj; simboux 4 aen, song aen raez song aen dinj; fuengzlwg 2 aen, moix aen miz 2 nyez. Makcehlai lumjfaexgyaengh, loq miz 4 gak. Ceh lumj gyaeq, bej bingz. Geizva youq seizcou, geizmak youq seizdoeng.

【Diegmaj】Maj youq henz ndoeng giz haemq cumx; miz vunz ndaem. Faenbouh youq Gvangjsih、Gvangjdungh、Yinznanz、Gveicouh、Huznanz、Swconh、Fuzgen daengj.

【Gipyaeb gyagoeng】8～10 nyied yaeb mbaw, dak hawq, dangq "mbawhungh" yungh; seizdoeng vat ganj goenq caeuq rag, swiq cengh ronq donh dak hawq, guh "gohungh" yungh.

【Singqfeih goengyungh】Feih gam、haemz, sug nit. Gaij doeghuj, liengz lwed siu foeg.

【Cujyau yw】Yizhingz naujyenz, hoz in, bak nengz, benjdauzdijyenz, sanghuhgizdau gamjyiemj, gamxmou, liuzgamj, liuzhingzsing naujyenz, bingh gouhdonhlozcenzdij, daep fazyenz, danhduz.

【Yunghfap yunghliengh】Rag 15～100 gwz roxnaeuz mbaw 10～20 gwz, cienq raemx gwn.

【Ywbingh yungh daengz】

（1）Daep fazyenz：Gohungh 15 gwz, gaeu gogimngaenz 50 gwz, gogimsienq 15 gwz, cienq raemx gwn, moix ngoenz 3 baez.

（2）Liuzhingzsing gamjmauq, liuzhingzsingq naujynenz：Gohungh 15 gwz, mbaw anhsuhung 15 gwz, cwxlwgraz 15 gwz, gosamnga 15 gwz, cienq raemx gwn, moix ngoenz 3 baez.

（3）Gamxmou：Mbaw gohungh 20 gwz, golinxvaiz 20 gwz, itheij dub yungz oep rog giz sieng.

49. Cibdaih Goenglauz

【Coh'wnq】（1）Faexgoenglauz mbaw hung：Dojvuengzlienz, vangzdenhcuz.

（2）Cibdaih goenglauz mbaw iq：Vuenglienz hung, mbaw cuk henz henj.

【Goekgaen】Goyw neix dwg rag、ganj、mbaw caeuq mak cibdaih goenglauz mbaw saeq、cibdaih goenglauz mbaw hung dwg doenghgo siujboz loih.

【Yienghceij goyw】

（1）Cibdaih goenglauz mbaw hung：Cazfaex ciengzseiz heu, sang daengz 4 mij, rag caeuq

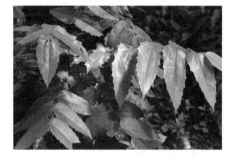

Cibdaih Goenglauz

mbiengj ganj raek saek henj, feih haemz. Yiengh fwed song mbaw doxcax ok, raez 30～40 lizmij, goek gaenz mbaw bej gvangq lomx ganj, mbaw iq 7～15 lizmij, lumj naeng na, lumj luenzgyaeq gvangq daengz yiengh gyaeq luenzbomj, raez 3～14 lizmij, gvangq 2～8 lizmij, byai cugciemh soem baenz nyaz oen, henz mbaw gienj byonj, moix mbiengj miz 2～7 nyaz oen hung. Vasiq hung co noengq, baenz caz ok youq dingj nye, mbawgyaj iq, ok deih; iemj 9 mbaw, 3 gvaengx, limq va lumj mbiengj dou; limqva 6 limq, henj oiq, byai dek 2 limq feuz, mbiengj ndaw gaenh giz goek miz 2 aen sienqmiz; simboux 6 aen, limq yw dek; fuengzlwg youq gwnz, 1 aen. Makcieng luenz gyaeq. Cug seiz saek ndaem'o, miz mba hau. Geizva 7～8 nyied, geizmak 10～11 nyied.

（2）Cibdaih goenglauz mbaw saeq：Mbaw iq 3～9 mbaw, gwnz gaeb laj gvangq, raez 6～15 lizmij, gvangq 1～2.5 lizmij, moix mbiengj henz miz 6～9 nyaz gawq soem lumj oen. Geizva 9～10 nyied.

【Diegmaj】Maj youq ndaw lueg、laj faex giz raemhcumx caeuq henz dah. Faenbouh youq Cungguek cungnamz caeuq saenamz gak sengj gih.

【Gipyaeb gyagoeng】Rag、ganj、mbaw daengx bi ndaej yaeb, mak cug seiz sou, dak hawq bwhyungh.

【Seizneix yenzgiu】25％ ywraemx cibdaih goenglauz youq rog ndang doiq buzdauz giuzgin henjgim、dacangz ganjgin、luznungz ganjgin ndaej nyaenxhaed di; caemh ndaej yinxhwnj hezyez doekdaemq saekseiz roxnaeuz haemq mbaeu; ndaej nyaenxhaed sinsangsensu swnghyaz; ndaej gangq aiz.

【Singqfeih goengyungh】Feih haemz, sug liengz. Gaij doeghuj, bouj heiq bwt, ik daep mak.

【Cujyau yw】Feigezhwz baenz raq hwngq、ae、ae lwed, hwet ga mbouj miz rengz, gyaeujngunh rwz ok rumz, ninz mbouj ndaek, saej fazyenz oksiq, vuengzbiuhingz daep fazyenz, dahoengz fog in, liuzhingzsing gamjmauq, fungheiq ndok in, sinzgingh nyieg, huj dwk heuj in daengj.

【Yunghfap yunghliengh】Rag roxnaeuz ganj 9～15 gwz, cienq raemx gwn.

【Ywbingh yungh daengz】

（1）Gyaeuj ngunh rwz ok rumz: Mbaw cibdaih goenglauz roxnaeuz ceh 6～9 gwz, rag gomuhgyex 30 gwz, rwz mou 1 cik, cienq raemx gwn, moix ngoenz 3 baez.

（2）Feigezhwz: Cibdaih goenglauz 9 gwz, bucuzlinz 20 gwz, nyafaenzlenz 6 gwz, gamcauj 5 gwz, cienq raemx gwn, moix ngoenz 3 baez.

（3）Mak haw hwet in: Rag cibdaih goenglauz 10 gwz, maxlaeuzgieng 20 gwz, gosamaz 20 gwz, gogaeulwed 15 gwz, cienq raemx gwn, moix ngoenz 3 baez.

50. Sanhdavangz

【Coh'wnq】Hwzdunghyez, cinghdavangz, dienzcaetraemx hung.

【 Goekgaen 】 Goyw neix dwg ganjgoenq gosanhdavangz dwg doenghgo maenzrag lumj sienq.

【Yienghceij goyw】Go'nywj, miz ndaek ganj goenq, limq ronq saek henj. Mbaw ok laj goek, yiengh lumj mbaw miz guengh, saek heundaem, raez 30～50 lizmij, gvangq 18～20 lizmij, mbouj dek. Vasiq lumj liengj duengq doxroengz. Mak dwg makcieng.

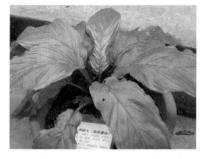

Sanhdavangz

【Diegmaj】Maj youq laj faex deih、henz mieng giz raemhcumx. Faenbouh youq Gvangjsih、Yinznanz daengj sengj gih.

【Gipyaeb gyagoeng】Daengx bi cungj ndaej yaeb goenq ganj, vit rag mumh, swiq cengh, ronq limq dak hawq roxnaeuz muz baenz mba yungh.

【Seizneix yenzgiu】

（1）Ndaej caenh oksiq.

（2）Gaj nengz cozyung: Yw yungh davangz caeuq davangz mbaw lumj fwngz doiq dingzlai gwzlanzsi yangzsinggin caeuq mbangj gwzlanzsi yinhsinggin youq ndaw siguenj cungj ndaej gaj gij nengz.

（3）Yw baenzbaez：Aeu gij yw yungh davangz co lienh okdaeuj daj cim haeuj laj naeng noh，doiq baez nou iq S37 miz sienghaih. Davangzsu caeuq davangzsonh doiq baezndaem nou iq、baezcij caeuq aici aiz bongzraemx（doiq lajnaeng mbouj miz yungh）cungj ndaej nyaenxhaed，neix dwg aenvih de doiq baez sibauh cigciep buqvaih sojbaenz.

（4）Gizyawz cozyung：Ndaej hawj hezyaz doekdaemq；doiq simdaeuz gungqsou liz ndang，yungh yw noix ndaej gyagiengz，yungh yw lai ndaej nyaenxhaed；ndaej suk dinj lwed giet seizgan cix ndaej dingz lwed，ndaej coicaenh ok raemx mbei caeuq mamx siuvaq，caemh mizdi doeng nyouh cozyung.

【Singqfeih goengyungh】Feih haemz，sug liengz. Gaij doeghuj，gaj nengz dingz in.

【Cujyau yw】Dungx caeuq cibngeih cijcangz yaknaeuh，bingh hezyazsang，daep fazyenz，dungx in，feiz raemx log sieng，baez foeg ok nong.

【Yunghfap yunghliengh】Goenq ganj 9～15 gwz，cienq raemx gwn. Yw ndip yungh rog dub yungz oep roxnaeuz muz baenz mba oep giz in.

【Ywbingh yungh daengz】

（1）Dungx caeuq cibngeih cijcangz yag：Sanhdavangz 10 gwz，gobienmax 10gwz，bwzgiz 10 gwz，gamcauj 3 gwz. Cienq raemx gwn，moix ngoenz 3 baez；roxnaeuz muz baenz mba gwn，moix baez 3～6 gwz，moix ngoenz 3 baez.

（2）Bingh hezyazsang：Sanhdavangz 10 gwz，gogimzgungq 30 gwz，gogaeungaeu 15 gwz，cienq raemx gwn，moix ngoenz 3 baez.

（3）Daep fazyenz：Sanhdavangz 10 gwz，sahdazmuz 15 gwz，gohungh 10 gwz，cienqraemx gwn，moix ngoenz 3 baez.

51. Byaekraeuz

【Coh'wnq】byaekyinhcih，byaekgaeuhoengz，byaeknyinzunq.

【Goekgaen】Goyw neix dwg daengx go byaekraeuz dwg doenghgo byaekraeuz loih.

【Yienghceij goyw】Gogaeu doxgeuj miz noh maj baenz bi，daengx go ngaeuzrongh mbouj miz bwn，nu yungz miz haux nem. Ganj heu roxnaeuz aeujoiq. Mbaw dog doxcax ok，miz gaenz，luenzgyaeq roxnaeuz ca mbouj lai luenz，raez 3～12 lizmij，byai cugciemh soem roxnaeuz soem du，gizgoek loq lumj aen sim roxnaeuz iet roengz laj. Seizhah vasiq lumj riengz duj dog ok youq laj mbaw，raez 5～20 lizmij；iemj 5 limq，saek aeujoiq roxnaeuz loq hoengz，goek doxhab maj，limq dek du；5 limq va，saek hoengz oiq，daih'iek raez 4 hauzmij. Mak luenz giuz，saek aeuj ndaem. Miz vunz ndaem.

【Diegmaj】Vunz ndaem lai，faenbouh youq dieg saenamz Cungguek.

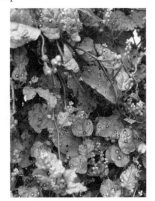

Byaekraeuz

【Gipyaeb gyagoeng】 Seizhah、seizcou yaeb，yungh ndip roxnaeuz dak hawq bwh-yungh.

【Singqfeih goengyungh】 Feih cit，sug liengz. Gaij doeghuj，nyinh saej doeng haex.

【Cujyau yw】 Okleih，saejgungz fazyenz，rongznyouh fazyenz，haex geng，feiz logsieng，baezhangx，baez nong foeg doeg，dwk laemx deng sieng.

【Yunghfap yunghliengh】 Byaekraeuz 50～100 gwz，cienq raemx gwn. Mbaw ndip habliengh，dub yungz oep rog giz in.

【Ywbingh yungh daengz】

（1）Baezhangx：Byaekraeuz 50 gwz，mbaw moegginj 50 gwz，cienq raemx gwn，moix ngoenz 2 baez.

（2）Saejgungz fazyenz：Byaekraeuz 100 gwz，gogemzgungq 50 gwz，cienq raemx gwn，moix ngoenz 3 baez.

52. Golinzgaeq

【Coh'wnq】 Bujgunghcauj，bozbozdingh，bwzgujdingh，vangzvahdidingh，gujgujdingh.

【Goekgaen】 Goyw neix dwg daengx go golinzgaeq dwg doenghgo gut loih.

【Yienghceij goyw】 Go'nywj maj lai bi，hamz raemxcij saek hau，sang 10～25 lizmij. Rag raez laeg，diuz dog roxnaeuz faen nga. Mbaw daj goek ok，baiz baenz aen lumj daej va'ngaeux；mbaw luenzfueng gwnz gaeb laj gvangq、gwnz gvangq laj gaeb roxnaeuz lumj gyaeq dauqdingq，raez 6～15 lizmij，gvangq 2～3.5 lzimij，byai soem roxnaeuz du，goek gaeb，iet doxroengz baenz lumj gaenz mbaw，henz dek feuz roxnaeuz dek lumj fwed mbouj cingjcaez，limq dek

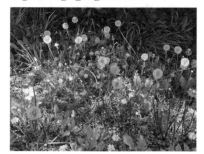

Golinzgaeq

lumj heuj roxnaeuz lumj sam gak，daengx mbaw caezcingj roxnaeuz miz nyaz mbang，saek heu，roxnaeuz youq henz miz diemj raiz saek aeujoiq，miz bwn lumj seihau. Donh gwnz ganj va miz bwn lumj seihau nanwt；duj vasiq lumj gyaeuj dog，ok gwnz dingj，cizging 2.5～3.5 lizmij，cienzbouh dwg va lumj linx，song singq；duj hung lumj cung，mbawgyaj lai caengz，caengz rog haemq dinj，yiengh gyaeq gwnz gaeb laj gvangq，byai soem，miz gij lumj gok doed okdaeuj，caengz ndaw lumj sienq lumj gwnz gaeb laj gvangq，byai lumj cauj；dujva saek henj，raez 1.5～1.8 lizmij；gvangq 2～2.5 hauzmij，byai lumj cied bingz，5 nyaz dek；simboux 5 aen，nem ok youq gwnz guenj gyaeuj va，ywva hab maj baenz doengz，bau youq rog saeuva，seiva faenliz，saek hau，dinj cix loq bej；simmeh 1 aen，fuengzlwg youq laj. Luenzbomj raez，saeuva saeq raez，gyaeujsaeu 2 limq，miz bwn dinj. Mak byom gwnz gvangq laj gaeb，raez 4～5 hauzmij，gvangq daih'iek 1.5 hauzmij，rog miz limq daengj，miz lai diuz lumj oen doed hwnjdaeuj，gwnz dingj miz ngaeu，did bwn gyaeuj hau. Geizva 4～5 ndied，geizmak

6～7 nyied.

【Diegmaj】Maj youq gwnz ndoi dieg nywj、henz loh、henz dah dieg sa caeuq gyang naz. Cungguek dingzlai digih cungj miz. Gvangjsih cujyau faenbouh youq Nazboh、Lungzlinz、Nanzdanh daengj dieg.

【Gipyaeb gyagoeng】Seizcin daengz seizcou va co hai seiz yaeb vat，vit gij cab，swiq cingh，dak hawq.

【Seizneix yenzgiu】①Ndaej gaj nengz. ②Ndaej doeng cij. ③Ndaej fuengz baenz baez. ④Ndaej hoh daep leih mbei.

【Singqfeih goengyungh】Feih haemz、gam，sug nit. Gaij doeghuj，doeng nyouh sanq giet.

【Cujyau yw】Saicij fazyenz gaenjgip，linzbahsen fazyenz，baeznou，baez doeg baez foeg，gezmozyenz gaenjgip，gamjmauq fatndat，benjdauzsen fazyenz gaenjgip，cihgigvanj fazyenz gaenjgip，dungx fazyenz，daep fazyenz，damjnangz fazyenz，lohnyouh gamjyiemj.

【Yunghfap yunghliengh】10～50 gwz（yunghliengh lai 60 gwz），cienq raemx gwn roxnaeuz guh yw sanq. Yungh rog habliengh，dub oep.

【Ywbingh yungh daengz】

（1）Saicij fazyenz gaenjgip：Golinzgaeq 60 gwz，gocid 30 gwz，cienq raemx gwn，moix ngoenz 2 baez.

（2）Ok nong gaenjgip gamjyiemj：Golinzgaeq 20 gwz，yujyangh 10 gwz，mozyoz 10 gwz，gamcauj 10 gwz，cienq raemx gwn，moix ngoenz 2 baez.

（3）Daep fazyenz：Golinzgaeq 20 gwz，ngaihhaeu 12 gwz，caizhuz、vuengzgae ndip、yiginh、faeklingz gak 10 gwz，cienq raemx gwn，moix ngoenz 2 baez.

（4）Mansing veiyenz，dungx yag：Golinzgaeq、raggomaxlienzan gak 50 gwz，muz mienz，moix baez gwn 6 gwz，moix ngoenz 3 baez，aeu dang hing soengq gwn.

53. Gogangjmeiz

【Coh'wnq】Ragsanhmeiz，ragdenjcwng，ragdenhsingh，gangjmeiz，gyajcinghmeiz，cwngsinghmuz，manjdenhsingh，gyajgamcauj，denhsinghmuz.

【Goekgaen】Goyw neix dwg rag gogangjmeiz dwg doenghgo dunghcingh loih.

【Yienghceij goyw】Cazfaex mbaw loenq，sang 1～2 mij. Nye ndoq cingh，mwh oiq miz bwn dinj，saek aeuj. Mbaw doxcax ok，lumj gyaeq、lumj gyaeq dauqdingq roxnaeuz lumj luenzbomj，raez 2.5～8 lizmij，gvangq 1.5～3 lizmij，lumj ceij，byai gip soem daengz cugciemh soem，henz miz nyazgawq iq，goek lumj dingdok gvangq daengz luenz liux，

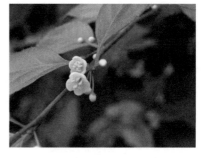

Gogangjmeiz

baihgwnz ndoq cengh roxnaeuz loq miz bwn dinj, baihlaj mbouj miz bwn, meg hung doed hwnj; gaenz mbaw raez 6～10 hauzmij. Va saek hau, meh boux mbouj doengz nga, vaboux 2～3 duj baenz yup ok roxnaeuz aen dog ok youq laj mbaw roxnaeuz laj ndaw gyaep, gaenz va raez 5～10 hauzmij, 4～5 duj, iemj lumj gyaeq, henz miz bwnraemxda, simboux daih'iek raez 3.5 hauzmij, seiva dinj; vameh duj dog ok youq laj mbaw, 4～6 duj, ganj va saeqiq raez miz 2.5 lizmij, simmeh 1 aen, seiva dinj, gyaeujsaeu dek feuz. Mak lumj giuz, cizging daih'iek 6 hauzmij, cug seiz saek ndaem. Ngveih faen 4～6 ceh. Geizva 4～5 nyied, geizmak 7～8 nyied.

【Diegmaj】 Maj youq ndoi fwz laj faex mbang roxnaeuz ndaw cazfaex. Faenbouh youq Gvangjsih、Gvangjdungh、Huznanz、Gyanghsih daengj dieg.

【Gipyaeb gyagoeng】 Seizcou yaeb vat rag, swiq gij namh, dak hawq, ronq limq.

【Seizneix yenzgiu】 Miz demgya lwed liuzlieng ndaw gvanhcang dungmwz, gyagiengz rengz sousuk simdaeuz.

【Singqfeih goengyungh】 Feih haemz、gam, sug nit. Gaij doeghuj, sanq goemz siu foeg.

【Cujyau yw】 Gamjmauq, gyaeujin, daraiz, bingh hwngq simfanz hozhawq, fatsa, huj siq, baezbwt, bwzyizgwz, hozfoeg in, baezhangx ok lwed, linzbing, baez foeg ok nong, dwk laemx deng sieng.

【Yunghfap yunghliengh】 10～60 gwz, cienq raemx gwn. Yungh rog habliengh, dub oep.

【Ywbingh yungh daengz】

（1）Gamjmauq fatndat：Gogangjmeiz 10 gwz, nanzcezginhmyauz 10 gwz, gosamnga 10 gwz, ngaihhaeu 10 gwz, cienq raemx gwn, moix ngoenz 2 baez.

（2）Benjdauzdijyenz gaenjgip, hozin：Gogangjmeiz 20 gwz, ragduhbya 15 gwz, cienq raemx dangq caz gwn.

（3）Lwgnyez bwzyizgwz：Gogangjmeiz、raghazranz gak 30 gwz, cienq raemx gya diengzrwi heuz gwn, moix ngoenz 2 baez.

Linghvaih haeujsim：Boux dungx mamx haw siujsim yungh, mehmizndang siujsim yungh.

54. Gogimjlamz

【Coh'wnq】 Gimgujlamj, didamj, gyaeq dienngoz, goujniuzdamj, dungzcwngcuiz, gimngaenzdai, gimlamj, sanhswzguh, goujlungzdamj, gimgoujdamj, vangzgimguj, ginhniuzdanj, ginhcenzdiuhuzluz, digujdanj, giujniuzswj, cinghniuzdanj, gujdidanj, ginhswhdanj, giujlenzswj, dicanz, bosizcuh, bonganzcuh, giujniuzdanj, sezlijgaih, cinghyizdanj.

【Goekgaen】 Goyw neix dwg ndaek goenq gimjlamz dwg doenghgo fuengzgij loih.

【Yienghceij goyw】 Gogaeu gutgeuj maj lai bi. Rag saeq raez, daengz 1 mij baedauq, roix ok geij ndaek goenq; ndaek goenq luenz gyaeq、 lumj giuz roxnaeuz yiengh baenz gonj, naeng rog saek coenghenj, mbiengj ndaw saek henjoiq, feih haemz. Faennye saeqiq, yiengh saeumwnz, miz raiz diuz. Mbaw lumj ceij daengz mbang lumj naeng, gwnz gaeb laj gvangq、yiengh luenz raez gwnz gaeb laj gvangq roxnaeuz yiengh gyaeq lumj cim, raez 6～16 lizmij, gvangq 2～8 lizmij, byai cugciemh soem roxnaeuz gip soem, giz goek lumj naq roxnaeuz lumj fag nangx,

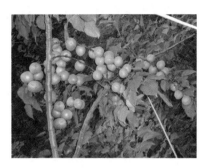

Gogimjlamz

goz mbanq ciengzseiz gig laeg, mbaw dek laeng luenz、 du roxnaeuz dinj soem, miz seiz 2 limq dek doxdab, bingzseiz cij youq gwnz sai miz bwn geng dinj. Va singq dog mbouj doengz nye, saek hauhenj, gyoebbaenz vasiq hung roxnaeuz vasiq luenzcuenq, ok youq laj mbaw, sanq mbang; vasiq boux ciengzseiz miz geij nyup, vasiq meh ciengzseiz ok duj dog; iemj vaboux 6 mbaw, 2 gvaengx, raez 2.5～4 lizmij; 6 limqva, dinj gvaq iemj; simboux 6 aen, doxliz ok, gvangq 6～9 hauzmij.

【Diegmaj】 Maj youq laj faex mbang roxnaeuz ndaw cazfaex, miz seiz caemh maj youq ndaw namh hoengz henz rin gwnz bya. Faenbouh Gvangjdungh、Gvangjsih、 Gveicouh daengj dieg.

【Gipyaeb gyagoeng】 Seizcou、seizdoeng yaeb vat, dak hawq vit gij cab, aeu raemx cimq, daih'iek caet cingz mbaeq, dawz ok, caj nyinh daengz ndaw rog mbaeq yinz, ronq limq roxnaeuz ronq baenz limq iq, dak hawq.

【Seizneix yenzgiu】 Ndaej doekdaemq hezdangz.

【Singqfeih goengyungh】 Feih haemz, sug nit. Gaij doeghuj, nyinh hoz siu foeg.

【Cujyau yw】 Hoz foeg in, ndaw hoz yag in, bak nyaix, cihgigvanjyenz, bak linx yag, bwzhouz, gamxmou, huj ae gangj mbouj ok, dungxin, oksiq, baez doeg ok nong, ngwz doeg haeb sieng.

【Yunghfap yunghliengh】 3～10 gwz, cienq raemx gwn; muz mienz gwn ndaw, moix baez 1～2 gwz. Yungh rog habliengh, dub oep roxnaeuz muz mienz boq haeuj ndaw hoz.

【Ywbingh yungh daengz】

(1) Ndaw hoz yag in: Gimjlamz 9 gwz, binghben 0.3 gwz, muz mienz baenz mba boq haeuj ndaw hoz.

(2) Bak nyaix: Gimjlamz 5 gwz, caeuq meiq muh, diemj oep giz yag.

(3) Lwgnyez cihgigvanhyenz diem heiq baeg: Gimjlamz 10 gwz, aeu vanj raemx cienq daengz buenq vanj faen 2～3 baez gwn.

Linghvaih haeujsim: Boux dungx mamx nyieg siujsim gwn.

55. Ginhsenfungh

【Coh'wnq】 Ginhsojsiz, yinzsojsiz, bwzgaijdwngz, gogaeuvad miz bwn, hwzbizsez.

【Goekgaen】 Goyw neix dwg daengx go ginhsenfungh dwg doenghgo lwnzvanzdwngz fangzgij loih.

【Yienghceij goyw】 Gogaeu gutgeuj. Goenq co hung, yiengh saeumwnz vangoz, cizging 1~2 lizmij, naeng rog saek cazmong. Ganj geq miz diuz raiz co daengj mbitgoz, nye iq saeq iq, cawz giz laj mbaw roxnaeuz giz faen nga miz nyup bwn le, gizyawz cungj mbouj miz bwn.

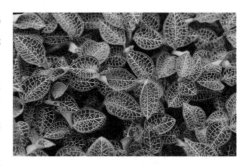

Ginhsenfungh

Mbaw dog doxcax ok; gaenz mbaw saeq iq, raez 1. 5~4 lizmij; mbaw mbang lumj ceij, yiengh gyaeq gvangq lumj samgak daengz lumj gyaeq, raez 2. 5~7 lizmij, gvangq 1. 5~5 lizmij, byai cugciemh soem, giz goek ca mbouj lai lumj cied bingz daengz luenz, daengx mbaw caezcingj, song mbiengj mbouj miz bwn roxnaeuz baihlaj miz bwn raez mbang hau. Vasiq ok youq laj mbaw; va singq dog, boux meh mbouj doengz nye; vasiq boux youz aen lumj liengj cob baiz baenz lumj riengz mbouj doxrangh, ganj vasiq mbouj faen nga roxnaeuz mizseiz gaenh giz goek miz nye iq dinj, saeq iq, mbouj miz bwn; iemj vaboux 4 roxnaeuz 5 limq, faen hai, raez daih'iek 1 hauzmij; limqva 4 limq roxnaeuz 5 limq, ciengzseiz hab baenz lumj aen cenj, ywcomz simboux loq iet okdaeuj; vasiq meh baiz baenz duj hung, raez daengz 10 lizmij; iemj vameh 2 limq, limq va 2 limq, loq iq, nem ok youq goek iemj. Ngveih mak ca mbouj lai lumj giuz, mak cug saek henj. Geizva 5~7 nyied, geizmak 7~9 nyied.

【Diegmaj】 Maj youq ndaw faex mbang caeuq ndaw cazfaex, faenbouh youq Gvangjsih gak dieg.

【Gipyaeb gyagoeng】 Seizcou gvaq yaeb sou, swiq cingh, dak hawq bwhyungh.

【Seizneix yenzgiu】 ①Demgiengz menjyizliz, gyalai bwzsibauh soqliengh. ②Fuengz baenz baez, fuengz baenz aiz (doiq gij doeg bizyenhaiz vunz KB sibauhcozyung ak). ③ Fuengz hezyazsang, youheiq, gya'gvangq sai lwed, gemjmenh simliz, gaijndei simdiuq mbouj cingqciengz caeuq simdaeuz lwed noix. ④Fuengz gezhwz (nyaenxhaed gezhwz fwnhcih ganjgin).

【Singqfeih goengyungh】 Feih haemz, sug nit. Gaij doeghuj, nyinh hoz siu foeg.

【Cujyau yw】 Mansing gigvanjyenz, hoz foeg in, dungxraeng, heujzin, cangzyenz, okleih, nyouhniuj, fungheiq hohndok in, ngwz doeg haeb sieng, baez yag foeg doeg.

【Yunghfap yunghliengh】 Gwn ndaw: 10~30 gwz, cienq raemx gwn. Yungh rog habliengh.

【Ywbingh yungh daengz】

(1) Hoz foeg in: Ginhsenfungh 10 gwz, vagimngaenz 20 gwz, raghazranz 15 gwz, moix ngoenz 1 fuk, cienq raemx dang caz gwn.

（2）Dungxraeng：Ginhsenfungh 10 gwz，dawgaeq 10 gwz，cienq raemx gwn，moix ngoenz 3 baez.

56. Gomegsieng

【Coh'wnq】Gujgyauzdouz，ginhgyauzmeg，gyauzmeg samcaet，vannenzgyauz，dezsizswj，gimsoj ngaenzhai，haigimsoj，dezgaemxgienz，dezgyaz canghginhcauj，yejnanzgyauz.

【Goekgaen】Goyw neix dwg ndaek ganj gomegsieng dwg doenghgo gyauzmwz liu loih.

【Yienghceij goyw】Go'nywj maj lai bi，sang 50～150 lizmij，daengx go loq miz bwnunq saek hau. Ndaek goek co hung，giet baenz ndaek，byaij vang，saek hoengzgeq. Ganj saeqiq，faen nga lai，miz gak ruh，saek heu iq loq daiq saek hoengz. Mbaw dog doxcax ok，gaenz mbaw raez daengz 9 lizmij. Donh gwnz cugciemh dinj，miz

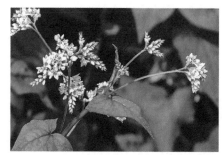
Gomegsieng

bwn'unq dinj saek hau；mbaw lumj fag nangx sam gak，raez gvangq daih'iek doxdoengz；mbaw gwnzdingj raez gvaq gvangq，raez 7～10 lizmij，byai raez cugciemh soem roxnaeuz lumj byai soem，daengx mbaw caezcingj roxnaeuz miz di loq lumj bohlang，sim goek lumj fag nangx；mbaw dingjgyaeuj gaeb，mbouj miz gaenz，giz goek lomx ganj；baihgwnz saek heu，baihlaj saek heuoiq，gwnz sai miz bwn unq saeq saek hau；buengzdaix lomx ganj. Vasiq lumj liengj ok youq gwnzdingj roxnaeuz laj mbaw；ganj vahung raez 4～8 lizmij，miz bwn unq dinj saek hau；buengzva 5；simboux 3 aen；saeuva 3 aen，saeugyaeuj lumj gyaeuj. Makbyom lumj gyaeq yiengh sam gak，raez 6～8 hauzmij，byai miz gyaeuj dinj soem，saek hoengz geq. Geizva 9～10 nyied，geizmak 10～11 nyied.

【Diegmaj】Maj youq dieg bya ndoi nywj、henz faex、namh soeng giz raemhcumx. Hix ciengzseiz ndaem youq henz ranz、henz mieng. Faenbouh youq Cungguek cunghbu、dunghbu daengz sihnanzbu.

【Gipyaeb gyagoeng】Seizcou vat rag，swiq cengh，dak hawq bwhyungh.

【Seizneix yenzgiu】Ndaej nyaenxhaed buzdauz giuzgin henjgim、fuzsi liciz ganjgin、sanghanz ganjgin、luznungz ganjgin daengj.

【Singqfeih goengyungh】Feih saep、loq manh，sug liengz. Gaij doeghuj，soeng bwt baiz nong，rengz mamx cawz mbaeq.

【Cujyau yw】Hozin，benjdauzdij fazyez，bwt ok nong yag，aek nong，bwt fazyenz，dungxin，daep fazyenz，okleih，dungxraeng，gyaeujdot，bizyenhaiz，lengxhanh，dawzsaeg daeuj in，dawzsaeg mbouj daeuj，bwzdaiq mbouj doengz；yungh rog yw linzbah gezhwz，baez doeg ok nong，dwk laemx deng sieng.

【Yunghfap yunghliengh】 12～30 gwz, cienq raemx gwn; roxnaeuz muz mienz gwn. Yungh rog habliengh, dub aeu raemx roxnaeuz muh aeu raemx cat.

【Ywbingh yungh daengz】

（1）Bwt ok nong yag: Ragmegsieng、gobyaekvaeh gak 30 gwz, cienq raemx gwn, moix ngoenz 3 baez.

（2）Hozin, benjdauzdij fazyenz: Ragmegsieng、raggosoemjseuh gak 30 gwz, cienq raemx dangq caz gwn.

（3）Dingjgyaeuj in, laenggyaeuj in: Ragmegsieng、gozgwnh gak 30 gwz, hauhbwnj 20 gwz, cienq raemx gwn, moix ngoenz 2 baez.

（4）Bizyenh aiz: Ragmegsieng 30 gwz, cehbeizsen 20 gwz, gyaeqgaeq 2 aen, cienq raemx gwn, moix ngoenz 2 baez.

57. Gosoemjseuh

【Coh'wnq】 Vuhveijdingh, yunghhsu, luzyezsiengh, dunghcingh mbaw saeq, siyezcingh, gujdenzloz, sanhdungzyouz, nouhenx, sanhdunghcingh, mauzbihsu, cazyez dunghcingh, suijhojyoz.

【Goekgaen】 Goyw neix dwg rag caeuq mbaw gosoemjseuh dwg doenghgo dunghcingh loih.

【Yienghceij goyw】 Gofaex iq roxnaeuz cazfaex ciengzseiz heu, sang 3～4 mij. Nye iq saek monggeq, miz gak, bwnco nanwt. Mbaw doxcax ok; gaenz mbaw raez 3～4 hauzmij, bwn dinj nanwt; mbaw lumj ceij roxnaeuz i, yiengh gyaeq roxnaeuz luenzbomj, raez 2～6.5 lizmij, gvangq 1～2.7 lizmij, byai dinj cugciemh soem roxnaeuz gip soem, goek gvangq lumj dingdok roxnaeuz luenz du, henz miz nyaz soem iq mbang roxnaeuz henz mbaw ca mbouj lai caezcingj, gwnz sai cungqgyang mboep roengzdaeuj, sai henz 4～5 doiq, song mbiengj miz bwnco mbang, ndij diuz sai miz bwnco dinj nanwt.

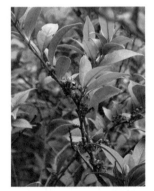

Gosoemjseuh

Vasiq baenz yup ok youq laj mbaw; vasiq boux moix nye miz duj ndeu, ok 3 duj va mbang, va 4 duj roxnaeuz 5 duj, ganj va raez 1～2 hauzmij, iemjva cizging daih'iek 2 hauzmij, limq dek yiengh gyaeq samgak, miz bwn'unq, gyaeujva cizging 4～5 hauzmij, va luenz raez lumj gyaeq dauqdingq, simboux beij dujva dinj; vasiq meh moix nga miz 1～3 duj, va 6～8 duj, iemjva cizging daih'iek 2.5 hauzmij, limq dek gvangq lumj gyaeq, miz bwn geng, limq va lumj luenzbomj raez, daih'iek raez 2 hauzmij, fuengzlwg lumj gyaeq, mbouj miz bwn, gyaeujsaeu lumj gyaeuj. Mak lumj giuz, cizging 3～4 hauzmij, mwh cug saek hoengz, saeuva mbouj loenq gig cingx, ngveih ciengzseiz faen 6 ceh, noix dwg 5 ceh roxnaeuz 7 ceh, luenzbomj, baihlaeng miz diuz lueng dog, song mbiengj bingz ngaeuz, naeng ndaw mak ca mbouj lai lumj faex. Geizva 4～5 nyied, geizmak 7~8 nyied.

【Diegmaj】 Maj youq dieg ndoifwz、ndoiluj ndaw cazfaex. Faenbouh youq Gvangjdungh、Gvangjsih、Anhveih、Fuzgen、Cezgyangh、Gyanghsih、Daizvanh daengj dieg.

【Gipyaeb gyagoeng】 Seizhah、seizcou yaeb sou，swiq cingh，ronq limq，dak hawq bwhyungh.

【Seizneix yenzgiu】 ① Ndaej gyagvangq sailwed. ② Ndaej doekdaemq hezcih. ③ Ndaej gaj nengz. ④Ndaej naenx ae、sanq myaiz.

【Singqfeih goengyungh】 Feih loq haemz、gam，sug bingz；doeg noix. Gaij doeghuj, doeng lwed doeng meg.

【Cujyau yw】 Dwg huj gamjmauq，bwt huj ae baeg，ndawhoz foeg raemx, benjdauzdij fazyenz，okleih，binghsimdaeuz，sieng cungq cax，sailwed uk deng loekcak dwk mbiengj ndang gyad，dwk laemx foeg in，sailwed saek baenz mwzgvanjyenz, danhduz，log sieng，cunghsinhsing sivangjmoz fazyenz，buzdauzmozyenz，naengnoh ok nong gaenjgip，gvanhcang dungmwz ying'va binghsimcang，simgigaengjswz gaenjgip, ok cimj；yungh rog yw feiz log sieng，baeznit.

【Yunghfap yunghliengh】 10 ~ 30 gwz，cienq raemx gwn. Yungh rog habliengh, cienq aeu raemx cat roxnaeuz cimq giz in.

【Ywbingh yungh daengz】

（1）Bwt huj ae baeg：Rag soemjseuh 15 gwz. Cienq raemx，cung dangzhau habliengh，faen 3 baez gwn.

（2）Dwgliengz，benjdauzdij fazyenz，okleih：Rag gosoemjseuh 15 ~ 30 gwz, cienqraemx gwn.

（3）Sai lwed saek baenz mwzgvanjyenz：Rag gosoemjseuh 150 gwz，aeuq cik gamou gwn，moix ngoenz 1 baez；lingh aeu rag soemjseuh 150 gwz，cienq raemx cimq bak sieng，moix ngoenz 1~2 baez.

（4）Sieng cungq cax caeuq dwk laemx foeg in：Rag gosoemjseuh habliengh，cienq raemx，caj caep，moix ngoenz cat giz in 3~6 baez.

（5）Ok cimj：Mbaw soemjseuh ndip habliengh dub yungz aeu raemx，cat giz in.

Linghvaih haeujsim：Goyw neix loq mizdi doeg，mbouj hab gwn lai gwn nanz.

58. Gobopraih

【Coh'wnq】 Bauhfuzcauj，daengloengz samgak，gaeusamgak，daujdilingz，gutnyungq.

【Goekgaen】 Dwg daengx go roxnaeuz mak gobopraih dwg doenghgo lwgsaeg loih.

【Yienghceij goyw】 Gogaeu bairaih lumj nywj，raez 1~5 mij. Ganj、nye saek heu, miz 5 limq roxnaeuz 6 limq caeuq luengsoh doengzsoq，gwnz limq miz bwn'unq nyaeuqgoz. Gwnz byai ganj doiq mbaw iq youh ok sam mbaw iq；gaenz mbaw raez 3~4 lizmij，mbaw iq ca mbouj lai mbouj miz gaenz，mbaw ok gwnzdingj gwnz gaeb laj

gvangq mbat roxnaeuz ca mbouj lai lumj
cehgyamj, raez 3～8 lizmij, gvangq 1.5～2.5
lizmij, byai cugciemh soem, ok henz cix lai
iq, lumj gyaeq roxnaeuz luenzbomj raez,
henz miz nyaz gawq mbang roxnaeuz lumj
fwed dekhai, baihgwnz ca mbouj lai mbouj
miz bwn roxnaeuz miz bwn'unq loq mbang,
gwnz baihlaj diuz sai cungqgyang caeuq sai
henz miz bwn'unq mbang. Vameh vaboux
doxdoengz nye roxnaeuz meh boux mbouj

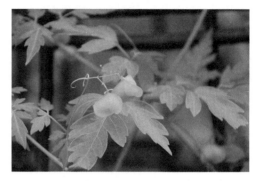

Gobopraih

doengz nye; vasiq luenzcuenq va noix, caeuq mbaw ca mbouj lai doxdoengz raez
roxnaeuz haemq raez, ganj vahung soh, raez 4 ～ 8 lizmij, mumh gienj lumj
baenqluzsae; iemjva 4 limq, henz miz bwn, baihrog 2 aen lumj luenz gyaeq, raez 8～10
hauzmij, baihndaw 2 aen lumj luenzbomj raez, beij 2 aen baihrog daih'iek raez 1 boix;
limqva 4 limq, saek haucij, lumj gyaeq dauqdingq; simboux (vaboux) 8 aen, caeuq
limq va ca mbouj lai doxdoengz raez roxnaeuz haemq raez, seiva miz bwn'unq mbang cix
raez; fuengzlwg (vameh) lumj gyaeq dauqdingq roxnaeuz miz seiz ca mbouj lai lumj
giuz, miz bwn'unq dinj. Makcehlai lumj makleiz、yiengh aen rangq lumj aen samgak
dauqdingq roxnaeuz mizseiz ca mbouj lai lumj giuz raez, sang 1.5～3 lizmij, gvangq 2～
4 lizmij, saek hoengzgeq, miz bwn'unq dinj; ceh saek ndaem, rongh, cizging daih'iek
5 hauzmij, ndw ceh lumj sim, mwh ndip saek heu, mwh hawq saek hau. Geizva
seizhah、seizcou, geizmak seizcou daengz codoeng.

【Diegmaj】 Maj youq gyangnaz、cazfaex, henz loh caeuq henz faex; caemh miz vunz
ndaem. Youq mbiengj doeng、mbiengj namz caeuq saenamz guek raeuz ciengzseiz raen.

【Gipyaeb gyagoeng】 Seizhah、seizcou yaeb sou daengx go, vit gij cab, dak hawq
bwhyungh roxnaeuz yungh ndip; seizcou、seizdoeng yaeb sou mak, dak hawq
bwhyungh roxnaeuz yungh ndip.

【Seizneix yenzgiu】 Ndaej siuyiemz.

【Singqfeih goengyungh】 Feih haemz, sug nit. Gaijhuj siu mbaeq, liengz lwed
gaijdoeg.

【Cujyau yw】 Bwzyizgwz, hoz in, nyaix, yw baez, linzcwng, ok cimj, baezdaeux,
ngwz doeg haeb sieng, baez ok nong.

【Yunghfap yunghliengh】 Yw hawq 9～15 gwz roxnaeuz yw ndip 30～60 gwz, cienq
raemx gwn. Yungh rog habliengh, dub oep roxnaeuz cienq dang swiq giz in.

【Ywbingh yungh daengz】

(1) Bwzyizgwz, hoz in: Gobopraih 30 gwz, cienq raemx heuz binghdangz gwn,
moix ngoenz 2 baez.

（2）Hwnj nyaix，baezdaeux：Gobopraih 30 gwz，cienq raemx heuz di gyu gwn gyoet，nywj ndip habliengh dub yungz oep rog giz in.

（3）Cim，baeznong：Gobopraih、byaekhomjgya、suijyangzmeiz、duzdaek gak 30 gwz，cienq raemx，swiq rog giz in.

Linghvaih haeujsim：Mehmizndang geih gwn.

Haj、Yw gaijhuj gaij hwngq

59. Goloemq

【Coh'wnq】Goloemq，caujsanhhuz、cazciepndok.

【Goekgaen】Goyw neix dwg daengx go goloemq dwg doenghgo ginhsuzlanz loih.

【Yienghceij goyw】Go'nywj roxnaeuz cazfaex daemq ciengzseiz heu maj lai bi，sang daengz 2 mij. Goenq cohung，nga goenq lai cix saeq raez. Ganj daengj soh，faen nga lai，hoh bongz hung. Mbaw doxdoiq ok ca mbouj lai lumj naeng，yiengh luenzbomj roxnaeuz yiengh gyaeq gwnz gaeb laj gvangq，raez 6～ 18 lizmij，gvangq 2～7 lizmij，henz miz nyazgawq co,

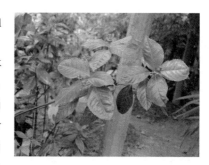

Goloemq

nyaz soem miz sendenj；gaenz mbaw daih'iek raez 1 lizmij，goek hab baenz buengz；mbaw daix loq iq. Va lumj riengz 1～3 riengz comz youq gwnz dingjganj，mbawgyaj lumj gyaeq sam gak；va iq，mbouj miz buengzva，saek henj heu，heiq hom；simboux 1 aen，saek hau，yiengh faexgyaengh，ywva 2 aen；simmeh lumj giuz，fuengzlwg youq laj，gyaeujsaeu ca mbouj lai lumj gyaeuj. Ngveih mak lumj giuz，saek hoengzsien. Geizva 6～7 nyied，geizmak 8～9 nyied.

【Diegmaj】Maj youq lueng bya、lueg rij laj faex dieg raemhcumx. Faenbouh youq Cungguek saenamz、cungnamz caeuq baihnamz gak dieg.

【Gipyaeb gyagoeng】Daengx bi ndaej yaeb，itbuen youq seizhah yaeb sou ceiq ndei，lajraemh dak hawq bwhyungh roxnaeuz yungh ndip.

【Seizneix yenzgiu】Rog ndang sawqniemh doiq buzdauz giuzgin henjgim （ngaminjganj caeuq nganaihyw）caeuq okleih（Ci'hosi、Bauhsi、Fuzsi daengj 3 cungj）ganjgin、dacangz ganjgin、luznungz ganjgin、sanghhanz caeuq fusanghhanz ganjgin daengj youq itdingh cingzdoh cungj ndaej nyaenxhaed（bingzbanj vatconghfap，si'gvanjfap）.

【Singqfeih goengyungh】Feih haemz，sug bingz. Gaijhuj cawz heiq，sanq goemz siu foeg.

【Cujyau yw】Bwt fazyenz，danjnangz fazyenz，saejgungz fazyenz，dungxsaej fazyenz gaenjgip，dwk laemx ndok raek，fungheiq hwetga in，fungheiq hohndok fazyenz.

【Yunghfap yunghliengh】 Daengx go 50~100 gwz，cienq raemx gwn. Caemh ndaej aeu yw ndip dub yungz roxnaeuz yw hawq muz mienz boiq baenz ywsanq，aeu laeuj heuz oep giz in.

【Ywbingh yungh daengz】

（1）Saejgungz fazyenz：Goloemq 50 gwz，goganhsieg 50 gwz，cienq raemx gwn，moix ngoenz 3 baez.

（2）Fungheiq hwetga in：Goloemq 50 gwz，gaeunyangj 30 gwz，godauqrod 20 gwz，ngaeuxbya 30 gwz，cienq raemx gwn，moix ngoenz 3 baez.

（3）Dwk laemx ndok raek：Goloemq 50~100 gwz，samjdouq 30 gwz，gociepndok iq 50~100 gwz，dub yungz heuz laeuj oep rog giz sieng（ndok raek bietdingh coihcingq doiqcingq gap benjgap le cij oep yw）.

60. Godonghmeiq

【Coh'wnq】 Hojdansingh，vujduzcauj，hojdandwngz.

【Goekgaen】 Goyw neix dwg daengx go godonghmeiq dwg doenghgo liu loih.

【Yienghceij goyw】 Go'nywj lumj cazfaex daemq maj lai bi. Ganj ngutngeuj，miz limq daengj saeq，hoh loq bongz hung. Mbaw doxcax ok，lumj gyaeq gvangq roxnaeuz lumj gyaeq luenzbomj，raez 5 ~ 10 lizmij，gvangq 3 ~ 6 lizmij，byai cugciemh soem，goek lumj mbiengj cid，daengx mbaw caezcingj roxnaeuz loq mizdi nyaz iq，baihgwnz ciengzseiz miz gaiq banraiz lumj cih vunz saek ndaem'aeuj，baihlaj miz diemj iq saek hoengzgeq；gaenz mbaw dinj；mbaw daixlumj buengz i，lumj mbiengj cid mbat，lomx ganj. Vasiq lumj gyaeuj miz

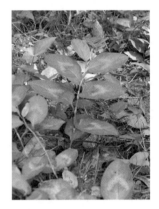
Godonghmeiq

gaenz，baiz baenz yiengh luenzcuenq roxnaeuz yiengh liengj，diuz cuz vasiq miz bwnsenq co nanwt，mbawgyaj miz i；buengzva saek hau roxnaeuz saek hoengzoiq，5 limq dek laeg，limq dek youq mwh mak loq hung di；simboux 8 aen；saeuva 3 diuz. Makbyom lumj gyaeq，miz 3 limq，bauyo youq ndaw dujva mbouj loenq miz i hawq. Geizva seizcou.

【Diegmaj】 Maj youq ndaw lueg roxnaeuz henz miengraemx dieg mbaeqcumx. Cungguek gak dieg cungj miz faenbouh.

【Gipyaeb gyagoengz】 Daengx bi cungj ndaej yaeb，swiq cengh，ronq donh dak hawq bwhyungh roxnaeuz yungh ndip.

【Seizneix yenzgiu】 Yw cienq ndaej nyaenxhaed swjgungh nouhung lizndang. Hoeng ywraemx lienh aeu（yw cienq gya ciujcingh cawz gij caem）cix ndaej sousuk veizcangz noudunz liz ndang，caemh ndaej demgya gij rengz hai cibngeih cijcangz duzdouq di.

Ndaej doekdaemq hezyaz. Hawj dungx noulwg dajcim yw ndip cienq 1 gwz/duz, ndaw 24 diemjcung cienzbouh dai caez.

【Singqfeih goengyungh】 Feih loq soemj, sug liengz. Gaij doeghuj, cawz mbaeq siu cwk.

【Cujyau yw】 Saej fazyenz, okleih, dungxraeng, daep fazyenz, benjdauzdij fazyenz, hoz foeg in, bwzhouz, naengnoh ok cimj, yinhdau fazyenz, gozmoz hwnj muengx mbang, muengxbanraiz, banhau, dwk laemx deng sieng, baezdaeux, baezfoeg.

【Yunghfap yunghliengh】 Daengx go ndip 50～100 gwz, cienq raemx gwn. Yungh rog habliengh.

【Ywbingh yungh daengz】

(1) Cangzyenz, okleih: Godonghhmeiq ndip、goriengzroeggae ndip、mbaw makoi ndip gak 500 gwz cienq raemx, gya mba ndok mou 500 gwz, gangq hawq, moix baez gwn 0. 2～0. 5 gwz, moix ngoenz 3 baez.

(2) Benjdauzdij fazyenz, bwzhouz: Mbaw godonghhmeiq ndip 250 gwz, dub yungz aeu raemx, gya dangzrwi 5 hauzswngh, moix ngoenz faen 6 baez gwn. Boux bingh naek yungh noix di, guenq lai baez.

(3) Meizginsing yinhdauyenz: Godonghhmeiq ndip 50 ～ 100 gwz, cienq raemx naengh swiq, mba mienz vanq byoq haeuj giz de bae, doxvuenh yungh, 3～5 ngoenz dwg aen liuzcwngz ndeu.

61. Makyid

【Coh'wnq】 Cehyouzgam、cehniuzgam、makniuzgam、makhozgam.

【Goekgaen】 Goyw neix dwg mak、rag、mbaw gomakyid dwg doenghgo daciz loih.

【Yienghceij goyw】 Cazfaex gofaex iq loenq mbaw. Mbaw doxcax ok, baiz baenz 2 baiz yienhda, song mbaw gig lumj fwed; mbaw lumj sienq luenz raez, raez 1 ～ 2 lizmij, daengx mbaw caezcingj, henz ciengzseiz miz mbaw gienj laeng; mbaw daix iq, yiengh gyaep bya. Va iq, saek henj, singq dog doengz nga, 3～6 duj baenz caz ok youq lajmbaw,

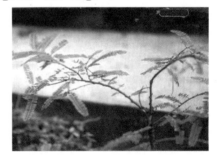

Makyid

iemj va 5～6 limq, mbouj miz limq va; simboux 3～5 aen, sendij buenz va haemq iq; vameh ca mbouj lai mbouj miz gaenz, fuengzlwg 3 aen, loq yo youq ndaw buenzva lumj aen gvaengx ndeu. Mak miz noh, bej luenz cix loq daiq 6 limq, mwh cug saek hauhenj, feih soemj loq saep, gwn le cij miz diemz. Geizva 3～4 nyied, geizmak 10～11 nyied.

【Diehmaj】 Maj youq gyang ndoi dieg fwz, faex mbang roxnaeuz ndaw caznywj. Faenbouh youq Gvangjsih、Gvangjdungh、Yinznanz、Gveicouh、Swconh、Fuzgen、Daizvanh.

【Gipyaeb gyagoeng】Rag daengx bi ndaej yaeb, swiq cengh naengj nanz, ronq limq dak hawq bwhyungh; seizcou sou mak, raemx goenj log gvaq roxnaeuz aeu raemx gyu cimq le dak hawq bwhyungh.

【Seizneix yenzgiu】① Ndaej nyaenxhaed buzdauz giuzgin、sanghhanz ganjgin、fusanghhaz ganjgin、dacangz ganjgin caeuq liciz ganjgin, doiq cinhgin cix mbouj miz yungh. ②Ndaej doekdaemq hezdangz.

【Singqfeih goengyungh】Mak: Feih haemz、gam、saep, sug liengz. Gaij doeghuj, ok myaiz yw hozhawq, siu dungxraeng. Rag、mbaw: Feih saep, sug bingz. Gaij youheiq dingh in, gaij mbaeqhuj.

【Cujyau yw】Hozin, hwngq ndat fanz hozhawq, huj dwk heuj in, cihgigvanj fazyenz, bingh hezyazsang, cangzyenz oksiq, naengnoh ok cimj, sipndangj haeb sieng, giz oknyouh humz.

【Yunghfap yunghliengh】Makyid 5～7 aen, dub yungz aeu raemx hamz gwn; rag 15～20 gwz, cienq raemx gwn. Aeu mbaw ndip roxnaeuz naeng faex oep rog giz in.

【Ywbingh yungh daengz】

(1) Huj heuj in: Makyid ndip roxnaeuz makyid cimq gyu 5～7 aen, nyaij gwn.

(2) Bingh hezyazsang: Rag gomakyid 15～25 gwz, cienq raemx gwn, ndaej boiq yw wnq doxhab gwn.

(3) Sipndangj haeb sieng: Mbaw makyid ndip roxnaeuz naeng faex dub yungz aeu raemx cat rog giz in.

62. Govaizsang

【Coh'wnq】Sanhdadauh, govaizsang, giujcezmuz.

【Goekgaen】Goyw neix dwg mbaw、rag govaizsang dwg doenghgo sihcauj loih.

【Yienghceij goyw】Cazfaex ciengzseiz heu, sang 1～3 mij. Ganj hoh bongzhung, nye oiq ca mbouj lai seiq limq. Mbaw doxdoiq ok, luenzraez、yiengh luenzbomj lumj luenz raez roxnaeuz luenz raez gwnz gaeb laj gvangq, raez 8～20 lizmij, gvangq 2～7 lizmij, giz goek cugciemh gaeb baenz gaenz, laeng sai ndaw laj mbaw miz yup va ndeu, hawq seiz baihgwnz saek henjgyamj, baihlaj saek

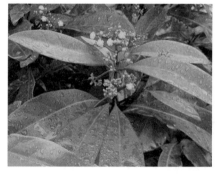
Govaizsang

loq hoengz; mbaw cap miz i, loenq caeux. Vasiq lumj liengj roxnaeuz vasiq sam nye comz lumj liengj mbouj cingjcaez; doengz iemj lumj luenzcuenq dauqdingq, nyaz iemj mbouj cingx; dujva saek heuoiq roxnaeuz saekhau, giz hoz miz bwn raez saek hau, 5 limq, van gvaq rog; simboux 5 aen, ywva iet ok; fuengzlwg 2 aen, gyaeujsaeu 2 aen. Makngveih lumj gyaeq luenzbomj, mwh cug saek hoengz, miz limq daengj. Geizva、

Geizmak cungj dwg 5～12 nyied.

【Diegmaj】 Maj youq gwnz ndoi、ndaw cazfaex, henz mbanj, miz vunz ndaem. Faenbouh youq Cungguek baih saenamz、baihnamz、Daizvanh daengj dieg.

【Gipyaeb gyagoeng】 Daengx bi ndaej yaeb, rag swiq cingh, ronq limq dak hawq bwh yungh; mbaw dak hawq bwhyungh roxnaeuz yungh ndip.

【Seizneix yenzgiu】 Hamz caihcunz、neicij、fwnhsing cwngzfwn, youjgihsonh.

【Singqfeih goengyungh】 Feih haemz, sug liengz. Gaij doeghuj, siu heiq cawz mbaeq, ciep ndok did noh, siu foeg dingz in.

【Cujyau yw】 Dwgliengz fatndat, benjdauzdij fazyenz, hoz foeg in, bwzhouz, huj heuj in, nohheuj fazyenz, fungheiq in, yauhgih lauzsonj, fatnit, dwk laemx deng sieng, ndok raek, ngwz doeg haeb sieng, baez foeg fat lai, mansing gveiyangz, gwn goroetmaxhoengz deng doeg, gwn maenzfaex deng doeg.

【Yunghfap yunghliengh】 Rag 30～250 gwz, cienq raemx gwn. Yungh rog habliengh.

【Ywbingh yungh daengz】

(1) Nohheuj fazyenz, huj heuj in: Govaizsang 50 gwz, cienq raemx hamz riengx.

(2) Gwn goroetmaxhoengz deng doeg: Naeng rag govaizsang 250 gwz, dub yungz cung raemx cat haeux gwn.

(3) Gwn maenzfaex deng doeg: Mbaw govaizsang 100 gwz, dub yungz aeu raemxyw gya raemxcathaeux baez daihngeih buenq vanj, baez ndeu gwn liux.

63. Go'byaeknok

【Coh'wnq】 Bwngdavanj, majdizcauj, cizsezcauj, ganhgwzcauj, godoengzcienz, lozdwzdaj.

【Goekgaen】 Goyw neix dwg daengx go byaeknok dwg doenghgo yiengh liengj loih.

【Yienghceij goyw】 Go'nywj maj lai bi, ganj banhraih, saeq raez, gwnz hoh ok rag, mbouj miz bwn roxnaeuz loq miz bwn. Mbaw dog doxcax ok; gaenz mbaw raez 2～15 lizmij, gizgoek lumj buengz; mbaw lumj aen mak roxnaeuz ca mbouj lai luenz, raez 1～3 lizmij, gvangq 1.5～5 lizmij, goek lumj sim gvangq, henz miz nyazgawq du, song mbiengj

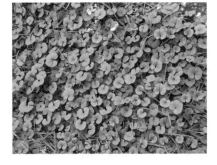

Go'byaeknok

mbouj miz bwn roxnaeuz youq gwnz sai baihlaeng miz bwn'unq mbang; sai lumj cag raez 5～7 diuz. Vasiq lumj aen liengj dog ok duj dog, roxnaeuz 2～4 aen comz guh aen ndeu; limq va lumj gyaeq, saek hoengzaeuj roxnaeuz saekhau. Mak luenz lumj giuz, goek lumj sim roxnaeuz cidbingz, raez 2～3 mij, gvangq 2～3.5 hauzmij, moix mbiengj miz geij limq daengj, ndaw limq miz diuz sai vang iq cingx, yiengh muengx, ngaeuz bingz roxnaeuz loq miz bwn. Geizva、geizmak cungj dwg 4～10 nyied.

【Diegmaj】Maj youq haijbaz 200～1990 mij giz diegnywj mbaeqcumx、henz naz、henz mieng. Faenbouh youq Cungguek dieg saenamz caeuq Sanjsih、Gyanghsuh、Anhveih、Cezgyangh、Gyanghsih、Fuzgen、Daizvanh、Huzbwz、Huznanz、Gvangjdungh、Gvangjsih daengj dieg.

【Gipyaeb gyagoeng】Seizhah sou daengx go, dak hawq roxnaeuz yungh ndip.

【Seizneix yenzgiu】①Ndaej cindingh cunghsuh sinzgingh. ②Ndaej coihfuk cujciz naengnoh. ③Ndaej gaj nengz.

【Singqfeih goengyungh】Feih haemz、manh, sug nit. Gaij huj cawz mbaeq, siu foeg gaij doeg.

【Cujyau yw】Mbaeq huj vuengzbiu, daindit oksiq, nyouhsa nyouhlwed, baez foeg ok nong, dwk laemx deng sieng.

【Yunghfap yunghliengh】9～15 gwz (go ndip 25～100 gwz), cienq raemx gwn. Yungh rog habliengh, dub yungz oep roxnaeuz dub yungz cat giz in.

【Ywbingh yungh daengz】

（1）Linzbing：Ragbyaeknok 30 gwz, goduhnamhfangz 30 gwz, gogutgeuj 10 gwz, goganggaeu 10 gwz, gamcauj 6 gwz, cienq raemx gwn.

（2）Vuengzbiu hingz daep fazyenz：Ragbyaeknok ndip 100 gwz, gimzgungq 30 gwz, gosamnga 30 gwz, cienq raemx gwn.

（3）Liuzhingzsing naujcizcuih mozyenz：Rag byaeknok ndip 100 gwz, gvancung 30 gwz, vagimngaenz 15 gwz, cienq raemx gwn.

Linghvaih haeujsim：Boux hawnit mbouj ndaej gwn.

64. Hoengzdauzgeih

【Coh'wnq】Sanhgez, hoengzgimmeiz, makhoengzmeiz, lozsinzgveiz, lozcigveiz.

【Goekgaen】Goyw neix dwg iemjva gohoengz- dauzgeih dwg doenghgo ginjgveiz loih.

【Yienghceij goyw】Go'nywj daengjsoh maj baenz bi, sang daengz 2 mij. Ganj saek aeujoiq, mbouj miz bwn. Mbaw yiengh mbouj doxdoengz; gaenz mbaw raez 2～8 lizmij, miz bwn'unq raez mbang; mbaw daix yiengh sienq, daih'iek raez 1 lizmij, miz bwn'unq raez mbang; mbaw donhlaj luenz gyaeq, mbouj dek hai, mbaw donhgwnz lumj fajfwngz dek 3 limq laeg,

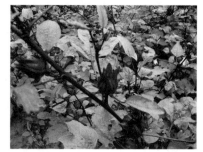

Hoengzdauzgeih

limq dek gwnz gaeb laj gvangq, raez 2～8 lizmij, gvangq 5～15 hauzmij, miz nyaz gawq, byai du roxnaeuz cugciemh soem, goek luenz daengz yiengh dingdok gvangq, song mbiengj cungj mbouj miz bwn; sai hung 3～5 diuz, baihlaeng diuz sej cungqgyang miz sienq. Va duj dog ok youq laj mbaw, ca mbouj lai mbouj miz gaenz; mbaw buengz iq 8～12 mbaw, saek hoengz, dawz noh, gwnz gaeb laj gvangq, raez 5～10 hauzmij, gvangq 2~3 hauzmij, miz bwngeng raez mbang, gaenh gwnz dingj miz gaiq lumj oen, goek caeuq iemj doxhab ok; iemjva lumj aen cenj, saek aeujoiq, cizging daih'iek 1 lizmij, miz bwnco caeuq oen mbang, giz goek 1/3 doxhab ok, mbaw dek 5 limq, yiengh samgak cugciemh soem, raez 1~2 lizmij; va saek henj, giz goek mbiengj ndaw saek hoengzgeq, cizging 6~7 lizmij. Makcehlai lumj gyaeq giuz, cizging daih'iek 1.5 lizmij, bwnco nanwt, limq mak 5 limq. Ceh lumj mak vunz, mbouj miz bwn. Geizva youq seizhah, seizcou.

【Diegmaj】 Fuzgen, Daizvanh, Gvangjdungh, Haijnanz, Gvangjsih caeuq Yinznanz miz vunz ndaem lai.

【Gipyaeb gyagoeng】 Ndwen 11 ndawcib, mbaw henj ceh ndaem seiz, daet nye mak roengzdaeuj, mbaet aeu iemjva caeuq mak, dak 1 ngoenz, caj suk raemx le luet aeu iemjva, cuengq youq gwnz mbinj cingh roxnaeuz gwnz dunghdemx dak hawq bwh-yungh.

【Seizneix yenzgiu】 Ndaej doekdaemq hezyaz.

【Singqfeih goengyungh】 Feih soemj, sug liengz. Gaij hujhwngq, sou bwt dingz ae.

【Cujyau yw】 Bingh hezyazsang, daindit, ae, laeujfiz.

【Yunghfap yunghliengh】 9~15 gwz, cienq raemx gwn roxnaeuz aeu raemxgoenj cimq dang caz gwn.

【Ywbingh yungh daengz】

（1）Bingh hezyazsang: Gohoengzdauzgeih 15 gwz, nyayazgyae 15 gwz, lozfuhmuz 10 gwz, gaeungaeu 10 gwz, duzndwen 6 gwz, cienq raemx gwn.

（2）Hwngq ndat hozhawq: Gohoengzdauzgeih 15 gwz, gozgwnh 20 gwz, sizhuz 15 gwz, megdoeng 15 gwz, raghazranz 15 gwz, cienq raemx gwn.

65. Cazcwzhenj

【Coh'wnq】 Goujyazmuz, faexroegfek, vangzniuzcaz, sanhgoujyaz, vangzyazmuz.

【Goekgaen】 Goyw neix dwg ganj, mbaw, rag roxnaeuz naengfaex go cazcwzhenj dwg doenghgo dwngzvangz loih.

【Yienghceij goyw】 Cazfaex roxnaeuz faex iq, sang 2~10 mij. Giz ganj miz baenz caz nye oen raez. Nye faex doxdoiq ok, nye oiq loq bej, mbouj miz bwn, saek hoengzoiq. Mbaw dog doxdoiq ok, gaenz mbaw raez 2~3 hauzmij; mbaw mbang lumj naeng roxnaeuz lumj ceij, luenzbomj roxnaeuz luenzraez, raez 5~9

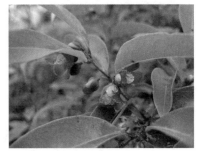

Cazcwzhenj

lizmij, gvangq 2~3 lizmij, byai cugciemh soem roxnaeuz gip soem, giz goek lumj dingdok, henz mbaw caezcingj, song mbiengj cungj mbouj miz bwn, baihgwnz saek heu, baihlaj saek heuoiq, miz senqdenj caeuq diemjndaem sawrongh. Vasiq comz lumj liengj miz va 1~3 duj, ok lajmbaw roxnaeuz ok gwnz dingj; ganj vahung raez daih'iek 1 lizmij; va saek hoengzmaeq, cizging daih'iek 1 lizmij; ganjva raez 2~3 lizmij; iemj 5 mbaw, luenzbomj, daengx mbiengj miz diuz sienq daengj saek ndaem, mwh giet mak lai hung; limqva 5 limq, iemj co dinj; sendij 3 aen, yiengh mauhgangq, daih'iek raez 3 hauzmij, gvangq 1~1.5 hauzmij, byai gyalai na gienjbyonj; fuengzlwg youq gwnz, 3 aen. Makcehlai luenzbomj, raez 8~12 hauzmij, miz iemjva mbouj loenq. Mbiengj miz ceh miz fwed. Geizva 4~5 nyied, geizmak 6 nyied gvaqlaeng.

【Diegmaj】 Maj youq ndaw cazfaex roxnaeuz faex hwnj dangq ngeih giz gwnz ndoi co daengngoenz yezdai. Faenbouh youq Gvangjdungh、Haijnanz、Gvangjsih、Yinznanz daengj dieg.

【Gipyaeb gyagoeng】 Rag、naengfaex daengx bi cungj ndaej sou, swiq cingh, ronq mienz, yungh ndip roxnaeuz dak hawq bwhyungh; mbaw youq seizcin seizhah yaeb, yungh ndip roxnaeuz dak hawq bwhyungh.

【Singqfeih goengyungh】 Feih loq haemz, sug liengz. Gaij huj gaij hwngq, siu mbaeq siu cwk, siu foeg dingz lwed.

【Cujyau yw】 Dwgliengz, daindit fatndat, oksiq, vuengzbiu, dwk laemx deng sieng, baezdaeux foeg nong. Mbaw oiq ndaej guh baenz raemxcaz liengz gwn, ndaej gaij hwngq huj simfanz hozhawq.

【Yunghfap yunghliengh】 Rag、naengfaex 9~15 gwz (go ndip 15~30 gwz), cienq raemx gwn; mbaw ndip habliengh, cimq caz roxnaeuz cienq raemx hamz ndwnj.

【Ywbingh yungh daengz】

(1) Gamjmauq fatndat, ae: Cazcwzhenj 20 gwz, cienq raemx gwn.

(2) Yawhfuengz gamjmauq, okleih: Mbaw oiq cazcwzhenj 10 gwz, cienqraemx dangq caz gwn.

66. Vazsiz

【Coh'wnq】 Yezsiz, gungsiz, dozsiz, fanhsiz, sizlwngj, cuisiz, liuzsiz, vasiz.

【Goekgaen】 Cungj yw neix dwg vazsiz vazsizcuz doengh cungj gvangq gveihsonhyenz loih.

【Yienghceij gij gvangq】 Danhcez cinghhi. Cinghdij baenz yiengh roek fueng roxnaeuz yiengh cehgyamj, hoeng gij cinghdij ndei gig noix raen, ciengzseiz dwg baenz ndaek maed lumj naed caeuq lumj gyaep. Saek heuoiq、saek hau roxnaeuz saek mong. Diuz riz saek hau roxnaeuz heuoiq. Rongh lumj lauz. Gaijlijmen lumj caencaw. Loq ronghcingx daengz mbouj ronghcingx. Gaijlij ndij mbiengj

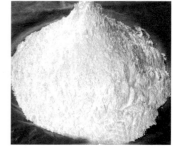

Vazsiz

daej gig caezcienz. Yingduciz dwg 1, bijcung dwg 2.7~2.8. Sug unq. Roxnyinh raeuzred. Ndaek vazsiz ndaej gawq baenz seizbienh cungj yiengh, limq mbang ndaej vangoz、hoengz danz mbouj ndaej. Ok youq ndaw rinbenciz、rinhoi、rinfwjhau、lingzmeijgvangq caeuq yezyenz.

【Diegmaj】 Ok youq Gyanghsih、Sanhdungh、Gyanghsuh、Sanjsih、Sanhsih、Hozbwz、Fuzgen、Cezgyangh、Gvangjdungh、Gvangjsih、Liuzningz daengj dieg.

【Gipyaeb gyagoeng】 Yaeb ndaej le, uet cingh naeznamh、rincab, roxnaeuz dawz gaiq vazsiz gvet cingh, aeu faenjsoiqgih daeuj daj mienz, lad gvaq le cix baenz mba vazsiz.

【Seizneix yenzgiu】 ①Ndaej baujhoh naengnoh caeuq nenhmoz. ②Ndaej gajnengz.

【Singqfeih goengyungh】 Feih gam、cit, sug nit. Gaij huj gaij ndat, iemq mbaeq doeng nyouh.

【Cujyau yw】 Huj ndat simfanz, bak nyaix, nyouhniuj, hwngqhuj fanz hozhawq, oknyouh mbouj doeng, siqraemx, okleih lwed, linzbing, vuengzbiu, foeg raemx, ndaeng lwed, ga haeu, naengnoh mbaeq naeuh.

【Yunghfap yunghliengh】 9～13 gwz（caeux haeuj ndaw daeh baengz）, cienq raemx gwn; roxnaeuz guh naed、sanq. Yungh rog habliengh, muzmienz baenz mba gyaux roxnaeuz heuz oep giz in.

【Ywbingh yungh daengz】

（1）Hujndat simfanz, baknyaix, daindit: Vazsiz 180 gwz, iengj gamcauj 30 gwz, cienq raemx gwn.

（2）Nyouhniuj: Vazsiz、buzvangz gak 2 gwz, aeu laeuj heuz gwn, moix ngoenz 3 baez.

Gya haeujsim: Mehmizndang mbouj ndaej gwn.

67. Raghazranz

【Coh'wnq】 Goseimauz, hazdaij, hazhau, raghazdaij.

【Goekgaen】 Goyw neix dwg ganj rag rag gohazranz dwg doenghgo hozbwnj loih.

【Yienghcei Doenghgo】 Go'nywj maj lai bi. Sang 20～100 lizmij. Ganjrag saek hau, banhraih bae vang, limq gyaep nanwt. Ganj baenz caz ok, daengjsoh, yiengh saeumwnz, ngaeuz mbouj miz bwn, goek miz haujlai mbaw geq caeuq gij buengz louz roengzdaeuj. Mbaw lumj sienq roxnaeuz

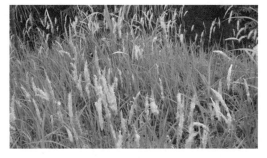
Raghazranz

yiengh sienq gwnz gaeb laj gvangq; rag ok mbaw raez ca mbouj lai caeuq nye daengj doxdoengz; ganj ok mbaw haemq dinj, gvangq 3～8 hauzmij, buengz saek hoengzgeq, mbouj miz bwn, roxnaeuz donhgwnz caeuq henz caeuq bak buengz miz bwn'iq, miz mbaw linx dinj. Vasiq lumj cuenq suk gaenj baenz lumj riengz, ok gwnzdingj, yiengh

doengz luenz, raez 5～20 lizmij, gvangq 1～2. 5 lizmij; riengz iq gwnz gaeb laj gvangq
roxnaeuz luenz raez, baenz doiq baiz youq gwnz saeu vasiq, ndawde ganj riengz iq ndeu
haemq raez, ganj lingh riengz iq haemq dinj; va song singq, moix riengz iq miz duj va
ndeu, goek miz bwn unq lumj sei saek hau; song byak doxdoengz roxnaeuz byak daih'it
loq dinj cix gaeb, miz 3～4 diuz sai, byak daihngeih haemq gvangq, miz 4～6 diuz sai;
byak miz i, mbouj miz bwn, byak daih'it lumj gyaeq luenz raez, byak ndaw dinj, byak
rog daihngeih gwnz gaeb laj gvangq, caeuq byak ndaw doxdoengz raez; simboux 2 aen,
ywva saek henj, daih'iek raez 3 hauzmij; simmeh 1 aen, miz saeuva haemq raez,
gyaeujsaeu lumj fwed. Makbyak luenzbomj, saek hoengzgeq, mak cug miz bwn'unq
raez saek hau. Geizva 5～6 nyied, geizmak 6～7 nyied.

【Diegmaj】 Maj youq dieg nywj hawq henzloh coh daengngoenz roxnaeuz gwnzndoi.
Cungguek gak dieg cungj miz faenbouh.

【Gipyaeb gyagoeng】 Seizcin、seizcou vat, cawz gij gwnz namh caeuq buengz lumj
gyaep, swiq cingh, yungh ndip roxnaeuz cug baenz gaem dak hawq bwhyungh.

【Seizneix yenzgiu】 ①Ndaej doeng nyouh. ②Ndaej dingz lwed. ③Ndaej gaj nengz.

【Singqfeih goengyungh】 Feih gam, sug nit. Gaij huj doeng nyouh, liengz lwed dingz
lwed.

【Cujyau yw】 Sinyenz gaenjgip, lwed huj ndaeng ok lwed, bingh hwngq fanz
hozhawq, dungx ndat saekwk, bwt ndat ae baeg, ok nyouhndaenq in, lwed nyouh,
foeg raemx, vuengzbiu.

【Yunghfap yunghliengh】 Yw hawq 10～30 gwz (go ndip 30～300 gwz), cienq raemx
gwn roxnaeuz dub aeu raemx. Yungh rog habliengh, go ndip dub aeu raemx cat giz in.

【Ywbingh yungh daengz】

（1） Sinyenz Gaenjgip: Raghazranz、cazso gak 15 gwz, gocwxien 10 gwz,
go'nyiengh、go'nyienghvamaeq gak 6 gwz, cienq raemx gwn.

（2） Bwt ndat aebaeg: Raghazranz、ragliusiek gak 30 gwz, vagimngaenz、
gohungh、cehlwgrou gak 15 gwz, gamcauj 6 gwz, cienq raemx gwn.

（3） Nyouh lwed: Raghazranz 30 gwz, gocwxien 20 gwz, naengmakgam 10 gwz,
gamcauj 6 gwz, cienq raemx gwn.

（4） Lwed ndat ndaeng ok lwed: Raghazranz ndip 300 gwz, swiq cengh, dub yungz
geux aeu raemx, cung binghdangz gwn.

Linghvaih haeujsim: Boux dungx mamx haw nit、nyouh lai mbouj hozhawq geih
gwn.

Cieng Daihsam　Yw Dwk Laemx Fungheiq

Famzdwg gij yw ndaej cawz fungheiq ndaw noh、saimeg caeuq ndoknyinz，ndaej cawz in maz，heuhguh yw dwk laemx fungheiq. Cungj yw neix faenbied ndaej cawz heiq、cawz mbaeq、sanq nit caeuq doeng meg、doeng maz，dingz in，cujyau yungh youq heiq caep mbaeq maz、fwngz ga indot、mazmwnh mbouj rox nginhngvanh，nyinz sai geng fwngz ga iet mbouj ndaej daengj bingh. Ndawde miz mbangj lij ndaej bouj daep mak、genq nyinz ndok.

"Heiq nit mbaeq sam cungj heiq doxcab daengz，hab baenz indot mazmwnh"，gangjmingz bingh indot dwg heiqdoeg saek youq sai meg，dwk meg mbouj doeng、sai meg saek，ndaw noh ndok nyinz sinzvanz riuzdoengh mbouj lumj bingzciengz. Hoeng yw cawz fungheiq dingzlai dwg cungj feih manh heiq raeuj，ndaejdoeng sai noh cix hawj noh raeuj，doeng sai meg cix soeng nyinz ndok，ndaej sanq soeng sai meg. Hoeng youq mwh yungh，hab gaengawq gak cungj bingh mbouj doengz bae guh habdangq doxboiq. Lumj binghdoeg youq rog ndaej caeuq yw caenhhanh doxdoengz yungh，bien huj cix hab boiq yw gaijhuj haemz、nit，bien nit boiq yw cawz nit manh、raeuj. Bingh doeg youq ndaw hoh ndok nyinz，ndaej caeuq lwed byaij doeng meg itheij yungh；danghnaeuz bouxbingh heiq lwed haw nyieg，cix hab yungh yw bouj heiq ciengx lwed. Boux bingh mbaeq nanz，cix hab guh laeuj yw ciengzseiz gwn，hoeng boux yaemhaw lwed haw，cix aeu siujsim yungh.

68. Gaeumakoen

【Coh'wnq】 Gaeudagyauh，gaeufanhciengh，gaeucibciengh.

【Goekgaen】 Goyw neix dwg gij gaeu gomakoen dwg doenghgo godongz loih.

【Yienghceij goyw】 Gogaeu hung baenz faex，ciengzseiz banhraih youq gwnz doxgaiq wnq. Nye oiq miz limq，miz bwn. Mbaw ca mbouj lai luenz，raez 6~20 lizmij，gvangq 5~15 lizmij，byai soem dinj doed，goek lumj sim，naj mbaw mbouj miz bwn，laeng mbaw miz bwn'unq yiengh ndaundeiq saek haumong；gaenz mbaw raez ndaej daengz 8 lizmij. Miz

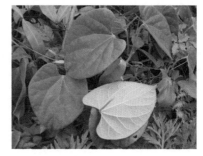

Gaeumakoen

bwn. Va iq，saek henjhauoiq，lai duj hob baenz vasiq comz liengj yiengh vasiq lumj liengj ok gwnzdingj roxnaeuz lajmbaw. Makcehlai 5 fuengz，cizging 3~4 lizmij，miz oen raeh dinj cix co，miz bwn. Youq ndaw faex mbang reih bya roxnaeuz henz faex raen lai.

【Diegmaj】 Maj youq ndaw faex mbang reih bya roxnaeuz henz faex. Faenbouh youq Gvangjsih、Yinznanz gak dieg.

【Gipyaeb gyagoeng】 Seizhah seizcou vat yaeb rag, swiq cingh, yungh ndip roxnaeuz dak hawq bwhyungh.

【Singqfeih goengyungh】 Feih manh、haemz, sug raeuj. Cawz heiq cawz mbaeq, bouj mak genq hwet.

【Cujyau yw】 Seng lwg le nyinz ndok indot, fungheiq ndok in, yauhgih lauzsonj, dwk laemx ndok raek.

【Yunghfap yunghliengh】 Rag 15～50 gwz, cienq raemx gwn. Yungh rog habliengh, dub yungz oep rog giz sieng.

【Ywbingh yungh daengz】

（1）Yauhgih lauzsonj：Rag gaeumakoen 15 ～ 50 gwz, gosamaz 50 gwz, gogaeulwed 35 gwz, cienq raemx gwn, moix ngoenz 3 baez.

（2）Dwk laemx deng sieng：Rag gaeumakoen habliengh dub yungz, gya laeuj ceuj oep rog giz sieng. Ndaej boiq go'nguxcauj、gociepndokhung、gociepndokiq daengj doxdoengz yungh.

（3）Coguz sinzgingh in：Gaeumakoen 25 gwz, gosoemjseuh 15 gwz, diuhliujbang 15 gwz, cienq raemx gwn, moix ngoenz 3 baez.

69. Gogingjsaeng

【Coh'wnq】 Sanjdozsu, lungzcaujyez, ngozcangjcaiz.

【Goekgaen】 Goyw neix dwg naeng、mbaw faex godinbit dwg doenghgo nguxcauj loih.

【Yienghceij goyw】 Gofaex iq ciengzseiz heu roxnaeuz cazfaex, sang 2～10mij, miz heiq daegbied. Naengfaex haumong. Song mbaw lumj fwngz doxcax ok, mbawiq 6 ～ 9 mbaw, luenzbomj roxnaeuz luenzgyaeq raez, raez 7 ～ 17 lizmij, gvangq 3 ～ 6 lizmij, mwh nomj bietdingh ok bwn lumj ndaundeiq, daengx mbaw caezcingj, meg henz 7 ～ 10 doiq,

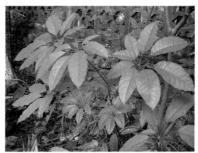

Gogingjsaeng

megmuengx mbouj cingx. Vasiq lumj liengj comz baenz vasiq luenzcuenq hung, va hom; iemj miz 5 ～ 6 aen nyazsaeq, miz baenz diemj baenz diemj bwn; 5 limq va, 5 aen vuznwngz simboux hau; fuengzlwg youq laj, 5～10 fuengz. Makcieng lumj giuz luenz, cizging daihgaiq 5 hauzmij, saeuva mbouj loenq daih'iek raez 1 hauzmij, mwhcug saek aeujndaem. Geizva 10～12 nyied.

【Diegmaj】 Maj youq ndaw ndoengfaex reih bya. Faenbouh youq Gvangjsih、Gvangjdungh、Yinznanz、Gveicouh、Cezgyangh、Fuzgen、Daizvanh.

【Gipyaeb gyagoeng】 Naengfaex daengx bi ndaej yaeb, dak hawq bwhyungh；mbaw cungj dwg yungh ndip lai.

【Seizneix yenzgiu】Naeng hamz fwnhlei、anhgihsonh、youjgihsonh.

【Singqfeih goengyungh】Feih haemz、saep，sug liengz. Gaij doeghuj，liengz lwed sanq goemz，cawz heiq cawz mbaeq.

【Cujyau yw】Gamjmauq hujndat，hoz foeg in，gamxmou，fungheiq indot，dwk laemx goemz lwed foeg in，baezcaet，ok cimj，hwnjnwnj，bingh gozmoz unq. Gwn maenzfaex deng doeg，gwn goroetmaxhoengz deng doeg.

【Yunghfap yunghliengh】Naeng rag gogingjsaeng 20～50 gwz （naeng faex 250 gwz），cienq raemx gwn. Mbaw ndip yungh rog habliengh.

【Ywbingh yungh daengz】

（1）Dwk laemx goemz lwed foeg in：Naeng rag gogingjsaeng 20～50 gwz，goiethoh 50 gwz，cienq raemx gwn roxnaeuz cimq laeuj cat rog.

（2）Gwn maenzfaex、roetmaxhoengz deng doeg：Naeng rag gogingjsaeng 250 gwz，gobyaekcienz 250 gwz，dub yungz aeu raemx gwn roxnaeuz cienq raemx gwn.

Linghvaih haeujsim：Mehmizndang geih gwn.

70. Gaeumbahau

【Coh'wnq】Vahbanhyez，fwncungzyez，bwzsuzdwngz.

【Goekgaen】Goyw neix dwg go'nywj bwzfwn-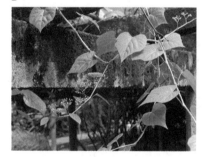
jdwngz doenghgo makit loih.

【Yienghceij goyw】Gogaeu. Miz mumh gienj，ganj miz hoh，miz mbawgyaj iq 1 doiq. Mbaw dog doxcax ok，luenzgyaeq roxnaeuz luenz gyaeq gwnz gaeb laj gvangq，byai cugciemh soem，goek lumj sim，henz miz nyaz gawq，mbaw oiq ciengzseiz miz raizva saek hoengzgeq，baihlaeng mbaw saek hoengz. Vasiq comz lumj liengj caeuq mbaw doxdoiq ok. Makcieng cug seiz saek ndaem. Rag ganj miz noh co hung.

Gaeumbahau

【Diegmaj】Maj youq gwnz ndoi、henz loh，henz mieng giz mbaeq cumx. Faenbouh youq Gvangjsih、Gvangjdungh、Yinznanz daengj dieg.

【Gipyaeb gyagoeng】Daengx bi ndaej yaeb，ronq limq dak hawq bwhyungh.

【Singqfeih goengyungh】Feih manh，sug raeuj. Doeng heiq gaij doeg，siu foeg sanq gux，ciep ndok swnj nyinz.

【Cujyau yw】Hwnjnwnj，naengnoh ok cimj，gominjsing bizyenz，dwk laemx deng sieng，ndok raek nyinz sieng，fungheiq mazmwnh，huj hwnj baeznou. Baez foeg ok nong，ngwz haeb sieng、sinyenz、okleih.

【Yunghfap yunghliengh】Daengx go nywj、rag 9～15 gwz （roxnaeuz ganj 9～15 gwz），cienq raemx gwn. Mbaw dub yungz oep rog giz sieng.

【Ywbingh yungh daengz】

（1）Gominjsing bizyenz：Daengx go gaeuraizva 15 gwz，cienq raemx gwn，aeu byaeksoemj guh ywyinx haemq ndei.

（2）Ndok raek nyinz sieng：Daengx go bwzfwnjdwngz，habliengh dub yungz oep rog（ndok raek aeu ciep cingq，cij ndaej oep yw）. Ndaej boiq yw dwk laemx sieng yungh.

71. Gociepndokhung

【Coh'wnq】Dabozguzsiuh、hwzyezcoz、dacezmuz、dacezguz.

【Goekgaen】Goyw neix dwg daengx go gociepndokhung dwg doenghgo cozcangz loih.

【Yienghceij goyw】Cazfaex ciengzseiz heu. Ganj daengjsoh、nye co noengq，cawz vasiq loq miz bwn le，cienzbouh ndoq cingh. Mbaw luenzbomj，byai du，goek cugciemh gaeb cix baenz diuz gaenz dinj ndeu，henz caezcingj. Vasiq lumj riengz ok gwnzdingj，ca mbouj lai mbouj miz gaenz，maed，mbawgyaj yiengh gyaeq gvangq lumj mbaw，loq miz bwn，ndaw miz va 3～4 duj，mbawgyaj iq gig iq roxnaeuz gaeb. Gyaeujva saek hau caemh miz diemj raiz saek hoengz. Makcehlai miz bwn.

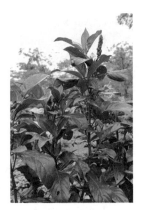
Gociepndokhung

【Diegmaj】Maj youq dieg bya、henz miengraemx、reih gwnzndoi、henz loh ndaw cazfaex roxnaeuz dieg mbaeqcumx laj faex. Ciengzseiz dwg vunz ndaem guhled heu. Faenbouh youq Cungguek baihnamz、saenamz gak dieg.

【Gipyaeb gyagoeng】Daengx bi ndaej yaeb，swiq cengh，ronq donh，dak hawq bwhyungh.

【Seizneix yenzgiu】Yazcuijvahgenj ndaej sousuk cihgigvanj，doengzseiz ndaej gemj gij rengz nohsim sousuk，gemjnoix megsim riuzdoengh；hoeng gij yazcuijvah dungzgenj yangjva le ndaej hawj cihgigvanj hai gvangq，ndaej gyagiengz simdaeuz sousuk，demgya gvanhcang sailwed riuzdoengh. Yazcuijvahgenj ndaej mazcui mbangj giz，daj ndaw mbaw、va caeuq rag lienh ok gij youz，ndaej fuengz gezhwzganjgin，hoeng doiq gizyawz gangsonhgin cix mbouj miz yungh. Ndaej doekdaemq hezdangz，hoeng laebdaeb seizgan haemq dinj，daih'iek 2 diemjcung.

【Singqfeih goengyungh】Feih manh、loq soemj，sug bingz. Lwed byaij sanq gux，cawz heiq cawz mbaeq，siu foeg dingz in.

【Cujyau yw】Dwk laemx deng sieng，ndok raek，fungheiq ndok in，hwet ga in，sieng rog ok lwed.

【Yunghfap yunghliengh】Mbaw 20～50 gwz，cienq raemx gwn. Yungh rog habliengh.

【Ywbingh yungh daengz】

（1）Ndok raek：Gociepndokhung、gociepndokiq、gosoemjmeiq、rag gocaengloj gak 50 gwz，dub yungz，gya di laeujhenj，ndok raek ciep cingq le oep rog giz in，hwnj benjgap gap maenh，moix ngoenz roxnaeuz gek ngoenz vuenh yw 1 baez.

（2）Hwet ga in：Gociepndokhung、gociepndokiq、liujdiuhcuz、gosoemjseuh、govahoengz gak 15 gwz，cimq laeuj cat rog giz in.

72. Gociepndokiq

【Coh'wnq】Gociepndok、gociepndokiq、bozguzsiuhiq.

【Goekgaen】Goyw neix dwg daengx go ciepndokiq dwg doenghgo cozcangz loih.

【Yienghceij goyw】Cazfaex ciengzseiz heu，sang ndaej daengz 2 mij. Ganj lumj saeumwnz，hoh bongz hung，nye oiq saek heugeq. Mbaw doxdoiq ok，gaeb lumj cim gwnz gaeb laj gvangq daengz lumj sienq gwnz gaeb laj gvangq，raez 5～10 lizmij，gvangq 5～15 hauzmij，song gyaeuj cugciemh soem，sai cungqgyang co hung，caemhcaiq caeuq sai henz baenz saek aeujgeq roxnaeuz mizseiz sai henz loq cingx. Vasiq lumj riengz ok gwnzdingj roxnaeuz ok youq lajmbaw donhgwnz；mbawgyaj yiengh mbaw；iemjva 5 limq；dujva hau cix daiq raizaeuj，

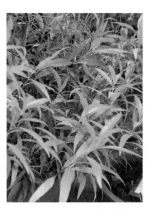

Gociepndokiq

lumj vengq bak；simboux 2 aen，fuengzyw sang daemq mbouj doxdoengz，baihlaj aen goek ndeu miz gij doxgaiq lumj rieng；fuengzlwg miz 4 naed ceh lumj caw. Makcehlai lumj faexgyaengh，daih'iek raez 1.2 lizmij. Geizva seizcin daengz codaeuz seizhah.

【Diegmaj】Ndaem youq henz mbanj、henz suen，caemh miz gag hwnj youq henz mieng. Faenbouh youq Gvangjdungh、Gvangjsih.

【Gipyaeb gyagoeng】Daengx bi ndaej yaeb，yungh ndip roxnaeuz dak hawq bwhyungh.

【Seizneix yenzgiu】Yw cienq rag roxnaeuz gij cunz lienh aeu（1～2 gwz/ciengwz）ndaej hawj vwnhdu nouhung swng sang；yunghliengh daiq lai（10～20 gwz/ciengwz）cix hawj vwnhdu ndang doekdaemq，siq haenq，doeklaeng daengz dai.

【Singqfeih goengyungh】Feih loq soemj、manh，sug bingz. Cawz heiq cawz mbaeq，ciep ndok siu foeg.

【Cujyau yw】Ndok raek，dwk laemx deng sieng，fungheiq in，gag foeg.

【Yunghfap yunghliengh】Mbaw 31～62 gwz，cienq raemx gwn. Yw ndip dub yungz roxnaeuz yw hawq muz baenz mba heuz laeuj oep giz in.

【Ywbingh yungh daengz】

（1）Ndok raek：Mbaw gociepndokhung、mbaw gociepndokiq、mbaw go'nguxcauj、goduhnamhcwx、mbawgocaetdoq gak faenh doxdoengz，dub yungz heuz laeuj oep rog (ndok raek bietdingh aeu ciep cingq), aeu gapbenj gap maenh, gek ngoenz vuenh yw 1 baez.

(2) Fungheiq hohndok in: Gociepndokiq 20 gwz, gogutsae 15 gwz, ngaeuxbya 31 gwz, goloemq 31 gwz, cienq raemx gwn, moix ngoenz 3 baez.

73. Gaeunyangj

【Coh'wnq】Gaeunyangj, mumhguk.

【Goekgaen】Goyw neix dwg rag、ganj gogaeu-nyangj dwg doenghgo mauzgwn loih.

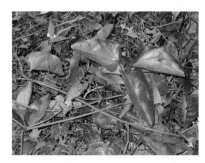

Gaeunyangj

【Yienghceij goyw】Gogaeu, ganj、mbaw hawq le bienq saek ndaem. Rag ganj baenz ndaek mbouj cingjcaez, laj ok baenz caz miz haujlai rag mumh, naeng rog saek hoengzndaem, miz heiq manh. Lai mbaw lumj fwed doxdoiq ok, mbaw iq 3～5 mbaw, lumj gyaeq gaeb daengz lumj gyaeq samgak, raez 3～7 lizmij, gvangq 1.5～3.6 lizmij, byai du roxnaeuz cugciemh soem, giz goek lumj dingdok roxnaeuz lumj luenz, mbiengj rog ndij diuz sai miz bwn; gaenzmbaw raez 4.5～6.5 lizmij. Vasiq lumj luenzcuenq ok youq lajmbaw roxnaeuz gwnzdingj; buengzva 4 limq, saek hau, henz mbiengj rog miz bwn'unq saek hau nanwt; simboux lai aen, seiva bejbingz; lai aen mbouj fat, ok doxliz. Makbyom gaeb lumj gyaeq cix bej, bwn'unq ok mbang, saeuva lumj faed raez daengz 1.8 lijmij.

【Diegmaj】Maj youq ndaw lueg、henz ndoi henz mbanj caeuq ndaw cazfaex. Faenbouh youq Gvangjsih、Anhveih、Gyanghsuh、Cezgyangh、Hoznanz.

【Gipyaeb gyagoeng】Codaeuz seizcin caeuq seizcou vat rag, swiq cingh dak hawq bwhyungh roxnaeuz yungh ndip.

【Seizneix yenzgiu】

(1) Doiq sinzvanz hidungj cozyung: Ndaej hawj hezyaz duzma mazcui doekdaemq, sinyungzciz suk iq, doiq simdaeuz gungqsou liz ndang miz sien nyaenxhaed cij gikrengz.

(2) Doiq bingzvazgih yingjyangj: Doiq saej liz ndang duznou gik rengz yienhda.

(3) Ndaej doeng nyouh: Cungj cozyung neix caemh ndaej caeuq doekdaemq hezyaz、sousuk sailwed aen mak mizgven.

(4) Ndaej doekdaemq hezyaz cozyung: Yw cimq gaeunyangj doiq nouhung lumj baeznaengz ndaej demgiengz buzdauzdangz dungzva yienhda (cix hawj nouhung aeu daihliengh buzdauzdangz le, dangznyouh sawqniemh lij dwg yaemsingq), ndigah aiq ndaej doekdaemq hezdangz.

(5) Gizyawz cozyung: Aiq ndaej dingh in, 1∶3 ywraemx youq ndaw sigvanj doiq nengz naengnoh ndaej nyaenxhaed.

【Singqfeih goengyungh】Feih haemz, sug raeuj. Cawz heiq cawz mbaeq, lwed byaij dingz in.

【Cujyau yw】Fungheiq hohndok in, gen ga mazmwnh, mbiengj gyaeuj in, faenzin, ndokbya gaz hoz, benjdauzdij fazyaenz gaenjgip, hozin, binghswhcungz.

【Yunghfap yunghliengh】Rag 6～50 gwz, cienq raemx gwn. Gwn seiz geih gwn raemxcaz caeuq dang mienh.

【Ywbingh yungh daengz】

（1）Fungheiq hohndok in: Gaeunyangj 9 gwz, canghsuz 9 gwz, cicaujvuh 5 gwz, cienq raemx gwn, moix ngoenz 3 baez.

（2）Ndok bya gaz hoz: Gaeunyangj 15～50 gwz, meiq 60 hauzswngh, cienq aeu raemx, gya meiq heuz unq gyan gwn.

（3）Benjdauzdij fazyenz gaenjgip: Daengx go gaeunyangj ndip（roxnaeuz cij aeu ganj mbaw）100 gwz, cienq raemx gwn, moix ngoenz 3 baez.

（4）Binghswhcungz: Rag gaeunyangj ndip 100 gwz, cienq buenq diemjcung le aeu raemx, gya dangzhoengz 100 gwz、laeujhau habliengh, faen 2 baez gwn, 5 ngoenz guh aen liuzcwngz ndeu.

74. Caujvuh

【Coh'wnq】（1）Vazvuhdouz: Yahujdaj, siujgyozvuh.（2）Bwzvuhdouz: Gogyaeujgaeq, gobakyamq, ragva'nguxdoeg.

【Goekgaen】Goyw neix dwg ndaek goenq go vazvuhdouz、bwzvuhdouz dwg doenghgo mauzlang loih.

【Yienghceij goyw】Vazvuhdouz dwg go'nywj maj lai bi, sang 50～100 lizmij. Ndaek goenq ciengzseiz 2～3 aen doxlienz, yiengh luenzcuenq dauqdingq roxnaeuz gyaeq dauqdingq, naeng rog saek hoengzndaem. Ganj daengjsoh. Mbaw doxcax ok,

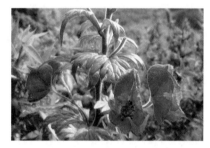

Caujvuh

yiengh fwngz dek 3 limq laeg, moix mbaw dek caiq dek 2～3 limq laeg, henz limq dek miz nyaz co, mbaw loq na, baihrog ronghngaeuz; mbaw ganj donhlaj miz gaenz, mbaw donhgwnz mbouj miz gaenz. Vasiq hung ok gwnzdingj roxnaeuz ok lajmbaw, saeu vasiq miz bwnyungz mbe hai nanwt; iemj 5 mbaw, lumj limq va, saek heuoj, limq iemj gwnz lumj mauhgangq: 2 limq va, miz cauj raez byai lumj daehrumz; dingz lai simboux; mbaw mbouj fat 3～5 caengz, doxliz ok. Makndawdek miz haujlai ceh. Geizva 9～10 nyied, geizmak 11 nyied.

【Diegmaj】Maj youq diegnywj gwnz ndoi roxnaeuz ndaw ndoeng faex mbang. Faenbouh youq Cungguek baih doengbaek、dieg baihdoeng caeuq Sanhsih、Hozbwz、Neimungzguj, dieg saenamz miz vunz ndaem.

【Gipyaeb gyagoeng】Seizcou（begloh gvaq）yaeb vat rag goenq, vit gij ganjnduk, swiq cengh, dak hawq roxnaeuz gangq hawq le bongx gij rag deuz.

【Seizneix yenzgiu】① Gyaeujcaujvuh dingz in haemq ak, lumj caeuq cinzgiuj doxboiq, gij rengz dingh in ndaej dox demgiengz. Caujvuh ginggvaq ceuj gamcauj、 duhndaem le, gij doeg doekdaemq cix mbouj yingjyangj gij rengz dingz in. Gamcauj、 dangzrwi ndaej gaij gij doeg caujvuh. ②Aeu duznouhau iq yezbanjfaz guh sawqniemh, swjcaujvuhgenj yunghliengh noix mbouj ndaej daezsang giz in fanveiz, yungh liengh lai cij miz yungh, gij dingz in cijsu gig daemq.

【Singqfeih goengyungh】Feih manh, sug raeuj; miz doeg lai. Cawz fungheiq, dingz in.

【Cujyau yw】Fungheiq hohndok in, cungfungh gyad, sinzgingh in, baez nong caengz boed, baez ngamq baenz foeg doeg, dwk laemx foeg in, hwet ga in, gag foeg.

【Yunghfap yunghliengh】Rag 1~1.5 gwz, ceuj le yungh, guh baenz cehsanq gwn lai. Yungh rog habliengh muz mienz, heuz laeuj cat oep giz in.

【Ywbingh yungh daengz】

(1) Fungheiq hohndok in: Gau fungheiq dingz in 〔caujvuh ndip 15 gwz, duzhoz 10 gwz, cehlwgmanh、 swnghnamzsingh、 cehyouzcoengh (vit byak) gak 5 gwz, itheij muz baenz mba mienz〕, mwh yaek yungh gya laeuj、 meiq (1∶3) heuz baenz lumj giengh. Oep hezvei roxnaeuz giz in.

(2) Fungheiq hwet ga in: Caujvuh ndip 15 gwz, cehyouzcoengh (vit byak) 5 gwz, itheij dub yungz, heuz laeuj baenz lumj giengh oep giz in, moix ngoenz 1 baez.

Linghvaih haeujsim: Mehmizndang geih gwn.

75. Gobiengzbeihhoengz

【Coh'wnq】Cwnghdungz, hungzdingjfungh, swzyungzsu, cangyenzhungz.

【Goekgaen】Goyw neix dwg rag、 mbaw go biengzbeihhoengz dwg doenghgo bienmax loih.

【Yienghceij goyw】Cazfaex daengjsoh loenq mbaw. Goenq saeumwnz ciengzseiz maj vang, miz faen nga baihrog saek henjdaemoiq. Ganj daengjsoh, naeng faex saek haumong daengz heumong, ok congh naeng luenz mbang roxnaeuz luenzbomj; nye oiq seiq limq, miz lueng. Mbaw doxdoiq ok, lumj luenz gyaeq, lumj ceij, cizging 15~30 lizmij, byai dinj soem, goek lumj sim, henz miz nyaz gawq iq caemh caiq miz bwn henz, naj mbaw saek heugeq, laeng mbaw saek heuoiq, miz diemjsienq luenz saek henj, seizcin seizhah hai va;

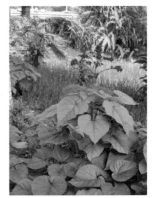

Gobiengzbeihhoengz

gwnzdingj ok duj vasiq lumj luenzcuenq, raez 30 lizmij, mbe hai; iemjva 5 limq dek laeg, saek hoengz; dujva hung hoengz, ganj nyieg saeq, dek 5 limq. Mak ndaem'o. Geiz mak youq seizcou seizdoeng.

【Diegmaj】 Maj youq henz mbanj、ndawlueg、henz rij，miz vunz ndaem. Faenbouh youq Cungguek vazdoeng、vaznamz caeuq saenamz gak dieg.

【Gipyaeb gyagoeng】 Daengx bi ndaej yaeb，swiq cengh ronq limq，yungh ndip roxnaeuz dak hawq bwhyungh.

【Singqfeih goengyungh】 Feih gam、cit，sug liengz. Rag：Cawz heiq cawz mbaeq，sanq gux siu foeg. Mbaw：Gaij doeg baiz doeg.

【Cujyau yw】 Fungheiq ndok in，yauhgih lauzsonj，dwk laemx deng sieng，feigezhwz ae，ae lwed，baez doeg ok nong，dawzsaeg mbouj cingqciengz.

【Yunghfap yunghliengh】 Rag 50～100 gwz，cienq raemx gwn. Mbaw habliengh，cienq raemx swiq rog.

【Ywbingh yungh daengz】

（1）Fungheiq ndok in：Rag biengzbeihhoengz ndip 50～100 gwz，cienq raemx gwn，caemhcaiq aeu mbaw 250～500 gwz，cienq raemx swiq rog.

（2）Dawzsaeg mbouj cingqcangz：Rag biengzbeihhoengz 50～100 gwz，cienq raemx gwn，moix ngoenz 2 baez.

（3）Dwk laemx deng sieng：Mbaw biengzbeihhoengz habliengh，dub yungz oep rog giz sieng.

76. Goraeu

【Coh'wnq】 Faexraeu，faexraeuhom，cejfaexraeu，mbaw haeux ndaem，raeusamgak.

【Goekgaen】 Goyw neix dwg mak、mbaw、rag、ganj caeuq ieng faex gofaexraeuhom dwg doenghgo ginhlijmeiz loih.

【Yienghceij goyw】 Gofaex hung loenq mbaw，nye iq miz bwn'unq. Mbaw doxcax ok，lumj faj fwngz dek 3 limq，miz seiz dek 5 limq，raez 6～12 lizmij，gvangq 9～17 lizmij，goek lumj sim roxnaeuz lumj mbiengj cied，henz miz nyazgawq；gaenz mbaw saeq raez. Va singq dog doxdoengz nye. Mbouj miz

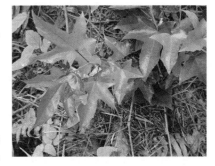
Goraeu

dujva；vaboux comz baenz vasiq lumj riengz，moix duj va dingzlai simboux；vameh comz baenz dujva lumj giuz，moix duj va dingzlai simmeh；vameh comz baenz vasiq daeuz lumj giuz，nyaz iemj 5 aen，lumj cuenq，ok va le lai hung，fuengzlwg youq byongh donhlaj，2 fuengz. Makdaeuz luenz giuz，saeuva mbouj loenq caeuq nyaz iemj lumj cim coeg. Geizva 3～4 nyied，geizmak 9～10 nyied.

【Diegmaj】 Maj youq mbiengj ndoi coh daengngoenz、gwnz ndoi、henz loh roxnaeuz ndaw cazfaex. Faenbouh youq Cungguek gak dieg.

【Gipyaeb gyagoeng】 Seizcou、seizdoeng yaeb sou mak cug，dak hawq bwhyungh，heuhguh goraeu；seizhah yaeb mbaw，daengx bi aeu rag，ieng faex heuh gyaubieghom， youq gwnz faexgeq raemj sieng aeu, vit gij cab dak hawq bwhyungh.

【Seizneix yenzgiu】 Hamz veihfazyouz, ndawde cujyau cwngzfwn dwg boixbuenq dezhihlei vahozvuz caeuq gveibizsonhcij、gveibizsonh、gveibizcunz、cojcenzlungznauj. Ieng faex dwg cungj ieng faex hom ndeu, ndaw de hix hamz gveibizcunz、gveibizsonh caeuq cungj ieng de.

【Singqfeih goengyungh】 Rag、naengfaex、mbaw: Feih loq haemz, sug raeuj, heiq hom. Cawz heiq cawz mbaeq, doeng heiq gaij doeg. Mak: Feih manh loq saep, sug loq raeuj. Doengsai doeng meg. Ieng faex: Feih cit, sug bingz. Dingz lwed did noh.

【Cujyau yw】 Fungheiq hohndok in, cij noix roxnaeuz cij mbouj doeng, dawzsaeg dingz、dawzsaeg daeuj in, hwnj nwnj, dwg liengz gamjmauq, deng hwngqndat dungxin、dungxsaej fazyenz gaenjgip, dungxraeng, baezdoeg ok nong, sieng ok lwed, ok cim, nyouhniuj, dwk laemx foeg in, hwetga in, cinghgvanghyenj.

【Yunghfap yunghliengh】 Rag、mbaw 20 ～ 50 gwz（mak 3 ～ 9 gwz roxnaeuz gyaubieghom 0.5～3 gwz）, cienq raemx gwn. Yungh rog habliengh. Mehmizndang geih gwn.

【Ywbingh yungh daengz】

(1) Dungxsaej fazyenz gaenjgip: Mbawraeu 15 gwz, byaekroembieg 20 gwz, cienq raemxgwn, moix ngoenz 3 baez.

(2) Fungheiq hohndok in: Rag goraeu 50 gwz, gya raemx、laeuj gak dingz ndeu cienq raemx gwn, moix ngoenz 3 baez.

(3) Ok cimj: Goraeu coemh baenz daeuh muz mienz, heuz youzseng cat rog giz in.

77. Gohihcenh

【Coh'wnq】 Cehnem、byaeknem、gofungheiq.

【Goekgaen】 Goyw neix dwg bouhfaenh gwnznamh hihcenh ganjsienq, gohihcenh dwg doenghgo gut loih.

【Yienghceij goyw】 (1) Hihcenh ganjsienq: Go'nywj maj baenz bi, sang daengz 1 miz doxhwnj. Nye donhgwnz miz bwnsienq miz gaenz saek hoengzgeq lumj gyaeuj caeuq bwn'unq raez saek hau. Mbaw doxdoiq ok, yiengh sam gak lumj gyaeq gvangq daengz yiengh gyaeq gwnz gaeb laj gvangq, raez 4～12 lizmij, gvangq 1～9 lizmij, byai soem, goek ca mbouj lai lumj mbiengj cied roxnaeuz lumj dingdok, iet laj baenz gaenz fwed, henz miz nyaz du, song mbiengj cungj miz bwn'unq, baihlaj miz diemjsienq, sai mbaw gaenh giz goek ok sam mbaw iq;

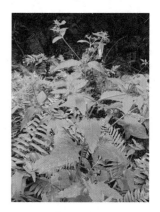

Gohihcenh

mbaw donhgwnz ganj haemq iq, gaenz mbaw cugciemh dinj. Vasiq lumj gyaeuj lai aen, baiz baenz yiengh luenzcuenq, vasiq raez 1.5～2.5 lizmij, miz bwn'unq raez saek hau caeuq miz bwnsienq miz gaenz lumj gyaeuj saek aeujgeq; mbawgyaj 2 caengz, miz bwnsienq miz gaenz saek aeujgeq lumj gyaeuj; va saek henj, va yiengh linx 1 caengz, vameh, va songsingq yiengh doengz. Makbyom lumj gyaeq dauqdingq, raez 2～3 hauzmij, miz 4 limq, loq vangoz, saek ndaem; dingjgyaeuj mbouj miz bwn. Geizva 8～10 nyied, geizmak 9～12 nyied.

（2）Hihcenh：Donhgwnz nye caeuq ganj vasiq miz bwn'unq dinj nanwt; mbaw sam gak lumj gyaeq, henz miz nyaz dek feuz caeuq nyaz co mbouj caezcingj.

【Diegmaj】 Maj youq henz faex、laj faex、gyang ndoi、henz loh. Faenbouh youq saenamz、vaznamz、vazbwz、vazdungh caeuq rangh Cangzgyangh baihnamz gak dieg.

【Gipyaeb gyagoeng】 8～9 nyied hai va gaxgonq gvej aeu ganj gwnz namh, ronq donh dak hawq bwhyungh.

【Seizneix yenzgiu】

（1）Ndaej gaj nengz：Ndaej nyaenxhaed hohndok foeg raengz lumj hauxgyaeq.

（2）Ndaej doekdaemq hezyaz：Gij ywraemx cimq hihcenh（cungj lawz mbouj rox）、yizcunz—raemx cimq ok caeuq 30% yizcunz raemx cimq ok, ndaej doekdaemq hezyaz doenghduz mazcui.

【Singqfeih goengyungh】 Feih haemz, sug nit, miz di doeg. Cawz fungheiq, doengmeg, doekdaemq hezyaz.

【Cujyau yw】 Hohndok indot, mauhfung le genga mazmwnh, bingh hezyazsang, fatnit, fungheiq hohndok in, gamjmauq fatndat.

【Yunghfap yunghliengh】 Daengx go 9～31 gwz, cienq raemx gwn.

【Ywbingh yungh daengz】

（1）Mauhfung le genga mazmwnh：Gohihcenh 15～20 gwz, fuengzfung 10 gwz, go'nguxcauj 15 gwz, ngaeuxbya 20 gwz, cienq raemx gwn, moix ngoenz 3 baez.

（2）Bingh hezyazsang：Gohihcenh、gogutcwx、nyayazgyae、gogjmzgungq gak 31 gwz, cienq raemx gwn, moix ngoenz 3 baez.

78. Gofunghlwed

【Coh'wnq】 Coujmajfungh, swjginhniuz mbaw hung.

【Goekgaen】 Goyw neix dwg rag、mbaw gofunghlwed dwg doenghgo swjginhniuz loih.

【Yienghceij goyw】 Cazfaex iq ciengzseiz heu, sang 1～2 mij. Goenq ganj cohung baenz yiengh roix caw, baihrog saek monggeq daengz saek aeujndaem, miz raiz daengj, miz haujlai rag mumh, naeng mbiengj raek saek aeujoiq, miz diemj mboep saek aeuj, faex saek hau. Mbaw comz ok youq byai nye, miz caengz i mbang roxnaeuz lumj ceij ndangj, luenz bomj, raez 20～45 lizmij, gvangq 8～16 lizmij, byai cugciemh soem, goek lumj dingdok, henz miz nyaz saeq, nyaz soem dinj, song mbiengj cungj miz diemjsienq, sai henz 16～20 doiq, mbouj doxlienz baenz sai henz. Vasiq lumj cuenq raez 16～30 lizmij; iemj va 5 limq, miz geij diemj sienq, miz diemj sienq mbang; simboux dinj gvaq limq dek dujva, baihlaeng ywva mbouj miz diemj sienq; simmeh daih'iek caeuq limq dek dujva doxdoengz raez. Ngveih mak lumj giuz, saek hoengz, miz diuz raiz daengj caeuq diemj sienq. Geizva 5～6 nyied, geizmak 11～12 nyied.

【Diegmaj】 Maj youq lueg mieng、henz rij roxnaeuz giz faexraemh. Faenbouh youq Gvangjsih、Gvangjdungh、Fuzgen、Gyanghsih.

【Gipyaeb gyagoeng】 Seizcou vat rag, swiq cengh ronq donh dak hawq bwhyungh; daengx bi ndaej yaeb mbaw, yungh ndip roxnaeuz dak hawq bwhyungh.

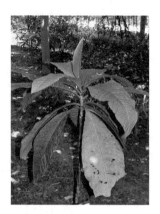
Gofunghlwed

【Singqfeih goengyungh】 Feih manh loq haemz, sug raeuj. Cawz heiq cawz mbaeq, lwed byaij sanq gux, siu foeg dingz in.

【Cujyau yw】 Fungheiq ndok in, seng lwg le deng gyad, mbiengj ndang doengh mbouj ndaej, lwgnyez mazbi houyizcwng, dawzsaeg mbouj cingqcangz, dwk laemx deng sieng, lwed gux foeg in, baez foeg ok nong.

【Yunghfap yunghliengh】 Rag 9～50 gwz, cienq raemx gwn.

【Ywbingh yungh daengz】

(1) Mbiengj ndang doengh mbouj ndaej: Rag gofunghlwed 10～20 gwz, rag goraeuvaiz 10～15 gwz, rag godungxmou 15 gwz, cienq raemx gwn, moix ngoenz 3 baez.

(2) Fungheiq hohndok in: Gofunghlwed 15 gwz, goraeuvaiz 15 gwz, go'nguxcauj 15 gwz, gya raemx、laeuj gak dingz ndeu cienq gwn.

(3) Genga mazmwnh: Gofunghlwed 20 gwz, gociengzseng 20 gwz, nyenengznuengx 15 gwz, go'nguxcauj 10 gwz, cienq raemx gwn, moix ngoenz 3 baez.

79. Go'nguxcauj

【Coh'wnq】 Nguxgyah、namznguxgyah、homnguxgyah、naengnguxgyah.

【Goekgaen】 Goyw neix dwg rag naeng go'nguxcauj dwg doenghgo nguxgyah loih.

【Yienghceij goyw】 Cazfaex. Ganj、nye miz oensaeq nanwt, mbaw iq 5 mbaw, yiengh luenzbomj lumj gyaeq dauqdingq daengz luenzfueng, raez 7～13 lizmij, henz miz nyaz gawq doxdab soem raeh, baihgwnz miz bwn roxnaeuz mbouj miz bwn, mbaw oiq ndij diuz sai baihlaeng ciengzseiz miz bwn

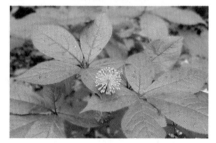
Go'nguxcauj

saek cazoiq. Vasiq lumj liengj aen dog ok youq gwnzdingj roxnaeuz 2～4 duj doxcomz ok, ganj vahung 5～7 lizmij, mbouj miz bwn; ganj va raez 1～2 lizmij; va singq dog mbouj doengz nye roxnaeuz nye cab; fuengzlwg youq laj, 5 fuengz, saeuva doxhab ok baenz yiengh saeu. Geizva 7 nyied，geizmak 8～9 nyied.

【Diegmaj】 Maj youq laj faex reih bya caeuq henz faex henz mbanj. Faenbouh youq Cungguek baihcungnamz、baihdoengbaek caeuq Gvangjdungh、Yinznanz、Sanhsih、Gvangjsih.

【Gipyaeb gyagoeng】 Seizcin、seizcou vat rag，bok aeu naeng rag，dak hawq bwhyungh.

【Seizneix yenzgiu】 ① Ndaej siuhyenz. ② Ndaej dingh in、gaij huj. ③ Ndaej gik rengz saej caeuq swjgungh liz ndang douqranz，hawj swjgungh ndaejyinh engq minjgamj.

【Singqfeih goengyungh】 Feih manh，sug raeuj. Cawz fungheiq，genq nyinzndok.

【Cujyau yw】 Fungheiq hohndok in，genga indot，mazmwnh，nyinz ndok suk nyieg，fwngzga iet mbouj soh，foeg raemx，sieng rog ndok raek.

【Yunghfap yunghliengh】 Naeng rag 6～15 gwz，cienq raemx gwn. Yungh rog habliengh，dub oep giz in.

【Ywbingh yungh daengz】

（1） Fungheiq hohndok indot：Go'nguxcauj 15 gwz，gaeunyangj 15 gwz，gogaeulwed 15 gwz，haijfunghdwngz 10 gwz，dauqrod 10 gwz，moeggva 10 gwz，suzdon 6 gwz，cienq raemx gwn，moix baez 10～15 hauzswngh，moix ngoenz 3 baez.

（2） Ndok raek：Mbaw go'nguxcauj、duhnamhgyaj、gocaetdoq、mbaw ciepndokiq、mbaw ciepndokhung、mbaw ciepndok iq gak habliengh，itheij dub yungz oep rog giz in （bieddingh ciep cingq le oep yw）.

80. Gogaeu'enq

【Coh'wnq】 Gogangjlungz，gosanhfungh，laujyahcin，muzyauhswj.

【Goekgaen】 Goyw neix dwg gaeu caeuq ceh gogaeu'enq dwg doenghgo duh loih.

【Yienghceij goyw】 Gogaeu faex hung ciengzseiz heu. Ganj yiengh baenqluzsae ngutngeuj，caengz naeng rog saek cazhoengz. Ok song mbaw lumj fwed，ciengzseiz miz 2 doiq mbaw lumj fwed，gwnzdingj ok doiq ndeu bienq mumh gienj；mbaw iq 2～4 doiq，yiengh luenzbomj raez roxnaeuz luenzgyaeq

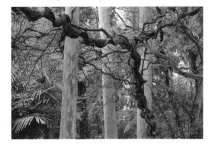

Gogaeu'enq

dauqdingq，raez 3～8.5 lizmij，gvangq 1.5～4 lizmij，byai du，loq mboep，goek loq mbat. Vasiq dog lumj riengz roxnaeuz baiz baenz luenzcuenq，saeu vasiq miz bwnyungz henj nanwt；va iq，miz heiq hom；iemj lumj cung，dek 5 nyaz；mbaw va 5 limq，saek henj oiq；simboux 10 aen，raez gvaq limq va. Byak mak lumj faex，raez daengz 1 mij，gvangq 8～10 lizmij，bienq goz，miz hoh，mwh cug cug hoh loenq，moix hoh miz naed ceh ndeu. Ceh bej luenz，cizging 4～6 lizmij，na 1～1.5 lizmij，naeng ceh saek cazhoengz，lumj faex，miz raiz vangx. Geizva 3～6 nyied，geizmak 8～11 nyied.

【Gipyaeb gyagoeng】Daengx bi ndaej yaeb gaeu, swiq cengh ronq limq, naengj le dak hawq bwhyungh; seizdoeng yaeb ceh, bok naeng, cawj cug roxnaeuz ceuj cug, dak hawq muz baenz mba bwhyungh.

【Singqfeih goengyungh】Feih loq haemz、saep, sug liengz; miz doeg. Gaeu: Cawz fungheiq, doeng saimeg. Ceh: Doeng heiq dingz in.

【Cujyau yw】Fungheiq hohndok in, dwk laemx deng sieng, dungx in, raembouz in, hwetga in.

【Yunghfap yunghliengh】Gaeu gogaeu'enq 15～50 gwz, cienq raemx gwn roxnaeuz cimq laeuj gwn. Ceh gaeuenq 2～4 gwz, muz mienz, aeu raemxgoenj soengq gwn.

【Ywbingh yungh daengz】

（1）Fungheiq hohndok in: Gaeu gogaeu'enq 15～50 gwz, cienq raemx gwn roxnaeuz cimq laeuj gwn. Ndaej caeuq gij yw fungheiq dwk laemx yungh.

（2）Raembouz in: Ceh gaeuenq 1～3 gwz, muz baenz mba aeu raemxgoenj cung gwn.

81. Gonaenh

【Coh'wnq】Roegmboujdouh, oen guk, mumh guk（vahcuengh）.

【Goekgaen】Goyw neix dwg naengfaex caeuq rag gonaenh dwg doenghgo vujgyah loih.

【Yienghceij goyw】Cazfaex roxnaeuz go faex iq. Ganj nye ciengzseiz miz oen, nye oiq miz bwnyungz saek henjgeq nanwt. Ok song mbaw roxnaeuz sam mbaw baenz lumj fwed, limq fwed miz mbaw iq 5～11 mbaw, goek lingh miz mbaw iq 1 doiq; mbaw iq lumj gyaeq roxnaeuz lumj gyaeq gvangq, raez 5～14 lizmij, gvangq 3～8 lizmij, henz miz nyazgawq, baihgwnz

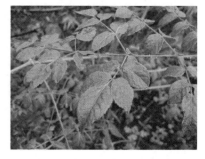

Gonaenh

miz bwn co mbang, baihlaj miz bwn'unq dinj saek henj roxnaeuz saek mong, ndij diuz sai daegbied na. Vasiq lumj liengj comz baenz gwnzdingj duj vasiq lumj luenzcuenq hung, raez 30～60 lizmij, miz bwn'unq dinj saek henjhoengz roxnaeuz saek mong; iemj va dek 5 limq; 5 limqva, saek hau; simboux 5 aen; lwg liz roxnaeuz giz goek doxhab ok. Geizva 7 nyied. Mak luenz giuz, miz 5 limq, cug seiz saek ndaem.

【Diegmaj】Maj youq ndaw cazfaex、henz faex roxnaeuz ndaw ndoeng. Faenbouh youq Cungguek baihcungnamz、baihsaenamz、baihbaek、baihdoeng daengj dieg.

【Gipyaeb gyagoeng】Daengx bi ndaej aeu naengfaex、rag roxnaeuz naeng rag（vit naeng rog）, swiq cengh, ronq limq, dak hawq bwhyungh.

【Seizneix yenzgiu】Naeng ganj caeuq naeng rag hamz sanhdehcaudai、youzciz、danjgenj、veihfazyouz.

【Singqfeih goengyungh】Feih haemz, sug raeuj. Cawz heiq cawz mbaeq, byaij lwed sanq gux.

【Cujyau yw】Fungheiq hwet ga in，dungx fazyenz，dungx yag，dangzniubing，mak fazyenz，ok nyouh hau.

【Yunghfap yunghliengh】Naengrag 9～50 gwz，cienq raemx gwn.

【Ywbingh yungh daengz】

（1）Fungheiq hwetga in：Naeng gonaeh 15 gwz，gya vanj raemx ndeu caeuq buenq vanj laeuj，cienq baenz vanj ndeu，gyanghaet、banhaemh gak gwn 1 baez.

（2）Oknyouh hau：Raggonaenh 50 gwz，ganj rag gaeundiengq 50 gwz，cienq raemx faen song baez gwn.

82. Goraeuzvaiz

【Coh'wnq】Goraeuvaizhoengz，yiyezciswjmuz，fanhbwzyezsu.

【Goekgaen】Goyw neix dwg rag、naeng goraeuvaiz dwg doenghgo godongz loih.

【Yienghceij goyw】Faex iq ciengzseiz heu，sang daengz 20 mij. Rag co hung ndangj，naeng saek hoengz，mbiengj raek saek henj roxnaeuz saek hoengzoiq. Nye iq miz bwnyungz saek henjgeq nanwt. Mbaw doxcax ok，mehboux song singq，faex nomj roxnaeuz mbaw gwnz nye ngamq ok lumj dun，cizging daihgaiq miz 15 lizmij，lumj fwngz 3～5 limq dek laeg，mbaw gwnz faex raezmwnz roxnaeuz gaeb lumj gyaeq dauqdingq，raez 7～15 lizmij，gvangq 3～8 lizmij，byai du roxnaeuz cugciemh soem giz goek lumj mbiengj cied roxnaeuz lumj sim

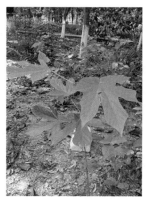

Goraeuzvaiz

bat，mbiengj baihlaeng miz bwnyungz dinj. Vasiq lumj liengj ok youq laj mbaw，miz 1～4 duj va；iemjva 5 mbaw，miz bwn'unq；limqva 5 limq，saek hau；saeu simmeh simboux dinj；simboux 15 aen，moix 3 aen guh cuj ndeu caemhcaiq caeuq simboux mbouj fat doxcax ok；fuengzlwg 5 fuengz. Makcehlai lumj gyaeq，raezmwnz lumj gyaeq，bwn'unq baenz diemj lumj ndaundeiq. Gwnz dingj ceh miz fwed. Geizva 8 nyied.

【Diegmaj】Maj youq ndaw ndoeng gwnz ndoi；miz vunz ndaem. Faenbouh youq Gvangjsih、Gvangjdungh、Fuzgen.

【Gipyaeb gyagoeng】Daengx bi cungj ndaej yaeb sou，swiq cingh ronq limq，naengj gvaq le dak hawq bwhyungh.

【Singqfeih goengyungh】Feih gam、cit，sug loq raeuj. Siu heiq mbaeq.

【Cujyau yw】Fungheiq，fwngz ga mazmwnh，seng lwg le deng rumz gyad，dwk laemx foeg in，sieng rog ok lwed.

【Yunghfap yunghliengh】Rag 15～50 gwz，cienq raemx gwn roxnaeuz cimq laeuj gwn.

【Ywbingh yungh daengz】

(1) Fungheiq ndok in, fwngz ga mazmwnh: Rag goraeuvaiz 15～50 gwz, gya raemx、laeuj gak dingz ndeu cienq gwn, moix ngoenz gwn 2 baez.

(2) Seng lwg le deng gyad: Naeng goraeuvaiz 10～20 gwz, gogaeulwedhung 15 gwz, cienq raemx gwn, moix ngoenz 3 baez.

83. Gogutsae

【Coh'wnq】 Sinhginhdwngz, diudenhdwngz, yonjginhdwngz, cunghvazcinghniuzdanj, sunghginhdwngz.

【Goekgaen】 Goyw neix dwg ganj gaeu go gutsae dwg doenghgo fangzgij loih.

【Yienghceij goyw】 Gogaeu lumj faex. Nye oiq miz bwn'unq, nye laux saek cazgeq, congh naeng doed okdaeuj, mbiengj raek miz raizva. Mbaw doxcax ok, lumj ceij, yiengh gyaeq lumj sim roxnaeuz yiengh sim, raez 7～12 lizmij, gvangq 5～10 lizmij, byai gip soem, song mbiengj cungj miz bwn'unq iq, goek ok 5～7 diuz sai; gaenz mbaw miz bwn. Va singq dog

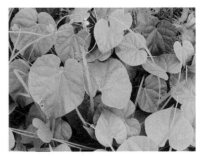

Gogutsae

mbouj doengz nye, saek henjoiq, comz baenz vasiq hung ok laj mbaw; va boux vayw dek daengj, seiva faenliz. Ngveih mak luenzbomj, saek hoengzsien, sienq baihlaeng naeng ndaw mak miz yiengh aen lwt doed hwnjdaeuj. Geizva、geizmak cungj dwg seizcin.

【Diegmaj】 Maj youq henz mbanj、geh rin ndaw bya、ndaw cazfaex iq ndaw lueg roxnaeuz laj faex mbang. Faenbouh youq Gvangjsih、Gvangjdungh、Hoznanz.

【Gipyaeb gyagoeng】 Daengx bi cungj ndaej yaeb, swiq cingh, ronq limq dak hawq bwhyungh roxnaeuz yungh ndip.

【Singqfeih goengyungh】 Feih loq haemz, sug liengz. Soeng nyinz meg byaij, siu heiq cawz mbaeq, siu foeg dingz in.

【Cujyau yw】 Fungheiq inmaz, coguz sinzgingh in, saenhwet naet in, dwk laemx deng sieng.

【Yunghfap yunghliengh】 Ganj 20～50 gwz, cienq raemx gwn roxnaeuz oep rog giz in.

【Ywbingh yungh daengz】

(1) Fungheiq hohndok in: ①Gogutsae 20 gwz, nyesangh 50 gwz, vangzginz 10 gwz, yuihcoengz 50 gwz, cienq raemx gwn, moix ngoenz 3 baez; ②gogutsae 15 gwz, raghaeuxciubya 15 gwz, gofwngzmaxlaeuz 15 gwz, cienq raemx gwn, moix ngoenz 3 baez.

(2) Saenhwet naet sieng: Gogutsae 15～50 gwz, gosamaz 50 gwz, gogaeulwed 50 gwz, cienq raemx cung laeuj gwn, moix ngoenz 2 baez.

84. Ngaeuxbya

【Coh'wnq】 Ngaeuxbya, maenzdaliz.

【Goekgaen】 Goyw neix dwg rag goenq go ngaeuxbya dwg doenghgo duh loih.

【Yienghceij goyw】 Cazfaex banraih, sang 1.5~3 mij. Goek ok ndaek maenz giethoh lumj ndaek goenq, cizging daih'iek 5 lizmij, naengrog co na, saek monghenj, diuz sienq vang cingjcaez, yungzheih euj raek, lumj mba, diemz. Lai mbaw lumj fwed doxcax ok, mbaw iq 7~17 mbaw, yiengh luenzbomj raez roxnaeuz yiengh luenzbomj gwnz gaeb laj gvangq, raez

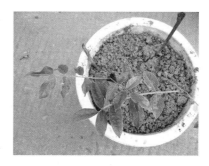

Ngaeuxbya

4~8 lizmij, gvangq 1.5~3 lizmij, byai du roxnaeuz dinj cugciemh soem, goek luenz du, baihlaj miz bwn; mwh hawq baihgwnz saek heumaeq, baihlaj saek hoengzgeq. Vasiq hung ok laj mbaw, ganjhung、ganjva caeuq iemjva cungj miz bwnyungz saek cazgeq; va hung, raez 2.5 lizmij, iemjva lumj cung, nyaz dek dinj; dujva saek hau, limqlumj geiz mbouj miz bwn, goek miz 2 aen lumj daw; fuengzlwg miz bwnyungz nanwt. Byak mak baenz diuz, bej bingz, raez 10~15 lizmij, miz bwnyungz saek cazgeq nanwt. Geizva 7~10 nyied.

【Diegmaj】 Maj youq henz loh roxnaeuz cazfaex ndaw lueg caeuq ndaw cazfaex mbang.

【Gipyaeb gyagoeng】 Daengx bi ndaej yaeb, swiq cengh dak hawq roxnaeuz naengj cug dak hawq bwhyungh.

【Seizneix yenzgiu】 Guenq ywcienq hawj duznoulwg roxnaeuz gij doxgaiq lienh aeu 1 hauh (raemx yizcunz riuz doxdauq nungzsuk le caemdingh) ndaej dingz ae yienhda (anhsuij byoq yinxaefap).

【Singqfeih goengyungh】 Feih gam, sug bingz. Nyinz soeng meg byaij, bouj haw nyinh bwt.

【Cujyau yw】 Saenhwet naetin, funghei hohndok in, feigezhwz, mansing cihgigvanj fazyenz, mansing ganhyenz, bingh le ndang nyieg, yizcingh, bwzdai laivangh, fungheiq inmaz、gyad.

【Yunghfap yunghliengh】 Rag 12~100 gwz (yunghliengh lai 1000 gwz) roxnaeuz ganj 100 gwz, cienq raemx gwn.

【Ywbingh yungh daengz】

(1) Saenhwet naetin: Ngaeuxbya、naengnguxcauj gak 1000 gwz, gogutsae、haijfunghdwngz gak 150 gwz, vaetdauq 150 gwz, rag haeuxciubya 250 gwz, seirungz (rag sup heiq maj) 500 gwz, gya raemx 6000 hauzswngh, cienq daengz 1000 hauzswngh, moix baez gwn 50 hauzswngh, moix ngoenz 3 baez.

（2）Ndang nyieg, bwzdaiq laivangh: Ngaeuxbya、gaeuiethoux gak 12 gwz, gosamaz、gocijcwz gak 10 gwz, golwedhung 15 gwz, cienq raemx gwn, moix ngoenz 3 baez.

85. Gaeundaux

【Coh'wnq】Lozsiz, sizlungzdwngz, yenzsiz.

【Goekgaen】Goyw neix dwg gaeu caeuq mbaw gaeundaux dwg doenghgo gyazcuzdauz loih.

【Yienghceij goyw】Gogaeu ciengzseiz heu, raez daengz 10 mij doxhwnj, miz raemxcij, miz heiq ok rag. Nye oiq saek cazgeq, yiengh saeumwnz, miz congh naeng ok sanq. Mbaw doxdoiq ok, lumj naeng, gaenz dinj, luenzbomj, raez 5～10 lizmij, gvangq 2～4.5 lizmij, naj mbaw bingz ngaeuz mbouj miz bwn, laeng mbaw miz bwnunq, daengx mbaw caezcingj. Seizcin seizhah vasiq comz lumj liengj ok laj mbaw; iemj dek 5 limq laeg, byai euj doxdauq; dujva yiengh aen deb ga sang, saek hau, heiq hom, dek 5 limq, coh mbiengj gvaz baenqcienq baiz dwk. Makndokceg lumj saeumwnz, raez 10～18 lizmij. Ceh lai, miz bwnceh saek hau.

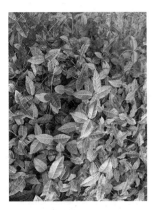

Gaeundaux

【Diegmaj】Maj youq henz ndoeng faex coh daengngoenz、henz mbanj, ciengzseiz banraih youq gwnz rin、gwnz ciengz roxnaeuz gizyawz gwnz faex. Faenbouh youq Gvangjsih、Gvangjdungh、Yinznanz daengj sengj gih.

【Gipyaeb gyagoeng】Daengx bi ndaej yaeb gaeu, swiq cingh yungh ndip roxnaeuz dak hawq ronq donh bwhyungh.

【Seizneix yenzgiu】Gaeu ganj hamz niuzbangzdai, niuzbangzdai ndaej hawj sailwed gya gvangq, sawj hezyaz doekdaemq, sawj lwed caep caeuq lwed raeuj doenghduz doeksaet, yunghliengh lai ndaej sawj diemheiq sainyieg, caemhcaiq sawj naengnoh noulwg hoengz, oksiq, ndaej nyaenxhaed saej caeuq swjgungh duzdouq rog ndang.

【Singqfeih goengyungh】Feih haemz、loq saep, sug bingz, mizdi doeg. Cawz heiq siu mbaeq, lwed byaij meg doeng.

【Cujyau yw】Dwk laemx deng sieng, fungheiq ndok in, ndok raek, guzsuijyenz, baez doeg foeg nong, coguz sinzgingh in.

【Yunghfap yunghliengh】Gaeu 6～12 gwz, cienq raemx gwn.

【Ywbingh yungh daengz】

（1）Fungheiq ndok in: Gaeundaux 12 gwz, cienq raemx heuz laeuj gwn, gyanghaet、banhaemh gak gwn 10～15 hauzswngh.

（2）Coguz sinzgingh in: Gaeundaux 12 gwz, gaeumakoen 25 gwz, gosoemjseuh 15 gwz、liujdiuhcuz 20 gwz, cienq raemx gwn, moix ngoenz 3 baez.

86. Godungxmou

【Coh'wnq】 Godungxmou, doengheiqhom.

【Goekgaen 】 Goyw neix dwg rag、ganj gofuzmuz va gva lai dwg doenghgo fanhlicih loih.

【Yienghceij goyw】 Gogaeu hung lumj faex, raez daengz 8 mij, diuz nye saek mongndaem. Mbaw ca mbouj lai lumj naeng luenz raez, gvangq 3～8 lizmij, naj mbaw mbouj miz bwn, laeng mbaw miz bwn loq unq, sai henz 13～23 doiq, naj laeng mbaw doed hwnjdaeuj, gaenz mbaw raez 0.8～1.5 lizmij. Daengx bi hai vaiq, vasiq lumj liengj ok laj mbaw

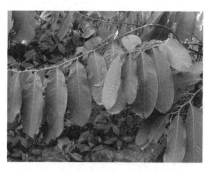

Godungxmou

roxnaeuz mbaw doxdoiq ok; iemj 3 limq, yiengh samgak; limqva luenzraez, 6 limq, song gvaengx. Mak lumj giuz. Cizging 1.5 lizmij, miz bwn'unq dinj saek henj; ceh hoengzgeq, yiengh luenzbomj, bej bingz, ngaeuz rongh.

【Diegmaj】 Maj youq gwnz ndoi、henz mieng roxnaeuz laj faex henz loh. Faenbouh youq Gvangjsih、Gvangjdungh、Yinznanz、Gveicouh、Huznanz daengj sengj gih.

【Gipyaeb gyagoeng】 Daengx bi ndaej yaeb, swiq cengh, ronq donh yungh ndip roxnaeuz dak hawq bwhyungh.

【Singqfeih goengyungh】 Feih manh、loq saep, sug raeuj. Cawz fungheiq, gengq ndok ndang, lwed byaij, siu foeg, dingz in.

【Cujyau yw】 Lwgnyez mazbicwng, yiznauj houyizcwng, fungheiq hohndok in, sinzgingh naj mazmwnh, sinzgingh in, cingmwz vangoz mbe'gvangq.

【Yunghfap yunghliengh】 Daengx go 50～150 gwz, cienq raemx gwn roxnaeuz guh baenz raemxdangz gwn.

【Ywbingh yungh daengz】

（1） Lwgnyez mazbi houyizcwng：Fuzmuz va gva lai 50 gwz, ngaeuxbya 50 gwz, vaetdauq 10 gwz, goraeuvaiz 15 gwz, gogutsae 6 gwz, mbawgokyiengz 15 gwz, cienq raemx gwn, moix ngoenz 3 baez. 10 ngoenz guh aen liuzcwngz ndeu.

（2） Sinzgingh naj mazmwnh：Fuzmuz va gva lai 150 gwz, gaeunyangj 10 gwz, cienq raemx gwn, moix ngoenz 3 baez. 10 ngoenz guh aen liuzcwngz ndeu. Caemhcaiq boiqhab cimgiuj hozguzhez, moix ngoenz 1 baez.

87. Gaeuhohdu

【Coh'wnq】 Dezdaiqdaengz, gaeuhohdu.

【Goekgaen】 Goyw neix dwg gaeu go gaeuhohdu dwg doenghgo buzdauz loih.

【Yienghceij goyw】 Gogaeu hung lumj faex. Ganj oiq ca mbouj lai luenz roxnaeuz miz limq, ganj geq bej bingz, miz limq daengj, mbiengj gat lumj aen mak. Mumh gienj caeuq mbaw doxdoiq ok, raez cix hungnoengq, vangoz. Mbaw doxcax ok, lai mbaw lumj fwngz, miz mbaw iq 5 mbaw; mbaw iq ca mbouj lai doxdoengz hung, raez 6～17 lizmij, gvangq 3～7 lizmij, byai cugciemh soem roxnaeuz dinj soem, goek lumj dingdok, henz miz nyaz gawq mbang, sai mbiengj baihlaeng doed hwnjdaeuj gig cingx. Seizcin hai va, saek henjoiq, vasiq comz lumj liengj ok youq laj mbaw. Makcieng luenz gyaeq, mwh cug saek henj, cizging 1.5 lizmij.

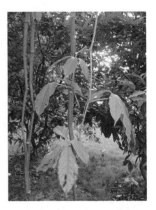
Gaeuhohdu

【Diegmaj】 Haujlai maj youq ndaw ndoengfaex lueg bya. Faenbouh youq Cungguek daihbouhfaenh sengj gih.

【Gipyaeb gyagoeng】 Daengx bi ndaej yaeb, ronq limq dak hawq bwhyungh.

【Singqfeih goengyungh】 Feih loq saep, sug bingz, siu heiq mbaeq, soeng sai nyinz, dingz humz.

【Cujyau yw】 Fungheiq hohndok in, mbiengjndang mazmwnh, hwnj nwnj.

【Yunghliengh Yunghfap】 Gaeuhohdu 50～100 gwz, cienq raemx gwn roxnaeuz cimq laeuj gwn.

【Ywbingh yungh daengz】

(1) Mbiengj ndang mazmwnh: Gaeuhohdu 50 gwz, goraeuvaiz 30 gwz, vangzgiz 30 gwz, cienq raemx gwn, moix ngoenz 3 baez.

(2) Hwnj nwnj: Gaeuhohdu 100 gwz, gaeubwnhgauh 150 gwz, cienq raemx swiq rog.

88. Faexcungzyangz

【Coh'wnq】 Daciuhfungh, gocungzyangz.

【Goekgaen】 Goyw neix dwg rag、faex、naeng、mbaw goraeu dwg doenghgo funghbajaek loih.

【Yienghceij goyw】 Gofaex hung ciengzseiz heu, sang daengz 40 mij. Naengfaex cocat, saek mong roxnaeuz saek monggeq, mbawiq 3 mbaw, lumj naeng, luenzbomj raez, heu rongh, raez 8 ～ 13 lizmij, gvangq 5～7 lizmij, goek gvangq lumj dingdok roxnaeuz luenz du, song mbiengj mbouj miz bwn, gaenzmbaw hung raez 8～20 lizmij, vasiq luenzcuenq, raez 15～20 lizmij. Mak lumj giuz, cizging 6～10 hauzmij, saek hoengzgeq roxnaeuz hoengzoiq.

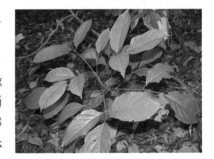
Faexcungzyangz

【Diegmaj】 Maj youq ndaw lueg ndoengzfaex raemhcumx, ciengzseiz raen youq giz henz mieng gaenh raemx. Faenbouh youq Cungguek daihbouhfaenh sengj gih.

【Gipyaeb gyagoeng】 Seizhah、seizcou yaebsou, swiq cengh yungh ndip roxnaeuz dak hawq bwhyungh.

【Singqfeih goengyungh】Feih soemj saep, sug liengz. Siu heiq cawz mbaeq, siu foeg sanq giet.

【Cujyau yw】Baez doeg foeg in, baez gag foeg in, fungheiq ndok in, naengnoh ok cimj, ga nengzhaeu.

【Yunghfap yunghliengh】Rag roxnaeuz naeng faex gocungzyangz 9～20 gwz, cienq raemx roxnaeuz cimq laeuj gwn. Mbaw cungzyangz yungh rog habliengh, dub oep giz in.

【Ywbingh yungh daengz】

(1) Baez gag foegin: Mbawraeu dub yungz oep rog giz in.

(2) Fungheiq ndok in: Naeng rag cungzyangz 20 gwz, cimq laeuj gwn, moix baez 10～20 hauzswngh, moix ngoenz 2 baez.

89. Samdoiqcez

【Coh'wnq】Sanhdoh, govahaeux, sanhduiyez.

【Goekgaen】Goyw neix dwg rag、mbaw go samdoiqcez dwg doenghgo bienmax loih.

【Yienghceij goyw】Cazfaex, sang 1～1.5 mij. Rag saek monggeq. Ndaw nye miz cunghsuiz loq maed. Mbaw doxdoiq ok roxnaeuz doxlwnz ok, yiengh luenzfueng、gwnz gaeb laj gvangq roxnaeuz yiengh gyaeq dauqdingq lumj luenzbomj, raez 6～30 lizmij, gvangq 2.5～10.5 lizmij, henz miz nyaz gawq, goek cugciemh soem, mbouj miz gaenz. Vasiq hung

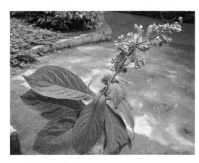

Samdoiqcez

luenzcuenq ok youq gwnz dingj, mbawgyaj lumj gyaeq; iemjva lumj aen cenj, miz 5 nyaz luenz roxnaeuz ca mbouj lai mbouj miz nyaz; dujva saek aeujoiq、saek o roxnaeuz saek hau, doengz va daih'iek raez 7 hauzmij; saeuva simboux iet ok rog dujva. Ngveihmak lumj makcieng ca mbouj lai lumj giuz. Geizva youq seizcin.

【Diegmaj】Maj youq henz rinbya ndoengfaex. Faenbouh youq Gvangjsih、Gvangjdungh、Yinznanz、Gveicouh daengj dieg.

【Gipyaeb gyagoeng】Daengx bi ndaej yaeb, swiq cengh, yungh ndip roxnaeuz dak hawq bwhyungh.

【Seizneix yenzgiu】Gij ywraemx ndaej laengz cujcizanh doiq veizcangz caeuq gi'gvanj noudunz sousuk, hoeng mbouj ndaej gatduenh yizsenjdanjgenj caeuq luzvabei. Dajcim cingmwz duzma ndaej laengz mbangj cujcizanh yinxhwnj hezyaz fangjying, hoeng doiq yizsenjdanjgenj caeuq sinsangsensu yinxhwnj gij hezyaz bienqvaq cix mbouj ndaej laengz. Gij yizcunz caemdingh raemxcaep lienh ok cozyung ceiq ak.

【Singqfeih goengyungh】Feih haemz, sug liengz, dingz siq, rengz dungx, cangq nyinz ndok.

【Cujyau yw】 Fatnit, saej fazyenz gaenjgip, okleih, fungheiq, dwk laemx deng sieng, ngwz haeb sieng.

【Yunghfap yunghliengh】 Rag 3 ～ 6 gwz, cienq raemx gwn. Mbaw yungh rog dubyungz oep giz in roxnaeuz cienq raemx swiq rog.

【Ywbingh yungh daengz】

(1) Fatnit: Naengrag samdoiqcez 6 gwz, godauqrod 20 gwz, cienq raemx gwn (youq fatnit gaxgonq 1 diemjcung gwn, roxnaeuz cienq raemx yawhfuengz fatnit).

(2) Dwk laemx deng sieng: Mbaw samdoiqcez dub yungz oep rog giz sieng (oep giz ngwz haeb sieng louz bak sieng baiz doeg).

90. Gosamjdouq

【 Coh'wnq 】 Muzsozdiu, nyayouzfanj, gociepndok, cenhcenhhoz, samjdouq, caetyezginh, douguzcauj, cezguzfungh.

【 Goekgaen 】 Ganj nye gosamjdouq dwg doenghgo cezguzmuz goyinjdungh loih.

【 Yienghceij goyw 】 Cazfaex loenq mbaw roxnaeuz faex iq, sang 4～8 mij. Ganj mbouj miz gak, faennye lai; nye saek monghoengz, mbouj miz bwn. Dansoq yiengh fwed lai mbaw doxdoiq ok; ciengzseiz miz 7 mbaw iq, miz seiz miz 9～11 mbaw, luenzgyaeq raez roxnaeuz luenzbomj daengz yiengh gyaeq gwnz gaeb laj gvangq, raez 4 ～ 12

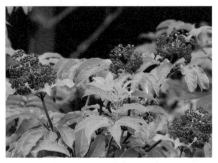

Gosamjdouq

lizmij, gvangq 2～4 lizmij, byai cugciemh soem, goek loq mbat lumj dingdok gvangq, henz miz nyaz gawq, song mbiengj mbouj miz bwn. Vasiq luenzcuenq lumj gyaeq luenz daengz luenzbomj raez lumj gyaeq ok gwnz dingj, cizging 6 ～ 9 lizmij; va saek hau daengz saek henjoiq; iemjva lumj cung, dek 5 limq, lumj linx; dujva limq doxhab, dek 5 limq, lumj gyaeq dauqdingq; simboux 5 aen, ok youq gwnz dujva, caeuq limq dek doxcaemh ok, dinj gvaq dujva. Ngveihmak yiengh makcieng ca mbouj lai lumj giuz, saek aeuj ndaem roxnaeuz saek hoengz, miz 3 ～ 5 aen ngveih. Geizva 4 ～ 5 nyied, geizmak 7～9 nyied.

【Diegmaj】 Maj youq mbiengj ndoi coh daengngoenz roxnaeuz ndaem youq ndaw suen. Faenbouh youq dunghbwz、vazbwz、vazcungh、vazdungh, sae daengz Ganhsuz、Yinznanz daengj dieg. Cujyau maj youq Gyanghsuh、Fuzgen、Swconh、Gvangjsih daengj dieg.

【Gipyaeb gyagoeng】 Daengx bi ndaej yaeb, swiq cingh, yungh ndip roxnaeuz ronq limq dak hawq bwhyungh.

【Seizneix yenzgiu】 ① Ndaej dingz in, beij majfeih haemq ca di, ndei gvaq anhnaijgin. ②Ndaej doeng nyouh.

【Singqfeih goengyungh】 Feih gam haemz, sug bingz. Siu heiq cawz mbaeq, lwed byaij dingz in.

【Cujyau yw】 Fungheiq nyinzndok indot, hwet in, foeg raemx, hwnjhumz, hwnjnwnj, seng lwg le ngunh lwed, dwk laemx foeg in, ndok raek, sieng ok lwed.

【Yunghfap yunghliengh】 15～50 gwz, cienq raemx gwn roxnaeuz guh baenz ceh, sanq yungh. Yungh rog habliengh, dub oep roxnaeuz cienq raemx oenq swiq giz in.

【Ywbingh yungh daengz】

（1） Ndok raek: Gosamjdouq 50 gwz, yujyangh 1.5 gwz, gosoemjseuh、 danghgveih、 conhyungh、 swyienzdoengz gak 50 gwz, muz mienz, aeu lab henj 200 gwz yungz le guh naed, lumj ceh maknganx hung, moix baez hamz gwn 1 naed, moix ngoenz 2 baez.

（2） Sieng ok lwed: Gosamjdouq muz baenz mba, habliengh oep rog.

（3） Hwnj cimj humz: Ganj mbaw gosamjdouq ndip 200 gwz, cienq dang caj liengz swiq giz in, moix ngoenz 1 baez.

（4） Gizmansing sinyenz foeg raemx: Gosamjdouq 15 gwz, mumhhaeuxyangz 20 gwz, cehmaxdaez 15 gwz, cienq raemx gwn, moix ngoenz 3 baez.

91. Gogaeucah

【Coh'wnq】 Itbaucim, ciengocim, ciennienzgen, swhlingzsen.

【Goekgaen】 Rag ganj goyw neix dwg gogaeucah dwg doenghgo bingzswhyi denhnanzsingh loih.

【Yienghceij goyw】 Go'nywj maj lai bi. Ganj rag miz noh, saek heu, saeqraez, cizging 1～2 lizmij, cocat. Mbaw doxcax ok; miz gaenz raez, gaenz raez 18～25 lizmij, miz noh, saek heu, ngaeuz mbouj miz bwn, goek gyagvangq baenz mbaw buengz saek henjoiq, duk rag ganj, mbaw

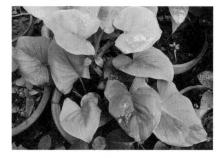

Gogaeucah

buengz raez 3～5 lizmij, loenq roxnaeuz mbouj loenq; mbaw yiengh gyaeq lumj naq, raez 11～15 lizmij, gvangq 7～11 lizmij, byai cugciemh soem, goek lumj naq caemhcaiq luenz, mbe hai, daengx mbaw caezcingj, mbiengj rog saek heu, mbiengj baihlaeng saek heuoiq, song mbiengj bingz ngaeuz mbouj miz bwn, sai henz doxbingz coh gwnz mbat hwnj, hawq le baenz nyaeuq suk caezcingj. Va dwg foekva baenz riengz miz noh; giz doengz mbawgyaj yiengh feizmbaw mbouj loenq, limq loenq; va singq dog, mbouj miz va. Mak dwg makcieng. Geizva 3～4 nyied.

【Diegmaj】 Maj youq giz dieg raemhcumx ndaw ndoeng gaenh henz mieng. Faenbouh youq Gvangjsih、 Yinznanz, maj youq Gvangjsih Baksaek、 Lungzcouh daengj dieg.

【Gipyaeb gyagoeng】 Daengx bi ndaej yaeb, seizcou yaeb yw haemq ndei. Swiq cingh naeznamh, dak hawq bwhyungh.

【Seizneix yenzgiu】①Ndaej gaj nengz. ②Ndaej siuyiemz dingz in.

【Singqfeih goengyungh】Feih haemz、manh, sug raeuj; mizdi doeg. Cawz fungheiq, cangq nyinz ndok.

【Cujyau yw】Fungheiq indot, hwetga caep in, ga saenz mazmwnh, dwk laemx deng sieng.

【Yunghfap yunghliengh】9～15 gwz, cienq raemx gwn roxnaeuz cimq laeuj gwn. Yunghrog habliengh, muz mienz heuz oep giz in.

【Ywbingh yungh daengz】

(1) Fungheiq ndok in、seiq ga mazmwnh：Gogaeucah 15 gwz, gasamaz 15 gwz, ngaeuxbya 15 gwz, cienq raemx gwn.

(2) Dungx caep in：Gogaeucah 15 gwz, cienq raemx gwn.

(3) Leifunghcizsing hohndok in：Gogaeucah 10 gwz, goraeuvaiz 15 gwz, mazguzfungh、gaeulwed、byada'nding, gaeuhohdu gak 12 gwz, gogaeu'enq 6 gwz, lungzguzfungh 10 gwz, duzhoz 10 gwz, cienq raemx gwn.

92. Gaemmaenzdaez

【Coh'wnq】Sanfunghdaengz, siujfazsan, cinghfunghdaengz.

【Goekgaen】Goyw neix dwg daengx go gaemmaenzdaez dwg yupva gaemmaenzdaez.

【Yienghceij goyw】Gogaeu faex banraih ciengzseiz heu, raez daengz 7 mij. Nye oiq miz caengz lab hau. Mbaw dog doxcax ok; gaenzmbaw raez 0.8～1.5 lizmij; mbaw lumj naeng, luenz raez、luenzbomj、yiengh luenzraez lumj gyaeq dauqdingq roxnaeuz luenzbomj gaeb, raez 5～12 lizmij, gvangz 1.5～3.5 lizmij, byai soem roxnaeuz cugciemh soem raez, goek lumj dingdok roxnaeuz luenz; sai henz moix mbiengj miz 5～8 diuz. Vasiq

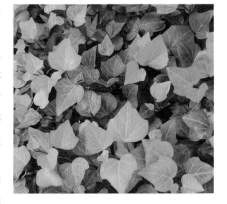

Gaemmaenzdaez

lumj liengj, miz va 3～4 diuz, caiq baiz baenz vasiq lumj liengj; diuz ganj vahung raez 1～2 hauzmij, ganj va raez 3～6 hauzmij, mwh ngamq fat ndaet maed, lumj vasiq baenz yup, mwh hai seiz raez 2～4 lizmij, miz va 10～20 duj; iemj 5 limq, yiengh gyaeq roxnaeuz yiengh luenz raez lumj gyaeq, raez 1～2 hauzmij, byai miz diemj sienq loq saeq saek hoengz, henz saek hau; limq va 5 limq, saek heuoiq, daih'iek raez 5 hauzmij, miz 7 diuz sai raiz, cungqgyang miz diuz raiz saek hoengz; simboux 5 aen; buenzva lumj cenj, miz 5 aen nyaz du. Limq makfaen saek hoengz, lumj gyaeq dauqdingq roxnaeuz gyaeq dauqdingq gvangq, raez 0.8～1 lizmij; diuz sej ndaw ngveih doed ok gig cingx, baenz lumj fwed gaeb. Geizva 2～5 nyied, geizmak 5～10 nyied.

【Diegmaj】Maj youq ndaw rinbya、lueg、gwnz ndoi、ndaw ndoeng haijbaz 600～1000 mij. Faenbouh youq Fuzgen、Gvangjdungh、Gvangjsih、Yinznanz.

【Gipyaeb gyagoeng】Daengx bi yaebsou，roxnaeuz seizcou，seizdoeng yaebsou，swiq cengh，ronq limq，dak hawq bwhyungh.

【Singqfeih goengyungh】Feih gam、loq saep，sug raeuj. Siu heiq cawz mbaeq，sanq goemz siu foeg.

【Cujyau yw】Fungheiq indot，dwk laemx goemz foeg.

【Yunghfap yunghliengh】10～30 gwz，cienq raemx gwn roxnaeuz cimq laeuj gwn. Yungh rog hab liengh，cimq laeuj cat rog giz in.

【Ywbingh yungh daengz】

（1）Dwk laemx deng sieng、fungheiq indot：Gaemmaenzdaez 30 gwz，cienq raemx gwn.

（2）Ndok raek：Gaemmaenzdaez 30 gwz，govaizsang、govaizdaemq gak 30 gwz，gociepndokhung、gociepndokiq gak 30 gwz，mumhrungz 20 gwz，gogutsae 30 gwz，gogienjbwz 30 gwz，cungj dwg yw ndip，dub yungz，aeu soujsuz roxnaeuz aeu fwngz doiq cinj coih cingq le oep rog，caemh caiq gap benjgap cug maenh.

93. Majguzfungh

【Coh'wnq】Maijmazdwngz mbaw iq，bozguzdaengz，vuhguzfungh，gaeundaem，mazguzfungh.

【Goekgaen】Goyw neix dwg daengx go maiqmazdaengz mbaw iq dwg doenghgo maijmazdwngz loih.

【Yienghceij goyw】Gogaeu miz faex，raez 12 mij roxnaeuz engq raez. Ganj nye luenz，miz hoh cingx，naeng saek monggeq roxnaeuz saek hoengzgeq. Mbaw doxdoiq ok，luenzbomj、luenzbomj gaeb roxnaeuz luenz gyaeq dauqdingq，raez 4～13 lizmij，gvangq 2.8～5 lizmij，byai soem

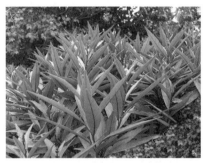

Majguzfungh

du，goek lumj dingdok roxnaeuz loq luenz，daengx mbaw caezcingj，lumj naeng；gaenzmbaw raez 5～12 hauzmij. Va singq dog，doxlwnz ok youq gwnz vasiq lumj riengz miz hoh；mbawgyaj lumj cenj feuz，youz haujlai mbawgyaj doxhab baenz；vasiq boux mbouj faen nga roxnaeuz faen baez nga ndeu，miz mbawgyaj 9～13 gvaengx，moix gvaengx miz vaboux 40～70 duj，doengzva loq lumj aen dun seiq limq，byai vaboux miz gvaengx vameh ndeu；vasiq meh ok youq gwnz nye geq，bingzciengz faen nya，mbawgyaj moix gvaengx miz va 3～5 duj. Ceh lumj ngveihmak，naeng ceh gyaj miz noh saek ndaemhoengz，luenzbomj raez、luenzgyaeq roxnaeuz raez fueng lumj luenzgyaeq dauqdingq，ca mbouj lai mbouj miz gaenz. Geizva 4～6 nyied，geizmak 9～11 nyied.

135

【Diegmaj】 Ciengzseiz maj youq ndaw faex roxnaeuz gwnz ndoi、ndaw lueg、henz dah. Faenbouh youq Fuzgen、Gyanghsih、Huznanz、Gvangjsih、Gvangjdungh daengj dieg.

【Gipyaeb】 Daengx bi cungj ndaej sou yaeb, yungh ndip roxnaeuz dak hawq bwhyungh.

【Seizneix yenzgiu】 ①Ndaej hawj baeg dingz. ②Ndaej gaj nengz.

【Singqfeih goengyungh】 Feih haemz, sug loq raeuj. Siu heiq cawz mbaeq, sanq gux doeng meg.

【Cujyau yw】 Fungheiq ndok in, dwk laemx deng sieng, ndok raek, mansing cihgigvanjyenz.

【Yunghfap yunghliengh】 6 ~ 9 gwz（yw ndip 15 ~ 60 gwz）, cienq raemx gwn roxnaeuz dub gwn raemx. Yungh rog habliengh, muz mienz heuz oep roxnaeuz aeu yw ndip dub oep giz in.

【Ywbingh yungh daengz】

（1）Fungheiq ndok in：Majguzfungh 30 gwz, moeggva 20 gwz, buhdivuzgungh 30 gwz, cienq raemx swiq rog.

（2）Ndok raek：Majguzfungh ndip habliengh, dub yungz ceuj laeuj, coih cingq le oep ndat duk ndei cug ndaet.

（3）Nyinz ndok innumh：Majguzfungh、go'nguxcauj gak 10 gwz, gosamaz 30 gwz, cienq raemx gwn.

（4）Mansing cihgigvanjyenz：Majguzfungh、gogimzgungq gak 30 gwz, gocijcwz 15 gwz, huzduizswj 15 gwz, cienq raemx gwn.

（5）Fungheiq hwetga in：Majguzfungh 10 gwz, go'nyinzhaeuxhoengz 15 gwz, naeng dongzoen 30 gwz, cienq raemx gwn.

Linghvaih haeujsim：Mehmizndang geih gwn.

94. Nyacienjgamj

【Coh'wnq】 Majveijsinhginhcauj, majveijcinghcinghcauj, feihlungz.

【Goekgaen】 Goyw neix dwg daengx go nyacienjgamj dwg doenghgo sizsungh loih.

【Yienghceij goyw】 Go'nywj ciengzseiz heu maj lai bi, baenz caz ok. Rag lumj mumh dinj cix noix, cawz gaenh giz goek miz bwnyungz monghau doxcab ok nanwt le, daengx go ngaeuz rongh mbouj miz bwn, unq saeq raez, ndaej daengz 1 mij doxhwnj, saek heuloeg. Lai baez lumj song nye faen nga, rog yawj daegbied lumj rieng max. Mbaw loq na, unq, loq mizdi lumj lab rongh. Lumj mbaw miz song cungj：Mbaw yingzyangj lumj sienq gwnz gaeb laj gvangq, daih'iek raez 4 hauzmij, gvangq mbouj daengz 1 hauzmij, byai soem raeh, lumj baenqluzsae bomz youq gwnz nye roxnaeuz nye faen, baiz gaenjgwt, mbiengj baihlaeng loq dongq hwnjdaeuj；mbaw bauhswj baenz luenzfueng roxnaeuz lumj luenz, daih'iek raez 2 hauzmij, daih'iek gvangq 1 hauzmij, goek cied bingz, byai lumj rieng soem doed, sai hung baihlaeng dongq hwnjdaeuj. Bauhswjnangz lumj aen mak, saek hauhenj, miz gaenz dinj.

【Diegmaj】 Maj youq gwnz bangxdat roxnaeuz ndaw nga faex geq doenghgo miz daeuzraez. Faenbouh youq Daizvanh、 Gvangjsih、 Swconh、 Gveicouh daengj dieg.

【Gipyaeb gyagoeng】 Daengx bi cungj ndaej yaeb sou, swiq cingh, dak hawq bwhyungh roxnaeuz yungh ndip.

【Singqfeih goengyungh】 Feih cit, sug bingz; miz doeg. Soeng nyinz lwed byaij, siu heiq doeng meg.

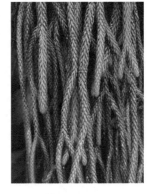

Nyacienjgamj

【Cujyau yw】 Dwk laemx deng sieng, noh gaenjcieng sousuk, nyinz ndok in dot, fungheiq hohndok in, ndoklungz fazyenz bizhung, leifungheiq hohndok in.

【Yunghfap yunghliengh】 3～10 gwz, cienq raemx gwn roxnaeuz cung laeuj gwn.

【Ywbingh yungh daengz】

（1） Dwk laemx niuj sieng: Nyacienjgamj 10 gwz, dienzcaet 5 gwz, cienq raemx gwn.

（2） Naj gyad: Nyacienjgamj、 duzhoz、 gyanghhoz、 denhmaz、 gaeugo'nyinzhaeux、 gocaengloj gak 10 gwz, hungzcuihfunghdwngz、 godauqrod、 mazguzfungh gak 15 gwz, diuhliujbang 5 gwz, cienq raemx gwn.

（3） Leifunghciz hohndok in: Nyacienjgamj、 sipndangj、 duznap、 sanzhawq、 duzndwen gak 1 gwz, swfanghdwngz、 gofunglwed、 hwzhezdwngz、 cuzdon、 moeggva、 gaeunyangj gak 15 gwz, cienq raemx gwn.

（4） Fungheiq ndok in: Nyacienjgamj、 goloemq、 gogaeucah gak 10 gwz, cienq raemx gwn.

95. Sipndangj

【Coh'wnq】 Duzbakga, duzcienga.

【Goekgaen】 Cungj yw neix dwg duzhawq sipndangj hung oen noix dwg doenghduz sipndangj loih.

【Yienghceij doenghduz】 Ndang bej bingz cix raez, daengx ndang youz 22 hoh doxdoengz gyoebbaenz, raez 6 ～ 16 lizmij, gvangq 5 ～ 11 hauzmij, gyaeuj saek hoengzgeq; fajgyaeuj ca mbouj lai luenz, gyaeuj gonq loq gaeb cix doed ok, daih'iek raez dwg vengq gumq daih'it 2 boix. Vengq codaeuz

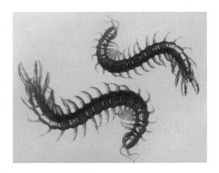

Sipndangj

caeuq vengqgumq daih'it dwg saek henjgim, ok doiq gok ndeu, 17 hoh, giz goek 6 hoh

bwn noix. Da dog 4 doiq; mbiengj dungx giz gyaeuj miz gahoz 1 doiq, gwnz miz ngaeu
doeg; henz ndaw hoh lajdaej gahoz miz yiengh seiqfueng ndeu doed hwnjdaeuj, gwnz miz
4 diuz gaenz iq, gahoz vengqheuj gaxgonq hix miz heuj iq 5 diuz. Ndang daj daihngeih
vengqgumq hwnj dwg saek heugeq, vengq doeklaeng dwg saek henjgeq. Vengq gumq
2～19 hoh gak miz 2 diuz lueng daengj mbouj cingx、daihngeih、daihseiq、daihroek、
daihgouj、daih cib'it、daih cibsam、daih cibhaj、daih cibcaet、daih cibgouj hoh vengq
gumq haemq dinj; vengqdungx caeuq ga byaij cungj dwg saek henjoiq, ga byaij 21 doiq,
gyaeuj ga saek ndaem, gyaeuj soem lumj cauj; doiq ganem doeklaeng gyaeuj vengq henz
goek miz 2 diuz lumj oen soem, doengz ga rog mbiengj hoh dungx ganaj miz 2 diuz oen,
mbiengj ndaw 1 diuz oen, ndaw mbiengj gumq miz 1～3 diuz oen.

【Diegmaj】 (1) Diegmaj: ①Douh youq rangh dieg bo caeuq giz dieg daemq namhsa
lai, haengj youq giz dieg raeuj. Gwn nengz iq caeuq gyaeq daengj. ②Douh youq ndaw rin
gwnz ndoi, henz naz、henz loh gaenh aen mbanj, roxnaeuz faexnduk caeuq ndaw
caznywj.

（2） Faenbouh: Faenbouh gig gvangq, cujyau dwg Sanjsih、Gyanghsuh、
Cezgyangh、Hoznanz、Huzbwz、Gvangjsih、Yinznanz daengj dieg miz haemq lai.

【Gipyaeb gyagoeng】 Duz sipndangj vunz ciengx, itbuen youq 7～8 nyied yaeb sou;
sipndangj gag miz youq seizhah fwn doek gvaq le gaengawq dieg youq fan namh vat rin
cimh dawz. Gaemh dawz le, sien aeu raemx goenj log dai, aeu vengq faexcuk mbang
raez gvangq caeuq sipndangj doxdoengz、song gyaeuj soek soem, gyaeuj ndeu cap haeuj
lajhangz gyaeuj sipndangj, lingh gyaeuj cap haeuj gyaeujhangx, baengh gij rengz danz
faexcuk, sawj sipndangj ietsoh mbe bingz. Dak hawq roxnaeuz gangq hawq bwhyungh.

【Seizneix yenzgiu】 ①Ndaej fuengz baezdoeg. ②Ndaej gaj nengz. ③Ndaej coicaenh
menjyizliz.

【Singqfeih goengyungh】 Feih manh, sug raeuj; miz doeg. Doeng meg dingz in,
gaij doeg sanq giet, siu heiq dingz saenz.

【Cujyau yw】 Doeksaet, fat bagmou, saenz nyinzgeuq, cungfungh bakmbieng gangj
mbouj ok, bosanghfungh, fungheiq hohndok inmaz, mbiengj gyaeuj in, ngwzdoeg
haeb sieng, baezyag, baeznou.

【Yunghfap yunghliengh】 2～5 gwz, cienq raemx gwn; 0.5～1 gwz, muzmienz;
habliengh, guh baenz ceh、sanq yungh. Yunghrog habliengh, cimq youz roxnaeuz muz
mienz heux oep giz in.

【Ywbingh yungh daengz】

(1) Doeksaet: Sipndangj 3 gwz, byukbid 3 gwz, muz mienz, raemxgoenj soengq
gwn.

(2) Fat bagmou: Sipndangj 3 gwz, duznap 3 gwz, muz mienz, aeu raemxgoenj
soengq gwn.

（3）Gyaeujdot：Sipndangj 3 gwz，duznap 6 gwz，bwzcij、conhyungh、caizhuz、hauhbwnj gak 10 gwz，cienq raemx gwn.

Linghvaih haeujsim：Mehmizndang mbouj ndaej gwn.

96. Goriengbyaleix

【Coh'wnq】Cenhyezswh，majveizyangh，feihdenhvuzgungh，goriengbyaleix，goriengbyaleixcwx，vuzgunghcauj.

【Goekgaen】Goyw neix dwg daengx go goriengbyaleix dwg doenghgo gut loih.

【Yienghceij goyw】Go'nywj maj lai bi，sang 30～100 lizmij. Yiengh goenq ganj dinj. Ganj daengjsoh，miz lueng raiz daengj，donh cungqgyang doxhwnj ok bwnunq nanwt，baihgwnz miz nye faen，laj mbaw ciengzseiz miz nye mbouj fat. Mbaw doxcax ok；mbouj miz gaenz；mbaw lumj sienq raez，raez 4～6. 5 lizmij，gvangq 1～2 lizmij，song mbiengj lumj fwed dek caez，cuz mbaw gvangq daih'iek 1. 5 hauzmij，daengx mbaw caezcingj roxnaeuz miz 1～2 mbaw nyaz iq，limq dek luenzbomj gwnz gaeb laj gvangq，limq dek caeuq dingj nyaz miz soem iq lumj ndokgyaed，baihgwnz miz bwn-

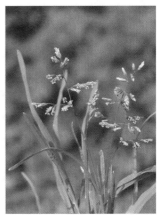

Goriengbyaleix

unq mbang，baihlaj miz bwn'unq nanwt caeuq diemj sienq. Vasiq lumj gyaeuj lai aen，hamzmiz vasiq lumj liengj lai aen；mbawgyaj gvangq lumj cung roxnaeuz lumj giuz mbiengj，cizging 4～6 hauzmij；mbawgyaj 3 caengz，baiz lumj ngvax goemq，caengz rog dinj，lumj gyaeq gwnz gaeb laj gvangq，miz sej cungqgyang，henz lumj caengz i，saek hoengzgeq，lumj riengzfo，miz bwn'unq mbang；limq daix lumj ruz iq，gwnz gaeb laj gvangq；va henz lumj linx dwg vameh，6～16 duj，limq linx saek hau roxnaeuz saek hoengzmaeq，byai miz 3 mbaw nyaz feuz，dujva cungqgyang song singq，saek henjoiq roxnaeuz saek hau，giz doengz naenx bej miz diemj sienq. Mak byom luenz raez lumj dingdok，raez 2. 5 hauzmij，miz fwed，gyaeuj mbouj miz bwn. Geizva、geizmak cungj dwg 7～9 nyied.

【Diegmaj】Maj youq gwnzndoi diegnywj caeuq ndaw cazfaex. Gvangjsih cujyau faenbouh youq Lungzlinz、Denzlinz、Nanzdanh、Yungzanh daengj dieg，Yinznanz daengj sengj hix caemh miz faenbouh.

【Gipyaeb gyagoeng】Seizhah、seizcou yaeb sou，yungh ndip roxnaeuz ronq donh dak hawq bwhyungh.

【Singqfeih goengyungh】Feih manh，sug nit；miz doeg. Byaij lwed siu heiq，siu foeg dingz in.

【Cujyau yw】Dwk laemx deng sieng，fungheiq in dot，dungx in，heuj in，dawzsaeg dingz dungx in，saicij fazyenz gaenjgip，baez doeg ok nong.

【Yunghfap yunghliengh】 0.3～1 gwz，cienq raemx gwn. Yungh rog habliengh，dub oep giz in.

【Ywbingh yungh daengz】

(1) Dwk laemx niuj sieng: Goriengbyaleix ndip、hing gak habliengh，dub yungz gya laeuj aeuq ndat cat giz in.

(2) Saicij fazyenz gaenjgip: Goriengbyaleix ndip 0.3 gwz，dub yungz，aeu raemxgoenj soengq gwn.

(3) Heuj in: Rag goriengbyaleix，aeu yiengh naed haeux hung cuengq haeuj giz in.

(4) Sieng rog ok lwed: Goriengbyaleix habliengh，muz mienz vanq giz sieng.

Linghvaih haeujsim: Mehmizndang mbouj ndaej gwn. Goyw miz doeg，mbouj ndaej gwn lai.

97. Leizgunghdwngz

【Coh'wnq】 Vangzdwngzgwnh，vangzyoz，suijmangzcauj，doncangzcauj，ywnonbyaek，ragnanzcez，sanhlingzvah，vangzdwngzmuz.

【Goekgaen】 Goyw neix dwg rag、mbaw、va caeuq mak go leizgunghdwngz dwg doenghgo veimauz loih.

【Yienghceij goyw】 Gocazfaex miz gaeu mbaw loenq，raez daengz 3 mij. Nye iq saek coenghoengz，miz 4～6 limq，congh naeng lumj baez caeuq bwn dinj saek myaex nanwt. Mbaw doxcax ok，loq lumj naeng；gaenzmbaw raez daih'iek 5 hauzmij；mbaw luenzbomj roxnaeuz lumj gyaeq gvangq，raez 4～9 lizmij，gvangq 3～6 lizmij，byai soem dinj，goek ca

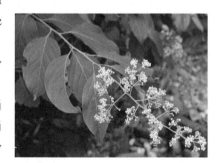

Leizgunghdwngz

mbouj lai luenz roxnaeuz gvangq lumj dingdok、henz miz nyazgawq saeq，baihgwnz ronghngaeuz，baihlaj saek heuoiq，saihung、saihenz youq mbiengj baihgwnz cungj loq doed okdaeuj，gwnz sai miz bwn'unq saek myaexgeq mbang. Vasiq luenzcuenq lumj liengj comz ok youq gwnz dingj roxnaeuz laj mbaw，raez 5～7 lizmij，miz bwn saek myaex. Va cab singq，saek heuhau，cizging daengz 5 hauzmij；iemj dwg 5 limq dek feuz；5 limq va，luenzbomj；simboux 5 aen，seiva gaenh goek haemq gvangq，nem ok youq henz buenz va lumj aen cenj；saeuva dinj，gyaeujsaeu dek 6 limq feuz；fuengzlwg youq gwnz，yiengh sam gak. Makcehlai miz 3 limq fwed i，luenz raez，raez daengz 14 hauzmij，gvangq daih'iek 13 hauzmij，gwnz fwed miz diuz saihenz ok mbat. Ceh 1 naed，yiengh saeu saeq，saek ndaem. Geizva 7～8 nyied，geizmak 9～10 nyied.

【Diegmaj】 Maj youq ndaw ndoeng cazfaex gwnz ndoi mbiengj raemhcumx、ndaw lueg、henz rij. Faenbouh youq rangh Cangzgyangh baihnamz gak dieg caeuq dieg saenamz. Gvangjsih cujyau faenbouh youq Ginhsiu、Lozyez daengj dieg.

【Gipyaeb gyagoeng】Seizcou sou rag，seizhah yaeb mbaw，seizhah seizcou yaeb va、mak，saeuj naez cingh namh，dak hawq bwhyungh roxnaeuz bok naeng dak hawq bwhyungh.

【Seizneix yenzgiu】①Ndaej gangq fazyenz. ②Ndaej gangq baezdoeg. ③Ndaej gangq senglwg. ④Ndaej gangq sieng aen mak.

【Singqfeih goengyungh】Feih haemz，sug nit；doeg haenq. Cawz mbaeq gaij doeg，siu foeg dingz in.

【Cujyau yw】Fungheiq hohndok in，leifunghcizsing hohndok in，sinsiujgiuz sinyenz，sinbing cunghhozcwng，hungzbanhlangzcangh，bakhawq dahawq cunghhozcwng，ok cimj，hwnj gyaepvaiz，mazfungh，nyan，gyak hoj yw.

【Yunghfap yunghliengh】Faex bok naeng 15～25 gwz roxnaeuz rag daiq naeng 10～12 gwz，cienq raemx gwn，cungj aeu feiz iq cienq 1～2 diemjcung；caemh ndaej guh baenz raemxdangz、limq gau cimq daengj；muz baenz mba caeux guh gyauhnangz gwn，moix baez 0.5～1.5 gwz，moix ngoenz 3 baez. Yungh rog habliengh，muz baenz mba roxnaeuz dub yungz；roxnaeuz guh baenz ywraemx、yonjgauh duzcat.

【Ywbingh yungh daengz】

（1）Fungheiq hohndok in：Mbaw、rag leizgunghdwngz habliengh，dub yungz oep rog giz in，moix baez mbouj mauh gvaq buenq diemj cung，mboujnex naeng noh cix hwnj bop.

（2）Baezngwz：Va leizgunghdwngz、fwnzcenzdongz gak faenh doxdoengz，muz mienz heuz raemx cat giz in.

（3）Naeng noh humz：Mbaw leizgunghdwngz habliengh，dub yungz，cat oep giz in.

Linghvaih haeujsim：Goyw neix miz doeg lai，gwn aeu haeujsim. Famzdwg baez humz ok lwed yungh aeu haeujsim. leizgunghdwngz dwg cungj yw doeg haenq ndeu，daegbied dwg naeng doeg engq daih，sawjyungh seiz hab aeu yiemzgek bok naeng，baugvat song caengz naeng caeuq naeng ndaw geh faex. Gaengawq mizgven danhvei yenzgiu，leizgunghdwngz doiq gihdij cozyung miz song：It dwg mbangj ndaej gik dungx saej；ngeih dwg supsou le doiq cunghcuh sinzgingh hidungj baugvat sigiuh、cunghnauj、yenzsuij、siujnauj caeuq ngvizndok miz sienghaih，caemhcaiq ndaej yinxhwnj daep、sim ok lwed caeuq vaih dai. Linzcangz raen yiengh bingh deng doeg miz gyaeujngunh、simdiuq、mbouj miz rengz、dungxfan、rueg、dungxin、oksiq，giz daep mak in、haexlwed daengj. Vihliux engq haeujsim，doiq boux miz sim、daep、mak、dungx daengj miz bingh caeuq mehmizndang mbouj ndaej yungh；doiq youq mwh yw bingh miz dungxfan rueg、dungxin dungxraeng、giz daep mak indot，ok nyouh hau caeuq hezcingh conjanhmeiz mbouj lumj baeznaengz，hab sikhaek dingz yw. Deng doeg le itbuen gipgouq cosih cawz boenq rueg swiq dungx、guenq saej，hawj siq le，ndaej gwn raemx lauxbag 200 gwz roxnaeuz aeuq cehlauxbaeg 400 gwz, caemh ndaej aeu raemx coenggep ndip roxnaeuz caznoengz、lwed yiengz daengj gaij doeg. Gaengawq doiq 20 geij boux deng doeg anli cazyawj, deng doeg biujyienh cungj dwg dungxin、rueg、oksiq、swenjhemq caknag, hoeng mbouj fatndat. Dai cungj dwg youq ndaw 24 diemjcung, ceiq lai mbouj mauhgvaq 4 ngoenz. Danghnaeuz youq gwn leizgunghdwngz le ndaw 4 diemjcung aeu yw doenq rueg、yw siq, itbuen cungj ndaej ndei.

Cieng Daihseiq　Yw Cawz Mbaeq

It、Yw hom cawz mbaeq

98. Go'byaeknok

【Coh'wnq】 Hozhezdanh，bozguzsiuh，conhdifungh，lenzcenzcauj，swfangh leizgunghgwnh.

【Goekgaen】 Goyw neix dwg daengx go byaeknok dwg doenghgo lumj vengq bak.

【Yienghceij goyw】 Go'nywj maj lai bi. Ganj saeq raez，yiengh seiq fueng，miz bwn'unq saeq，donh laj banraih，donh gwnz daengjsoh. Miz heiq hom. Mbaw doxdoiq ok，yiengh aen mak roxnaeuz yiengh sim luenz，raez 1.8～2.6 lizmij，henz miz nyaz luenz，gwnz sai songz mbiengj miz bwn'unq dinj；gaenz mbaw raez ciengzseiz dwg mbaw 1～2 boix. Vasiq

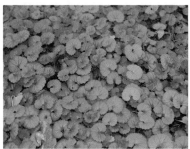

Go'byaeknok

lumj gvaengx liengj ok youq laj mbaw，moix gvaengx 2～6 duj；mbawgyaj lumj laezsoem；iemjva lumj vengq bak，5 nyaz；dujva saek ooiq daengz saekaeuj，vengq laj miz diemj raiz ndaem，gyaeuj doengz miz raez、dinj song cungj，cungj raez haenx raez 1.7～2.2 lizmij，cungj dinj haenx raez 1～1.4 lizmij，vengq laj limq dek cungqgyang lumj aen mak；simboux 4 aen；fuengzlwg 4 limq，saeuva ok youq lajdaej fuengzlwg. Makgenq iq luenz raez，saek hoengzgeq. Geizva 3～4 nyied，geizmak 4～5 nyied.

【Diegmaj】 Maj youq henz dah、henz loh、ndaw ndoeng dieg nywj，henz rij giz mbaeqcumx. Faenbouh youq vazdungh、cunghnanz caeuq Sanhdungh、Swconh、Yinznanz、Gvangjsih、Sanjsih、Gvangjdungh daengj dieg.

【Gipyaeb gyagoeng】 Daengx bi ndaej yaeb，hoeng seizcin、seizcou yaeb haemq ndei，yungh ndip roxnaeuz dak hawq bwhyungh.

【Seizneix yenzgiu】 ①Ndaej leihdamj，ndaej hawj sibauh aen daep ok raemxmbei. ②Doiq doeng nyouh nouhauhung cozyung yienhda，hoeng laebdaeb yungh seiz cozyung gemj noix，ndaej hawj nyouh bienq sonhsing. ③Ndaej nyaenxhaed buzdauzgiuzgin、sanghhanz ganjgin、liciz ganjgin、luznungz ganjgin daengx.

【Singqfeih goengyungh】 Feih loq gam，sug nit. Leih nyouh cawz mbaeq，gaij doeghuj.

【Cujyau yw】 Lohnyouh gamjyiemj，lohnyouh giet rin，lohmbei gamjyiemj caeuq giet rin, hwngq mbaeq vuengzbiu, dwk laemx deng sieng, gominjsing ndaeng fazyenz.

【Yunghfap yunghliengh】Daengx go 9～15 gwz（yungh lai 31～62 gwz）, cienq raemx gwn.

【Ywbingh yungh daengz】

（1）Loh nyouh gamjyiemj: Go'byaeknok 15 gwz, gogutgeuj 15 gwz, golienzgva 15 gwz, nyafaenzlenz 9 gwz, cienq raemx gwn, moix ngoenz 3 baez.

（2）Bingh lohmbei（lohmbei gamjyiemj、giet rin）: Go'byaeknok 15 gwz, goriengroeggae 15 gwz, maxdaezgim 15 gwz, swjvahdidingh 15 gwz, cienq raemx gwn, moix ngoenz 3 baez.

99. Cazdaeng

【Coh'wnq】Godunghcingh mbawhung.

【Goekgaen】Goyw neix dwg ganj、mbaw gocazdaeng dwg doenghgo dunghcingh loih.

【Yienghceij goyw】Gofaex iq ciengzseiz heu. Naeng faex ndaem, cocat. Nye iq co noengq, miz limq. Mbaw lumj naeng, luenzbomj raez roxnaeuz yiengh gyaeq luenzbomj hung, raez 10～25 lizmij, gvangq 4～6 lizmij, henz miz nyaz gawq, mbouj miz bwn. Vasiq ok youq lajmbaw, va lai duj, ciengzseiz doxcomz lumj giuz roxnaeuz mbe hai comzbaenz

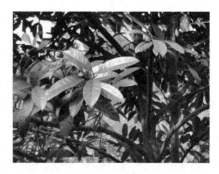

Cazdaeng

yiengh liengj. Mak lumj giuz, cizging daih'iek 1 lizmij, mwh cug saek hoengz, dingj miz saeuva loenq mbouj liux.

【Diegmaj】Maj youq ndaw bya、ndaw ndoeng roxnaeuz henz mieng, miz vunz ndaem. Faenbouh youq Gvangjsih、Yinznanz gak dieg.

【Gipyaeb gyagoeng】Daengx bi ndaej yaeb mbaw, yungh ndip roxnaeuz dak hawq bwhyungh; seizcou sou mak, dak hawq bwhyungh.

【Singqfeih goengyungh】Feih haemz、gam, sug liengz. Gaij doeghuj.

【Cujyau yw】Deng ndit fatndat sang, dungxsaej fazyenz gaenjgip, fatnit, conghbak fazyenz, daep geng foeg raemx, log sieng, saicij fazyenz, yizganh.

【Yunghfap yunghliengh】Mbaw 50 gwz, cienq raemx gwn.

【Ywbingh yungh daengz】

（1）Dengndit fatndat sang: Mbaw cazdaeng 50 gwz, cienq raemx gwn.

（2）Daepgeng foeg raemx: Mbaw cazdaeng 50 gwz, cibdaih goenglauz 30 gwz, fuzsuijcauj 15 gwz, cienq raemx gwn, moix ngoenz 3 baez.

100. Go'nyouhgyej

【Coh'wnq】Vujginghfungh, manjdenhsingh.

【Goekgaen】Goyw neix dwg rag、ganj、mbaw go'nyouhgyej dwg doenghgo sihcauj loih.

【Yienghceij goyw】 Cazfaex iq ciengzseiz heu, sang daengz 1 mij. Mbaw doxdoiq ok, ciengzseiz miz lai mbaw baenz caz ok youq gwnzdingj nye, yiengh gyaeq dauqdingq, raez 1~4 lizmij, gvangq 0. 7~1. 3 lizmij, byai miz soem iq doed ok, goek cugciemh gaeb, daengx mbaw caezcingj. Seizhah hai va hau, geij duj doxcob ok youq dingj nye roxnaeuz lajmbaw, doengz dujva caeuq iemj doxdoengz raez. Ngveih mak ca mbouj lai lumj aen giuz.

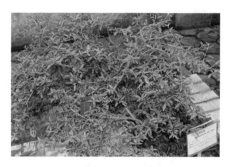

Go'nyouhgyej

【Diegmaj】 Maj youq gwnz ndoi、henz dah、henz loh ndaw cazfaex iq, ciengzseiz ndaem youq ndaw suen. Faenbouh youq Cungguek gak dieg.

【Gipyaeb gyagoeng】 Daengx bi ndaej yaeb rag、ganj、mbaw, swiq cingh ronq donh, dak hawq bwhyungh.

【Singqfeih goengyungh】 Feih loq haemz, sug bingz. Liengz lwed gaij doeg, cawz mbaeq siu foeg.

【Cujyau yw】 Gizsing、mansing daep fazyenz, okleih, cangzyenz, bwzdai mbouj cingqciengz, dwk laemx fungheiq indot, coguz sinzgingh in, gwn leizgunghdwngz deng doeg, gyaeujdot.

【Yunghfap yunghliengh】 Rag 9~15 gwz（yungh lai 15~50 gwz）, cienq raemx gwn roxnaeuz cung laeuj gwn.

【Ywbingh yungh daengz】

（1） Gizsing、mansing daep fazyenz：Rag go'nyouhgyej 50 gwz, godumhvaiz 21 gwz, gohungh 15 gwz, gaeuva'ngaenz 31 gwz, cienq raemx gwn, moix ngoenz 3 baez.

（2） Coguz sinzgingh in：Rag go'nyouhgyej 50 gwz, nizvahcauj mbaw nyaz 50 gwz, gosoemjseuh 21 gwz, cienq raemx gwn, moix ngoenz 3 baez.

101. Caeglamz

【Coh'wnq】 Suijyangh, caeglamzhung、boiqlanz.

【Goekgaen】 Goyw neix dwg daengx go caeglamz dwg doenghgo gut loih.

【Yienghceij goyw】 Go'nywj maj baenz bi, sang 30~100 lizmij. Rag ganj byai vang. Ganj yiengh saeumwnz, miz bwn'unq dinj, bwn donh gwnz caeuq nye vasiq haemq na, donh cungqgyang caeuq donh laj loenq bwn. Mbaw doxdoiq ok, ciengzseiz 3 mbaw dek liux, limq dek cungqgyang luenzbomj dinj roxnaeuz yiengh luenzfueng gwnz gaeb laj gvangq, raez 6. 5~10 lizmij, gvangq 2~3. 5 lizmij, henz miz nyaz gawq, song mbiengj mbouj miz bwn caeuq diemj sienq, nu cix miz heiq hom, mbaw donh gwnz haemq iq, mbouj dek; mbaw cienzbouh cungj miz gaenz, raez daengz 2 lizmij. Vasiq lumj gyaeuj baiz baenz yiengh liengj lai aen, mbawgyaj lumj cung, mbawgyaj daih'iek 10 limq; va lumj doengz 4~6 duj, dujva hau, raez 5~6 hauzmij, bwn va dinj gvaq dujva. Makbyom lumj saeumwnz, miz 5 limq, mbouj miz bwn caeuq diemj sienq. Geizva youq seizcou.

【Diegmaj】 Maj youq henz mbanj、henz loh、diegfwz, miz vunz ndaem. Faenbouh youq Gvangjsih、Gvangjdungh、Huznanz、Huzbwz、Gyanghsuh、Cezgyangh、Swconh daengj dieg.

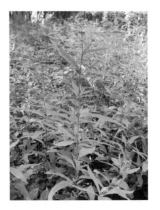
Caeglamz

【Seizneix yenzgiu】 Caeglamz 100％ yw cienq raemx, doiq bwzhouz ganjgin、buzdauz giuzgin henjgim、bazdez giuzgin、benhingz ganjgin、sanghhanz ganjgin daengj cungj ndaej nyaenxhaed, gij youzveihfaz doiq binghdoeg liuzgamj caemh ndaej nyaenxhaed.

【Singqfeih goengyungh】 Feih manh, sug bingz. Gaij hwngq cawz mbaeq, onjdungx dingz rueg, lwed byaij sanq gux.

【Cujyau yw】 Hwngqmbaeq fatndat, gyaeuj in, aekoenq, bak haeu, dungxfan, dungxraeng, dwk laemx foeg in, lwed gux in, dawzsaeg mbouj cingqciengz.

【Yunghfap yunghliengh】 Daengx go 6~10 gwz, cienq raemx gwn.

【Ywbingh yungh daengz】

(1) Aekoenq: Caeglamz 10 gwz, hozyangh 12 gwz, go'ngaihhaeu 9 gwz, cienq raemx gwn, moix ngoenz 3 baez.

(2) Yietheiq mbouj cingqciengz: Caeglamz 10 gwz, vamaedlaeh 15 duj, danhsinh 15 gwz, gocid 9 gwz, cienq raemx gwn, moix ngoenz 2 baez. Yietheiq daeuj gaxgonq 10 ngoenz haidaeuz gwn, lienz gwn 3~5 ngoenz.

(3) Dwk laemx lwed gux foeg in: Mbaw caeglamz ndip habliengh, feiz ruemx cat rog giz in.

102. Gofeqmanh

【Coh'wnq】 Feqmanhhoengz, feqmanh.

【Goekgaen】 Goyw neix dwg daengx go feqmanh dwg doenghgo liu loih.

【Yienghceij goyw】 Go'nywj maj baenz bi, sang 20 ~ 80 lizmij, heiq manhgyanq. Ganj daengjsoh roxnaeuz donh laj bomz namh, faen nye noix, saek hoengzgeq, hoh ciengzseiz bongz hung. Mbaw doxcax ok, gwnz gaeb laj gvangq roxnaeuz yiengh luenzbomj gwnz gaeb laj gvangq, song mbiengj cungj miz diemj sienq, mbouj miz bwn roxnaeuz diuz sai cungqgyang

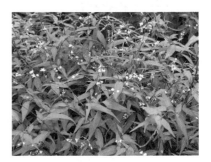
Gofeqmanh

caeuq henz mbaw miz bwn lumj oen; buengz mbaw daix lumj doengz, miz i, miz diemj sienq iq dinj caeuq bwn henz; dujva 5 limq, saek heujhau roxnaeuz saek hoengzoiq, diemj sienq cingx, simboux 6 aen; saeuva 2～3. Makbyom yiengh sam gak roxnaeuz song mbiengj doed, miz diemj iq. Geizva seizhah, seizcou.

【Diegmaj】 Maj youq henzdaemz, henz loh, henz dah, henz mieng raemx giz mbaeqcumx. Faenbouh youq daengx guek gak dieg.

【Gipyaeb gyagoeng】 Seizhah, seizcou yaeb sou, swiq cengh yungh ndip roxnaeuz ronq donh dak hawq bwhyungh.

【Seizneix yenzgiu】 ① Doiq buzdauz giuzgin henjgim, fuzci cizbing ganjgin, sanghhanz ganjgin, luznungz ganjgin daengj ndaej nyaenxhaed. ② Ndaej doekdaemq hezyaz. ③Daengx go mizdi doeg, gwn daiq lai aiq ngaiz deng doeg.

【Singqfeih goengyungh】 Feih manh, sug raeuj; miz di doeg. Cawz heiq huj mbaeq, gaj nengz dingz humz.

【Cujyau yw】 Okleih, saej fazyenz, dawzsaeg daiq lai, fungheiq ndok in, dwk laemx deng sieng, naengnoh ok cimj, nyan yw hoj ndei, ngwz haeb sieng.

【Yunghfap yunghliengh】 Daengx go 25～50 gwz, cienq raemx gwn.

【Ywbingh yungh daengz】

（1） Okleih, saej fazyenz: Daengx go feqmanhhoengz ndip 50 gwz, byaekroem 50 gwz, goriengroeggae 20 gwz, cienq raemx gwn, moix ngoenz 3 baez.

（2） Dawzsaeg daiq lai: Daengx go feqmanh 50 gwz, godumhvaiz 20 gwz, ngaihnguxnyied（ceuj baenz danq）50 gwz, cienq raemx gwn, moix ngoenz 2 baez.

103. Gogutboiz

【Coh'wnq】 Vangzcizcauj, mujgihcauj.

【Goekgaen】 Goyw neix dwg rag, ganj, mbaw go gutboiz dwg doenghgo duh loih.

【Yienghceij goyw】 Cazfaex sanq maj lai bi, sang 45～60 lizmij. Goenq co noengq, saek cazndaem. Ganj saek cazhoengz, miz bwnco mbangmbat, nye oiq miz bwn'unq saek henjcaz nanwt. Lai mbaw lumj fwed doxcax ok, mbaw iq 8～11 doiq, miz i, luenz fueng, raez 0.5～1.2 lizmij, gvangq 3～5 hauzmij, baihgwnz miz bwn mbang, baihlaj miz bwnco nem ndaetndwt. Vasiq hung ok youq laj mbaw; iemj va lumj cung, nyaz iemj dinj;

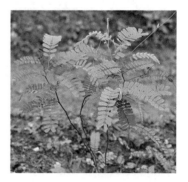

Gogutboiz

dujva lumj mbungqmbaj, saek aeujhoengz; simboux 10 aen, 9 aen hab baenz fok ndeu. Makbyak luenzfueng, benj bingz, miz bwn. Ndaw ceh miz i mbang; ceh 3～5 naed, luenz fueng, saek cazgeq, rongh, bakceh doed cingx, saek henjsien. Geizva 8 nyied.

【Diegmaj】 Maj youq ndaw faex mbang, cazfaex henz loh caeuq namhrin funghvaq. Faenbouh youq Gvangjsih, Gvangjdungh.

【Gipyaeb gyagoeng】 Daengx bi ndaej yaeb, aeu byakduh (ceh doeg haenq) vit bae, swiq cingh dak hawq bwhyungh roxnaeuz ronq mienz.

【Seizneix yenzgiu】 ① Ndaej demgiengz menjyiz. ② Gogutboiz hamz sienghswhswjgenj ndaej doekdaemq gij doeg youz buzdauz giuzgin yinxhwnj yenzcwng fanjying.

【Singqfeih goengyungh】 Feih gam、cit, sug liengz. Gaijhuj cawz mbaeq, gaijdoeg、 dingz in.

【Cujyau yw】 Daep fazyenz, daep geng foeg raemx, dungx in, fungheiq ndok in, lohmbei fazyenz, ok nyouh in, dwk laemx deng sieng, saicij fazyenz, ngwz doeg haeb sieng.

【Yunghfap yunghliengh】 Daengx go 50～100 gwz, cienq raemx gwn.

【Ywbingh yungh daengz】

(1) Daep fazyenz, daep geng foeg raemx: Daengx go gogutboiz 50～100 gwz, golailoj 31 gwz, cienq raemx gwn, moix ngoenz 3 baez.

(2) Danjnangzyenz: Daengx go gogutboiz 50 gwz, cehmakrenh 15 gwz, gaeunyangj 50 gwz, cienq raemx gwn, moix ngoenz 3 baez.

(3) Ngwz haeb sieng: Daengx go gogutboiz ndip 50 gwz, byaeknda 20 gwz, dub yungz oep rog henz bak sieng.

104. Byaekhomjgya

【Coh'wnq】 Cehhomjgya、cezmij、cezli.

【Goekgaen】 Goyw neix dwg mak cug hawq go byaekhomjgya dwg doenghgo lumj liengj.

【Yienghceij goyw】 Goyw neix dwg go'nywj maj baenz bi, sang 20～80 lizmij. Rag saeq raez, yiengh luenzcuenq. Ganj daengjsoh roxnaeuz mbat doxhwnj, lumj saeumwnz, faen nye lai, cungqgyang gyoeng, mbiengj rog miz diuz raiz daengj laeg, gwnz limq miz bwn dinj. Mbaw ok lajgoenq miz gaenz dinj, buengz mbaw loq gvangq, henz miz caengz i, mbaw

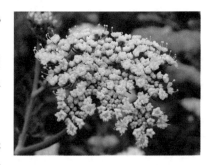

Byaekhomjgya

donhgwnz ca mbouj lai cienzbouh bienq baenz buengz; yiengh mbaw lumj gyaeq daengz yiengh samgak lumj gyaeq, raez 3～8 lizmij, gvangq 2～5 lizmij, song daengz sam mbaw lumj fwed dek sam limq dek caez; limq doeklaeng lumj sienq daengz lumj sienq gwnz gaeb laj gvangq. Vasiq lumj liengj ok youq gwnz dingj roxnaeuz ok henz, cizging 2～3 lizmij; mbawgyaj 6～10 limq, lumj sienq daengz lumj sienq gwnzgaeb laj gvangq, daih'iek raez 5 hauzmij, henz miz caengz i, miz bwn'unq dinj; liengj gvangq 8～25 lizmij, raez 0.5～2 lizmij; nyaz iemj mbouj cingx; limqva saekhau, byai miz limq linxiq baeb haeuj ndaw; goek saeuva loq doed hwnjdaeuj, saeuva raez 1～1.5 hauzmij, coh baihlaj ut doxdauq. Makfaen luenz raez, raez 1.3 ～ 3 hauzmij, gvangq 1 ～ 2 hauzmij, mbiengj gatvang yiengh haj gak, 5 limq hung, cungj mbe baenz yiengh fwed, ndaw lueng moix diuz gak miz diuz guenj youz ndeu, mbiengj doxhab ok 2 aen, mbiengj dungx beihyuj bingz soh. Geizva 4～6 nyied, geizmak 5～7 nyied.

【Diegmaj】 Maj youq ndaw caznywj gwnz ndoi, roxnaeuz ndaw naz、henz loh. Cungguek daihbouhfaenh digih cungj miz faenbouh, cujyau maj youq Hozbwz、 Sanhdungh、Gyanghsuh、Cezgyangh daengj dieg. Cawz neix caixvaih, Gvangjsih、 Swconh、Sanjsih、Sanhsih hix miz.

【Gipyaeb gyagoeng】 Seizhah、seizcou mak cug seiz sou yaeb, vit gij labcab, dak hawq bwhyungh.

【Seizneix yenzgiu】 ①Ndaej gangq dizcungz. ②Miz singgizsuyang cozyung. ③Ndaej gangq cinhgin.

【Singqfeih goengyungh】 Feih manh、haemz, sug raeuj；mizdi doeg. Bouj mak cangq rengz, cawz mbaeq, cawz heiq, gaj nengz.

【Cujyau yw】 Yangzveij, swjgungh caep, heiq mbaeq bwzdaiq lai, fungheiq hwet in；yw rog vaiyinh ok cimj, mehmbwk giz oknyouh humz, dizcungzsing yinhdauyenz.

【Yunghfap yunghliengh】 3～9 gwz, cienq raemx gwn. Yungh rog habliengh, cienq dang oenq swiq roxnaeuz muz mienz heuz oep giz in.

【Ywbingh yungh daengz】

（1） Yangzveij：Byaekhomjgya 15 gwz, gaeugva 15 gwz, cehcoenggep 10 gwz, cienq raemx gwn.

（2） Mehmbwk giz oknyouh humz：Byaekhomjgya 30 gwz, caemhgumh 15 gwz, maenzraeu 15 gwz, cienq raemx swiq rog giz in.

105. Gauginghsaej

【Coh'wnq】 Douguzyangh, douguzcauj, meizdangoj.

【Goekgaen】 Goyw neix dwg ganj mbaw bwzsuhsu Yinnanz dwg doenghgo vadugenh loih.

【Yienghceij goyw】 Cazfaex, sang daih'iek 3 mij. Nye saeq raez, miz saek hoengz roxnaeuz heuhoengz. Mbaw dog doxcax ok, lumj naeng, yiengh gyaeq luenzfueng, roxnaeuz luenz gyaeq gvangq, raez 7～8 lizmij, gvangq 2.5～3 lizmij, byai lumj rieng soem, goek lumj sim roxnaeuz luenz, henz mbaw miz nyaz du, loq coh baihrog

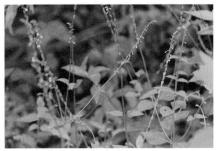

Gauginghsaej

gienj, baihgwnz saek heugeq, mbouj miz bwn, baihlaj hauheu, miz bwn'unq iq. Vasiq hung roxnaeuz vasiq lumj luenzcuenq ok youq laj mbaw, raez 5 ～ 7 lizmij；va saek hauheu, iemj 5 limq, henz miz bwnsaeq；dujva lumj aen huz, dek 5 limq；simboux 10 aen; fuengzlwg youq gwnz, bingzngaeuz mbouj miz bwn. Makcehlai lumj giuz, cizging daih'iek 6 hauzmij, 5 limq dek daengj, baihgwnz miz saeuva mbouj loenq, baihrog bau mbaw iemj miz noh lai hung, mwh cug saek hoengzaeuj, lumj makciengh. Ceh henjoiq, saeq iq. Geizva 9 nyied.

【Diegmaj】 Maj youq ndoi bya ndoi nywj caeuq henz cazfaex. Faenbouh youq Yinznanz、Swconh、Gveicouh、Gvangjsih daengj dieg.

【Gipyaeb gyagoeng】 Daengx bi ndaej yaebsou, swiq cengh yungh ndip roxnaeuz dak hawq bwhyungh.

【Seizneix yenzgiu】 Gij cwngzfwn cujyau dwg suijyangzmeiz gyazcij. Gwn suijyangzmeizgyazcij ndaej gaij huj、dingz in caeuq fuengz fungheiq, caeuq yw suijyangzmeiz doxlumj, yungh yw lai noix caemh doxdoengz, hoeng aenvih goyw neix supsou menh cix mbouj doxdoengz, gwn yw le miz cozyung haemq menh. Goyw neix swgizsing gig ak, ndaej yungh 1～2 faenh youzcehgyamj heuz saw le yungh rog guh yw gangq swgiz. Goyw neix caemh ndaej baenz suijyangzmeiz daegbied bingh deng doeg, ywlieng deng doeg daihgaiq dwg suijyangzmeiznaz 2/3.

【Singqfeih goengyungh】 Feih manh, sug raeuj. Siu heiq cawz mbaeq, byaij lwed doeng meg.

【Cujyau yw】 Fungheiq hohndok in, dwk laemx deng sieng, heuj in, okcimj.

【Yunghfap yunghliengh】 5～15 gwz (yw ndip 30 gwz), cienq raemx gwn roxnaeuz cimq laeuj gwn. Yungh rog habliengh, cienq raemx swiq.

【Ywbingh yungh daengz】

(1) Fungheiq hohndok in: Gauginghsaej 15 gwz, cienq raemx gwn. Caemhcaiq yungh mbaw ndip dub yungz ceuj laeuj oep rog.

(2) Okcimj: Gauginghsaej 200 gwz, cienq raemx swiq rog.

Ngeih、Yw doeng nyouh

106. Gomaxdaez

【Coh'wnq】 Goloekci, gomaxae.

【Goekgaen】 Goyw neix dwg ceh roxnaeuz daengx go gomaxdaez dwg doenghgo maxdaez loih.

【Yienghceij goyw】 Go'nywj maj lai bi. Rag ganj co dinj, miz haujlai rag lumj mumh. Mbaw baenz caz ok, daengj soh roxnaeuz mbe hai, lumj gyaeq hung roxnaeuz lumj gyaeq gvangq, raez 4～12 lizmij, gvangq 4～9 lizmij, daengx mbaw caezcingj roxnaeuz miz nyaz feuz lumj raemxlangh mbouj cingjcaez, sai gungx 5～7 diuz; gaenz mbaw raez 5～22 lizmij. Ganjva raez 20～45 lizmij, vasiq ok gwnz dingj lumj riengz; iemjva 4 limq, mbouj loenq; dujva lumj i hawq, 4 limq; simboux 4 aen, nem ok youq gwnz doengz dujva; fuengzlwg 2 aen, saeuva lumj sei, mbouj loenq. Makcehlai yiengh gyaeq lumj luenzcuenq, seiqhenz dek. Ceh 4~8 naed. Geizva 5~9 nyied, geizmak 6~10 nyied.

【Diegmaj】 Maj youq henz loh、henz naz、henz mbanj. Faenbouh youq Cungguek gak dieg.

【Gipyaeb gyagoeng】 4~10 nyied yaeb sou daengx go, swiq cengh, dak hawq bwhyungh roxnaeuz yungh ndip; 8~9 nyied yaeb sou ceh cug dak hawq bwhyungh.

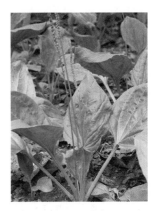
Gomaxdaez

【Seizneix yenzgiu】 ① Diuzcez hezcih: Ywcienq ndaej doekdaemq hezcingh danjgucunz. ② Fuengz bingyenzdij: Ywcienq ndaej nyaenxhaed gak cungj nengz, minjganj sang miz buzdauzgiuzgin henjgim, minjganj cungbouh miz Sungci caeuq Feici liciz ganjgin, minjganj loq mbaeu miz dacangz ganjgin、luznungz ganjgin、sanghhanz ganjgin、fusanghhanz ganjgin. ③ Diuzcez hezyaz: Gij cunz lienhok ndaej doekdaemq hezyaz, yungh noix ndaej swng hezyaz, yungh lai ndaej doekdaemq hezyaz. ④Fuengz lauxreuq, fuengz yangj noix.

【Singqfeih goengyungh】 Feih gam, sug nit. Doeng raemx gaij huj, cingx da.

【Cujyau yw】 Gak cungj foeg raemx, oknyou niuj, oknyouh lwed incaemz, dungxin oksiq, mbaeq huj vuengzbiu, daep huj da hoengz foeg in, benjdauzdij fazyenz gaenjgip, ae, naengnoh foegdoeg ngamq baenz.

【Yunghfap yunghliengh】 Cehmaxdaez 6~18 gwz (aeu baengz duk cienq) roxnaeuz gomaxdaez 15~65 gwz, cienq raemx gwn.

【Ywbingh yungh daengz】

（1） Daep huj da hoengz foeg in: Gomaxdaez 20 gwz, gombaeqyiengz 15 gwz, lungzdamjcauj 9 gwz, caizhuz 9 gwz, godabdoengz 6 gwz, cienq raemx gwn, moix ngoenz 3 baez.

（2） Ae: Gomaxdaez 50 gwz, cienq raemx gwn, moix ngoenz 3 baez.

（3） Gak cungj foeg raemx: Gomaxdaez 62 gwz, fuzsuijcauj 15 gwz, mumhhaeuxyangz 20 gwz, cienq raemx gwn, moix ngoenz 3~4 baez.

107. Duhnamhfangz

【Coh'wnq】 Lozdiginhcenzcauj, godoengzcienz.

【Goekgaen】 Goyw neix dwg daengx go duhnamhfangz dwg doenghgo duh loih.

【Yienghceij goyw】 Go'nywj lumj cazfaex iq, sang 30~100 lizmij. Ganj daengjsoh roxnaeuz ninz bingz, miz bwn'unq raez saek henj nanwt. Mbawiq 1~3 mbaw, ca mbouj lai luenz, raez 2.5~4.5 lizmij, gvangq 2~4 lizmij, byai loq mbanq, goek lumj sim, baihlaj miz bwn'unq haumong nanwt. Vasiq hung ok youq laj mbaw roxnaeuz gwnz dingj, mbawgyaj lumj gyaeq yiengh sam gak, moix ndaw mbawgyaj miz 2 duj va; dujva saek aeuj, miz heiq hom. Makbyak miz bwn'unq dinj caeuq bwn lumj ngaeu, byak miz

151

hoh 3~6 aen. Geizva 9~10 nyied.

【Diegmaj】 Maj youq gwnzndoi、diegnywj roxnaeuz ndaw cazfaex. Faenbouh youq Gvangjsih、Gvangjdungh、Fuzgen、Yinznanz、Swconh.

【Gipyaeb gyagoeng】 Seizhah、seizcou yaebsou, swiq cengh dak hawq bwhyungh.

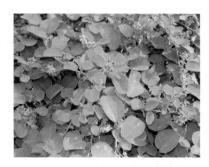

Duhnamhfangz

【Seizneix yenzgiu】 ①Fuengz sim、uk lwed noix: Aeu yw cienq 8 gwz/ciengwz dajcim haeuj meghung, hawj saimeg duzma riuz gyalai 197.4％, ndaej baujhoh sinzgingh cuizdij houyezsu sim lwed noix gaenjgip. ②Nyaenxhaed hezsiujbanj doxcomz. ③Fuengz fazyenz、gaj nengz, ndaej nyaenxhaed nencuhgin saek hau. ④Doeng damj, doeng nyouh, baiz rin.

【Singqfeih goengyungh】 Feih gam, sug liengz. Gaijhuj cawz mbaeq, doeng raemx doeng nyouh.

【Cujyau yw】 Lohnyouh gamjyiemj, lohnyouh gietrin, mak foeg raemx, damjnangz gietrin, vuengzbiuhingz daep fazyenz, lwgnyez baenz gam, hwnj nwnj.

【Yunghfap yunghliengh】 Goduhnamhfangz 20~100 gwz, cienq raemx gwn.

【Ywbingh yungh daengz】

(1) Lohnyouh gamjyiemj: Goduhnamhfangz 24 gwz, gomaxdaez 15 gwz, vagimngaenz 15 gwz, gogutgeuj 15 gwz, cienq raemx gwn, moix ngoenz 3 baez.

(2) Lohnyouh gietrin: Goduhnamhfangz 25 gwz, golienzgva 12 gwz, go'oenciq 12 gwz, cehgomuh 12 gwz, go'byaekgyap 12 gwz, gogutgeuj 15 gwz, gizmwz 9 gwz, swzseq 10 gwz, faeklingz 10 gwz, moegdoeng 5 gwz. Boux hwet in gya godauqrod 10 gwz, go'nyinzhaeux 10 gwz; boux ndang nyieg gya dangjsinh 15 gwz. Cienq raemx gwn, moix ngoenz 3 baez.

Linghvaih haeujsim: Mehmizndang geih gwn.

108. Govuengzngoh

【Coh'wnq】 Bwzcezngaeux, godangzngaeux, sanhbwzyez, denhsingcauj.

【Goekgaen】 Goyw neix dwg daengx go roxnaeuz rag ganj go govuengzngoh dwg doenghgo govuengzngoh loih.

【Yienghceij goyw】 Go'nywj maj lai bi, sang 30~70 lizmij. Rag ganj saek hau. Mbaw doxcax ok, yiengh gyaeq roxnaeuz yiengh gyaeq gwnz gaeb laj gvangq, raez 4~15 lizmij, gvangq 2~10 lizmij, byai cugciemh soem, goek lumj sim, goek ok 5 diuz sai, 2~3 mbaw ok youq laj vasiq ciengzseiz dwg saek haucij; gaenzmbaw raez 1~3 lizmij, goek caeuq mbaw daix hab baenz yiengh buengz. Vasiq hung ok youq gwnz dingj ganj, caeuq mbaw doxdoiq ok; va iq, mbouj miz buengz va; simboux 6 aen; mbaw mbouj fat 4 caengz, ca mbouj lai doxcaemh ok caez, gyaeujsaeu 4, coh rog gienj. Mak dek baenz 4 limq, mak faen lumj giuz, mbiengj rog lwt lai doed hwnjdaeuj. Geizva 5～8 nyied.

【Diegmaj】 Maj youq henz mieng、henz daemz daengj dieg mbaeqcumx. Faenbouh youq Hoznanz、Sanhdungh caeuq Cangzgyangh baihnamz gak dieg.

【Seizneix yenzgiu】 50％ ywcienq ndaej nyaenxhaed buzdauzgiuzgin henjgim、sanghhanz ganjgin.

【Singqfeih goengyungh】 Feih gam、cit, sug liengz. Gaij huj cawz mbaeq, doeng nyouh, gaij doeg siu foeg.

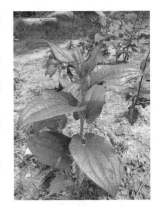
Govuengzngoh

【Cujyau yw】 Lohnyouh gamjyiemj, lohnyouh giet rin, mak fazyenz foegraemx, bwzdai laivangh, giz oknyouh ok cimj, baez foeg ok nong, baezngamz.

【Yunghfap yunghliengh】 Daengx go 10～50 gwz, cienq raemx gwn.

【Ywbingh yungh daengz】

(1) Lohnyouh gamjyiemj: Govuengzngoh 50 gwz, gomaxdaez 20 gwz, gogutgeuj 15 gwz, vangzginz 6 gwz, cibdaih goenglauz 15 gwz, cienq raemx gwn, moix ngoenz 3 baez.

(2) Lohnyouh gietrin: Govuengzngoh 50 gwz, godabdoengz 50 gwz, duhnamhfangz 50 gwz, golienzgva 30 gwz, go'oenciq 15 gwz, cienq raemx gwn, moix ngoenz 3 baez.

(3) Bwzdai laivangh: Govuengzngoh 50 gwz, gaeucuenqiq 10 gwz, cienq raemx gwn, moix ngoenz 3 baez.

109. Go'mbajmbiengq

【Coh'wnq】 Bwzcijsan, gihliengzcaz, gaeuliengzcaz, dojgamcauj.

【Goekgaen】 Goyw neix dwg ganj mbaw go'mbajmbiengq dwg doenghgo gencauj loih.

【Yienghceij goyw】 Cazfaex lumj gaeu, sang 1～3 mij, nye iq、laeng mbaw caeuq gaenz mbaw miz bwn. Mbaw doxdoiq ok, miz seiz ca mbouj lai baenz gvaengx ok, yiengh gyaeq gwnz gaeb laj gvangq, raez 5～8 lizmij, gvangq 2～3. lizmij; mbaw daix yiengh sam gak, 2 limq dek laeg, limq dek lumj cuenq, vasiq comz lumj liengj ok youq gwnzdingj, ganj va hung gig dinj; doengz

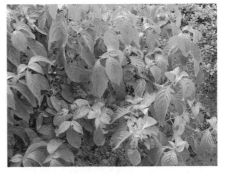
Go'mbajmbiengq

iemj lumj aen rangq, dek 5 limq, miz bwn; ndaw de limq ndeu lumj limq va, saek hau, luenzbomj gvangq, miz gaenz; dujva saek henj, yiengh vanlaeuh, doengz raez daih'iek 2 lizmij, 5 limq dek, rog miz bwn'unq; simboux 5 aen, seiva gig dinj, nem ok youq giz hoz dujva; fuengzlwg 2 aen. Mak dawz noh, ca mbouj lai yiengh giuz, miz bwn mbang, gwnz dingj miz gvaengx raiz. Geizva seizcin、seizhah.

【Diegmaj】 Maj youq gwnz ndoi、henz ndoeng、ndaw cazfaex iq. Faenbouh youq Cungguek baih doengnamz daengz baih saenamz gak dieg.

【Gipyaeb gyagoeng】 Daengx bi ndaej yaeb sou ganj mbaw, ronq donh dak hawq bwhyungh roxnaeuz yungh ndip; seizcin、seizhah yaeb va, dak hawq bwhyungh.

【Singqfeih goengyungh】 Feih gam、cit, sug liengz. Gaijhuj cawz mbaeq, gaij doeg siu foeg.

【Cujyau yw】 Fatsa、dwgliengz、sieng ndithwngq、mazcimj、oksiq、mak fazyenz foeg raemx、cihgi'gvanj fazyenz、gwn roetmaxhoengz deng doeg、moegsawz deng doeg、raetndoi deng doeg、ngwzdoeg haeb sieng、log sieng.

【Yunghfap yunghliengh】 Daengx go 15～50 gwz, cienq raemx gwn; yungh rog habliengh.

【Ywbingh yungh daengz】

(1) Fatsa、sieng ndithwngq: Go'mbajmbiengq 50 gwz, cazso 20 gwz, godumhvaiz 20 gwz, cienq raemx gwn, moix ngoenz 3 baez.

(2) Sinyenz foegraemx: Go'mbajmbiengq 50 gwz, cincaz 31 gwz, gomaxdaez 20 gwz, cienq raemx gwn, moix ngoenz 3 baez.

(3) Gwn goroetmaxhoengz、maenzfaex、raetndoi deng doeg: Mbaw go'mbajmbiengq 100 gwz, gogimvacauj 100 gwz, rag byaekcienz 150 gwz, itheij dub yungz aeu raemx heuz hauxgyaeq gwn, roxnaeuz cienq raemx gwn.

110. Golwgluengh

【Coh'wnq】 Yezhoucuh, yehozcauj, goywgam.

【Goekgaen】 Goyw neix dwg daengx go golwgluengh doenghgo fungbajaek loih.

【Yienghceij goyw】 Go'nywj maj baenz bi, sang 20～40 lizmij. Ganj daengjsoh, faen nye, ciengzseiz daiq saek hoengz. Mbaw doxcax ok, baiz baenz 2 baiz, luenzbomj raez, raez 5～15 hauzmij, gvangq 3～6 hauzmij, daengx mbaw caezcingj, baihlaj haumong; ca mbouj lai mbouj miz gaenz. Va singqdog doxdoengz go, mbouj miz limq va; vaboux 2～3 duj baenz caz ok

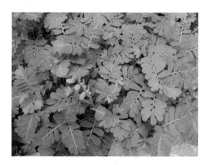

Golwgluengh

youq laj mbaw, mbaw iemj 6 mbaw, simboux 3 aen, aen sienq buenzva 6 aen, caeuq iemj doxcax ok; vameh duj dog ok youq laj mbaw, mbouj miz ganj va, fuengzlwg lumj giuz bej, 3 aen, saeuva dinj, makcehlai luenzbej, cizging 2～3 hauzmij, saek naezhoengz, mbiengj rog miz yiengh lumj gyaep doed hwnjdaeuj, mbouj miz gaenz. Ceh yiengh samgak lumj gyaeq, saek cazoiq, miz raiz lueng vang. Geizva、geizmak cungj dwg 5～10 nyied.

【Diegmaj】 Maj youq cazfaex gwnzndoi、diegnywj roxnaeuz gyangnaz、henz loh. Faenbouh youq Cungguek rangh Cangzgyangh daengz baihnamz gak sengj.

【Gipyaeb gyagoeng】 Seizhah、seizcou yaeb sou daengx go，dak hawq bwhyungh roxnaeuz yungh ndip.

【Seizneix yenzgiu】 Ndaej nyaenxhaed buzdauzgiuzgin henjgim、dacangz ganjgin、luznungz ganjgin.

【Singqfeih goengyungh】 Feih loq haemz、gam、sug liengz. Doeng daep cingx da，doeng nyouh.

【Cujyau yw】 Lwgnyez baenz gam，dafangzgaeq，gezmozyenz gaenjgip，okleih，saej fazyenz oksiq，mak fazyenz gaenjgip，sinyiz sinyenz，mak fazyenz foeg raemx，lohnyouh gamjyiemj，lohnyouh giet rin，vuengzbiuhingz daep fazyenz，ngwzheu haeb sieng.

【Yunghfap yunghliengh】 Daengx go 9～100 gwz，cienq raemx gwn. Yungh rog habliengh，go ndip dub yungz oep seiq henz bak sieng.

【Ywbingh yungh daengz】

（1）Mak fazyenz gaenjgip：Golwgluengh、nyarinngoux gak 9 gwz，swjcuhcauj、golienzgva gak 15 gwz，cienq raemx gwn，moix ngoenz 3 baez.

（2）Sinyiz sinyenz：Golwgluengh、nyarinngoux gak 50～100 gwz，duhnamhfangz 50 gwz，cienq raemx gwn，moix ngoenz 3 baez.

（3）Lwgnyez baenz gam，dafangzgaeq：Daengx go golwgluengh 10 gwz，gya daepmou roxnaeuz daepgaeq 100 gwz，gek raemx aeuq gwn，gwn daep gwn dang.

111. Gogutgeuj

【Coh'wnq】 Dezsencauj、cojconjdwngz.

【Goekgaen】 Goyw neix dwg bauhswj、ganjgaeu caeuq rag ganj gogutgeuj dwg doenghgo gutgeuj loih.

【Yienghceij goyw】 Go'nywj banraih maj lai bi. Rag ganj saeq raez，byaij vang，saek cazndaem roxnaeuz saek makraeq，hoh miz bwn nanwt. Ganj maj bae mbouj dingz；lai mbaw，maj youq gwnz ganj song mbiengj nye dinj，nye dinj raez 3～5 hauzmij，byai dingj miz nyaz iq bwnyungz. Mbaw song yiengh，lumj ceij，mbaw yingzyangj soem samgak，song

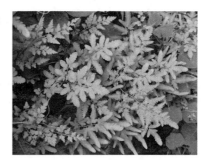

Gogutgeuj

mbaw lumj fwed，fwed iq gvangq 3～8 hauzmij，henz miz nyaz du feuz；mbaw bauhswj yiengh gyaeq samgak，henz mbaw fwed miz riengzdaeh bauhswj lumj liuzsuh. Daehbauhswj lumj makleiz，gyaeuj iq miz gvaengx. Geiz bauhswj 5～11 nyied.

【Diegmaj】 Maj youq ndaw caznywj gwnz ndoi giz raemhcumx，henz mieng caeuq henz faex. Faenbouh youq Gvangjsih、Gvangjdungh daengj dieg，Cangzgyangh baihnamz gak dieg cungj miz.

【Gipyaeb gyagoeng】 Seizcou mwh bauhswj cug seiz gvej aeu baenz go，dakhawq，bongx aeu bauhswj，lad cengh，bingzseiz heuh "gogutgeuj"；seizhah、seizcou yaebsou ganj gaeu caeuq rag ganj，yungh ndip roxnaeuz dak hawq bwhyungh.

【Seizneix yenzgiu】 ① Fuengz bing'yenzdij：Ndaej nyaenxhaed buzdauzgiuzgin henjgim，doiq luznungz ganjgin、fuzci liciz ganjgin、sanghhanz ganjgin loq ndaej nyaenxhaed. ②Doeng mbei：Ndaej coicaenh raemx mbei ok. ③Doeng nyouh baiz rin：Ndaej lai nyouh，coicaenh loh nyouh baiz rin ok.

【Singqfeih goengyungh】 Feih gam，sug nit. Doeng nyouh baiz nong，gaij doeghuj.

【Cujyau yw】 Rongznyouh mbaeq ndat，nyouhniuj，nyouh hoengz roxnaeuz haexlwed，lohnyouh gietrin，saicij fazyenz，feiz log sieng.

【Yunghfap yunghliengh】 Bauhswj 6～12 gwz （baengz duk） roxnaeuz rag ganj （roxnaeuz ganjgaeu） 20～50 gwz，cienq raemx gwn.

【Ywbingh yungh daengz】

（1） Rongznyouh mbaeq ndat：Gogutgeuj 20 gwz，duhnamhfangz 50 gwz，goganggaeu 15 gwz，cienq raemx gwn，moix ngoenz 3 baez.

（2） Lohnyouh gietrin：Gogutgeuj 20 gwz，duhnamhfangz 50 gwz，go'oenciq 15 gwz，rinswz 30 gwz，goraeu 20 gwz，godabdoengz 20 gwz，cienq raemx gwn，moix ngoenz 3 baez.

112. Faiqvahenj

【Coh'wnq】 Faiqvahenj，vangzvahcauj sanhvangzmaz.

【Goekgaen】 Goyw neix dwg daengx go faiqvahenj dwg doenghgo ginjgveiz loih.

【Yienghceij goyw】 Go'mywj maj lai bi，sang daih'iek 1 mij，miz bwn yiengh ndaundeiq. Mbaw luenzgyaeq gaeb roxnaeuz luenzgyaeq gaeb lumj cehgyamj，raez 2～6 lizmij，henz miz nyaz gawq，song mbiengj miz bwn baix mbang；gaenz mbaw miz bwn baix raez nanwt；mbaw daix yiengh caezcingj. Va 1～2 duj ok youq laj mbaw；mbawgyaj iq 3 mbaw，yiengh sienq；iemj va lumj cung，dek 5 limq，rog miz bwnco；limqva 5 limq，saek henj；dingj saeu simboux miz dingzlai ywva；mbaw mbouj fat daih'iek 10 limq. Makcehlai

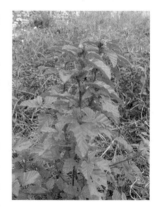

Faiqvahenj

lumj giuz bej，limq makfaen lumj aen mak，donh gwnz miz bwn ndangj，gaenh gwnzdingj miz 1 diuz oen. Cungqgyang baihlaeng miz 3 diuz oen dinj. Daengx bi hai va.

【Diegmaj】 Maj youq henz faex，henz loh roxnaeuz rog ndoi. Faenbouh youq Gvangjdungh、Gvangjsih、Fuzgen、Yinznanz、Daizvanh.

【Gipyaeb gyagoeng】 Daengx bi ndaej yaeb，swiq cengh，yungh ndip roxnaeuz dak hawq bwhyungh.

【Singqfeih goengyungh】 Feih loq gam, sug liengz. Gaijhuj cawz mbaeq, sanq gux siu foeg.

【Cujyau yw】 Vuengzbiuhingz daep fazyenz, okleih, bwt huj ae, hoz in, baez nong foeg in, dwk laemx foeg in, cenzlezsen fazyenz.

【Yunghfap yunghliengh】 Faiqvahenj 50～200 gwz, cienq raemx gwn.

【Ywbingh yungh daengz】

（1） Vuengzbiuhingz daep fazyenz: Daengx go faiqvahenj 50～150 gwz, go'iemjgaeq 50 gwz, gogangzgaeu 15 gwz, cienq raemx gwn, moix ngoenz 3 baez.

（2） Cenzlezsen fazyenz: Daengx go faiqvahenj 100～200 gwz, cienq raemx gwn, moix ngoenz 3 baez.

113. Binghdangzcauj

【Coh'wnq】 Dojgamcauj, gofaetfiengj, gamcaujcwx.

【Goekgaen】 Goyw neix dwg daengx go binghdangzcauj dwg doenghgo caemhmbaemx loih.

【Yienghceij goyw】 Go'nywj roxnaeuz cazfaex iq, sang 25～80 lizmij. Nye miz gak roxnaeuz fwed gaeb, mbouj miz bwn. Mbaw doxdoiq ok roxnaeuz baenz gvaengx ok, yiengh cehgyamj lumj gyaeq roxnaeuz lumj cehgyamj gwnz gaeb laj gvangq, raez daengz 3.5 lizmij, gvangq 0.8～1.2 lizmij, goek cugciemh gaeb baenz gaenz dinj, henz donh cungqgyang doxhwnj miz

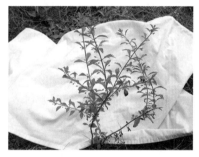

Binghdangzcauj

nyaz mbang, mwh hawq saek heumong; miz heiq diemz. Va iq, ok duj dog roxnaeuz doxdoiq ok lajmbaw, ganj va saeq nyieg; iemj 4 limq; dujva saek hau, sanq ok, dek 4 limq, ndaw limq dek gaenh giz goek miz bwn'unq raez; simboux 4 aen, geij donh doxdoengz raez. Makcehlai luenz gyaeq roxnaeuz luenz giuz, miz saeuva mbouj loenq. Geizva seizcin daengz seizcou.

【Diegmaj】 Maj youq henz mbanj, henz loh, gwn ndoi, henz mieng daengj giz dieg nywj mbaeqcumx.

【Gipyaeb gyagoeng】 Daengx bi ndaej yaeb, swiq cingh, ronq donh dak hawq bwhyungh roxnaeuz yungh ndip.

【Singqfeih goengyungh】 Feih gam, sug bingz. Gaij doeghuj, cawz heiq dingz humz, ok myaiz gaij hozhawq.

【Cujyau yw】 Gamjmauq fatndat, saej fazyenz oksiq、daep fazyenz, ga ok hanh heiq haeu, foeg raemx, nyouhniuj, naengnoh ok cimj, raem okcimj, lwgnyez hwnj faetfiengj, gezmozyenz, fatsa.

【Yunghfap yunghliengh】 Daengx go 15～70 gwz, cienq raemx gwn. Yw ndip yungh rog dub yungz cat rog.

【Ywbingh yungh daengz】

(1) Daep fazyenz: Binghdangzcauj ndip 62 gwz, cienq raemx gwn, moix ngoenz 2 baez; roxnaeuz ganhdangzsiengh moix baez 10 gwz (dangq yw yenzlaiz 15 gwz), moix ngoenz 2 baez. 10 ngoenz guh aen liuzcwngz ndeu.

(2) Lwgnyez ok faetfiengj: Binghdangzcauj ndip habliengh, gya bozhoz habliengh, dub yungz aeu raemx cat rog giz in.

(3) Naengnoh ok cimj: Binghdangzcauj 100 gwz, govabieg 100 gwz, gaeugutgeuj 150 gwz, mbaw hajsaekmeiz 100 gwz, cienq raemx swiq rog giz in.

114. Go'gyaemqfangz

【Coh'wnq】 Cinghcezcaij, godaihcing, caujlingzyangz.

【Goekgaen】 Goyw neix dwg daengx go gyaemqfangz dwg doenghgo cozcangz loih.

【Yienghceij goyw】 Go'nywj maj bi ndeu roxnaeuz lai bi, sang 30～80 lizmij. Ganj miz limq, hoh bongz hung, donh laj ciengzseiz banraih ok rag. Mbaw doxdoiq ok, yiengh gyaeq, raez 2～6 lizmij, gvangq 1～4 lizmij, byai soem roxnaeuz cugciemh soem, daengx mbaw caezcingj, song mbiengj mbouj miz bwn roxnaeuz loq miz bwn. Vasiq ok lajmbaw, youz lai duj vasiq lumj gyaeuj gyoebbaenz; mbawgyaj lumj mbaw, doxdoiq ok, ndaw yo miz geij duj va, hoeng ngamq duj va ndeu fat, gizyawz mbouj fat daengz cij miz iemjva caeuq

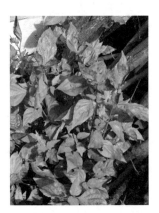

Go'gyaemqfangz

mbawgyaj iq; iemjva 5 limq; doengz va saeq raez, giz hoz haemq hung, lumj vengq bak, raez 1.2～1.4 lizmij, saek hoengzoiq; simboux 2 aen, seiva miz bwn'unq; fuengzlwg 2 aen, moix aen miz 2 ceh nyaz. Makcehlai luenz gyaeq, song mbiengj loq bej, mwh dek lienz doengz gaenz ngaeu daj limq mak sinz hwnj daeuj, soengq ceh okbae. Geizva seizcou、seizdoeng.

【Diegmaj】 Maj youq diegfwz、henz loh、caznywj caeuq henz mieng giz cumx. Faenbouh youq Cungguek baihnamz gak dieg.

【Gipyaeb gyagoeng】 Daengx bi ndaej yaeb sou, dak hawq bwhyungh roxnaeuz yungh ndip.

【Seizneix yenzgiu】 Mbaw、ganj doiq sanghhanz ganjgin、bwzhouz ganjgin、buzdauz giuzgin henjgim ndaej nyaenxhaed.

【Singqfeih goengyungh】 Feih loq haemz、gam, sug nit. Gaijhuj doeng nyouh, liengz lwed gaij doeg, doeng daep cingx da.

【Cujyau yw】 Gamjmauq fatndat, bwt huj ae, da hoengz foeg in, dalaz, lwgnyez okleih, oknyouh mbouj liux, nyouhhau, baezngwz, lwgnyez baenz gam.

【Yunghfap yunghliengh】Daengx go roxnaeuz rag 15～100 gwz，cienq raemx gwn.

【Ywbingh yungh daengz】

（1）Lwgnyez baenz gam：Rag gyaemqfangz 31 gwz，cienq raemx gwn. Ndaej boiq golwgluengh 10 gwz，gosaejgaeq 6 gwz.

（2）Nyouhhau：Go'gyaemqfangz ndip 62 gwz，byaek'iemjsae 62 gwz，cienq raemx gwn，moix ngoenz 3 baez.

（3）Dalaz：Go'gyaemqfangz 100 gwz，daep mou roxnaeuz daep yiengz 100 gwz，cienq raemx gwn. Ndaej gya youz gyu heuz gwn，moix ngoenz 1 baez.

115. Gosoemjmeiq

【Coh'wnq】Go'nywjsoemj，gosoemjsammbaw.

【Goekgaen】Goyw neix dwg daengx go gosoemjmeiq dwg doenghgo soemjmeiq loih.

【Yienghceij goyw】Go'nywj banraih maj lai bi，daengx go miz heiq soemj，miz bwn saeq mbang. Mbaw doxcax ok，miz gaenz raez，mbaw iq 3 mbaw，yiengh sim dauqdingq gvangq，raez daengz 12 hauzmij. Va song singq，saek henj，daengx bi cungj hai，youz duj dog roxnaeuz lai duj gyoebbaenz vasiq lumj liengj ok youq laj mbaw，raez 2～3 lizmij，iemj 5 limq，

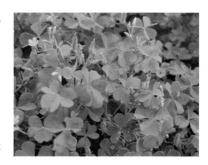

Gosoemjmeiq

limqva 5 limq，simboux faen hai. Makcehlai ca mbouj lai lumj saeumwnz，raez 1～2 lizmij，miz 3 diuz lueng daengj，miz bwn'unq，mwh cug dek hai；ceh hoengzndaem；miz raiz nyaeuq.

【Diegmaj】Maj youq giz dieggvangq、suenbyaek、henz naz daengj giz cumx. Faenbouh youq daengx guek gak dieg.

【Gipyaeb gyagoeng】Daengx bi ndaej yaeb，swiq cengh yungh ndip.

【Singqfeih goengyungh】Feih soemj、gam，sug liengz. Gaij huj cawz mbaeq，liengz lwed gaij doeg.

【Cujyau yw】Vuengzbiuhingz daep fazyenz，okleih，benjdauzdij fazyenz，conghhoz fazyenz，lohnyouh gamjyiemj，nyouh lwed，mak fazyenz gaenjgip，bizsiengh deng doeg，dwk laemx deng sieng，ngwz doeg haeb sieng，log sieng.

【Yunghfap Yungliengh】Daengx go 100～200 gwz，cienq raemx gwn；roxnaeuz dub yungz aeu raemx，gya laeuj gwn. Yungh rog habliengh，dub yungz oep giz in.

【Ywbingh yungh daengz】

（1）Mak fazyenz gaenjgip：Gosoemjmeiq 100 gwz，samvengqlueg 50 gwz，anhsu mbaw hung 10 gwz，cienq raemx gwn，moix ngoenz 3 baez.

（2）Lohnyouh gamjyiemj：Gosoemjmeiq 100 gwz，nyafaenzlenz 6 gwz，raghazranz 15 gwz，gomaxdaez 10 gwz，cienq raemx gwn，moix ngoenz 3 baez.

（3）Dwk laemx deng sieng：Gosoemjmeiq 300 gwz，gociepndok iq 100 gwz，byaekyaed 30 gwz，itheij dub yungz oep rog.

116. Godaebdoengz

【Coh'wnq】Gobaenzdoengz，gogyaeujbit.

【Goekgaen】Goyw neix dwg donh gwnznamh godaebdoengz dwg doenghgo daebdoengz loih.

【Yienghceij goyw】Go'nywj maj lai bi，ganj gwnz namh daengjsoh，song yiengh. Ganj yingzyangj youq ganjbauhswj reuq le did ok daeuj，sang 15～60 lizmij，miz limq gumq 6～15 diuz. Faennye baenz gvaengx ok. Mbaw mbouj fat，donhlaj doxhab baenz buengz，nyaz buengz gwnz gaeb laj gvangq，saek ndaem，henz haumong，

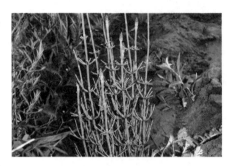

Godaebdoengz

miz i. Ganjbauhswj haicin daj goek ganj ok，saek caz，miz noh，mbouj faen nga，buengz raez cix hung. Riengz bauhswj ok gwnz dingj；mbaw bauhswj roek gok，lumj doenq nem maj，laj ok aen bauhswjnangz 6～8 aen，bauhswj cug seiz，ganj bauhswj cix reuq.

【Diegmaj】Maj youq henz naz、henz mieng haijbaz 600～2300 mij. Faenbouh youq Cungguek dunghbwz、vazbwz、sihnanz gak dieg caeuq Sanhdungh.

【Gipyaeb gyagoeng】Seizhah gvej aeu donh gwnz namh，dak hawq bwhyungh roxnaeuz yungh ndip.

【Seizneix yenzgiu】①Fuengz sailwed rojndangj，doekdaemq hezcih，doekdaemq hezyaz，doekdaemq hezdangz. ②Hoh daep，doeng nyouh. ③Ndaej demgiengz dijgangliz. ④Fuengz baezdoeg.

【Singqfeih goengyungh】Feih haemz，sug bingz. Dingz lwed，doeng nyouh.

【Cujyau yw】Ndaeng ok lwed，dawzsaeg daiq lai，dungx saej ok lwed，ae lwed，baezhangx ok lwed，nyouhniuj，foeg raemx.

【Yunghfap yunghliengh】3～10 gwz，cienq raemx gwn.

【Ywbingh yungh daengz】

（1）Dawzsaeg daiq lai：Godaebdoengz 9 gwz，mbaw ngaih（ceuj baenz danq）20 gwz，godumhvaiz 15 gwz，cienq raemx gwn，moix ngoen 3 baez.

（2）Baezhangx ok lwed：Godaebdoengz 10 gwz，gomaxlienzan（ceuj baenzdanq）10 gwz，gomijrek 10 gwz，cienq raemx gwn，moix ngoenz 2 baez.

（3）Nyouhniuj：Godaebdoengz 10 gwz，gomaxdaez 15 gwz，mumh haeuxyangz 15 gwz，moegdoeng 9 gwz，cienq raemx gwn，moix ngoenz 3 baez.

117. Golienzgva

【Coh'wnq】Golienzgva miz gaenz，sizcaz，go'mbawdog.

【Goekgaen】 Goyw neix dwg daengx go lienzgva
miz gaenz dwg doenghgo suijlungzguz loih.

【Yienghceij goyw】 Go'nywj maj lai bi, sang 5～
20 lizmij. Ragganj saeq raez, byaij vang, miz gyaep
gwnz gaeb laj gvangq saekdaep nanwt. Mbaw ok gyae,
hawq le ciengzseiz gienj, mbaw yingzyangj
luenzgyaeq, raez 3～4 lizmij, gvangq 0.5～2 lizmij,
baihgwnz mbouj miz bwn, miz diemj mboep cingjcaez,
baihlaj miz bwn gyaep lumj ndaundeiq nanwt, byai

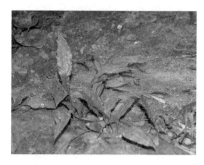

Golienzgva

du, goek loq iet roengz laj, gaenz mbaw caeuq mbaw ca mbouj lai doxdoengz raez;
mbaw bauhswj haemq raez, gaenzmbaw raez gvaq mbaw, sai henz mbouj cingx, baihlaj
miz haujlai bauhswjnangz, mbouj miz fa.

【Diegmaj】 Maj youq gwnz rin roxnaeuz gwnz ganjfaex. Faenbouh youq Cungguek
dieg dunghbwz、vazbwz caeuq sihnanz.

【Gipyaeb gyagoeng】 Seizhah、seizcou yaeb sou rag, dak hawq bwhyungh.

【 Seizneix yenzgiu】 ①Fuengz ginyenzdij, ywcienq cungj ndaej nyaenxhaed buzdauzgiuzgin
henjgim、benhingz ganjgin、dacangz ganjgin daengj. Doiq gouhdonhlozcenzdij、gyazhingz
liuzgamj binghdoeg、binghdoeg dandog ok cimj ndaej nyaenxhaed. ②Fuengz baezdoeg,
gij yw lienh ok ndaej fuengz aiz. ③Demgya bwzsibauh loqliengh, gij yw lienh ok ndaej
demgya bwzsibauh soqliengh, doiq aenvih sesen yinxhwnj bwzsibauh soqliengh
gemjnoix, miz yungh haemq yienhda. ④ Diuzcez menjyizliz, gij yw lienh ok ndaej
demgiengz gihdij gyangwn sibauh naengzlig.

【Singqfeih goengyungh】 Feih gam, sug loq nit. Doeng raemx doeng nyouh, doeng
bwt siq huj.

【Cujyau yw】 Mak fazyenz, sinyiz sinyenz, lohnyouh gietrin, cihgi'gvanj fazyenz,
ae, bwt huj ae lwed, doiq yiet（lwed loemq）, saej fazyenz, okleih.

【Yunghfap yunghliengh】 3～20 gwz（yungh yw lai 20～100 gwz）, cienq raemx gwn.
【Ywbingh yungh daengz】

（1）Lohnyouh gietrin：Golienzgva 50～100 gwz, gomaxdaez 50 gwz, vuengzgae
ndip 50 gwz, gamcauj 9～15 gwz, cienq raemx gwn, dangq caz gwn.

（2）Cihgi'gvanj fazyenz, ae：Golienzgva 15 gwz, gobyaekvaeh 20 gwz, maenzraeu
10 gwz, cienq raemx gwn；roxnaeuz golienzgva 50～100 gwz, cienq raemx, aeu raemx
yw gya binghdangz 50 gwz, moix ngoenz 1 fuk, faen 2 baez gwn.

（3）Mak fazyenz：Ceh sinyenz 〔aeu golienzgva cienq raemx, daih gvaq, raemx
daih suk noengz baenz gau（moix hauzswngh dangq yw yenzlaiz 2 gwz）, caep le gya
denfwnj guh naed, hawq, caiq gya 2% vazsizfwnj naenx limq（moix limq dangq yw
yienzlaiz 0.5 gwz）〕, moix baez 2～3 naed, moix ngoenz 3 baez.

118. Gogimcim

【Coh'wnq】 Raggimcim, rag byaekvahenj, byaekvahenj, byaekgimcim.

【Goekgaen】 Goyw neix dwg rag、 va gogimcim dwg doenghgo bwzhoz loih.

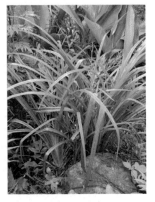

Gogimcim

【Yienghceij goyw】

（1）Gogimcim: Go'nywj maj lai bi. Rag lai, baenz gvaengx ok youq seiq henz ganjrag, raez 5～15 lizmij, cizging 5 hauzmij, mizseiz rag bongz hung baenz ndaek goenq lumj faexgyaengh, raez 1～2. 5 lizmij, cizging 7～8 hauzmij. Mbaw dauq baeb baiz dwk, yiengh sai gwnz gaeb laj gvangq, daih'iek raez 82 lizmij, daih'iek gvangq 1. 6 lizmij, daengx mbaw caezcingj, byai soem. Ganj va co, sang 1 mij doxhwnj, ok miz 4～5 aen hung faen nye, moix nye ok song aen vasiq lumj liengj henz nye raez, gak vasiq ok 2～4 va mbang; mbawgyaj raez gwnz gaeb laj gvangq; va hung. Saek henj rongh, va miz doengz raez 3～3. 5 lizmij, limq dek 6 limq, 2 gvaengx, ciengzseiz gienj doxdauq; simboux 6 aen, nem ok youq giz hozva; fuengzlwg youq gwnz, 3 fuengz, saeuva saeq raez, gyaeujsaeu dek 3 limq feuz. Makcehlai luenzbomj. Vaceh saek ndaem, yiengh gyaeq sam gak. Geizva 7～8 nyied, geizmak 8～9 nyied.

（2）Byaekgimcim: Rag raez 5～20 lizmij, cizging 4～6 hauzmij, mizseiz rag donh cungqgyang roxnaeuz gyaeuj rag loq bongz hung, bouhfaenh bongz hung raez 3～5 lizmij, cizging 5～8 hauzmij; mbaw raez 40～47 lizmij, gvangq 0. 6～1. 3 lizmij; ganj va haemq saeq, daih'iek sang 65 lizmij, ganj hung mbouj faen nye, hoeng gwnz dingj faen nye baenz song aen vasiq lumj liengj henz nye raez. Gak vasiq miz 6～9 duj; mbawgyaj yiengh gyaeq gwnz gaeb laj gvangq; va saek henj, doengzva raez 3. 3～4. 9 lizmij.

【Diegmaj】 Maj youq gwnz ndoi、 henz faex ndaw caznywj raemhcumx. Faenbouh youq rangh Cangzgyangh caeuq Cezgyangh、 Sanhdungh、 Hozbwz caeuq saenamz gak dieg.

【Gipyaeb gyagoeng】 Seizcin seizcou vat yaeb, swiq cingh, raemxgoenj log le dak hawq bwhyungh.

【Seizneix yenzgiu】 Miz doeg, ndaej hawj daep、 mak、 bwt caeuq bingh sinzgingh hidungj baenz bingh. Guenq dungx nouiq LD50 dwg 3. 3 gwz/ciengwz.

【Singqfeih goengyungh】 Feih gam, sug liengz; miz doeg. Gaij huj, doeng nyouh siu foeg.

【Cujyau yw】 Nyouhniuj, foeg raemx, hohndok unq in, baezcij foeg nong, daep fazyenz.

【Yunghfap yunghliengh】 Rag 3～9 gwz, cienq raemx gwn. Hoeng yungh daiq lai ngaiz sieng cehda, ndigah itbuen cujyau yungh rog. Yungh rog habliengh, dub oep giz in.

【Ywbingh yungh daengz】

(1) Daep fazyenz: Raggimcim 9 gwz, goganggaeu 15～50 gwz, go'iemgaeq 20 gwz, cienq raemx gwn, moix ngoenz 3 baez.

(2) Baezcij foeg in: Raggimcim 50 gwz, ganj golinxvaiz 50 gwz, itheij dub yungz oep giz in.

119. Gosiunong

【Coh'wnq】Gohaeuxcid, baznungzcauj.

【Goekgaen】Goyw neix dwg ganj、mbaw caeuq rag gosiunong dwg doenghgo sinzmaz loih.

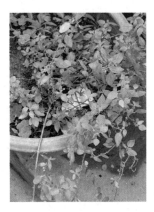

Gosiunong

【Yienghceij goyw】Go'nywj maj lai bi. Ganj sanq roxnaeuz loq lumj makit, raez daengz 90 lizmij, miz bwn. Mbaw doxcax ok, roxnaeuz donh laj mizseiz doxdoiq ok, luenzgyaeq daengz luenzgyaeq gwnz gaeb laj gvangq, raez 1.5～4 lizmij, gvangq 0.5～2 lizmij, byai dinj soem, goek luenz roxnaeuz yiengh dingdok gvangq, daengx mbaw caezcingj, song mbiengj cungj miz bwnco baix mbang, baihgwnz miz cunghyujdij baenz diemj yaedyub, goek ok 3 diuz sai. Vasaeq iq, gyoebbaenz vasiq hob baenz liengj ok youq laj mbaw, vameh vaboux doxgyaux ok; vaboux saek heuoiq roxnaeuz saek aeuj, va dek 4 limq, limq dek luenzgyaeq, miz bwn'unq dinj mbang, simboux 4 aen, doed okdaeuj, duj vameh lumj aen huz, donh gwnz dek 4 nyaz, miz bwn'unq, mwh giet mak miz limq. Mak byom iq, luenzgyaeq, byai soem, saek ndaem. Geizva 3～9 nyied, geizmak 5～10 nyied.

【Diegmaj】Maj youq dieg fwz、henz loh、henz naz giz dieg mbaeq cumx. Faenbouh youq Gvangjdungh、Gvangjsih、Fuzgen、Daizvanh、Huzbwz.

【Gipyaeb gyagoeng】Daengx bi ndaej yaeb, swiq cingh dak hawq bwhyungh roxnaeuz yungh ndip.

【Singqfeih goengyungh】Feih gam、cit, sug liengz. Liengz lwed cawz mbaeq, nong boed foeg siu.

【Cujyau yw】Baez nong yag, lohnyouh gamjyiemj, saej fazyenz、okleih, nyouhhoemz.

【Yunghfap yunghliengh】Daengx go 15～50 gwz, cienq raemx gwn. Yw ndip yungh rog, dub yungz oep rog giz in.

【Ywbingh yungh daengz】

(1) Baeznong yag: Daengx go Gosiunong 15～50 gwz, goganjsieg 50 gwz, ragndaij 30 gwz, cienq raemx gwn; roxnaeuz oep rog (boux ngamq baenz heuz di gyu

gwn, gaenq ok nong heuz di dangzhoengz oep rog).

(2) Lohnyouh gamjyiemj, oknyouh hoemz: Daengx go gosiunong 15～50 gwz, cienq raemx gwn. Ndaej boiq godaezmax、mumhhaeuxyangz gak 15 gwz.

120. Golailoj

【Coh'wnq】Yungzdamjcauj, funghhezcauj, hihgouhcauj.

【Goekgaen】Goyw neix dwg daengx go golailoj dwg doenghgo yiengh vengq bak.

【Yienghceij goyw】Go'nywj maj lai bi, sang 60～80 lizmij. Ganj lumj goenq miz ndaek goenq yiengh giuz iq. Ganj fueng, miz bwn'unq. Mbaw doxdoiq ok, lumj gyaeq gvangq roxnaeuz luenz dinj lumj gyaeq, raez 1.5～9 lizmij, henz miz nyaz luenz, song mbiengj hoh miz bwn loq ndangj nanwt, baihlaj miz diemj sienq saek caz rim, nu miz raemx henj; gaenzmbaw caeuq mbaw ca mbouj lai doxdoengz raez. Vasiq luenzcuenq ok gwnz dingj, youz 11～13 duj va gyoebbaenz vasiq lumj liengj; iemj lumj cung, rog miz yiengh lumj roix

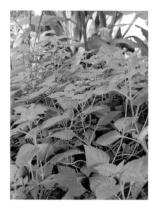

Golailoj

caw, hoh raez bwn'unq, caemhcaiq miz diemj sienq saek caz, 5 nyaz, raez dwg iemj raez 1/3; dujva saek hau roxnaeuz saek hoengzmaeq, miz diemj raiz saek aeuj, vengq gwnz dek luenz laeg, byonj gvaq rog, vengq laj haemq raez; simboux 4 aen, song aen raez song aen dinj; fuengzlwg 4 aen, saeuva nem laj fuengzlwg. Mak genq iq lumj gyaeq luenzbomj raez. Geizva 10 nyied.

【Diegmaj】Maj youq giz cumx ndaw lueg、henz naz roxnaeuz henz mieng; miz vunz ndaem. Faenbouh youq guek raeuz cunghbu、mbiengj namz caeuq mbiengj saenamz gak dieg.

【Gipyaeb gyagoeng】Seizhah、seizcou yaeb sou, dak hawq bwhyungh roxnaeuz yungh ndip. Cungj ndaem 3 ndwen ndaej gvej mbat daih'it, 70～80 ngoenz le gvej mbat daihngeih. Danghnaeuz gyagiengz ganqguenj, moix bi ndaej gvej 3 baez.

【Singqfeih goengyungh】Feih haemz, sug nit. Gaij huj, cawz mbaeq, doiq henj.

【Cujyau yw】Vuengzbiuhingz daep fazyenz gaenjgip, danjnangzyenz gaenjgip, okleih, saej fazyenz, fuengz aiz.

【Yunghfap yunghliengh】Daengx go 15～31 gwz, cienq raemx gwn.

【Ywbingh yungh daengz】

(1) Vuengzbiuhingz daep fazyenz gaenjgip: Golailoj 31 gwz, gogimsienq 15 gwz, godoenghmboengq 15 gwz, godumhvaiz 15 gwz, gohungh 15 gwz, cienq raemx gwnz, moix ngoenz 3 baez.

(2) Danjnangz fazyenz gaenjgip: Golailoj 31 gwz, goluvangz 15 gwz, naengmakgamheu 9 gwz, cienq raemx gwn, moix ngoenz 3 baez.

121. Gogaeuvad

【Coh'wnq】 Gaeusamgak, gaeulizbiz, gaeusijdouj.

【Goekgaen】 Goyw neix dwg rag caeuq ganj roxnaeuz daengx go gogaeuvad dwg doenghgo fangzgij loih.

【Yienghceij goyw】 Gogaeu gutgeuj. Ganj lumj saeumwnz roxnaeuz gaiq mbouj cingjcaez, saek henjdaep daengz saek cazhenj. Nye lumj nywj, mbouj miz bwn. Mbaw lumj ceij, luenz raez roxnaeuz luenzgyaeq gwnz gaeb laj gvangq, raez 3～10 lizmij, gvangq 2～6 lizmij, byai du roxnaeuz loq mboep, miz

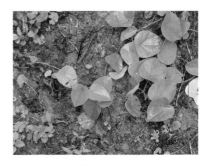

Gogaeuvad

doed soem iq, goek ca mbouj lai lumj cied; gaenzmbaw lumj doenq nem ok, raez 1～5 lizmij. Va iq, singq dog mbouj doengz go, vasiq iq lumj liengj nanwt lumj gyaeuj, lumj liengj baiz dwk, vasiq miz bwnunq dinj lumj gyaeujcij; iemj simboux 8 limq, ca mbouj lai lumj dingdok, limqva 4 limq, ca mbouj lai luenz, ywva 6 duj, habbaenz lumj doenq; iemj vameh caeuq limq va doxlumj, cungj dwg 4 limq, mbaw mbouj fat 1 caengz, ngveih mak saek hoengz, song mbiengj naenx bej, ndaw naengmak miz ndok song mbiengj baihlaeng gak miz sejvang iq 9～10 diuz. Geizva, geizmak cungj dwg 4～9 nyied.

【Diegmaj】 Maj youq henz mbanj, diegbya caeuq ndawcaz. Faenbouh youq Gvangjsih, Gvangjdungh, Daizvanh, Fuzgen, Yinznanz.

【Gipyaeb gyagoeng】 Daengx bi ndaej yaeb, swiq cingh, ronq gat, dak hawq bwhyungh.

【Singqfeih goengyungh】 Feih haemz, sug nit. Gaij huj doeng raemx, siu heiq doeng meg.

【Cujyau yw】 Mak fazyenz foeg raemx, lohnyouh gamjyiemj caeuq gietrin, fungheiq hohndok in, coguz sinzgingh in, saenhwet naetin, lwgnyez baenz gam, baez foeg nong, hozin, dungxsaej fazyenz, okleih dungxin, ngwzdoeg haeb sieng.

【Yunghfap yunghliengh】 Daengx go 15～50 gwz, cienq raemx gwn roxnaeuz swiq rog giz in.

【Ywbingh yungh daengz】

(1) Fungheiq hohndok in: Daengx go gogaeuvad 15～50 gwz, goraeu 20 gwz, cienq raemx gwn, moix ngoenz 3 baez.

(2) Hozin: Gogaeuvad 9～50 gwz, ndaej boiq gimjlamz 6 gwz, cienq raemx gwn, moix ngoenz 3 baez.

122. Gobyaekcienz

【Coh'wnq】 Vangzdanjcauj, gogimcienzcauj iq, siujmajdizcauj.

【Goekgaen】 Goyw neix dwg daengx gobyaekcienz dwg doenghgo senzvah loih.

【Yienghceij goyw】 Go'nywj maj lai bi. Ganj banraih, saeq raez, miz bwnmong. Mbaw doxcax ok, yiengh aen mak roxnaeuz luenz, yiengh lumj daezmax, raez 0.5～1.6 lizmij, gvangq 1～2 lizmij, daengx mbaw caezcingj; gaenzmbaw raez, va iq, duj dog ok youq laj mbaw; iemj va 5 limq; dujva saek henj, lumj cung, dek 5 limq laeg; simboux 5 aen; fuengzlwg 2

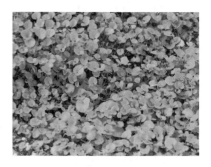

Gobyaekcienz

aen, saeuva 2 duj. Makcehlai ca mbouj lai lumj giuz, miz i. Ceh miz bwnyungz. Geizva 4～5 nyied, geizmak 6～8 nyied.

【Diegmaj】 Maj youq giz diegnywj mbaeqcumx、henz loh、henz ciengz caeuq ndaw geh rin. Faenbouh youq rangh Cangzgyangh daengz baihnamz gak sengj gih.

【Gipyaeb gyagoeng】 Daengx bi ndaej yaeb, swiq cingh dak haw bwhyungh roxnaeuz yungh ndip.

【Singqfeih goengyungh】 Feih manh, sug bingz. Siu heiq cawz mbaeq, gaij doeg huj.

【Cujyau yw】 Vuengzbiuhingz daep fazyenz, danjnangzyenz, mak fazyenz foeg raemx, lohnyouh gamjyiemj, gietrin, hoz in, benjdauzdij fazyenz gamjmauq, okleih, daengjdaengj.

【Yunghfap yunghliengh】 Gobyaekcienz 20～100 gwz, cienq raemx gwn. Yungh rog habliengh.

【Ywbingh yungh daengz】

（1）Mak fazyenz foeg raemx：Gobyaekcienz ndip habliengh, dub yungz oep gwnz saejndw, moix ngoenz vuenh yw baez ndeu, 7 ngoenz guh aen liuzcwngz ndeu.

（2）Danjnangz fazyenz, vuengzbiuhingz daep fazyenz：Gobyaekcienz 100 gwz, cienq raemx gwn, moix ngoenz 3 baez. Ndaej boiq godoenghmboengq 20 gwz, gogaeunyangj 30 gwz, gogutboiz 50 gwz, vuengzgaebya 20 gwz.

（3）Benjdauzdij fazyenz：Go'byaekcienz dub yungz aeuq raemx, ndik hoz hamz gyuk.

123. Gomaenz'enq

【cohwnq】 Gencungjsiuh, maenzenqhoengz, maenzlauxgeq.

【Goekgaen】 Goyw neix dwg ndaek goenq gomaenz'enq dwg doenghgo bwzhoz loih.

【Yienghceij goyw】 Gogaeu cazfaex yiengh benraih ciengzseiz heu. Ganjgoenq lumj giet hoh, saek caz, genq, mumh rag lai. Ganj mbouj miz oen. Mbaw doxcax ok, mbang lumj naeng, luenz raez daengz luenzbomj gwnz gaeb laj gvangq, raez 5～12 lizmij, gvangq 1～5 lizmij, byai cugciemh soem, goek luenz roxnaeuz lumj dingdok, daengx mbaw caezcingj, baihlaj ciengzseiz dwg saek heu, miz seiz loq miz mba hau, goek ok 3 diuz sai; gaenzmbaw raez 1～1.5 lizmij, diemj loenq youq gaenh giz dingjgyaeuj, miz mumh gienj. Va singq dog, mbouj doengz go, laj mbaw ok foek va lumj liengj, ganj fook va gig dinj, raez 2～5 hauzmij; va miz 6 limq, gvaengx ndaw saeq iq, saek hau roxnaeuz saek heuhenj; vaboux simboux 6 aen; vameh mbouj fat lumj simboux, fuengzlwg youq gwnz, 3 aen, gyaeujsaeu dek 3 limq, loq gienj byonj. Makciengh lumj giuz, saek hoengz, rog miz mba hau. Geizva 7～8 nyied, geizmak 9～10 nyied.

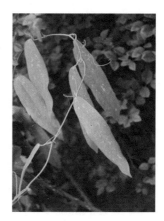

Gomaenz'enq

【Diegmaj】 Maj youq gwnz ndoi roxnaeuz laj faex. Faenbouh youq guek raeuz vazdungh、cunghnanz、saenamz daengj dieg caeuq Sanjsih、Ganhsuz、Sanhsih daengj sengj gih.

【Gipyaeb gyagoengz】 Seizcou vat, swiq cingh, ronq limq dak hawq bwhyungh roxnaeuz yungh ndip.

【Seizneix yenzgiu】 ①Ndaej gaj mied gak cungj lozsenzdij. ②Ndaej gaij gungq deng doeg. ③Ndaej doeng nyouh.

【Singqfeih goengyungh】 Feih gam、cit, sug bingz. Cawz fungheiq, rengz nyinzndok, gaij doeg.

【Cujyau yw】 Fungheiq hohndok in、dungxraeng、oksiq、naengnoh fazyenz、baeznong foeg doeg、aenmak fazyenz、rongznyouh fazyenz、bingh gouhdonhlozsenzdij.

【Yunghfap yunghliengh】 Gomaenzenq 15～62 gwz, cienq raemx gwn. Gwn yw geizgan geih gwn caz.

【Ywbingh yungh daengz】

（1）Rongznyouh fazyenz: Gomaenzenq 31 gwz, godaezmax 15 gwz, faexgoenglauz 25 gwz, samvengqlueg 25 gwz, cienq raemx gwn, moix ngoenz 3 baez.

（2）Bingh gouhdonhlozsenzdij: Gomaenzenq 62 gwz, gamcauj 9 gwz, vangzginz 10 gwz, fuengzgij 6 gwz, cienq raemx gwn, moix ngoenz 3 baez.

124. Go'ndaij

【Coh'wnq】 Mazcwx, mazsienq, denhcinghdibwz, gwnzheulajhau, mazheu.

【Goekgaen】 Goyw neix dwg rag、ganj、mbaw go'ndaij dwg doenghgo sinzmaz loih.

【Yienghceij goyw】 Go'nywj roxnaeuz cazfaex iq maj lai bi, sang daengz 2 mij. Rag baenz saeumwnz mbouj cingjcaez, loq vangoz, mbiengj rog saek cazmong, miz gij lumj lwt doed hwnj nanwt caeuq congh naeng coh vang, ganj hauhenj. Ganj daengjsoh, faen nye, miz bwn. Mbaw doxcax ok, luenz gyaeq gvangq roxnaeuz luenz, raez 5～6 lizmij, gvangq 3.5～13 lizmij, goek ok 3 diuz sai, byai lumj rieng soem, henz miz nyaz gawq cohung, baihgwnz cocat, baihlaj miz bwnyungz hau nanwt; gaenzmbaw miz bwn'unq.

Va singq dog, meh boux doengz go, foek va lumj luenzcuenq; foek vaboux youq laj foek vameh, duj vaboux 4 limq, simboux 4 aen, miz simmeh mbouj fat; yup vameh lumj giuz, dujva lumj doengz. Makbyom luenzbomj, miz bwn, gyaeujsaeu lumj sei mbouj loenq. Geizva 5～8 nyied, geizmak 8～10 nyied.

【Diegmaj】 Maj youq diegfwz、gwnzndoi; miz vunz ndaem. Faenbouh youq Cungguek gak dieg.

【Gipyaeb gyagoeng】 Seizhah、seizcou yaeb sou, dak hawq bwhyungh roxnaeuz yungh ndip.

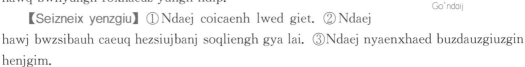

Go'ndaij

【Seizneix yenzgiu】 ①Ndaej coicaenh lwed giet. ②Ndaej hawj bwzsibauh caeuq hezsiujbanj soqliengh gya lai. ③Ndaej nyaenxhaed buzdauzgiuzgin henjgim.

【Singqfeih goengyungh】 Rag: Feih gam、haemz, sug liengz. Gaijhuj doeng nyouh, onj daih dingz lwed.

【Cujyau yw】 Lohnyouh gamjyiemj, mak fazyenz foeg raemx, mehmizndang foeg raemx, gamjmauq fatndat, bingh oklwed, daih doengh mbouj onj, baez nong foeg doeg.

【Yunghfap yunghliengh】 Rag 25～50 gwz, cienq raemx gwn. Yungh rog habliengh, oep rog giz in.

【Ywbingh yungh daengz】

(1) Mak fazyenz foeg raemx: Rag go'ndaij 50 gwz, gomumhmeuz 15 gwz, gomaxdaez 15 gwz, mumh haeuxyangz 10 gwz, cienq raemx gwn, moix ngoenz 3 baez.

(2) Daih doengh mbouj onj: Rag go'ndaij 50 gwz, gaenq namzgva ndip 10 gwz, faexdan ndip 10 gwz, cienq raemx gwn, moix ngoenz 2～3 baez.

125. Goleux

【Coh'wnq】 Faexyinghyungz, gominzhoengz, banhcihvah, govaminz.

【Goekgaen】 Goyw neix dwg rag、naengrag caeuq va goleux dwg doenghgo leux loih.

【Yienghceij goyw】 Gofaex hung loenq mbaw, ganj faex oiq caeuq nga faexlaux miz oen ndangj lumj luenzcuenq, nge henz iet bingz. Mbaw doxcax ok, lai mbaw lumj fwngz, mbaw iq 5～7 mbaw, mbang lumj naeng, luenz dinj roxnaeuz luenzdinj gwnz gaeb laj gvangq, raez 10～20 lizmij, gvangq 5～7 lizmij, daengx mbaw caezcingj, gaenzmbaw loq raez gvaq mbaw iq. Va hai gonq gvaq mbaw, cizging daih'iek 12 lizmij, baenz yup ok youq dingj

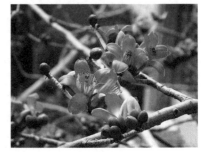

Goleux

mbaw iq. Va hai gonq gvaq mbaw, cizging daih'iek 12 lizmij, baenz yup ok youq dingj nye; iemjva na lumj naeng, yiengh aen cenj, dek 5 limq feuz; limq va 5 limq, miz noh, saek hoengz roxnaeuz saek hoengzfeiz, song mbiengj miz bwn'unq lumj ndaundeiq; simboux lai aen, habbaenz doengz dinj, baiz baenz 3 gvaengx, gvaengx ceiq rog comz ok 5 foek; fuengzlwg youq gwnz, 5 aen. Makcehlai hung, luenzraez, miz faex, dek 5 limq, mbiengj ndaw miz bwnyungz hau. Ceh lai, saek ndaem, yiengh gyaeq dauqdingq. Geizva 2~5 nyied, geizmak 5 nyied.

【Diegmaj】 Cungguek baihnamz miz ndaem caeuq gag hwnj. Faenbouh youq Gvangjdungh、Gvangjsih、Haijnanz、Yinznanz daengj dieg.

【Gipyaeb gyagoeng】 Seizcin yaeb va ngamq hai, dak hawq bwhyungh. Rag、naeng daengx bi cungj ndaej aeu.

【Singqfeih goengyungh】 Feih gam, sug liengz. Gaij huj cawz mbaeq, cawz myaizhuj, gaij baez doeg.

【Cujyau yw】 Saej fazyenz, okleih, gi'gvanjyenz, ae huj myaiz lai, bwt gezhwz ae lwed, mansing dungx fazyenz, dungxyag, seng lwg le raengz, binghfungheiq, dwk laemx deng sieng, baez nong foeg in.

【Yunghfap yunghliengh】 Naeng rag roxnaeuz va 15~50 gwz, cienq raemx gwn yungh rog habliengh, dub oep giz in.

【Ywbingh yungh daengz】

(1) Ae huj myaiz lai: Naengrag goleux 15~50 gwz (va 15~50 gwz), cienq raemx gwn, moix ngoenz 3 baez.

(2) Mansing dungx fazyenz, dungxyag: Naengrag、oen goleux 15~25 gwz, bwzgiz 10 gwz, cienq raemx gwn, moix ngoenz 3 baez.

(3) Baez nong foeg in: Naengrag ndip goleux habliengh, dub yungz oep rog giz in.

126. Govahoengz

【Coh'wnq】 Fuzsangh, vahoengzhung, vadiucunghvah.

【Goekgaen】 Goyw neix dwg rag、mbaw caeuq va gosuhginh dwg doenghgo ginjgveiz loih.

【Yienghceij goyw】 Cazfaex, sang daengz 3~6 mij. Mbaw doxcax ok, yiengh gyaeq gvangq roxnaeuz yiengh gyaeq gaeb, raez 7~10 lizmij, gvangq 4~6.5 lizmij, byai sawqmwh soem roxnaeuz cugciemh soem, goek luenz, henz miz nyaz co, mbouj miz bwn roxnaeuz baihlaj gwnz sai miz bwn mbang; miz mbaw daix. Va hung, duj dog ok youq laj mbaw, duengq doxroengz, gaenh gwnzdingj miz hoh; mbawgyaj iq 6~7 mbaw, lumj sienq, miz bwn lumj ndaundeiq mbang. Iemjva 5 limq, miz bwn lumj ndaundeiq; limqva 5 limq, va hoengz roxnaeuz hoengzoiq, henjoiq daengj saek, mizseiz limq doxdab; saeu simboux doed ok

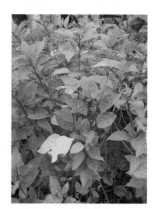

Govahoengz

rog dujva; fuengzlwg youq gwnz, 5 aen, saeuva 5 aen, youq donhlaj doxhab ok. Makceh lai luenzgyaeq, miz bak ngaeu, mwh cug dek 5 limq. Geizva daengx bi.

【Diegmaj】 Cungguek gak dieg cungj miz ndaem.

【Gipyaeb gyagoeng】 Daengx bi ndaej yaeb rag、mbaw、seizcin、seizhah yaeb va, dak hawq bwhyungh roxnaeuz yungh ndip.

【Seizneix yenzgiu】 Ndaej gaj nengz: Doiq nengzhaeux、nyungzlwg ndaej gajmied.

【Singqfeih goengyungh】 Feih gam, sug bingz. Gaij doeg siu foeg, gaij huj doeng raemx.

【Cujyau yw】 Gamxmou, gezmozyenz gaenjgip, lohnyouh gamjyiemj, dawzsaeg mbouj lumj baeznaengz, gunghgingjyenz, bwzdaiq mbouj lumj baeznaengz, saejgungz fazyenz, baez foeg nong, gamxmou.

【Yunghfap yunghliengh】 Rag 15~50 gwz, cienq raemx gwn. Yungh rog habliengh, dub oep giz in.

【Ywbingh yungh daengz】

(1) Gunghgingjyenz, bwzdai mbouj lumj baeznaengz: Naengrag govahoengz 15~25 gwz, govuengzngoh 30 gwz, cienq raemx gwn, moix ngoenz 3 baez.

(2) Saejgungz fazyenz: Mbaw govahoengz ndip habliengh, coenggep 50 gwz, gyu 0.3 gwz, itheij dub yungz oep rog giz in.

(3) Gamxmou, baez foeg nong: Mbaw govahoengz ndip habliengh, golinxvaiz 50 gwz, itheij dub yungz oep rog giz in.

127. Golwnxreij

【Coh'wnq】 Dunghvahgwnh, golwnxreijhung, golwnxreijhau fanghdungh, baudungh.

【Goekgaen】 Goyw neix dwg ngvizganj hawq golwnxreij dwg doenghgo vujgyah loih.

【Yienghceij goyw】 Cazfaex, sang ndaej daengz 6 mij. Ganj faex cix mbouj ndangj, cungqgyang miz ngviz hau, mwh oiq baenz limq, geq cix cugciemh saed, nye iq miz bwn lumj ndaundeiq nanwt, roxnaeuz loq miz bwnyungz saek henjmong ciengzseiz loenq. Mbaw hung、ciengzseiz comz ok youq donh gwnz ganj. Lumj

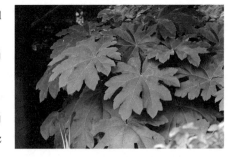
Golwnxreij

fajfwngz dek hai, raez ndaej daengz 1 mij, goek lumj sim, mbaw 5~7 limq, limq dek daengz donh cungqgyang roxnaeuz cij dwg dek henz, gyaeuj soemsat, henz miz nyazgawq saeq, baihgwnz miz bwn, baihlaj miz bwnyungz lumj ndaundeiq saek hau; gaenzmbaw conoengq, raez 30~50 lizmij; mbaw daix 2 mbaw, yiengh hung, miz i, lumj siuq gwnz gaeb laj gvangq, goek umj ganj lumj buengz. Va iq, miz gaenz, dingzlai vasiq liengj lumj giuz baiz baenz cazva lumj luenzcuenq hung; mbawgyaj gwnz gaeb laj gvangq; iemjva mbouj cingx; limqva 4 limq, saekhau, lumj gyaeq, gyaeuj soemsat; simboux 4 aen; buenzva loq doed; fuengzlwg youq laj, 2 fuengz, saeuva 2 diuz, doxliz ok, gyaeujsaeu lumj gyaeuj. Makciengh lumj cehmak ca mbouj lai lumj giuz cix bej, naeng mak rog miz noh, genq cix byot.

【Diegmaj】Faenbouh youq Fuzgen、Daizvanh、Gvangjsih、Huznanz、Huzbwz、Yinznanz、Gveicouh、Swconh daengj dieg.

【Gipyaeb gyagoeng】Seizcou yaeb sou, genj go maj 2～3 bi, gvej ganj gwnz namh, cied baenz donh, swnh mwh ndip aeu ngvizganj ok, leix soh, dak hawq bwhyungh. Cuengq youq giz hawq cwkyo.

【Seizneix yenzgiu】Ndaej baiz ok gyazlizswj ndaw nyouh nouhung yienhda, cix doiq niugyazlizswj、niuluzlizswj yingjyangj mbouj yienhda, ndigah nyinhnaeuz golwnxreij doeng nyouh caeuq baiz gyazlizswj mizgven.

【Singgfeih goengyungh】Feih gam、cit, sug loq nit. Gaij huj doeng nyouh, doeng heiq ok cij.

【Cujyau yw】Mbaeq ndat nyouh hoengz, linzbing saep in, foeg raemx nyouh noix, heiq ndat nyouhndaeng, raemxcij mbouj ok.

【Yunghfap yunghliengh】3～10 gwz, cienq raemx gwn roxnaeuz guh baenz naed、sanq. Yungh rog muz mienz, aeu faiq duk oet haeuj ndaeng.

【Ywbingh yungh daengz】

(1) Heiq ndat nyouhndaenq: Golwnxreij 10 gwz, golienzgva 10 gwz, cienq raemx gwn.

(2) Caenh ok cij: Golwnxreij 5 gwz, yinzsinh iq 10 gwz, aeuq gamou gwn.

128. Go'mbon

【Coh'wnq】Yanghcauj, suijdwnghsinh, gombinj, lungzsihcauj, dwnghcauj, suijcungh.

【Goekgaen】Goyw neix dwg ngvizganj hawq go'mbon dwg doenghgo go'mbon loih.

【Yienghceij goyw】Go'nywj maj lai bi, sang 35～100 lizmij. Ganj rag byaij vang, miz rag mumh lai. Ganj luenz lumj doengz, cizging 1～2 hauzmij, baihrog miz diuz raiz cingx, saek heuoiq. Gwnz ganj mbouj ok mbaw, goek mbaw lumj buengz, mbaw raez saek cazhoengzoiq, mbaw dinj saek caz roxnaeuz saek cazndaem, rongh. Vasiq lumj liengj lai duj, dujgyaj ok henz, youz haujlai dujva iq comz baenz caz; va saek heuoiq, miz gaenz dinj; va 6 duj, 2 gvaengx, limq dek gwnz

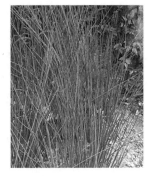

Go'mbon

gaeb laj gvangq, raez 2～2.5 hauzmij, mbiengj baihlaeng miz bwn'unq, henz miz i, sai daengj 2 diuz; simboux 3 duj, beij dujva haemq dinj; fuengzlwg 3 aen, saeuva mbouj cingx, gyaeujsaeu 3 aen. Makcehlai lumj gyaeq yiengh samgak roxnaeuz luenzbomj, daih'iek raez 2 hauzmij, byai du, saek cazhenjoiq. Ceh lai, luenz gyaeq mbat. Geizva 5～6 nyied, geizmak 7～8 nyied.

【Diegmaj】 Maj youq giz diegcumx roxnaeuz henz naezboengz. Faenbouh youq Cungguek gak dieg.

【Gipyaeb gyagoeng】 Byai seizhah daengz seizcou gvej aeu ganj, dak hawq, yot aeu ngviz ganj, leix soh, cug baenz gaem iq bwhyungh.

【Seizneix yenzgiu】 Ndaej doeng nyouh、dingz lwed.

【Singqfeih goengyungh】 Feih gam、cit, sug loq nit. Doeng raemx doeng nyouh, doeng sim gaijhuj.

【Cujyau yw】 Nyouhniuj, foeg raemx, nyouh mbouj doeng, huj mbaeq vuengzbiu, simfanz ninz mbouj ndaek, vujlinz mbouj doeng, lwgnyez doeksaet, conghhoz in, baknyaix, deng sieng.

【Yunghfap yunghliengh】 1～5 gwz（yw ndip 15～30 gwz）, cienq raemx gwn roxnaeuz guh baenz naed、sanq. Yw simfanz ninz mbouj ndaek, caeuq suhsah gyaux yungh. Yungh rog habliengh, coemh baenz danq muz mienz vanq haeuj giz in; roxnaeuz aeu yw ndip dub yungz oep roxnaeuz cug baenz gaem cat rog giz in.

【Ywbingh yungh daengz】

（1）Vujlinz mbouj doeng: Go'mbon ndip 30 gwz, megdoeng、gamcauj gak 15 gwz, cienq raemx gwn.

（2）Lwgnyez doeksaet: Go'mbon 5 gwz, gomaxdaez 10 gwz, cienq raemx gwn.

129. Gogimsienq

【Coh'wnq】 Vuzyezdwngz, gaeu mbouj miz gyaeuj, vuzniengzdwng, go mbouj miz rag.

【Goekgaen】 Goyw neix dwg daengx go gimsienq dwg doenghgo cangh loih.

【Yienghceij goyw】 Go'nywj ciengz seng banraih. Baengh rag sup lumj buenz banraih youq gwnz doenghgo wnq, donh oiq miz bwn'unq. Ganj lumj sienq, gig raez, saek heu roxnaeuz saek heuhenj, mbouj miz bwn roxnaeuz loq miz bwn. Mbaw mbouj fat bienq baenz lumj limq gyaep saeq iq. Vasiq lumj riengzhaeux raez 2～5 lizmij, miz mbawgyaj loq iq; va

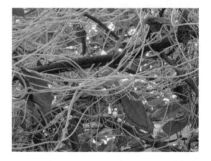

Gogimsienq

iq, saek hau, mbouj miz gaenz, raez mbouj gvaq 2 hauzmij; dujva 6 limq, 2 gvaengx, gvaengx rog 3 limq haemq iq, gvaengx ndaw 3 limq haemq hung, yiengh gyaeq; simboux 9 aen, 3 gvaengx, seiva gvaengx daih'it lumj limqva, gizyawz dwg lumj sienq; simmeh 1 aen, fuengzlwg youq gwnz. Makciengh iq, yiengh luenz, miz noh, cizging daih'iek 7 hauzmij, dujva mbouj loenq. Naed ceh ndeu. Geizva 8~12 nyied, geizmak 11 nyied daengz bi daihngeih 2 nyied.

【Diegmaj】 Geiqmaj youq gwnz cazfaex mbang haijbaz 1000~1600 mij giz ndit gaeuq. Faenbouh youq Cezgyangh、Gyanghsih、Fuzgen、Daizvanh、Huznanz、Gvangjdungh、Haijnanz、Gvangjsih、Gveicouh caeuq Yinznanz daengj dieg.

【Gipyaeb gyagoeng】 Daengx bi ndaej yaeb, dak hawq bwhyungh, yw ndip siengj yungh cix yaeb.

【Seizneix yenzgiu】 Gogimsienq dinggenj ndaej doeng nyouh, sawj doenghduz doeksaet, yungh lai deng dai.

【Singqfeih goengyungh】 Feih gam、loq haemz, sug loq nit, miz doeg noix. Gaij huj cawz mbaeq, liengz lwed dingz lwed.

【Cujyau yw】 Gamjmauq fatndat, bwt huj ae, da hoengz foeg in, vuengzbiuhingz daep fazyenz gaenjgip, mak fazyenz foeg raemx, lohnyouh gietrin, oksiq, okleih, bwzdaiq mbouj lumj baeznaengz, ae lwed, ndaeng lwed, nyouh lwed, baez fat foeg, okcimj.

【Yunghfap yunghliengh】 Gwn ndaw：9~15 gwz, cienq raemx gwn. Yungh rog：50~100 gwz, cienq raemx swiq giz in；roxnaeuz dub yung oep giz in.

【Ywbingh yungh daengz】

（1）Lwgnyez daep huj：Gogimsienq ndip 15 gwz, cienq raemx gwn.

（2）Log sieng：Gogimsienq ndip、goyouzcoeng habliengh, dub yungz heuz dangzrwi, oep rog giz in.

130. Gienjbwz

【Coh'wnq】 Yizbajcah、caujguk、cangzswnghcauj、vannenzsungh.

【Goekgaen】 Goyw neix dwg daengx go genjbwz hawq roxnaeuz genjbwz lumj demh dwg doenghgo genjbwz loih.

【Yienghceij goyw】 Go'nywj maj lai bi, sang 5~15 lizmij. Ganj cingq dinj, daengjsoh, laj miz rag mumh. Gak nye ok baenz caz, daengjsoh, hawq le gienj baenz gaemzgienz, mbaw lumj vax goeb nanwt, gak nye lumj mbaw beizsien faen nye song daengz sam mbaw lumj fwed. Mbaw iq, yiengh mbouj doxdoengz,

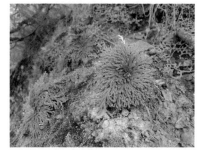

Gienjbwz

doxcax baiz dwk；mbaw henz gwnz gaeb laj gvangq lumj cuenq, daih'iek raez 3 hauzmij, goek lumj ndoklungz, byai miz laez raez, mbiengj gaenh diuzganj daengx mbaw caezcingj, gvangq miz i, henz mbiengj miz i liz diuz ganj gyae gig gaeb, loq mizdi nyazgawq；mbaw cungqgyang song ceij, luenzgyaeq gwnz gaeb laj gvangq, raez 2 hauzmij, byai miz laez raez, mbat yiengq, gvaz swix song mbiengj mbouj doxdoengz, henz mizdi loq lumj nyaz gawq, saimeg cungqgyang youq gwnz mbaw mboep roengzdaeuj. Bauhswjnangz lumj riengz ok youq gwnz dingj nye, yiengh seiqlimq; mbaw bauhswj yiengh samgak, byai miz laez raez, henz miz i gvangq; bauhswjnangz lumj aenmak, bauhswj hung iq baiz mbouj cingjcaez.

【Diegmaj】 Maj youq gwnz rinbya. Faenbouh youq Gvangjdungh、Gvangjsih、 Fuzgen、Daizvanh、Cezgyangh、Gyanghsuh daengj dieg.

【Seizneix yenzgiu】 ①Ndaej dingz lwed. ②Ndaej gangq aiz. ③Ndaej gaj nengz. ④ Ndaej gaij sousuk.

【Singqfeih goengyungh】 Feih manh, sug bingz. Yw ndip yungh daeuj doeng lwed doeng meg, ceuj yungh daeuj dingz lwed.

【Cujyau yw】 Yw ndip yungh daeuj yw dawzsaeg mbouj daeuj、mehmbwk dungx giet ndaek, dwk laemx deng sieng, dungx in, ae'ngab; ceuj danq yungh daeuj yw rueg lwed, haex lwed, nyouh lwed, saejrod.

【Yunghfap yunghliengh】 4.5～20 gwz, cienq raemx gwn; cimq laeuj roxnaeuz guh baenz naed、sanq. Yungh rog habliengh, dub oep roxnaeuz muz mienz vanq giz in.

【Ywbingh yungh daengz】

（1）Dawzsaeg mbouj daeuj：Gienjbwz 20 gwz, danghgveih, begsaed, naengmauxdan gak 10 gwz, bwzsoz 5 gwz, suzdi 10 gwz, conhyungh 3 gwz, cienq raemx heuz laeuj gwn.

（2）Rueg lwed：Gienjbwz、godumhvaiz gak 30 gwz, nohcing 60 gwz, aeuq gwn.

131. Byaekdeih

【Coh'wnq】 Gosamgak, huswnghcai, cingcangzcauj.

【Goekgaen】 Goyw neix dwg ganj mbaw roxnaeuz daiq foekva gobyaekdeih dwg doenghgo cibcihvah loih.

【Yienghceij goyw】 Go'nywj maj bi ndeu roxnaeuz song bi, rag hung byom raez, saek hau, soh doxroengz, faen nye. Ganj daengjsoh, nye dog roxnaeuz giz goek faen nye. Goek ok baenz caz mbaw, nem namh, lumj gaenq va'ngaeux、mbaw lumj fwed dek hai, mbaw

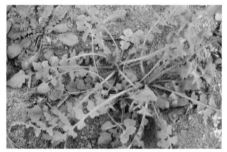

Byoekdeih

mbang caezcingj, limq dek donh gwnz yiengh samgak, mbouj caezcingj, mbaw gwnz dingj daegbied hung, mbaw miz bwn, faenzmbaw miz fwed. Mbaw daj ganj ok gwnz gaeb laj gvangq lumj sienq roxnaeuz gwnz gaeb laj gvangq, gwnz dingj ca mbouj lai lumj diuz sienq, goek baenz duj rwz lomx ganj, henz miz gaek mbanq roxnaeuz nyaz gawq, roxnaeuz ca mbouj lai daengx mbaw caezcingj, song mbiengj mbaw miz bwn'unqsaeq nye dog roxnaeuz faen nye, henz miz bwnraemxda hau ok mbang.

【Diegmaj】 Maj youq henz mbanj、henz loh caeuq ndaw naz, miz vunz ndaem.

Daengx guek gak dieg cungj miz faenbouh.

【Gipyaeb gyagoeng】 Laeng seizcin caeuq codaeuz seizhah gip yaeb，dak hawq bwhyungh.

【Seizneix yenzgiu】 ① Doiq swjgungh cozyung：Byaekdeih miz gij cozyung lumj meggak，gij cimqgauh sawq yungh youq saej caeuq swjgungh lizndang doenghduz，gij sousuk cungj yienhda，lienh ok gij cunz daengx go ndaej lumj cuihcanjsu ityiengh hawj swjgungh sousuk. ② Ndaej dingz lwed：Ndaw byaekdeih hamz byaekdeihsonh ndaej dingz lwed.

【Singqfeih goengyungh】 Feih gam、cit，sug loq nit. Doeng nyouh doeng raemx，onj dungx rengz mamx，dingz lwed byaij lwed，liengz daep cingx da.

【Cujyau yw】 Foeg raemx，linzbing，rueg lwed，haex lwed，doiqyiet，dahoengz，daengjdaengj.

【Yunghfap yunghliengh】 10~30 gwz，cienq raemx gwn；yungh rog habliengh.

【Ywbingh yungh daengz】

（1）Foeg raemx：Ragbyaekdeih 30 gwz，godaezmax 30 gwz，cienq raemx gwn.

（2）Doiqyiet，dawzsaeg daiq lai：Byaekdeih 30 gwz，makcauj diemz 30 gwz，cienq raemx gwn.

Cieng Daihhaj　Yw Cawz Nit

Yw cawz nit cix dwg yw hawj ndaw raeuj, sug ywraeuj roxnaeuz ywndat, miz youq ndaw raeuj hawj nit deuz caeuq raeuj aen mak sawj heiqciengh ndaej hwnj doxdauq.

Yw cawz nit hab yungh youq bingh ndawnit. Bingh ndawnit cujyau miz song fuengmienh: It dwg nitdoeg haeuj ndaw, heiqciengh mbouj miz, bingzseiz raen rueg wix siq、aek dungx caep in、mbouj ak gwn daengj gij bingh ndaw nit, bietdingh aeu raeuj bae cawz nit; ngeih dwg yaemnit ok ndaw, heiqciengh loq nyieg, ndaej raen ok lengxhanh、bak ndaeng ok heiq caep、oksiq lumj raemx、ngunh laemx meg nyieg daengj bingh heiqciengh mbouj miz, bietdingh aeu hawj mak raeuj dauq miz heiqciengh.

Cawz neix le, ndaw yw cawz nit miz bouhfaenh ndeu lij ndaej hawj dungxmamx onj rengz, ywbingh yungh daengz seiz bietdingh aeu ciuq saedsaeh cingzgvangq daeuj boiq. Danghnaeuz nit caiq miz binghrog, hab caeuq yw caenh hanh doxboiq: Boux mamxdungx haw nit rueg siq, aeu sienj yungh gij ywraeuj ndaw hawj dungxmamx onj rengz.

Yw cawz nit sug ndat huj, ndaej sieng raemxyaem, mbouj ndaej yungh youq bingh fatndat caeuq bingh ndaw haw, famzdwg miz caen ndat gyaj nit roxnaeuz ndaw haw heiqciengh daiq lai cungj mbouj ndaej yungh.

132. Go'gviq

【Coh'wnq】Yuggviq, faexgviq, naenggviq, nye'gviq.

【Goekgaen】Goyw neix dwg naengfaex go'gviq dwg doenghgo cangh loih.

【Yienghceij goyw】Gofaex ciengzseiz heu, miz heiq hom. Naeng faex saek cazmong, nye oiq lai miz 4 limq, miz bwnyungz saek henj. Mbaw doxcax ok roxnaeuz ca mbouj lai doxdoiq ok, luenzbomj raez roxnaeuz ca mbouj lai gwnz gaeb laj gvangq, raez 8～20 lizmij, gvangq 4～5 lizmij, byai soem dinj, goek lumj dingdok, baihgwnz saek heu, bingz ngaeuz cix

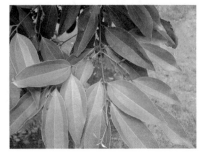

Go'gviq

rongh, baihlaj ok bwn'unq mbang; gaenz mbaw raez 1～1.5 lizmij. Vasiq luenzcuenq ok laj mbaw; va iq, saek hau; dujva 6 limq; ndaej fat simboux 9 aen, 3 gvaengx, daih 3 gvaengx giz goek moix aen seiva miz diemj sienq 2 aen; fuengzlwg lumj gyaeq. Makciengh saek ndaem'aeuj, luenzbomj, raez 1 lizmij, miz makdaix lumj aen cenj feuz, henz cied bingz roxnaeuz loq miz nyaz dek. Geizva 6～8 nyied, geizmak 10 nyied daengz bi laeng 2~3 nyied.

【Diegmaj】 Maj youq gwnz ndoi, vunz ndaem lai. Faenbouh youq Cungguek Gvangjsih、Gvangjdungh、Yinznanz、Fuzgen caeuq Yeznanz.

【Gipyaeb gyagoeng】 Haujlai dwg coufaen gvaq le, gaengawq bi faex mbouj doengz, ciuq itdingh raez, bok aeu naeng nye caeuq naeng faex oiq gofaex ndaem miz 5~6 bi, dak 1~2 ngoenz, gienj baenz doengz, lajraemh dak hawq, heuhguh "youzdoengzgviq"; danghnaeuz bok aeu naeng faex go 10 bi, dawz song gyaeuj soek baenz mbiengj mbat, gab youq ndaw benj mboep doed faex guh bae dak hawq, heuhguh "gibenhgvei". Goyw neix mbouj hab dak ndit roxnaeuz gangqgauj, mienx ndaej gij youz veihfaz, yingjyangj binjciz. Nye faexoiq heuhguh "nyegviq", 3~7 nyied yaebsou, ronq baenz limq mbat dak hawq. Mak oiq heuhguh "gveidingh", 10~11 nyied yaeb sou, dak hawq. Youzgviq, dawz mbaw nye bok naeng gvaq le caeuq naeng soiq ronq mienz, naengj aeu.

【Seizneix yenzgiu】 ① Diuzcez menjyiz: Gij lienhaeu doiq dwzyising caeuq feihdwzyising menjyiz gunghnwngz miz itdingh nyaenxhaed cozyung, ndaej gemj mbaeu daepmamx naek doenghduz oiq, nyaenxhaed vangjcang neibiz hidungj gyan gwn goengnaengz, doekdaemq dingzlai yungzhez cijsu, nyaenxhaed miz gangdij. ②Demgya bwzsibauh: Aeu gveibizsonhnaz 1.5 hauzgwz/ciengwz hawj laj naeng duzdouq dajcim 3 ngoenz, bwzsibauh demgya 200%~300%. ③Doekdaemq hezyaz, gya'gvangq sai lwed, fuengz sim lwed noix, fuengz lwed giet. ④ Diuzcez neifwnhmi, diuzcez swjgungh bingzvazgih. ⑤Fuengz baezdoeg.

【Singqfeih goengyungh】 Feih manh、gam, sug ndat lai. Raeuj aenmak, sanq nit, dingz in.

【Cujyau yw】 Dungx caep dungx in, haw nit oksiq, haw nit hwet in, baez mbouj miz doux, dwgliengz dwgnit, dawzsaeg mbouj daeuj dungx in, fungheiq hohndok indot, dwk laemx deng sieng, heiq lwed mbouj gaeuq lau nit, gwn roetmaxhoengz deng doeg, ngwz doeg haeb sieng, naeng noh humz, daengjdaengj.

【Yunghfap yunghliengh】 3~9 gwz (doeklaeng roengz), cienq raemx gwn; roxnaeuz 3~5 gwz, muz mienz gyan gwn.

【Ywbingh yungh daengz】

(1) Heiq lwed mbouj gaeuq, fwngz ga lau nit: Nyegviq 9 gwz, yinzsinh 3 gwz, vangzgiz 10 gwz, sugdi 10 gwz, cienq raemx gwn, moix ngoenz 3 baez.

(2) Dungx caep dungx in: Dinghgveisan 〔dinghyangh、gogviq (bok naengco) gak 50 gwz, itheij muz mienz〕, moix baez gwn 2~5 gwz; di ywmba yungh rog, cuengq haeuj ndaw ywgau nem youq saejndw (sinzgezhez).

(3) Dawzsaeg daeuj dwgliengz dungxin: Nyegviq 9 gwz, conhyungh 6 gwz, danghgveih 10 gwz, cazlad 3 gwz, soemjseuh 15 gwz, gocid 6 gwz, cienq raemx gwn, moix ngoenz 3 baez.

（4）Rumznit hohndok indot: Nyegviq 9 gwz, cehcid 10 gwz, hing 3 limq, gamcauj 6 gwz, makcauj 10 aen, cienq raemx gwn, moix ngoenz 3 baez.

133. Gocazlad

【Coh'wnq】Cazlad, vuzyiz.

【Goekgaen】Goyw neix dwg mak、mbaw caengz cug gocazlad dwg doenghgo yinzyangh loih.

【Yienghceij goyw】Cazfaex roxnaeuz faexiq, sang 2.5～8 mij. Nye oiq、ganj mbaw、gaenz mbaw caeuq vasiq cungj miz bwn'unq raez saek cazhenj. Lai mbaw lumj fwed doxdoiq ok, mbaw iq 5～9 mbaw, yiengh luenzbomj daengz yiengh gyaeq, byai dinj soem, goek lumj dingdok, baihgwnz miz bwn ok mbang, baihlaj miz bwn'unq raez saek hau nanwt, gwnz sai daegbied

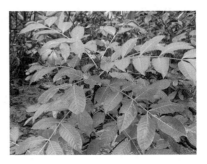

Gocazlad

na, miz diemj sienq cingxsaw. Va singqdog, meh boux mbouj doengz nye, comz baenz vasiq luenzcuenq ok gwnz dingj; iemj 5 limq, miz bwn; va 5 limq, saek hau; vaboux miz 5 aen simboux, donhlaj seiva miz bwn, miz fuengzlwg mbouj fat; limq va vameh haemq hung gvaq limqva vaboux, simboux mbouj fat lumj gyaep bya. Makgumqdek saek hoengzaeuj, miz diemj sienq hungco, moix aen mak hamz naed ceh ndeu. Geizva 6～3 nyied, geizmak 9～10 nyied.

【Diegmaj】Maj youq diegbya、henz loh roxnaeuz laj faex, miz vunz ndaem. Faenbouh youq cunghnanz digih caeuq Yinznanz、Gvangjsih、Gveicouh、Swconh、Sanjsih.

【Gipyaeb gyagoeng】Mak saek cazheu seiz（itbuen dwg seizcou）mbaet aeu foekmak, dak hawq, vit gij nye ganj. Ngoenz fwn aeu feiz iq gangq hawq. Yungh ndip roxnaeuz guh baenz cazlad yungh. Fuengfap guh cazlad: Moix 50 ciengwz yungh gamcauj 3.2 ciengwz, sien aeu gamcauj aeuq dang, gya cazlad cengh, loq nyinh daengz sup liux, mbouj dingz fan ceuj daengz loq hawq, dak hawq; caemh ndaej gyaux raemx gamcauj le cigciep dak hawq.

【Seizneix yenzgiu】① Fuengz simdiuq mbouj cingqciengz: Gij ywraemx lienh aeu ndaej gyaraez sinhgih dungcoz denvei duz nouhung, demlai cingsizdenvei cezduiciz caeuq doekdaemq doufangzgez swlizsing, fuengz simdiuq mbouj cingqciengz yienhda. ② Doekdaemq hezyaz, diuzcez menjyiz. ③ Gaj nengz: Yw raemxcienq doiq hozluenq guhgin ndaej nyaenxhaed haemq rengz, doiq luznungz ganjgin、buzdauzgiuzgin henjgim ndaej nyaenxhaed, doiq gij nengz ciengzseiz raen ndaej baenz bingh ndaej nyaenxhaed. ④ Fuengz naeuhyag, dingz rueg, diuzcez dungxsaej yindung, diuzcez bingzvazgih goenghnaengz.

【Singqfeih goengyungh】Feih manh、haemz, sug ndat; miz doeg noix. Raeuj dungx dingz in, gaj nengz dingz humz, dingz rueg.

【Cujyau yw】 Dungxnit in, rueg、ndwnj soemj、saekwk、dungxin oksiq, dungxin heiqdin haeu, bingh hezyazsang, naengnoh ok cimj, fungheiq inmaz, baknyaix, linx naeuhyag, soujsuz le saej mazmwnh, ngwz doeg haeb sieng.

【Yunghfap yunghliengh】 Mak 3～9 gwz, cienq raemx gwn; roxnaeuz muz mienz baenz mba, aeu raemxgoenj soengq gwn. Mbaw ndip dub yungz oep rog giz in.

【Ywbingh yungh daengz】

(1) Fungheiq inmaz: Makcazlad 3～9 gwz, cienq raemx gwn; roxnaeuz muz baenz mba moix baez gwn 2～3 gwz, aeu raemxgoenj soengq gwn. Mehmizndang siujsim yungh.

(3) Baknyaix, linxyag: Makcazlad 12 gwz, muz baenz mba, aeu meiqndat heuz yinz, oep yungjcenzhez, moix 12 diemjcung vuenh yw 1 baez.

134. Veizyangh iq

【Coh'wnq】 Guzveizyangh, guzveiz, siujveiz.

【Goekgaen】 Goyw neix dwg mak veizyangh iq dwg doenghgo yiengh liengj loih.

【Yienghceij goyw】 Go'nywj maj lai bi, sang ndaej daengz 1.5 mij, daengx go miz mba hau, miz heiqhom haenq, ganj daengjsoh, miz limq. Mbaw doxcax ok, limq dek saeq sam daengz seiq mbaw lumj fwed, limq dek lumj sei, goek gaenz mbaw lumj buengz humxganj. Lai foek lumj liengj ok youq gwnzdingj; mbouj miz mbawgyaj caeuq mbawgyaj iq; liengj gvangq 8～30 aen; ganjva 5～30 diuz; va iq, saek henj. Song aen mak duengq yiengh luenzraez, limq mak soemsat. Geizva 6～7 nyied, geizmak 10 nyied.

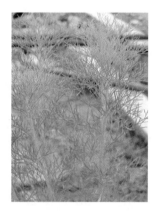

Veizyangh iq

【Diegmaj】 Cungguek gak dieg miz ndaem, maj youq Gvangjsih、Gvangjdungh、Sanhsih、Neimungzguj、Ganhsuz、Liuzningz, itbuen ndaem youq ndaw suen, guh liuhhom yungh.

【Gipyaeb gyagoeng】 8～10 nyied yaebsou mak cug, dak hawq bwhyungh; daengx go yungh ndip. Gyu ceuj yungh (moix 500 ciengwz yungh gyu 1.5 ciengwz bienq raemx gyaux yinz, ceuj loq henj).

【Seizneix yenzgiu】 ①Gaj nengz: Youzveihfaz doiq gezhwz ganjgin、buzdauzgiuzgin henjgim ndaej nyaenxhaed. ② Gaij gaenjcieng hawj heiq soeng, diuzcez dungxsaej yindung, yw naeuhyag. ③Coicaenh daep caiq majok: Aeu youzveizyangh yw 10 ngoenz, ndaej hawj mbangj daepnou gvej ok caiq did haemq lai, daep naek beij cuj doiqciuq gyalai. ④Miz singgizsuyang cozyung: Guenq yw noumeh hung 10 ngoenz, giz oknyouh miz gozvasibauh caemhcaiq coicaenh singqcouhgiz, saicij、suhlonjgvanj、caengz moz swjgungh daengj lai naek, miz yizhihswhfwnhyang cozyung.

【Singqfeih goengyungh】 Feih manh, sug raeuj. Cawz nit, doeng heiq onj dungx.

【Cujyau yw】 Dungx nit in, rueg, dungxmbouj siu, dungxraeng, oksiq, saejiq bongz rumz, cehraem indot, lwgnyez ok cimj, hwet caep in, mansing fugenyenz, cimj ok mbouj daengz rog.

【Yunghfap yunghliengh】 Veizyangh iq 6～9 gwz roxnaeuz mak 3～9 gwz, cienq raemx gwn.

【Ywbingh yungh daengz】

（1）Hwet gyoet in: Mak veizyangh iq 3～9 gwz, cienq raemx gwn, moix ngoenz 2 baez.

（2）Dungx gyoet in: Mbaw veizyangh iq ndip caeuq gyaeqgaeq cienq gwn, moix ngoenz 1 baez.

（3）Cimj ok mbouj daengz rog: Daengx go veizyangh iq ndip 6～9 gwz, cienq raemx gwn, caemhcaiq aeu daengx go nu cat daengx ndang.

135. Batgak

【Coh'wnq】 Veizyangh hung, batgak, batnyiedcaw.

【Goekgaen】 Goyw neix dwg mak batgak veizyangh dwg doenghgo muzlanz loih.

【Yienghceij goyw】 Faex iq ciengzseiz heu, sang daengz 20 mij. Naeng faex saek mong daengz saek hoengzgeq, miz raiz dek mbouj cingjcaez. Mbaw doxcax ok roxnaeuz baenqluzsae baiz dwk, lumj naeng, luenzbomj roxnaeuz luenzbomj gwnz gaeb laj gvangq, raez 6～12 lizmij, gvangq 2～5 lizmij,

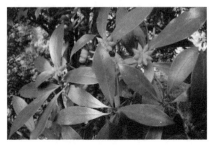

Batgak

baihgwnz saek heugeq, rongh mbouj miz bwn, miz diemjyouz ronghcingx, baihlaj saek heuoiq, miz bwn mbang; gaenz mbaw co noengq, daih'iek raez 1 lizmij. Dujva dog ok youq laj mbaw, miz ganj va, mak cug seiz byai vangoz; iemj 3 limq, saek heuhenj; limqva 6～9 limq, hoengzoiq daengz hoengzgeq; simboux 15～19 aen, 1～2 gvaengx; mbaw mbouj fat 8～9, doxliz ok, 1 gvaengx, ngaz ok dauqdingq. Makdekdungx lumj ndaundeiq ok lai gok baiz baenz bet gak, saek hoengznaez, lumj faex, mwh baenz ceh ndij diuz sai dungx dek hai. Ceh lumj gyaeqbej, saek naezrongh. Geizva seizcin、seizcou; geizmak seizcou daengz bi daihngeih seizcin, seizcou canjlieng ceiq sang, cizlieng haemq ndei.

【Diegmaj】 Maj youq haijbaz 700 mij doxroengz giz diegbya raemhcumx、namh soeng, cungj dwg ndaem lai, gag maj noix. Faenbouh youq Gvangjsih、Gvangjdungh、Yinznanz、Gveicouh、Fuzgen.

【Gipyaeb gyagoeng】 Mak seizcin、seizcou saek heuhenj seiz mbaet yaeb, daet ganj nye bae, dak hawq roxnaeuz aeu feiz gangq hawq bwhyungh; caemh ndaej dwk haeuj ndaw raemx yaek goenj log gvaq, sikhaek rauz ok, dak hawq roxnaeuz gangq hawq bwhyungh.

【Seizneix yenzgiu】 Gij cunz lienh ok daeuj youq rogndang doiq gwzlanzci yangzsing sigin (buzdauzgiuzgin henjgim、 feiyenz giuzgin、 bwzhouz ganjgin daengj) nyaenxhaed gij nengz caeuq cinghmeizsu gyazyenz 20 danhvei/hauzswngh doxlumj; doiq gwzlanzsi yinhsing sigin (guhcauj ganjgin、 dacangz ganjgin、 hozluenq huzgin caeuq sanghhanzgin、 fusanghhanzgin、 licizganjgin daengj) gij nyaenxhaed nengz caeuq liuzsonh lenmeizsu 50 danhvei/hauzswngh doxlumj; doiq nyaenxhaed cinhgin cozyung hung gvaq 1% bwnjgyazsonh caeuq suijyangzsonh.

【Singqfeih goengyungh】 Feih manh, sug raeuj. Ndaw raeuj sanq nit, heiq doeng in dingz.

【Cujyau yw】 Aek dungx caep in, dungx in, dwk laemx deng sieng, aekbid caep in, dungx liengz rueg, ngwz doeg haeb sieng, daengjdaengj.

【Yunghfap yunghliengh】 Mak 3~6 gwz, cienq raemx gwn. Mbaw dub yungz oep rog giz sieng.

【Ywbingh yungh daengz】

(1) Aekdungx caep in: Makbatgak 3~6 gwz, cienq raemx gwn, moix ngoenz 3 baez. Ndaej boiq hing、 sahyinz、 dinghyangh daengj.

(2) Dungx in: Mak batgak 3 gwz, cehgingq 6 gwz, coenghau 3 dug (daiqmumh), veizyangh iq 6 gwz, cienq raemx gwn, moix ngoenz 3 baez.

136. Haeuxciu

【Coh'wnq】 Cehhaeuxciu、 sanhcih、 conhciuh.

【Goekgaen】 Goyw neix dwg mak、 ceh gohaeuxciu dwg doenghgo yinzyangh loih.

【Yienghceij goyw】 Cazfaex, sang daengz 3 mij. Ganj nye mbouj miz bw, miz oen naeng iq dinj. Mbaw lai lumj fwed doxcax ok. Mbaw iq 11~21 mbaw, doxdoiq ok roxnaeuz ca mbouj lai doxdoiq, yiengh luenzbomj gwnz gaeb laj gvangq daengz gwnz gaeb laj gvangq, raez 1.5～4.5 lizmij, gvangq 0.7～1.5 lizmij, byai soem, goek miz seiz ngengmbat, henz miz nyazgawq

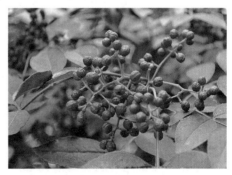

Haeuxciu

saeq, giz geh nyaz miz diemj sienq yienhda; ganj mbaw miz fwed gaeb, baihlaj miz oenngaeu saeq. Va singq dog, mehboux mbouj doengz go, roxnaeuz doxcab, comzbaenz foekva luenzcuenq lumj liengj ok gwnz dingj, va iq cix lai, saek heu, ok 5 duj; gwnz dingj ywgek vaboux simboux miz 1 diemj sienq saek haemq geq, mbaw mbouj fat saeq iq; mbaw vameh mbouj fat, ca mbouj lai mbouj miz saeuva, gyaeujsaeu lumj gyaeuj, simboux mbouj fat lumj gyaep. Limq mak faen 1～3 limq, mwh cug saek hoengzaeuj. Naed ceh ndeu, ca mbouj lai luenz, saek ndaem rongh. Geizva 8～9 nyied, geizmak 10～11 nyied.

【Diegmaj】 Maj youq ndaw cazfaex gyangndoi, henz ndoeng. Faenbouh youq Gvangjdungj, Gvangjsih, Hozbwz, Sanhsih, Sanjsih, Swconh, Sanhdungh, Hoznanz daengj dieg.

【Gipyaeb gyagoeng】 8～10 nyied mak cug caengz dek hai seiz mak ganj itheij daet roengzdaeuj, dak hawq, aeu naeng mak (heuh haeuxciu) caeuq ceh (heuh cehhaeuxciu) faenhai. Yungh ndip roxnaeuz loq ceuj yungh.

【Seizneix yenzgiu】 ① Doiq buzdauzgiuzgin henjgim, feiyenz sanghgiuzgin daengj gwzlanzsi yangzsinggin caeuq liciz ganjgin, sanghhanz ganjgin daengj gwzlanzsi yinhsing youq ndaw saej fat bingh cungj ndaej nyaenxhaed, doiq bizcinhgin ndaej nyaenxhaed, ndaej gaj mied dehmou. ②Ndaej mazsui mbangj giz.

【Singqfeih goengyungh】 Feih manh, sug raeuj; miz di doeg. Sanq nit, dingz in, gaj nengz.

【Cujyau yw】 Fungheiq inmaz, mug saw diemheiq baeg, dungx caep in, deh saek saej, binghhezgizcungz, binghswhcungz, naeng ok youz, faenz in, baezhangx.

【Yunghfap yunghliengh】 Haeuxciu 3 ～ 9 gwz, cienq raemx gwn. Yungh rog habliengh.

【Ywbingh yungh daengz】

(1) Dungx caep in: Haeuxciu, hinghawq gak 6 gwz, dangjsinh 12 gwz, cienq raemx le vit nyaq, gya di dangzunq raeuj gwn, moix ngoenz 3 baez.

(2) Naeng ok youz: Haeuxciu (ceuj) 100 gwz, ginghfaenj (loq ceuj), guhfanz (coemh), doengzheu (ceuj) gak 50 gwz, itheij muz mienz, heuz youzhom cat giz in, moix ngoenz 2 baez.

137. Golwdlawz

【Coh'wnq】 Majdizyangh, nanzsisinh, majsinh.

【Goekgaen】 Goyw neix dwg rag ganj caeuq daengx go lwdlawz dwg doenghgo majdouhlingz loih.

【Yienghceij goyw】 Go'nywj maj lai bi. Donhlaj rag ganj miz lai diuz rag mumh saek henjhau, miz heiqhom, gwnz dingj ok miz limq gyaep caeuq 1～2 mbaw. Mbaw gvangq lumj sim daengz yiengh mak lumj sim, raez caeuq gvangq cungj dwg 3～8 lizmij, song mbiengj loq miz bwn, henz caeuq gwnz sai miz bwn'unq saeq nanwt; gaenzmbaw raez 7～15 lizmij. Duj va dog ok youq laj mbaw; dujva baenz doengz lumj cung, gwnz dingj dek 3 limq, baihrog saek aeujoiq, miz saek henjoiq raizvangx gephaeuj gig cingx, mbiengj ndaw saek aeuj, raizvangx dongq hwnjdaeuj; simboux 12 aen; fuengzlwg youq donhlaj, saeuva 6 limq. Mak miz noh. Geizva 3～4 nyied, geizmak 5～6 nyied.

【Diegmaj】 Maj youq gwnz ndoi、laj faex giz raemhcumx. Faenbouh youq Gvangjsih、Yinznanz、Gyanghsuh、Huznanz.

【Gipyaeb gyagoeng】 4～10 nyied yaebsou daengx go, swiq cengh, dak hawq bwhyungh.

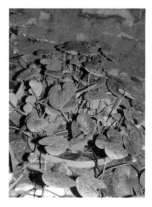

Golwdlawz

【 Seizneix yenzgiu 】 ① Siuyiemz, gaj nengz: Gij youzveihfaz、cunz ywcimq ndaej nyaenxhaed buzdauzgiuzgin henjgim、guhcauj ganjgin、liciz ganjgin、sanghhanz ganjgin; gij ywcienq ndaej nyaenxhaed sanghhanz ganjgin、gezhwz ganjgin; youzlwdlawz ndaej gaj vangzgiz meizsu、hwzgiz meizsu、nensuhgin hau daengj 16 cungj cinhgin. ②Ndaej gaijhuj dingh in、dingh caem、mazsui mbangjgiz. ③Ndaej gikrengz diemheiq: Youzlwdlawz caeuq gyazgih dinghyangh fwnj ndaej hawj diuz saheiq lizndang soeng, cawz gaenjcieng. Cunz ywcimq sawj feigvan liuzlieng lizndang sien gemjnoix caiq laebdaeb demgya, ywraemx lwdlawz dajcim haeuj cingmwz ndaej yinxhwnj diemheiq gikrengz, caemhcaiq ndaej dingj majyinh yinxhwnj nyaenxhaed diemheiq. ④ Sim rengz, fuengz aen sim lwed noix, diuzcez hezyaz. ⑤ Diuzcez dungxsaej yindung, diuzcez swjgungh bingzvazgih. ⑥ Diuzcez daise: Gi'gyaz vuhyozgenj ndaej demgiengz lauz daise caeuq swng hezdangz.

【Singqfeih goengyungh】 Feih manh, sug raeuj; mizdi doeg. Cawz heiq sanq nit, dingz in.

【Cujyau yw】 Dwgliengz gyaeuj dot, fungheiq inmaz, myaiz mbouj doeng ae baeg, baknyaix, heuj in, fatsa dungx in, dungxsaej fazyenz gaenjgip, dwk laemx deng sieng.

【Yunghfap yunghliengh】 0.6～3 gwz, cienq raemx gwn; roxnaeuz guh baenz mba 0.6～1 gwz gyan gwn, aeu raemxgoenj soengq gwn.

【Ywbingh yungh daengz】

（1） Dwgliengz gyaeujdot: Daengx golwdlawz 1～1.7 gwz, fuengzfung 5 gwz, bwzcij 5 gwz, cienq raemx gwn, moix ngoenz 2 baez.

（2） Fungheiq inmaz: Rag lwdlawz gya vuengzlienz gak faenh doxdoengz muz baenzmba, moix baez gwn 0.1～0.2 gwz, aeu raemxgoenj soengq gwn.

（3） Heuj in: Golwdlawz 3 gwz, gocaengloj 10 gwz, cienq raemx hamz gyuk.

138. Hinggaeq

【Coh'wnq】 Hinggaeq, samnai, cehsamnai, sanhlai, sanhlaz.

【Goekgaen】 Goyw neix dwg doenghgo nywj maj lai bi, dwg rag ganj go hinggaeq dwg go hing loih.

【Yienghceij goyw】 Go'nywj maj lai bi, rag ganj baenz ndaek, go dog roxnaeuz baenz caz ok, saek heuoiq, heiq hom; rag daj gwnz ganj lumj goenq maj ok, conoengq, dingzlai. Ciengzseiz miz 2 mbaw, doxdoiq ok, ca mbouj lai mbouj miz gaenz, ninz bingz youq gwnz namh, mbe bingz, mbang, luenz roxnaeuz lumj gyaeq gvangq, raez 7~15 lizmij, gvangq 5~12 lizmij, byai gip soem roxnaeuz ca mbouj lai du, goek luenz roxnaeuz lumj sim, riengh roengz laj baenz buengz, mbiengj rog saek heu, mbiengj baihlaeng saek heuoiq, mizseiz henz mbaw caeuq byai nyumx miz saekaeuj, vasiq lumj riengz daj cungqgyang song mbaw ok, miz va 4~12 duj; va hau, heiq hom, doengz va saeqraez;

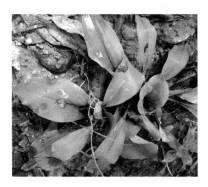

Hinggaeq

moix duj va miz nye lumj mbawgyaj ndeu, daih'iek raez 2.5 lizmij, saek heu. Mak ceh lai. Geizva 8~9 nyied.

【Diegmaj】 Codaeuz maj youq dieg yezdai, Cungguek cujyau maj youq Gvangjsih、 Gvangjdungh.

【Gipyaeb gyagoeng】 Seizdoeng vat yaeb, swiq cingh, vit gij mumh rag, ronq limq, dak hawq bwhyungh.

【Seizneix yenzgiu】 Sannaisu ndaej nyaenxhaed buzdauzgiuzgin henjgim、 sanghhanz ganjgin、 luznungz ganjgin、 liciz ganjgin daengj, caemhcaiq gangq yangjva haemq ak. Gij yw daj hinggaeq lienh okdaeuj ndaej nyaenxhaed meiz ndaw ndang haujlai vunz, lumj ndaej nyaenxhaed lozanhsonhmeiz hozsingq. Gij yw daj rag hinggaeq lienh okdaeuj fuengz ndit dak yaugoj gig ndei, ciujcingh noengzdoh yied sang, yw lienh fuengz dak yaugoj yied ndei.

【Singqfeih goengyungh】 Feih manh, sug raeuj. Ndaw raeuj cawz mbaeq, doeng heiq dingz in.

【Cujyau yw】 Aek dungx caep in, nit mbaeq rueg siq, lwed haw dungx in, ndok gazhoz, heuj in, dwk laemx foeg in, daengjdaengj.

【Yunghfap yunghliengh】 6~9 gwz, cienq raemx gwn. Yungh rog habliengh.

【Ywbingh yungh daengz】

(1) Lwed haw dungxin: Hinggaeq、 dinghyangh、 danghgveih、 gamcauj gak faenh doxdoengz, muz baenz mba, heuz meiq guh baenz ceh, moix baez 1 ceh, aeu laeujhaeux soengq gwn.

(2) Heuj in: Hinggaeq 3 faenh, seyangh 1 faenh, muz mienz, cuengq di ndeu haeuj ndaw bak hamz gyuk.

139. Fwnzcenzdongz

【Coh'wnq】 Denhdaizvuh, daizvuh, aijcangh, yanghgveicangh, dungzcenzcaiz, banhbizcaiz.

【Goekgaen】 Goyw neix dwg ndaek goenq hawq gofwnzcenzdongz dwg doenghgo cangh loih.

【Yienghceij goyw】 Goyw neix dwg cazfaex roxnaeuz gofaex iq ciengzseiz heu, sang daengz 4～5 mij. Rag lumj faex, bongz hung co noengq, loq baenz yiengh roixcaw. Naeng faex heumong. Nye iq mwh oiq miz bwn'unq dinj saek myaex nanwt, mwh geq bingzngaeuz mbouj miz bwn; ganj nye genq nyangq, mbouj yungzheih raek. Mbaw doxcax ok, lumj naeng, yiengh luenzbomj

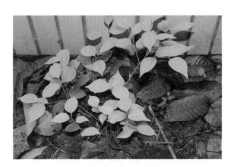

Fwnzcenzdongz

daengz gyaeq dauqdingq gvangq, raez 3～8 lizmij, gvangq 1.5～5 lizmij, byai cugciemh soem roxnaeuz lumj rieng cugciemh soem, goek luenz roxnaeuz lumj dingdok gvangq, daengx mbaw caezcingj, baihgwnz saek heu, wenjrongh, cawz diuz sai cungqgyang le, cungj ngaeuz mbouj miz bwn, baihlaj saek haumong, miz bwn'unq raez saek cazoiq, doeklaeng bienq ngaeuz, sai mbaw 3 diuz, daj goek ok, gig cingx; gaenz mbaw dinj, miz bwn'unq dinj. Foek va lumj liengj ok laj mbaw, ca mbouj lai mbouj miz ganj; ganj va iq raez 1.5～3 hauzmij, miz bwn, baenz caz ok dingzlai cungj dwg va iq; va singq dog, meh boux mbouj doengz go, saek heuhenj; dujva 6 limq, hung iq ca mbouj lai doxdoengz, lumj luenzbomj gvangq, vaboux miz simboux 9 aen, baiz baenz 3 gvaengx, goek gvaengx ceiq ndaw miz aen sienq, yw va 2 aen; vameh miz geij aen simboux mbouj fat, fuengzlwg youq donh gwnz, lumj giuz, 1 fuengz, cehlwg 1 ceh. Makngveih ca mbouj lai lumj giuz, codaeuz saek heu, cug le bienq saek ndaem. Geizva 3～4 nyied, geizmak 10～11 nyied.

【Diegmaj】 Maj youq ndoifwz ndaw cazfaex roxnaeuz ndaw caznywj sang giz ndit ciuq gaeuq、namhbiz. Faenbouh youq Anhveih、Gyanghsuh、Cezgyangh、Fuzgen、Daizvanh、Gvangjdungh、Gvangjsih、Gyanghsih、Huzbwz、Huznanz、Sanjsih daengj dieg.

【Gipyaeb gyagoeng】 Daengx bi cungj ndaej yaeb vat, cawz gij rag saeq, swiq cingh, swnh ndip ronq limq, dak hawq bwhyungh; roxnaeuz cigciep dak hawq bwhyungh.

【Seizneix yenzgiu】 ①Ndaej gikrengz lumj veihfazyouz. ②Ndaej nyaenxhaed nengz. ③Ndaej dingz lwed.

【Singqfeih goengyungh】 Feih manh, sug raeuj. Swnh heiq dingz in, raeuj mak sanq nit.

【Cujyau yw】 Aek dungx bongz in, wijheiq diemheiq baeg, rongznyouh haw caep, nyouhyaet nyouhdeih, raembouz, dawzsaeg daeuj in.

【Yunghfap yunghliengh】 3～20 gwz, cienq raemx gwn; muh raemx roxnaeuz guh naed、sanq.

【Ywbingh yungh daengz】

(1) Dawzsaeg daeuj in: Fwnzcenzdongz 10 gwz, gobienmax 12 gwz, cienq raemx gwn.

(2) Saejsaeq bongz heiq: Fwnzcenzdongz 20 gwz, swngmaz 15 gwz, cienq raemxgwn.

140. Cinzyanghdoj

【Coh'wnq】 Moegyienghau, yazyanghsu, luzmazsu.

【Goekgaen】 Goyw neix dwg simfaex gocinzyangh dwg doenghgo suiyangh loih.

【Yienghceij goyw】 Gofaex iq ciengzseiz heu, saek heundaem roxnaeuz saek heuaeuj, rongh, baihlaj saek heuoiq, song mbiengj cungj mbouj miz bwn, sai henz moix mbiengj 15~20 diuz, youq baihlaj engq cingx, sai iq saeq, ca mbouj lai doxbingz, mbouj cingx, henz mizseiz miz bwn'unq mbang; gaenz mbaw raez 5~7 hauzmij, miz bwn. Va heiq hom, saek heuhenj, lai duj, gyoeb baenz vasiq lumj liengj; ceh saek caz, lumj giuz gyaeq, daih'iek raez 1 lizmij, gvangq daih'iek 5.5 hauzmij, miz bwn'unq mbang, goek miz gij rungq, gij rungq daih'iek raez 1.5 lizmij, byai gwnz

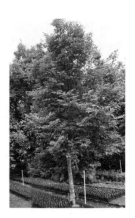

Cinzyanghdoj

gvangq bej, daih'iek 4 hauzmij gvangq, gyaeujlaj baenz yiengh gaenz. Geizva seizcin、seizhah, geizmak seizhah、seizcou.

【Diegmaj】 Maj youq yezdai、yayezdai ndaw ndoengfaex diegbya caeuq ndaw ndoengfaex giyijlinz. Faenbouh youq Gvangjsih、Fuzgen、Gvangjdungh daengj sengj gih.

【Gipyaeb gyagoeng】 Daengx bi ndaej yaeb, aeu simfaex, vit naeng, dak hawq bwhyungh.

【Seizneix yenzgiu】 Ndaej nyaenxhaed saejnou lizndang gag sousuk, fuengz cujanh、yizsenjdanjgenj yinxhwnj gaenjcieng sousuk.

【Singqfeih goengyungh】 Feih manh, sug raeuj. Cawz heiqcaep raeuj dungx, raeuj dungx comz heiq.

【Cujyau yw】 Aekdaemx diemheiq baeg, rueg wij, aekoenq, diemheiq baeg gaenj, dungx bongz in, hwet hoq haw nit, saej haw haex geng.

【Yunghfap yunghliengh】 2~5 gwz, cienq raemx gwn.

【Ywbingh yungh daengz】

Aekoenq, diemheiq baeg gaenj: Gocinzyanghdoj 5 gwz, gocid 12 gwz, sayinz 6 gwz, gamcauj 3 gwz, cienq raemz gwn.

141. Sayinz

【Coh'wnq】 Cinsayinz.

【Goekgaen】 Goyw neix dwg mak cug caeuq ceh go sayinz dwg doenghgo hing loih.

【Yienghceij goyw】 Go'nywj maj lai bi, sang daengz 1.5 mij. Ganj rag saeumwnz, byaij vangz, saeq iq miz hoh, gwnz hoh miz gyaep i lumj doengz, saek daep. Ganj daengjsoh. Mbaw 2 baiz, mbouj miz gaenz; mbaw luenz raez gaeb roxnaeuz lumj sienq gwnz gaeb laj gvangq, raez 14~40 lizmij, gvangq 2~5 lizmij, byai cugciemh soem lumj rieng roxnaeuz

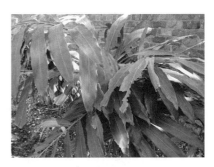

Sayinz

gip soem, goek cugciemh gaeb, daengx mbaw caezcingj, baihgwnz ngaeuz, baihlaj mizdi bwn roxnaeuz loenq bwn; buengz mbaw hailangh, lomx ganj; mbaw linx dinj iq, saek naezoiq. Ganjva daj goekganj did ok, miz bwnyungz iq, miz mbaw gyaep, saek naezoiq; foek va yiengh riengz lumj giuz, soeng mbang; iemjva luenzbomj, wenjngaeuz miz i; mbawgyaj iq baenz doengz, gwnzdingj dek 2 limq, miz ienggyau; iemjva lumj doengz, daih'iek raez 1.6 lizmij, byai dek 3 limq feuz, limq dek ca mbouj lai sam gak; doengz dujva saeq, daih'iek raez 1.8 lizmij, dek 3 limq, limq dek luenz, saek hau, byai lumj aen daeh; limq lumj vengq bak lumj gyaeq dauqdingq daengz lumj fagsiz, saek hau, donh cungqgyang miz diemj raiz saek henjoiq daengz saek hoengz, byai miz gaek mbanq mbouj cingjcaez, goek miz cauj, henz ok simboux mbouj fat lumj aen cij iq doed hwnjdaeuj; simboux 1 aen, ywva ngaeuz rongh, gij rungj ywgek dek 3 limq, song limq henz saeq iq, limq dek cungqgyang hung gvangq caemhcaiq gienj doxdauq, seiva bej dinj; fuengzlwg youq baihlaj, lumj giuz, miz bwnsaeq, 3 fuengz, moix fuengz geij aen cehlwg, saeuva raez saez, goek miz 2~3 aen sienq dangz, gyaeujsaeu ca mbouj lai lumj giuz. Makcehlai, ca mbouj lai lumj giuz, mbouj dek, cizging daih'iek 1.5 lizmij, miz yiengh doed hwnj lumj oen, mwh cug saek naezhoengz. Ceh lai, heiq hom. Geizva 3~6 nyied, geizmak 6~9 nyied.

【Diegmaj】 Maj youq ndaw lueg laj faex、dieg raemhcumx, roxnaeuz vunz ndaem. Faenbouh youq Gvangjdungh、Gvangjsih、Yinznanz daengj dieg.

【Gipyaeb gyagoeng】 Ndaw seizhah、seizcou mak cug seiz yaeb sou, dak hawq roxnaeuz lajraemh dak hawq.

【Seizneix yenzgiu】 Gij ywcienq ndaej hawj saej iq noudoenz、nouhung sousuk lai rengz, yungh yw lai seiz ndaej nyaenxhaed doengzsaej, biujyienh dwg rengzcengq doekdaemq, cindung fuzdu gemjnoix.

【Singqfeih goengyungh】 Feih manh, sug raeuj. Cawz mbaeq dungx siu, raeuj mamx dingz siq, heiq doeng daih onj.

【Cujyau yw】 dungxin, dungx caep rueg, mbaeq saek, dungx raeng mbouj iek, dungxmamx haw caep, rueg siq, miz ndang ngunh rueg, daih doengh mbouj onj.

【Yunghfap yunghliengh】3～10 gwz，cienq ndaej doeklaeng cij roengz.

【Ywbingh yungh daengz】

（1）Dungxin：Sayinz 10 gwz，aeuq dungxmou gwn.

（2）Dungx caep rueg：Sayinz 5 gwz，hing 3 gwz，cienq raemx gwn.

142. Makga

【Coh'wnq】Caujgou，cehcaujgou，gyajmazsu，ngoujswj.

【Goekgaen】Goyw neix dwg ceh hawq ca mbouj lai cug gogakga dwg doenghgo hing loih.

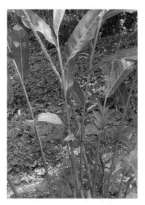

Makga

【Yienghceij goyw】Go'nywj maj lai bi，sang 1～2 mij. Ganj lumj goenq co noengq，saek naezhoengz. 2 baiz mbaw，miz gaenz dinj；mbaw gaeb luenzbomj roxnaeuz gwnz gaeb laj gvangq，raez 30～55 lizmij，gvangq 2～9 lizmij，byai cugciemh soem，goek lumj dingdok，daengx mbaw caezcingj，song mbiengj miz bwn mbang roxnaeuz rongh ngaeuz；buengz miz i，lomx ganj，mbaw linx lumj gyaeq gvangq，raez 3～6 hauzmij，miz bwnyungz nanwt. Foek va hung ok gwnz dingj，ganj va hung raez 30 lizmij，miz bwn ndangj saek hauhenj nanwt；va ok mbang，mbawgyaj iq gvangq hung，raez 2.5～3.5 lizmij，rog miz bwn co，ok va le loenq；iemj lumj doengz，daih'iek raez 2 lizmij，rog miz bwn'unq mbang，mbiengj ndeu dekhai，gwnz dingj dek 3 limq；dujva saek hau，doengzva daih'iek raez 1.2 lizmij，donh gwnz dek 3 limq，limq cungqgyang luenz raez，limq dek song mbiengj luenzbomj，limq lumj vengq bak lumj gyaeq gvangq，byai miz 3 limq dek luenz feuz，henz miz gaek mbanq，saek hau，mbiengj ndaw miz diemj raiz saek hoengzaeujoiq；henz ok simboux mbouj fat gig dinj roxnaeuz mbouj miz，simboux fat 1 aen，seiva bejluenz，co hung，miz lueng；fuengzlwg youq laj，luenz gyaeq，miz bwnsei saek henjoiq nanwt，saeuva saeq raez，nem ndaet youq ndaw lueng seiva，daj ndaw gekyw con okdaeuj，goek miz 2 rungj lumj gyaenghfaex，gyaeujsaeu loq bongz hung，gwnzdingj mboep doxroengz，miz bwn henz. Makcehlai lumj giuz luenz，rog miz bwn co，iemj mbouj loenq，cug seiz saek henj. Geizva 4～6 nyied，geizmak 5～8 nyied.

【Diegmaj】Maj youq ndaw caznywj henz cazfaex henz ndoengzfaex roxnaeuz ndaw caznywj sang dieg ndoi. Faenbouh youq Gvangjdungh、Gvangjsih daengj dieg.

【Gipyaeb gyagoeng】Seizhah、seizcou yaeb sou，dak daengz goujcingz hawq，roxnaeuz aeu raemx loq ndat，dak daengz buenq hawq，cawz naeng mak bae，aeu gyoengz ceh ok，dak hawq bwhyungh.

【Seizneix yenzgiu】Gij ywraemx doiq saej liznndang noudoenz mizdi gikrengz，noengzdoh sang gvaq 1% seiz caeuq youzveihfaz baujhozsuij yungzyiz cix cungj ndaej nyaenxhaed.

【Singqfeih goengyungh】Feih manh, sug raeuj. Cawz mbaeq rengz mamx, onj dungx dingz rueg.

【Cujyau yw】Caep mbaeq ndaw saek, dungx mamx haw nyieg, dungx rim bongz caep in, wij rueg, mbouj siengj gwn.

【Yunghfap yunghliengh】3～15 gwz, cienq raemx gwn, hab roengz doeklaeng; roxnaeuz guh naed、sanq.

【Ywbingh yungh daengz】

(1) Mamx dungx haw nyieg: Makga 15 gwz, hing 3 gwz, gamcauj 3 gwz, cienq raemx gwn.

(2) Ruegdoenx: Cehmakga 15 gwz, hing 5 gwz, dangjsinh 15 gwz, iengj gamcauj 6 gwz, cienq raemx gwn.

Cieng Daihroek　Yw Roengzsiq

　　Famzdwg gij yw ndaej hawj oksiq roxnaeuz saejlaux raeuzdoeng，caenh ndaej okhaex，heuhguh yw roengzsiq.

　　Yw roengzsiq hab yungh youq bingh ndaw hujhwngq，cujyau goengyungh miz sam diemj lajneix：

　　（1）Cawz gij haexgeng ndaw saej，sawj gij miz haih daj haex baiz okdaeuj.

　　（2）Gaijhuj siqhuj，sawj saedhuj saekcwk doenggvaq roengzsiq cix ndaej roengz.

　　（3）Siu raemx siu foeg，sawj mbaeq raemx miz loh ok，yienghneix foeg raemx dingz gwn raemx cix ndaej siu.

　　Gaengawq gij yungh yw roengzsiq mbouj doengz，itbuen faen baenz yw gung-roengz、yw nyinhroengz caeuq yw doeng laj siuraemx sam cungj.

　　Yw gungroengz caeuq yw doenglaj siuraemx haemq rengz，cungj doeklaeng daegbied rengz，mizyauq vaiq，hoeng yungzheih sieng heiqcingq，hab yungh youq mwh bingh deng doeg hoeng heiqcingq mbouj haw. Famzdwg bingh nanz mak haw，nienz laux ndang nyieg caeuq mehmbwk mizndang caeuq seng lwg le、mwh dawzsaeg daeuj daengj，cungj hab siujsim yungh. Doiq huj ndaw heiq haw，aeu hab gya ywbouj doxboiq，hawj siq ndaw cix mbouj sieng heiqcingq. Yw'nyinh rengz haemq rwnh，gij goengyauq raeuznyinh sawj okhaex hoj，cix mbouj daengz oksiq，yienghneix doiq bouxlaux ndangnyieg，caeuq mehmbwk mizndang gaxgonq caeuq seng lwg le daengj aenvih lwed haw roxnaeuz myaiz mbouj gaeuq dwk saej huj haex geng，cungj ndaej yungh.

143. Lwgrazbag

【Coh'wnq】Cehlwgrazbag，cehdamaz，cehmaz.

【Goekgaen】Goyw neix dwg mak lwgrazbag dwg doenghgo sangh loih.

【Yienghceij　goyw】Go'nywj lumj cazfaex daengjsoh maj bi ndeu，sang $1 \sim 3$ mij. Ganj miz seisaeq，mbiengj rog miz lueng laeg，saek heumong，miz bwn'unq nanwt. Mbaw lai lumj fajfwngz doxdoiq ok roxnaeuz mbaw donh laj doxdoiq ok，mbaw iq $3 \sim$ 11，gwnz gaeb laj gvangq，song gyaeuj cugciemh soem，henz miz nyazgawq co，baihgwnz miz bwn co，

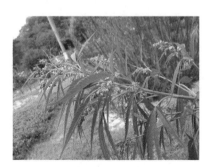

Lwgrazbag

baihlaj miz bwncien saek mong nanwt；gaenzmbaw saeq raez，miz bwn'unq dinj nanwt；mbaw daix lumj sienq gwnz gaeb laj gvangq，miz bwn'unq. Va singq dog，meh boux mbouj doengz go; vaboux baenz foek va luenzcuenq ok mbang, saek heuhenj, dujva caeuq simboux gak 5 aen; vameh baenz caz ok youq laj mbaw, saek heu, moix duj va miz mbawgyaj lumj gyaeq gvangq ndeu, dujva 1 duj, lumj i mbang, simmeh 1 aen. Mak byom lumj gyaeq bej, miz raizvangx saeq, henz rog dwg mbawgyaj saek cazhenj. Geizva 5~6 nyied, geizmak 7~8 nyied.

【Diegmaj】Daengx guek gak dieg cungj miz ndaem.

【Gipyaeb gyagoeng】8~9 nyied, mak cug le gvej aeu riengz mak roxnaeuz lienz ganj gvej aeu, dak hawq, dub aeu mak, mwh yungh vit naeng mak, aeu ceh ndip yungh.

【Seizneix yenzgiu】①Siq menh: Goyw neix hamz youzlauz 30%, gwn le de youq ndaw saej faengaij baenz cihfanghsonh, swgiz gij i nem saej, sawj fwnhmi gyalai, noddoengh gya vaiq, gemjnoix raemx ndaw saej supsou cix dwk siq. ②Doekdaemq hezyaz. ③Diuz lauz ndaw lwed: Hawj nouhung gueng swzliu danjgucunz sang, doengzseiz gueng cehlwgrazbag, ndaej laengz hezcingh danjgucunz nouhung swng sang yienhda.

【Singqfeih goengyungh】Feih gam, sug bingz. Nyinh hawq raeuz saej, doeng haex.

【Cujyau yw】Saej hawq haexgeng, seng lwg lwed haw haexgeng, dungx huj myaiz noix, bouxlaux sibgvenq haexgeng.

【Yunghfap yunghliengh】Lwgrazbag 9~15 gwz, cienq raemx gwn.

【Ywbingh yungh daengz】

（1）Haex giet geng: Lwgrazbag 9~15 gwz, dub yungz, cienq raemx gwn.

（2）Seng lwg lwed haw haexgeng: Gaeulwed 15 gwz, lwgrazbag 10 gwz, danghgveih 26 gwz, dangjsinh 6 gwz, cienq raemx gwn, moix ngoenz 3 baez.

144. Duhbap

【Coh'wnq】Sanghyenjlungz mbaw hung, bazbwzliz, goujlungzconh.

【Goekgaen】Goyw neix dwg ceh duhbap dwg doenghgo fungbajaek loih.

【Yienghceij goyw】Gofaex iq ciengzseiz heu. Naeng faex saek monggeq, bingz ngaeuz, loq miz diuz dek daengj feuz saeq, nye oiq saek heu, bwn lumj ndaundeiq ok mbang. Mbaw doxcax ok, lumj gyaeq roxnaeuz yiengh luenz raez lumj gyaeq, raez 5~12 lizmij, gvangq 3~7 lizmij, byai raez soem, henz miz nyaz saeq, gaenh goek miz song aen sienq, song mbiengj miz bwn lumj ndaundeiq ok mbang, goek ok 3 diuz sai. Va iq, singq dog, mehboux doxdoengz go; foek va hung ok gwnz dingj, vaboux youq gwnz, vameh youq laj; vaboux saek heu, iemj va dek 5 limq laeg, limqva 5 limq, gienj byonj, simboux

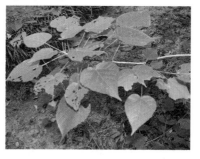

Duhbap

15～20 aen; vameh mbouj miz limqva, fuengzlwg luenz, saeuva dek 3 limq, gwnz dingj 2 nga. Makcehlai lumj gyaeq, daih'iek raez 2 lizmij, miz 3 diuz limq du, bwn lumj ndaundeiq ok nanwt. Ceh 3 naed, lumj gyaeq raez, saek caz henjoiq. Geizva 3～5 nyied, geizmak 7～9 nyied.

【Diegmaj】 Maj youq rog ndoi、henz rij、henz faex、henz mbanj. Faenbouh youq Gvangjsih、Gvangjdungh、Yinznanz、Fuzgen、Swconh、Daizvanh.

【Gipyaeb gyagoeng】 Daengx bi ndaej yaeb sou naeng rag、mbaw, lajraemh dak hawq. Seizcou yaeb sou mak, vit byak, aeu ceh, dak hawq, mwh yungh vit naengceh bae, aeu ceh (ceh duhbap) roxnaeuz ceh dub yungz, aeu ceij sup youz lai caengz duk, gya ndat loq byot, naenx daihbouhfaenh lauz deuz, aeu nyaq lw nienj mienz, cix ndaej "gau duhbap". Youh laebdaeb aeu aen gihgi lienh aeu, aeu 95% yizcunz lae dauq cawz bae lauz ndaw duhbap, ndaej gij gau duhbap ginggvaq gamqdingh hab iugouz.

【Seizneix yenzgiu】 ①Fuengz bingyenzgin, ndaej nyaenxhaed buzdauz giuzgin henjgim、bwzhouz ganjgin haemq rengz, ndaej nyaenxhaed mbangj liuzgamj ganjgin、luznungz ganjgin. ②Coicaenh dungxsaej noddoengh, cawz heiq cwk dungxsaej, sawj raemx mbei caeuq raemx mamx ok gya lai. ③Fuengz aiz. ④Dingz humz: Raemx duhbap lienh aeu ndaej doenggvaq nyaenxhaed naeng rog binghnaengvaiz maj daiq vaiq, gaijbienq gozva gocwngz, coicaenh gozva fuk daengz baeznaengz cix ndaej dingz humz.

【Singqfeih goengyungh】 Feih manh, sug ndat (huj); doeg lai. Huj roengz caep cwk, siu myaiz doeng raemx.

【Cujyau yw】 Caep cwk dungx in, aek dungx bongz in, dungx bongz raemx, aek rim myaiz saek, bwzhouz, fatnit, dwk laemx foeg in, fungheiq inmaz, ngwz doeg haeb sieng.

【Yunghfap yunghliengh】 0.2～0.4 gwz, guh baenz gau duhbap, yungh naed sanq lai; yungh rog habliengh muz mienz, cat rog roxnaeuz dub yungz aeu gaen duk cat giz in. Mbouj ndaej caeuq genhniuzswj itheij yungh. Mehmizndang geih yungh.

【Ywbingh yungh daengz】

(1) Fungheiq hwedga in: Naengrag、mbaw、ceh gak 3～6 gwz, cimq laeuj 500 hauzswngh, cat rog giz in. Mbouj ndaej gwn.

(2) Dwk laemx foeg in: Rag、mbaw duhbap 50 gwz, samcienzsam (ragyangzcizcuz) 15 gwz, bozhoznauj、canghnauj, binghben gak di ndeu, cimq 500 hauzswngh laeujsamva 7 ngoenz, cat rog giz in, moix ngoenz 3 baez.

Linghvaih siujsim: Duhbap ndip doeg haenq, mbouj ndaej gwn.

145. Lwgbaegbya

【Coh'wnq】 Lauxbaegbya, gencungjsiuh, bwzmujgih.

【Goekgaen】 Goyw neix dwg rag golwgbaegbya haeuj yw dwg doenghgo lwgbaegbya loih.

【Yienghceij goyw】 Go'nywj maj lai bi, sang ndaej daengz 1.5 mij, goenq miz noh biz na, lumj cuenqluenz, naeng rog saek henjoiq. Ganj heu roxnaeuz saek hoengzaeuj. Mbaw doxcax ok, luenz gyaeq roxnaeuz luenzbomj, raez 12～25 lizmij, gvangq 5～10 lizmij, gaenzmbaw raez 3 lizmij. Foekva hung ok gwnzdingj roxnaeuz caeuq mbaw doxdoiq ok; dujva 5 limq, lumj gyaeq, saek hau, doeklaeng bienq saek hoengzoiq; simboux 8 aen, va hoengzoiq; mbaw mbouj fat 8 ～ 10 caengz, doxliz ok. Riengz mak daengjsoh, makfaen lumj makciengh, lumj giuz bej,

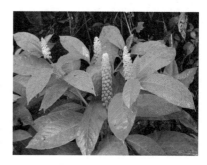

Lwgbaegbya

saek ndaem'aeuj, miz dujva mbouj loenq. Ceh luenzmak, miz 3 limq, saek ndaem, rongh. Geizva 6～7 nyied, geizmak 8～9 nyied.

【Diegmaj】 Maj youq henz mieng raemx、dieg cumx laj faex、henz loh、gyang naz, miz vunz ndaem, faenbouh youq Cungguek daihbouhfaenh digih.

【Gipyaeb gyagoeng】 Seizcin、seizcou vat rag, mwh seizcou yaeb cizlieng ceiq ndei, go ndaem song bi le cij ndaej yaeb sou, ronq limq, dak hawq, meiq iengj yungh (moix 50 ciengwz rag lwgbaegbya yungh meiq 15～20 ciengwz, oemq yaep ndeu, caj meiq sup liux le, feiz iq ceuj daengz loq hawq, dawz ok dak hawq).

【Seizneix yenzgiu】 ①Doeng nyouh. ②Fuengz sinyenz: Aeu lwgbaegbya saudai A hingz 10 hauzgwz/ciengwz、20 hauzgwz/ciengwz 14 dajcim aen dungx ngoenz, gemjnoix baenz sinyenz danbwz nyouhnou yienhda, hezcingh caeuq IL～6 cungj deng nyaenxhaed yienhda. ③Fuengz fazyenz, fuengz bingyenzdij: Ywcienq、dinghci rog ndang ndaej nyaenxhaed liuzgamj ganjgin、feiyenz ganjgin caeuq naiswz ganjgin; ywcienq ndaej nyaenxhaed hijlanzsi vangzsenjgin、auduang siujyazbauh senjgin daengj; lwgbaegbya danbwz ndaej fuengz cungj okcimj binghdoeg (Ⅱ hingz) dog. ④Sonyinx menjyiz: Hoh deng yag, hoh daep.

【Singqfeih goengyungh】 Feih haemz, sug nit; miz doeg. Doeng nyouh haex, siq raemx.

【Cujyau yw】 Foeg raemx, hoz maz mbouj doeng, baez doeg foeg in, mak fazyenz foeg raemx, gag foegdoeg.

【Yunghfap yunghliengh】 Rag 3～4.5 gwz, cienq raemx gwn. Mehmizndang geih gwn.

【Ywbingh yungh daengz】

(1) Mak fazyenz foeg raemx: Rag lwgbaegbya 3～9 gwz, nohcing 100 gwz, aeuq gwn, moix ngoenz 3 baez.

(2) Gag foegdoeg: Rag lwgbaegbya ndip caeuq di gyu ndeu, dub yungz oep rog.

146. Youzcoengh

【Coh'wnq】 Gomazhoengz, goyouzcoenghhoengz, cehyouzcoengh.

【Goekgaen】 Goyw neix dwg ceh、mbaw、rag goyouzcoengh dwg doenghgo fungbajaek loih.

【Yienghceij goyw】 Go'nywj lumj cazfaex ciengzseiz heu maj bi ndeu roxnaeuz lai bi, sang 2〜5 mij. Ganj heu roxnaeuz hoengzaeuj, miz mba hau. Mbaw doxcax ok, luenz lumj doenq, cizging 15〜30 lizmij, lumj angjfwngz dek 7〜9 limq laeg, henz miz nyaz gawq mbouj caezcingj, byai nyaz miz aen sienq; gaenzmbaw mizdi aen sienq lumj liengj. Foek va hung roxnaeuz

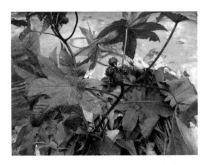

Youzcoengh

foek va luenzcuenq ok gwnz dingj, donhlaj ok vaboux, donhgwnz ok vameh; dujva dek 3〜5 limq; vaboux simboux lai aen, seiva faen nye; fuengzlwg vameh yiengh gyaeq, miz gij lumj oen ok nanwt, 3 fuengz. Makcehlai lumj giuz, miz oen. Ceh luenzbomj loq bej, raez 8〜18 hauzmij, gvangq 6〜9 hauzmij; mbiengj rog miz raiz saek hoengzcoeng oiq caeuq saek hoengzndaem doxgek, gyaeuj haemq iq miz ceh ndw lumj haijmienz, linghgyaeuj miz diemj hob, diuz ndok ceh youq ndaw ndwceh caeuq diemjhob gig cingx; naeng ceh rog ndangj cix byot, naeng ceh ndaw saek hau, lumj i mbang; nohndawceh biz na, saek hau, miz youz; naengmbaw lwg 2 mbaw, naeng mbang. Geizva 7〜9 nyied, geizmak 10 nyied.

【Diegmaj】 Maj youq namh rinsa caeuq henz mbanj, ndaem lai. Faenbouh youq Cungguek gak dieg, gag hwnj noix, go gag hwnj cij faenbouh youq baihnamz dieg yayezdai.

【Gipyaeb gyagoeng】 Seizcou、seizdoeng yaeb sou ceh, genj gij nyap, dak hawq. bwh yungh; seizhah、seizcou yaebsou rag caeuq mbaw, cungj ndaej dak hawq bwh-yungh roxnaeuz yungh ndip.

【Seizneix yenzgiu】 ①Doeng haex: Youz gocoengh ndaej gik saej iq nod doengh cix haex doeng. ②Miz doeg: Gij doeg gya ndat le cix deng buqvaih. ③Fuengz aiz. ④Hawj lwed giet.

【Singqfeih goengyunghh】 Feih gam、manh, sug bingz; ceh miz doeg. Roengz siq doeng haex, cawz doeg ok nong.

【Cujyau yw】 Dungxraeng, ok haex geng, baez doeg ok nong, linzbah gwnzhoz giet duq, saicij fazyenz, dungxrauz, swjgungh rod roengz laj, saej rod, hoj seng, bauei mbouj ok, ok cimj humz, fungheiq hohndok in.

【Yunghfap yunghliengh】 Youzceh: 5〜20 hauzswngh, daengz donq gwnz. Mbaw: Habliengh, yungh ndip oep rog. Rag: 20〜50 gwz, cienq raemx gwn.

【Ywbingh yungh daengz】

(1) Swjgungh rod roengz laj, saej Rod: Ceh youzcoengh habliengh, dub yungz oep gwnz gyaeuj bwzveihez.

（2）Hojseng，bauei mbouj ok：Ceh youzcoengh habliengh，dub yungz oep cungqgyang laj angjdin（yungjcenzhez）.

（3）Ok haex geng：Youz cehyouzcoengh 5～10 hauzswngh，gyan gwn.

Linghvaih siujsim：Ceh goyw neix miz doeg. Deng doeg cwngcang：Daih'it roxnyinh daengz hoz ndat lumj coemh、dungxfan rueg，dungx in oksiq，mbouj miz nyouh roxnaeuz nyouh lwed，fatndat，dungxndaemqleq，doeklaeng hezyaz doekdaemq，diemheiq camhseiz dingz，diemheiq dingz cix dai. Fuengfap gouq：Boux binghmbaeu cix boenq rueg、swiq dungx、hawj siq，gwn siujsuhdaj，daj buzdauzdangz caeuq raemxgyu haeuj cingmwz，laj naeng daj bizmaz duzsu hezcingh，soengqlwed，yawj binghcingz yungh yw dingzin、yw gaijgingh、yw rengzsim daengj doiq bingh daeuj yw.

147. Golwgbaenq

【Coh'wnq】Hwzcouj，bwzcouj，hwzbwzcouj，songcouj.

【Goekgaen】Goyw neix dwg ceh golwgbaenq dwg doenghgo cenzvah loih.

【Yienghceij goyw】Go'nywj gutgeuj maj baenz bi，daengx go miz bwn ndangj co. Mbaw doxcax ok，ca mbouj lai yiengh gyaeq lumj sim，raez 8～15 lizmij，ciengzseiz buenq dek 3 limq，limq dek cungqgyang luenzgyaeq，byai cugciemh soem，limq dek henz lumj gyaeq mbat；gaenzmbaw raez 5～7 lizmij，ganj vahung raez. Foekva miz va 1～3 duj；iemj 5 limq，baenz diuz

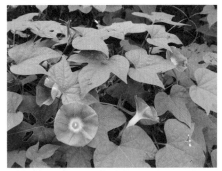

Golwgbaenq

gwnz gaeb laj gvangq，byai lumj rieng soem；dujva hau、saek aeujo roxnaeuz hoengzaeuj，yiengh aen laeuh，raez 5～8 lizmij；simboux 5 aen，fuengzlwg 3 aen. Makcehlai lumj giuz. Ceh 5～6 naed，luenzgyaeq，saek ndaem roxnaeuz saek hauhenj oiq. Geizva、geizmak cungj dwg seizhah、seizcou.

【Diegmaj】Maj youq ndaw cazfaex rog ndoi、henz mbanj、henz loh，vunz ndaem lai. Faenbouh youq daengx guek gak dieg.

【Gipyaeb gyagoeng】Seizcou mak cug seiz ciuq saek ceh faenbiet yaeb sou，dakhawq，yungh ndip roxnaeuz ceuj yungh，yungh seiz dub yungz.

【Seizneix yenzgiu】① Roengz siq：Daigolwgbaenq youq ndaw saej faengaij ok lwgbaenqsonh，gik lohsaej，demgya noddoengh，dwk roengzsiq. ②Doeng nyouh. ③ Gikrengz bingzvazgih：Daigolwgbaenq suijgaijcanjvuz genjsingyenz ndaej hawj saej noudoenz sousuk，gij cwngzfwn sucih doiq swjgungh caeuq saej liz ndang duzdouq ndaej gikrengz. ④Gyaep deh：Rog ndang sawqniemh ndaej gaj mied duzdeh、diuzcungz.

【Singqfeih goengyungh】Feih haemz，sug nit；miz doeg. Roengzsiq，gaj nengz.

【Cujyau yw】Haex geng，foeg raemx，deh，mak fazyenz foeg raemx，daep geng foeg raemx.

【Yunghfap yunghliengh】 3～6 gwz, cienq raemx gwn.

【Ywbingh yungh daengz】

（1）Mak fazyenz foeg raemx, daep geng foeg raemx: Golwgbaenq 3～6 gwz, cienq raemx gwn. Guh baenz yw naed、yw sanq yunghliengh gemj dingz, mbouj hab caeuq duhbap itheij yungh.

（2）Mansing mak fazyenz foeg raemx: Golwgbaenq（hwzcouj、bwzcouj gak 150 gwz）300 gwz, muz mienz, moix baez gwn 6 gwz. Lingh aeu makcauj hung 10 aen, cienq raemx, gya dangzhoengz habliengh soengq yw mba gwn, moix ngoenz 1 baez, laebdaeb gwn 2～3 ngoenz.

Linghvaih siujsim: Miz doeg, aeu siujsim yungh. Mehmizndang geih gwn, ndang nyieg siujsim yungh.

148. Cehgocieg

【Coh'wnq】 Gyoijcwx, gyoijhung.

【Goekgaen】 Goyw neix dwg cehgocieg dwg doenghgo gyoij loih.

【Yienghceij goyw】 Go'nywj conoengq maj lai bi. Ganj daengjsoh, sang 2～3 mij, miz nye banraih. Mbaw dog 7～9 aen, baenqluzsae baiz dwk, gaenz mbaw miz lueng laeg, donhlaj miz mbaw buengz; mbaw luenzbomj raez, raez 1～2 mij, gvangq 20～40 lizmij, gyaeuj gip soem, goek loq luenz, daengx mbaw caezcingj, baihgwnz saek hengeq, baihlaj saek heuoiq, miz caengz mba hau mbang ndeu, sai hung daegbied dongq hwnjdaeuj, miz diuz sai doxbingz lumj fwed. Foekva lumj riengz duengq doxroengz; va singqdog, mbawgyaj hung, mbawgyaj lumj riengznoh saek hoengzaeuj, yiengh gyaeq gwnz gaeb laj

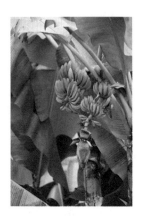

Cehgocieg

gvangq, raez 10～20 lizmij, yiengh ruzhoemj, loenq; foek va donh gwnz dwg vaboux, donh laj dwg vameh; dujva lumj vengq bak lai, limqva luenzfueng. Ceh ndaem, loq luenz. Geizva 3～8 nyied, geizmak 7～12 nyied.

【Diegmaj】 Maj youq ndaw lueg、henz rij、ndoi daemq、ndoi lingq. Faenbouh youq Gvangjsih、Gvangjdungh、Fuzgen、Daizvanh daengj dieg.

【Gipyaeb gyagoeng】 Mak cug seiz, aeu ceh dak hawq.

【Singqfeih goengyungh】 Feih haemz、manh, sug liengz, doeg noix. Doeng gux lwed, doeng haex.

【Cujyau yw】 Dwk laemx deng sieng, haex geng.

【Yunghfap yunghliengh】 45～60 gwz, cienq raemx gwn.

【Ywbingh yungh daengz】

Haex geng: Cehgocieg 60 gwz, cienq raemx gwn.

Cieng Daihcaet Yw Dingz Ae Siu Myaizheu

Famzdwg gij yw ndaej gemj mbaeu bingh roxnaeuz dingz ae siu myaizheu, heuhguh yw dingz ae siu myaizheu.

Yw dingz ae siu myaizheu baugvat yw dingz ae diemheiq soeng、yw gaij huj siu myaizheu、ywraeuj vaq myaizcaep, gak cungj yw gak miz daegdiemj, ywbingh yungh daengz bietdingh aeu nyinh ndei cungj bingh sienj yungh, danghnaeuz myaiz huj aeu siu, mbouj hab yungh raeujhuj; myaizsaw hab yungh raeuj, hoeng daiq miz rueg lwed、ae lwed cix aeu siujsim yungh.

149. Goliengjdaemq

【Coh'wnq】 Bingzdimuz, aijdicaz, goliengjdaemq.

【Goekgaen】 Goyw neix dwg daengx go goliengjdaemq dwg doenghgo goliengjdaemq loih.

【Yienghceij goyw】 Cazfaex, faen nye noix, banraih ok rag, sang $10 \sim 25$ lizmij, miz bwn'unq saek caz, rag saek hoengz, mbaw doxdoiq ok roxnaeuz baenz gvaengx ok, luenzbomj roxnaeuz luenzbomj raez, raez $4 \sim 7$ lizmij, gvangq $1.5 \sim 3$ lizmij, byai soem du, henz miz nyazsaeq, song mbiengj miz diemj sienq, baihlaj meg cungqgyang caeuq gaenzmbaw miz

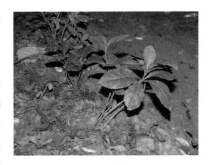

Goliengjdaemq

bwn loq unq, foek va lumj liengj, boemz ok roxnaeuz ok gwnzdingj; iemj 5 limq, miz diemj sienq. Dujva 5 limq, saek hau, miz diemj sienq hoengz, simboux 5 aen, dinj gvaq limq dek dujva, baihlaeng ywva miz diemj sienq; simmeh daih'iek caeuq limq dek dujva doxdoengz raez. Cehmak lumj giuz, mwh cug saek hoengz. Geizva $8 \sim 9$ nyied, geizmak $9 \sim 11$ nyied.

【Diegmaj】 Maj youq giz dieg cumx laj faex. Faenbouh youq rangh Cangzgyangh daengz dieg vaznamz、saenamz.

【Gipyaeb gyagoeng】 Daengx bi ndaej yaeb, seizcou yaeb ceiq ndei, daiq rag ciemz baenz go, swiq cengh dak hawq bwhyungh.

【Seizneix yenzgiu】 ① Gaj nengz: Ndaej nyaenxhaed buzdaugiuzgin henjgim、dacangz ganjgin、gezhwz ganjgin. ② Doiq hozgyongx caeuq bwt diemheiq yingjyangj: Ndaw goliengjdaemq hamz youzveihfaz caeuq vangzdungzdai miz doiqgangq cujcizanh yinx daeuj hozgyongx gaenjndaet.

【Singqfeih goengyungh】 Feih haemz, sug bingz. Gaij doeg siu foeg, dingz ae, dingz lwed，doeng nyouh.

【Cujyau yw】Mansing cihgigvanjyenz，bwt gezhwz，ae lwed，rueg lwed，vuengzbiuhingz daep fazyenz，mansing daep fazyenz，liuzganj，loh nyouh gamjyiemj，dawzsaeg mbouj daeuj，seng lwg le bauei mbouj okdaeuj，dwk laemx deng sieng，aenraem fazyenz.

【Yunghfap yunghliengh】6～12 gwz（yungh lai 100 gwz），cienq raemx gwn.

【Ywbingh yungh daengz】

（1）Mansing cihgigvanjyenz：Yw fuzfangh aijdicaz baenz naed，moix baez 1 bau，moix ngoenz 2 baez（yw fuzfangh aijdicaz baenz naed youz goliengjdaemq 12 ciengwz，raggangjmeiz、raghazdaij gak 9 ciengwz，mbaw dacingh 6 ciengwz，vagimngaenz 3 ciengwz，cienq raemx 2 baez，itheij cienq raemx，noengz baenz gau gya mba dangz habliengh，guh baenz yw naed iq 100 bau，moix bau dangq yw yienzlaiz 3～9 gwz）.

（2）Bwt gezhwz：Goliengjdaemq 100 gwz，gaeundiengq 50 gwz，bwzmajguz 50 gwz，gamcauj 10 gwz，cienq raemx gwn，moix ngoenz gwn 3 baez.

150. Bizbaz

【Coh'wnq】Mbaw bizbaz，mbawbaz.

【Goekgaen】Goyw neix dwg mbaw、ceh、naeng gobizbaz dwg doenghgo siengzveih loih.

【Yienghceij goyw】Gofaex iq ciengzseiz heu，nye iq miz bwnyungz saek myaex nanwt. Mbaw doxcax ok，lumj naeng，lumj gyaeq dauqdingq raez daengz luenzbomj raez，raez 12～25 lizmij，gvangq 3.5～10 lizmij，byai soem，henz donhgwnz miz nyaz gawq mbang，goek lumj dingdok，mbiengj rog nyaeuq lai，baihlaj caeuq gaenz mbaw miz bwnyungz saek myaex

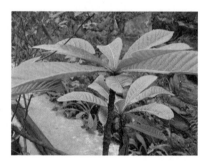

Bizbaz

nanwt. Foek va lumj luenzcuenq ok youq gwnz dingj，miz bwnyungz saek henjoiq，va hom；iemj 5 limq；limqva 5 limq；saek hau；simboux 20 aen；fuengzlwg youq laj，ciengzseiz miz 5 aen，saeuva 5 aen，ok doxliz. Mak lumj gyaeq、luenz bej roxnaeuz luenz raez，naeng mak saek henjhoengz，moh mak diemz. Ceh saek naezgeq，rongh. Geizva 9～11 nyied，geizmak bi daihngeih 4～5 nyied.

【Diegmaj】Maj youq gwnz ndoi、henz mbanj、dieg bingz roxnaeuz gwnz ndoirin，dingzlai cungj dwg vunz ndaem. Faenbouh youq Cungguek vazdungh、vaznanz、sihnanz caeuq Sanjsih、Ganhsuz daengj dieg.

【Gipyaeb gyagoeng】Daengx bi ndaej aeu rag，seizcou yaeb mbaw，cat bwn baihlaeng bae，dak hawq bwhyungh；4～5 nyied mbaet yaeb mak，soucomz ceh mak.

【Seizneix yenzgiu】① Dingh ae、siu myaizhenj、dingz baeg. ② Siuyiemz，gaj nengz：Gij yw cienq roxnaeuz susonhyizcij lienh aeu youq rog ndang cungj ndaej nyaenxhaed buzdauz giuzgin、feiyenzlen giuzgin、fuzsiliciz ganjgin daengj.

【Singqfeih goengyungh】Feih haemz, sug bingz. Dingz ae siu myaizhenj, dingz rueg, gaij hozhawq.

【Cujyau yw】Ae myaizhenj lai, baeg, dungx huj rueg, hozhawq, saicij fazyenz, wij, gizsing、mansing cihgigvanjyenz, daep fazyenz.

【Yunghfap yunghliengh】Mbaw、naengfaex gobizbaz 6～15 gwz, cienq raemx gwn. Yungh rog naeng faex ndip dub yungz oep rog.

【Ywbingh yungh daengz】

（1）Gizsing、mansing cihgi'gvanjyenz：Mbaw bizbaz 6～12 gwz, goliengjdaemq 15 gwz, maenzraeu 6 gwz, byaekvaeh 15 gwz, goloemq 15 gwz, cienq raemx gwn, moix ngoenz 3 baez.

（2）Daep fazyenz：Naeng faex bizbaz 15 gwz, goganggaeu 10 gwz, mbawcibliengx 10 gwz, gogimsienq 15 gwz, cienq raemx gwn, moix ngoenz 3 baez.

（3）Linghvaih haeujsim：Ceh bizbaz miz doeg, cij ndaej yungh rog, geih gwn.

151. Mbawlinxlungz

【Coh'wnq】Lungzsezyez、lungzveiyez.

【Goekgaen】Goyw neix dwg mbaw、rag、ganj golungzliyez dwg doenghgo fungbajaek loih.

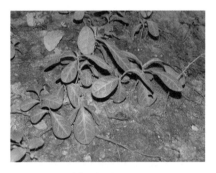

【Yienghceij goyw】Cazfaex ciengzseiz heu, sang 40 lizmij, nye iq yiengh ngutngeuj, miz bwnunq. Mbaw doxcax ok, ciengzseiz comz ok youq dingj nye, yiengh gyaeq gwnz gaeb laj gvangq roxnaeuz yiengh gyaeq dauqdingq gwnz gaeb laj gvangq, raez 5～15 lizmij, gvangq 2.5～4 lizmij, daengx mbaw caezcingj, gaenzmbaw dinj, mbaw daix yiengh

Mbawlinxlungz

samgak. Va iq, saek aeujmyox, baenz caz ok lajmbaw roxnaeuz baiz baenz foekva hung gig dinj, singqdog, meh boux doengz go, iemj vameh dek 6 limq, mbouj loenq, ok va le lai hung, fuengzlwg youq gwnz, 3 aen, saeuva 3 aen; iemjvaboux dek 6 limq, haemq iq loq na, simboux 3 aen, seiva doxhab hai saeu dinj. Makcehlai miz gaenz dinj, yiengh lumj duhnit, ca mbouj lai dwg iemj mbouj loenq bau dwk. Geizva 3～5 nyied, geizmak 7～8 nyied.

【Diegmaj】Maj youq giz dieg raemhcumx roxnaeuz henz faex. Faenbouh youq Gvangjsih、Gvangjdungh. Miz vunz ndaem daeuj hawj vunz ngonzyawj.

【Gipyaeb gyagoeng】Daengx bi ndaej yaeb sou, yungh ndip roxnaeuz dak hawq bwhyungh.

【Seizneix yenzgiu】Ndaej nyaenxhaed buzdauzgiuzgin henjgim、yungzhezsing lengiuzgin.

【Singqfeih goengyungh】Feih damh, sug bingz. Gaijhuj vaqmyaiz, nyinh bwt dingz ae.

【Cujyau yw】Gizsing、mansing cihgi'gvanjyenz, diemheiq baeg, conghhoz gamjyiemj, bwt gezhwz ae, ae lwed.

【Yunghfap yunghliengh】Mbawlinxlungz 6~15 gwz, cienq raemx gwn roxnaeuz aeuq bwt mou gwn.

【Ywbingh yungh daengz】

（1）Diemheiq baeg：Mbawlinxlungz 12 gwz, ngamzbwzcai 10 gwz, gogangjsaeng 10 gwz, cienq raemxgwn, moix ngoenz 3 baez.

（2）Bwt gezhwz ae：Mbawlinxlungz 10 gwz, goliengjdaemq 15 gwz, maenzraeu 10 gwz, cienq raemx gwn, moix ngoenz 3 baez.

（3）Gizsing、mamsing cihgi'gvanjyenz：Mbawlinxlungz 15 gwz, goliengjdaemq 15 gwz, byaekvaeh 20 gwz, goloemq 20 gwz, cienq raemx gwn, moix ngoenz 3 baez.

152. Godiembit

【Coh'wnq】Vangzginghdiuz, gogangjsaeng, vwnzswjcaiz.

【Goekgaen】Goyw neix dwg mak、rag、mbaw godiembit dwg doenghgo bienmax loih.

【Yienghceij goyw】Cazfaex roxnaeuz faex iq, sang 2~5 mij. Rag hauhenj. Nye seiq limq, miz bwnyungz haumong nanwt. Nu mbaw nye cix miz heiq hom. Mbaw lai lumj fajfwngz doxdoiq ok, mbaw iq 5 mbaw, gek miz 3 mbaw, mbaw iq cungqgyang ceiq hung, yiengh gyaeq gwnz gaeb laj gvangq, raez 3~10 lizmij, daengx mbaw caezcingj roxnaeuz moix henz

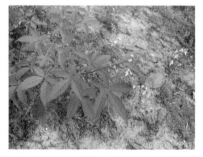

Godiembit

miz 2~5 mbaw nyazgawq feuz, baihlaj miz bwnyungz haumong nanwt. Foek va luenzcuenq ok gwnz dingj; iemj lumj cung, miz 5 nyaz; dujva saek aeujoiq roxnaeuz saek ooiq, byai dek 5 limq, lumj song vengq bak, baihrog miz bwnyungz; simboux 4 aen; fuengzlwg 4 aen, gyaeujsaeu 2 limq. Mak genq lumj giuz, saek ndaem. Geizva 7~9 nyied, geizmak 9~10 nyied.

【Diegmaj】Maj youq gwnz ndoi、henz loh、henz mbanj. Faenbouh youq daengx guek gak dieg.

【Gipyaeb gyagoeng】Seizcou yaeb sou mak, seizhah、seizcou yaeb sou mbaw, daengx bi ndaej yaeb sou rag.

【Seizneix yenzgiu】①Ndaej dingh ae、cawz myaiz. ②Yw cienq rag diembit caeuq cehdiembit ndaej gya, gvangq cihgigvanj bingzvazgih noudunz, ndaej hawj diemheiq swnh. ③Mbawdiembit ndaej fuengz gyazcenzsing hohndok foegraengz fat lai. ④Yw cienq cehdiembit、ragdiembit doiq buzdauz giuzgin henjgim caeuq gajdah giuzgin cungj ndaej nyaenxhaed.

【Singqfeih goengyungh】 Feih loq haemz、manh, sug loq raeuj. Doeng heiq ok hanh, cawz myaiz siu mbaeq.

【Cujyau yw】 Fungheiq hohndok in, dwk laemx deng sieng, gyaeuj deng rumz in, dwgliengz ae, ae baeg, dungx in, saej fazyenz dungx in, hwnj nwnj, ga boednaeuh, sieng rog ok lwed.

【Yunghfap yunghliengh】 Ragdiembit 15～50 gwz roxnaeuz mbaw 9～18 gwz, cienq raemx gwn. Yungh rog habliengh.

【Ywbingh yungh daengz】

（1）Fungheiq hohndok in: Ragdiembit 50 gwz, gaeundaux 15 gwz, siengzbaeu （gosiengz） 20 gwz, cienq raemx gwn, moix ngoenz 3 baez.

（2）Dwgliengz ae: Mbawdiembit 18 gwz, lwgrazcwx 15 gwz, gamcauj 6 gwz, cienq raemx gwn, moix ngoenz 3 baez.

153. Gofwngzmaxlaeuz

【Coh'wnq】 Gyaeqfungvangz, maxlaeuzgieng.

【Goekgaen】 Goyw neix dwg ndaek goenq gofwngzmaxlaeuz dwg doenghgo fwngzmaxlaeuz loih.

【Yienghceij goyw】 Go'nywj maj lai bi, sang 30～ 60 lizmij. Ganjgoenq miz diuz ganjhung daengjsoh caeuq daj gwnz diuz ganjhung fat ok ganj banraih, gwnz ganj banraih maj ok ndaek ganj saek hau lumj gyaeq, cizging 1～1.5 lizmij, ganjhung miz gyaep lumj feicuenq nanwt, ganj banraih、gaenz mbaw caeuq mbaw ganjhung miz gyaep mbang. Mbaw ok

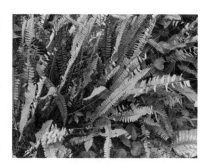

Gofwngzmaxlaeuz

baenz caz, lumj nywj, mbouj miz bwn, mbaw gwnz gaeb laj gvangq, raez 30～70 lizmij, mbaw ndeu lumj fwed, byai mbaw fwed du, goek lumj sim cix ciengzseiz mbouj dox doiqcingq, henz gwnz loq lumj rwz, henz miz nyaz gawq maeuz. Bauhswjnangz baenz gyoengq ok youq laeng mbaw, ndij diuz sai cungqgyang song henz gak miz coij rungq goemq lumj aen mak luenz, saek henjdaep hoengzgeq.

【Diegmaj】 Maj youq henz rij laj faex、gwnz dat roxnaeuz nem ok youq gwnz faex hung. Faenbouh youq Gvangjsih、Gvangjdungh、saehnamz、Fuzgen、Daizvanh、Cezgyangh、Huznanz.

【Gipyaeb gyagoeng】 Daengx bi ndaej yaeb sou ganjgoenq, raemxgoenj log le, dak hawq bwhyungh roxnaeuz yungh ndip.

【Singqfeih goengyungh】 Feih gam、cit, sug loq liengz. Gaij huj siu mbaeq, dingh bwt dingz ae, sanq gux siu cwk.

【Cujyau yw】 Dwgliengz fatndat, ae nanz mbouj ndei, saej fazyenz oksiq, lwgnyez baenz gam、sipndangj haeb sieng、deng doeg dungx raeng、saej fazyenz oksiq、lohnyouh gamjyiemj、bwt gezhwz ae lwed；yungh rog yw saicij fazyenz、linzbahgezyenz.

【Yunghfap yunghliengh】 Ganjgoenq 9～15 gwz、cienq raemx gwn.

【Ywbingh yungh daengz】

（1）Ae nanz mbouj ndei：Gofwngzmaxlaeuz 15 gwz、golienzgva 15 gwz、gamcauj 6 gwz、cienq raemx gwn、moix ngoenz 3 baez.

（2）Saej fazyenz oksiq：Gofwngzmaxlaeuz 15 gwz、byaekroem 50 gwz、byaekiemjsae 20 gwz、goriengroeggae 20 gwz、cienq raemx gwn、moix ngoenz 3 baez.

154. Gobuizmou

【Coh'wnq】 Yihuzdez、ciencaengzceij、dujvangzbwz.

【Goekgaen】 Goyw neix dwg ceh gobuimou dwg doenghgo swjveih loih.

【Yienghceij goyw】 Gofaex iq loenq mbaw、sang 7～12 mij. Mbaw doxdoiq ok、byai ok song daengz sam mbaw lumj fwed、mbaw iq luenzbomj daengz luenzgyaeq、raez 5.5～13 lizmij、gvangq 3～6.5 lizmij、byai soem dinj roxnaeuz cugciemh soem、goek luenz roxnaeuz loq mbouj doiqcingq、daengx mbaw caezcingj、miz gaenzmbaw iq. Foek va hung ok gwnz

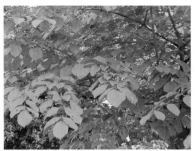

Gobuizmou

dingj、va hung；iemjva miz noh、lumj cung、nyaziemj lumj cied bingz；dujva miz noh、lumj cung cix mbiengj ndeu bongz hung、saek aeuj roxnaeuz saek hau caemhcaiq daiq diuz raiz saek aeuj、byai dek 5 limq、limq dek ca mbouj lai doxdoengz、henz lumj raemxlangh、nyaeuq suk、miz nyazgawq；simboux 5 aen、goek seiva miz bwn、daih 5 aen simboux haemq dinj；buenzva hung、miz noh；gyaeujsaeu dek 2 limq. Makcehlai bej bingz、lumj diuzsai、loq goz haeuj ndaw、raez 30～90 lizmij、gvangq 5～8.5 lizmij、limq mak lumj faex. Ceh lai、lumj buenz mbang、cawz goek le sam mbiengj fwed gvangq miz i. Geizva 6～7 nyied、geizmak 11～12 nyied.

【Diegmaj】 Maj youq henz mbanj、henz rij、ndaw faex mbang dieg ndoi. Faenbouh youq Gvangjsih、Gvangjdungh、Gveicouh、Yinznanz、Fuzgen、Swconh.

【Gipyaeb gyagoeng】 Seizcou yaeb sou mak cug、dak hawq le bok hai byak mak、aeu ceh bwhyungh.

【Seizneix yenzgiu】 Naeng rag ndaej gemjmbaeu yenzcwng laicungj siznensing doenghduz、ndaej gemjnyieg ndaw sailwed saeq doengrongh. Cawz neix le、lij miz genqrengz、sousuk cozyung、ndaej yungh youq dingz siq.

【Singqfeih goengyungh】 Feih haemz、sug nit. Nyinh bwt、doeng hoz、soeng daep caeuq dungx.

【Cujyau yw】 Dwg huj ae、cihgi'gvanj fazyenz、hoz in、benjdauzdij fazyenz、bwt gezhwz ae, bwzyizgwz, dungx baenz baez nong, daep fazyenz, daep dungx bong in, rongznyouh fazyenz, baez nong foeg doeg.

【Yunghfap yunghliengh】 Ceh 3～9 gwz roxnaeuz naengfaezx 15～50 gwz, cienq raemx gwn.

【Ywbingh yungh daengz】

（1）Conghhoz in, singhep: Gobuimou 6 gwz, byuk duzbid 8 gwz, gitgaengq 9 gwz, gimjlamz 6 gwz, gamcauj 3 gwz, cienq raemx gwn, moix ngoenz 3 baez.

（2）Daep fazyenz: Naengfaex gobuimou 15～50 gwz, mbaw dwnghdaizsu 10 gwz, golinzgaeq 20 gwz, godumhvaiz 20 gwz, cienq raemx gwn, moix ngoenz 3 baez.

155. Faexvenyi

【Coh'wnq】 Denhcuzswj, nanzcuzswj.

【Goekgaen】 Goyw neix dwg mak、ganj、 mbaw caeuq rag gofaexvenyi dwg doenghgo siujnez loih.

【Yienghceij goyw】 Cazfaex ciengzseiz heu, daih'iek sang 2 mij. Rag caeuq caengz ndaw ganj saek henj. Ganj daengjsoh, faen nye noix, nye oiq saek hoengz. Mbaw doxcax ok, byai ok sam mbaw lumj fwed, goek gaenzmbaw hung saek aeuj, baenz mbaw buengz; mbaw iq lumj naeng, luenzbomj gwnz gaeb laj gvangq, raez 3～7 lizmij, byai

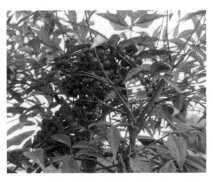

Faexvenyi

cugciemh soem, goek lumj dingdok, daengx mbaw caezcingj, saek heugeq, seizdoeng ciengzseiz bienq hoengz, laj mbaw iq caeuq goek gaenz miz hoh. Foek va luenzcuenq ok gwnzdingj; limqva lai gvaengx, moix gvaengx 3 limq, gvaengx rog iq, gvaengx ndaw hung; simmeh 6 aen, lumj limq va; fuengzlwg youq gwnz. Makciengh lumj giuz, mwh cug saek hoengzsien. Ceh 2 naed, lumj giuz mbiengj. Geizva 5～6 nyied, geizmak 9～10 nyied.

【Diegmaj】 Maj youq ndaw lueg dieg cumx、gwnz ndoi laj faexcab, roxnaeuz ndaem youq ndawsuen. Faenbouh youq Cangzgyangh cunghyayouz gak dieg caeuq dieg saenamz.

【Gipyaeb gyagoeng】 11～12 nyied roxnaeuz 2 nyied yaebsou mak, dak hawq bwhyungh; daengx bi ndaej yaeb sou rag、ganj、mbaw, yungh ndip roxnaeuz dak hawq bwhyungh.

【Seizneix yenzgiu】 ① Ndaej nyaenxhaed buzdauz giuzgin henjgim、Fuzsi liciz ganjgin、sanghhanz ganjgin、luznungz ganjgin、dacangz ganjgin。② Ndaej gikrengz cunghsuh sinzgingh hidungj, ndaej nyaenxhaed simgoep liz ndang caeuq youq ndaw ndang。③Noulwg LD50 dwg 100～150 hauzgwz/ciengzwz.

【Singqfeih goengyungh】 Mak: Feih soemj、gam, sug bingz. Dingz ae. Ganj、 mbaw: Feih soemj saep, sug bingz. Dungx onj nyinz genq.

【Cujyau yw】 Ae nanz heiq baeg, bwzyizgwz, dwgliengz fatndat, cihgi'gvanjyenz, dungxsaej fazyenz gaenjgip, mbaeq huj vuengzbiu, coguz sinzgingh in, dwk laemx deng sieng, gux lwed foeg in.

【Yunghfap yunghliengh】 Mak 3～6 gwz, cienq raemx heuz binghdangz gwn; rag (ganj、mbaw) 3～9 gwz, cienq raemx gwn.

【Ywbingh yungh daengz】

(1) Coguz sinzgingh in: Daengx go faexvenyi 3～9 gwz, liujdiuhcuz 15 gwz, gosoemjseuh 15 gwz, cienq raemx gwn, moix ngoenz 3 baez.

(2) Mbaeq huj vuengzbiu: Rag faexvenyi 9 gwz, gogutboiz 20 gwz, gogimzgungq 20 gwz, golailoj 15 gwz, cienq raemx gwn, moix ngoenz 3 baez.

156. Dwnghdaizsu

【Coh'wnq】 Godinbit, mendiuzsu, siengbizsu, dangzgyauhsu.

【Goekgaen】 Goyw neix dwg mbaw、nye oiq roxnaeuz naengfaex godwnghdaizsu dwg doenghgo gyazcuzdauz loih.

【Yienghceij goyw】 Gofaex hung ciengzseiz heu, sang 10～30 mij, miz raemxcij saek hau. Naeng faex saek haumong, naeng miz congh, lumj diuz naeng dek daengj, nye saek heu. Mbaw 3～8 mbaw baenz gvaengx ok, lumj naeng, luenz fueng lumj gyaeq dauqdingq roxnaeuz gwnz gaeb laj gvangq, raez 7～28

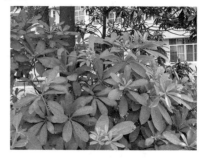

Dwnghdaizsu

lizmij, gvangq 2～11 lizmij, daengx mbaw caezcingj, sai henz 40～50 doiq, ca mbouj lai doxbingz. Foekva comz lumj liengj ok gwnz dingj; iemj dinj, dek 5 limq; dujva saek hau, ga sang lumj deb, byai dek 5 limq, doengz donh cungqgyang doxhwnj bongz hung, mbiengj ndaw miz bwn'unq; buenzva baenz gaengx; simboux 5 aen; fuengzlwg youq gwnz. Makceghawq 2 diuz, saeq raez, raez daengz 25 lizmij, duengq doxroengz. Song gyaeuj ceh miz bwn'unq saek coengzhoengz. Geizva seizhah.

【Diegmaj】 Maj youq ndaw ndoeng faexcab, miz vunz ndaem. Faenbouh youq Gvangjsih、Yinznanz.

【Gipyaeb gyagoeng】 Daengx bi cungj ndaej yaeb mbaw roxnaeuz naeng faex, dak hawq bwhyungh.

【Seizneix yenzgiu】 ①Ndaej doiq ndat、siu myaiz、gaijgingh dingz baeg. ②Ndaej doekdaemq hezyaz、fuengz aiz.

【Singqfeih goengyungh】 Feih haemz, sug liengz; mizdi doeg. Dingz ae baeg, dingz fatnit.

【Cujyau yw】 Bwzyizgwz, mansing cihgi'gvanjyenz, ae'ngab, dwgliengz fatndat bwt fazyenz, benjdauzdij fazyenz, gizsing, mansing daep fazyenz, fungheip inmaz, dwk laemx ndok raek, baez doeg foeg in, naengnoh ok cimj, binghnaengnoh humz.

【Yunghfap yunghliengh】 Rag caeuq naeng rag 9～15 gwz (roxnaeuz mbaw 15～20 gwz), cienq raemx gwn.

【Ywbingh yungh daengz】

(1) Gizsing, mansing daep fazyenz: Naeng rag dwnghdaizsu ndip 9 ～ 15 gwz, cienq raemx gwn, moix ngoenz 3 baez.

(2) Benjdauzdij fazyenz: Naengdwnghdaizsu 9～12 gwz, cienq raemx gwn, moix ngoenz 3 baez.

(3) Ae'ngab: Dwnghdaizsu, caekdungjvaj, duzndwen, byakgvalauz gak 9 gwz, swjyen 6 gwz, cienq raemx gwn, moix ngoenz 3 baez.

157. Gogaeubyin

【Coh'wnq】 Cazdeih, gogaeubyin.

【Goekgaen】 Goyw neix dwg daengx go gaeubyin dwg doenghgo yenjci loih.

【Yienghceij goyw】 Go'nywj maj bi ndeu, sang daengz 30 lizmij, loq miz bwn. Mbaw doxcax ok, luenzbomj daengz lumj sienq luenzraez roxnaeuz lumj sim dauqdingq, raez 1 ～ 6 lizmij, henz loq gienjbyonj, song mbiengj loq miz bwn. Foek va hung ok laj mbaw, dinj gvaq mbaw, va saek henjoiq, miz diemj hoengz, daih'iek raez 5 hauzmij;

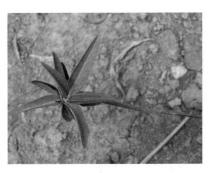

Gogaeubyin

iemj 5 limq, mbouj doxdoengz hung, mbiengj ndaw 2 limq lumj limqva, caeuq dujva doxdoengz hung; limqva 3 limq, gijrungq lumj gyaeujgaeq mbiengj baihlaeng cungqgyang diuz lungzguz miz lai limq dek saeq; simboux 8 aen, donh cungqgyang seiva doxroengz doxlienz hab baenz buengz dek coh mbiengj ndeu; fuengzlwg youq gwnz, 2 fuengz, makcehlai luenzbej, miz bwnraemxda, raez caeuq gvangq daih'iek 5 hauzmij, miz iemj mbouj loenq. Geizva saezhah, seizcou.

【Diegmaj】 Maj youq gwnz ndoirengx, ndaw caznywj dieg bo. Faenbouh youq Cungguek baihnamz gak dieg.

【Gipyaeb gyagoeng】 Seizhah, seizcou gip yaeb daengx go, swiq cingh, dak hawq bwhyungh roxnaeuz yungh ndip.

【Singqfeih goengyungh】 Feih gam, cit, sug bingz. Siu myaiz dingz ae, gaij doeghuj, lwed byaij gux sanq.

【Cujyau yw】 Ae, conghhoz fazyenz, cihgi'gvanjyenz, daep fazyenz, lwgnyez mazbi houyizcwng, bwzyizgwz, sinzgingh nyieg, dwk laemx deng sieng, ngwz doeg haeb sieng.

【Yunghfap yunghliengh】9～15 gwz，cienq raemx gwn. Yungh rog habliengj，dub yungz oep rog giz in.

【Ywbingh yungh daengz】

（1）Lwgnyez mazbi houyizcwng：Gogaeubyin 9～15 gwz，cienq raemx gwn. Ndaej boiq yw wnq doxhab yungh.

（2）Dwk laemx deng sieng：Gogaeubyin 10～15 gwz，cienq raemx gwn. Roxnaeuz yungh daengx go dub yungz oep rog.

（3）Mansing daep fazyenz：Gogaeubyin 10～15 gwz，gogutboiz 30 gwz，raggovamai 20 gwz，cienq raemx gwn，moix ngoenz 3 baez.

158. Nyabaehgeuj

【Coh'wnq】Cuzyezcingjh.

【Goekgaen】Goyw neix dwg daengx go nyabaehgeuj dwg doenghgo bwzhoz loih.

【Yienghceij goyw】Go'nywj ciengzseiz heu maj lai bi. Ganj banraih，saek heu roxnaeuz saek aeujoiq，cizging 5 hauzmij，miz hoh，gwnz hoh ok ragmumh. Cazmbaw ok gwnz ganj banraih，mbaw lumj sienq gvangq daengz gwnz gaeb laj gvangq，raez 15～30 lizmij，gvangq 1～1.6 lizmij，mbouj miz gaenz，byai soem，goek bingz

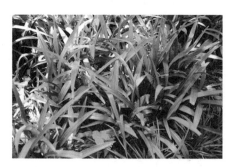

Nyabaehgeuj

gvangq，sai mbaw cingx. Seizdoeng seizcin daj mbaw did ok foekva lumj riengz，dinj gvaq mbaw，daengj doxhwnj；limq iemj lumj gyaeq，va mbouj miz gaenz，dujva dek 6 limq，mbiengj rog saek hoengzaeuj，mbiengj ndaw saek hau roxnaeuz hoengzmaeq，heiq hom. Makciengh saek hoengz，luenz，cizging daih'iek 1 lizmij；ceh hau，cizging daih'iek 2 hauzmij.

【Diegmaj】Gag maj youq dieg raemhcumx roxnaeuz laj faex，caemh miz vunz ndaem. Faenbouh youq daengx guek gak dieg.

【Gipyaeb gyagoeng】Daengx bi ndaej yaeb，swiq cingh yungh ndip roxnaeuz dak hawq bwhyungh.

【Singqfeih goengyungh】Feih gam，sug bingz. Nyinh bwt dingz ae，gaij huj siu mbaeq.

【Cujyau yw】Da hwnj muengx，rueg lwed，ae'ngab，bwt gezhwz，mansing gi'gvanjyenz，vuengzbiuhingz daep fazyenz，sinyiz sinyenz，yizcingh，dwk laemx deng sieng.

【Yunghfap yunghliengh】Daengx go nyabaehgeuj 50～100 gwz，cienq raemx gwn. Roxnaeuz oep rog giz in.

【Ywbingh yungh daengz】

（1）Mansing gi'gvanjyenz：Nyabaehgeuj 50 gwz, goganggaeu 30 gwz, gamcauj 10 gwz. Cienq raemxgwn, moix ngoenz 3 baez.

（2）Dwk laemx deng sieng：Daengx go nyabaehgeuj、baeu、gociep ndokhung gak habliengh, itheij dub yungz oep rog giz in.

159. Roemraiqhoengz

【Coh'wnq 】Bwzyizhungz, cenhnenzhungz, cinghdingzhungz.

【Goekgaen】Goyw neix dwg foekva go roemraiqhoengz dwg doenghgo han loih.

【Yienghceij goyw】Go'nywj maj bi ndeu, sang 20～60 lizmij, daengx go miz bwn raez saek hau nanwt. Ganj daengjsoh, miz faen nye, ca mbouj lai seiq limq, miz lueng raiz, hoh bongz hung, daiq saek hoengzaeuj, miz bwn'unq hau nanwt. Mbaw dog doxdoiq ok, gaenzmbaw raez daih'iek 1 lizmij, mbaw gwnzdingj ca mbouj lai

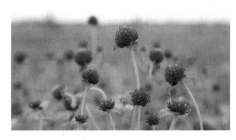

Roemraiqhoengz

mbouj miz gaenz; mbaw luenzraez daengz luenzbomj, raez 5～10 lizmij, gvangq 2～4 lizmij, byai du roxnaeuz soem, goek lumj dingdok, daengx mbaw caezcingj, song mbiengj miz bwn'unq caeuq bwn henz saek hau. Seizhah hai va saek hoengzaeuj、saek hau roxnaeuz saek hoengzoiq, foekva yiengh gyaeuj lumj giuz roxnaeuz luenzraez, ciengzseiz duj dog ok gwnzdingj nye, miz seiz 2～3 foekva itheij ok, foekva cizging daih'iek 2 lizmij, mbawgyaj 2 mbaw, lumj mbaw, moix goek dujva miz mbawgyaj ndeu yiengh gyaeq miz i hawq, 2 mbaw gyaj iq yiengh samgak gwnz gaeb laj gvangq, mbawgyaj iq saek hoengzaeuj, limq baihlaeng miz nyazgawq cingx, limq dujva gwnz gaeb laj gvangq, baihrog miz bwnyungz hau nanwt, seiva habbaenz doengz, byai dek 5 limq. Makbauhgoj ca mbouj lai lumj giuz.

【Diegmaj】Daengx guek gak dieg cungj miz ndaem.

【Gipyaeb gyagoeng】Seizhah、seizcou yaeb mbaet foekva, dak hawq bwhyungh.

【Seizneix yenzgiu】Gij saudai caeuq vangzdungz ndaej siu myaizheu.

【Singqfeih goengyungh】Feih gam, sug bingz.

【Cujyau yw】Cihgi'gvanjyenz, ae'ngab, cihgi'gvanjyenz, gyaeuj deng rumz in, bwzyizgwz, diemheiq baeg, bwt gezhwz ae lwed, gyaeujngunh, dalaz, okleih.

【Yunghfap yunghliengh】Va 3～9 gwz roxnaeuz daengx go 15～30 gwz, cienq raemx gwn. Yungh rog habliengh, dub yungz oep roxnaeuz cienq raemx swiq giz in.

【Ywbingh yungh daengz】

（1）Gyaeuj deng rumz in：Gyaeujva roemraiqhoengz 9 gwz, gobienmax 15 gwz, cienq raemx gwn.

（2）Diemheiq baeg：Gyaeujva roemraiqhoengz 10 aen，cienq raemx，caemhcaiq cung di laeujhenj gwn，laebdaeb gwn 3 baez.

（3）Okleih：Foekva roemraiqhoengz 10 aen，cienq raemx，caemhcaiq cung di laeujhenj gwn.

160. Concenzcauj

【Coh'wnq】Conhcenzcauj，conhsinhcauj，swhswjcauj.

【Goekgaen】Goyw neix dwg daengx go conhsinhcauj dwg doenghgo lungzdanj loih.

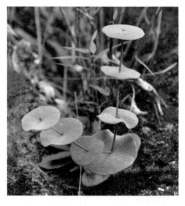
Concenzcauj

【Yienghceij goyw】Go'nywj maj baenz bi，sang daengz 30 lizmij. Ganj sohdaengj，gaenh cungqgyang song nga faennye，faennye unq nyieg，ngaeuz rongh. Mbaw goek doxdoiq ok，lumj gyaeq，miz gaenz dinj；mbaw lomxganj yiengh luenz youq donh gwnz ganj，miz sai lumj vangx，cizging 1～2 lizmij，baihlaj saek hau heumong. Foekva lumj liengj ok gwndingj roxnaeuz ok lajmbaw，miz mbawgyaj lumj mbaw；va iq，saek henjhauoiq，miz ganj va；iemjva lumj cung，miz i，byai mbouj caih dek 3～5 limq，limq dek dinj sam gak；dujva lumj cung，dek 5 limq，limq dek luenz gawq lumj fag siz，loq dinj gvaq giz doengz；simboux 5 aen，fat mbouj liux，nem ok youq laj mbanqgoz song limq va；fuengzlwg youq gwnz，luenzbomj，saeuva raez，gyaeujsaeu yiengh gyaeuj，dek 2 limq，iet doxok. Makcehlai ca mbouj lai lumj giuz；ceh lai.

【Diegmaj】Maj youq gwnz ndoi rinhoi laj dat haemq raemhcumx roxnaeuz ndaw geh rin. Faenbouh youq Gvangjsih gak dieg，Gvangjdungh、Gveicouh daengj sengj hix miz faenbouh.

【Gipyaeb gyagoeng】Seizcou、seizdoeng yaebsou，vit gij nyapnyaj，yungh ndip roxnaeuz dak hawq bwhyungh.

【Seizneix yenzgiu】①Miz gaigezgang cozyung：Gvangjcaujcungj vangzdungz（TFC）ndaej hawj rengz sousuk caeuq suzdu sousuk yujdouzgih aen sim mbiengj baihgvaz liz ndang noudunz gemjnyieg. ② Fuengz yangjva. ③ Demgiengz menjyizliz. ④ Fuengz swyouzgih.

【Singqfeih goengyungh】Feih loq gam、loq haemz，sug bingz. Gaij doeghuj，heiq doeng lwed byaij.

【Cujyau yw】Bwt huj ae，daep fazyenz，gouhdonhlozsenzdij，aek in，fatndat，vuengzbiuhingz daep fazyenz，bwt gezhwz，dungxin，dwk laemx deng sieng，ngwz doeg haeb sieng.

【Yunghfap yunghliengh】6～15 gwz，cienq raemx gwn.

【Ywbingh yungh daengz】

（1）Fatndat：Concenzcauj 6 gwz，ye'gvanhmwnz 9 gwz，muz mienz heuz raemx-mbei byacaek 1 gwz，raemxgoenj soengq gwn.

（2）Vuengzbiuhingz daep fazyenz：Concenzcauj 10 gwz，cienq raemx gwn.

（3）Feigezhwz：Concenzcauj 15 gwz，maenzraeu 15 gwz，gaeugawh 15 gwz，cienq raemx gwn.

161. Gietlungzbangh

【Coh'wnq】Gobavangzva、caetsinggiemqva，bavangzbien，sanhlingz yangzgujaih.

【Goekgaen】Goyw neix dwg ganj、va gogietlungzbangh dwg doenghgo mamxvaiz loih.

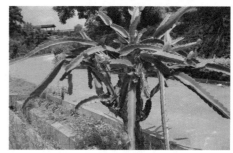

Gietlungzbangh

【Yienghceij goyw】Doenghgo raihbenz miz noh，miz ragheiq. Ganj saek heugeq，miz 3 limq，henz limq lumj raemxlangh，mwh haemq geq baenz gok ndangj，gwnz limq miz aen rongz iq. Rongz iq doxgek daihgaiq 3.5 lizmij，ndaw rongz miz 1～3 diuz oen iq. Va raez daih'iek 20 lizmij，iemj va baenz doengz，daih'iek gvangq 3 lizmij，daiq saek heu，miz seiz saek aeujoiq；limqva gvangqlangh，saek hau，simboux caeuq saeuva doxdoengz raez roxnaeuz haemq dinj. Makciengh seizcou cug，luenz raez，noh mak saek hoengznoh，loq ngaeuz bingz，nohmak hau ndaej gwn. Geizva 5～7 nyied.

【Diegmaj】Maj youq henz mbanj、faex mbang caeuq dieg hawq，baengh ragheiq raihbenz doxhwnj. Gvangjsih gak dieg miz ndaem.

【Gipyaeb gyagoeng】Seizhah、seizcou yaeb va，dak hawq bwhyungh；daengx bi ndaej yaeb ganj，yungh ndip lai.

【Singqfeih goengyungh】Feih gam、cit，sug loq liengz.

【Cujyau yw】Va：Nyinh bwt dingz ae. Ganj：Soeng nyinz doeng meg，gaij doeg. Bwt huj aelwed，linzbah gwnzhoz gezhwz，bwt fazyenz，huj ae myaizheu，cihgi'gvanj fazyenz，laeujfiz、ndokraek，gamxmou，baez foeg.

【Yunghfap yunghliengh】15～30 gwz，gwn ndaw. Yungh rog habliengh.

【Ywbingh yungh daengz】

（1）Bwt huj ae lwed，linzbah gwnzhoz gezhwz：Gietlungzbangh、nyayazgyae gak 15 gwz，goae 20 gwz，godumhvaiz 20 gwz，bwzhoz 10 gwz，cienq raemx gwn.

（2）Mansing cihgi'gvanhyenz：Vagietlungzbangh 30 gwz，bwt mou 100 gwz，aeuq gwn.

（3）Bwt fazyenz，huj ae myaizheu：Vagietlungzbangh 30 gwz，byaekvaeh、mbaw bizbaz gak 15 gwz，cienq raemx heuz binghdangz gwn.

（4）Ndok raek，gamxmou，baez foeg：Ganj gietlungzbangh ndip habliengh vit naeng oen，dub yungz oep rog giz in.

Cieng Daihbet   Yw Doengheiq

Famzdwg gij yw ndaej doengheiq、gaij heiqgiet、gyangq heiq，ndaej diuzleix heiq、doeng heiqciengh，yw heiqcwk、heiqgiet、heiqnyig daengj bingh，cungj heuhguh yw doengheiq.

Yw doengheiq cujyau yungh youq geij cungj cingzgvangq lajneix：①Mamx dungx heiq cwk yinxhwnj dungxraeng in，wijheiq rueg soemj，dungxfan rueg，okhaex geng roxnaeuz okhaex mbaeq；②heiq daep gietcwk yinxhwnj aek buenxleq raeng in，raembouz caeuq mehmbwk dawzsaeg mbouj lumj baeznaengz daengj bingh；③heiq bwt saek dwk ae'ngab.

Yw doengheiq daihbouhfaenh cungj manh raeuj，ndaej doengheiq、doenggiet、dingz in、hawj mamx rengz、dingz rueg、dingz siq caeuq dingz ae'baeg，dingz wij daengj，ndigah hab yungh youq doengh gij bingh baihgwnz. Hoeng yw doengheiq yungzheih sied raemxyaem caeuq heiqciengh，yienghneix bouxbingh ndaw haw、heiq haw mbouj hab yungh lai.

162. Go'ndukmax

【Coh'wnq】Cenhlijyangh，swgicingh，cenhcizyenj.

【Goekgaen】Goyw neix dwg mbaw、rag、nye ganj caeuq va go'ndukmax dwg doenghgo yinzyangh loih.

【Yiengjceij goyw】Cazfaex roxnaeuz faex iq，sang $1 \sim 3$ mij. Rag lumj luenzcuenq，faen nye，saek hauhenjmong，miz raiznyaeuq daengj nanwt caeuq lueng feuz. Nye oiq saek heu，saeumwnz. Lai mbaw lumj fwed doxcax ok，mbaw ganjhung mbouj miz fwed，mbawiq $3 \sim 9$ mbaw，doxcax ok，bienq yiengh hung，yiengh gyaeq、yiengh gyaeq dauqdingq daengz yiengh cehgyamj，raez $2 \sim 8$ lizmij，gvangq $1 \sim 3$ lizmij，miz diemj youz. Foekva lumj liengj ok gwnzdingj roxnaeuz ok laj mbaw，va hung，heiq hom；iemj 5 limq，sam gak，mbouj

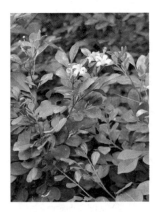

Go'ndukmax

loenq；limqva 5 limq，saek hau，gwnz gvangq laj gaeb roxnaeuz luenz raez gaeb，miz diemj sienq sawcingx；simboux 10 aen，raez dinj doxgek；fuengzlwg 2 aen，saeuva lumj faexgyaengh，gyaeujsaeu lumj gyaeuj. Makciengh yiengh gyaeq roxnaeuz lumj giuz，mwh cug saek hoengz. Ceh $1 \sim 2$ naed，miz bwnyungz. Geizva $4 \sim 6$ nyied，geizmak $9 \sim 11$ nyied.

【Diegmaj】Maj youq ndoibya roxnaeuz ndaw faex mbang，miz vunz ndaem.

Faenbouh youq dieg Cungguek baihnamz daengz baihsae.

【Gipyaeb gyagoeng】 Daengx bi ndaej yaeb mbaw, laj raemh dak hawq bwhyungh roxnaeuz yungh ndip; rag、ganj nye dak hawq bwhyungh roxnaeuz yungh ndip. Seizhah、seizcou yaebsou va caeuq ceh, laj raemh dak hawq bwhyungh.

【Seizneix yenzgiu】 ①Ndaej mazcui mbangj giz. ②Ndaej fuengz cujanh、luzvabei dwk bingzvazgih gaenjndaet. ③Nyaenxhaed nengz, ndaej nyaenxhaed buzdauzgiuzgin henjgim、yungzhez lengiuzgin.

【Singqfeih goengyungh】 Feih manh、haemz, sug raeuj. Doeng heiq dingz in, lwedbyaij sanq goemz, heiq doeng meg byaij.

【Cujyau yw】 Heiqcwk dungx in, fungheiq hohndok in, dwk laemx foeg in, heuj in, bosanghfungh, liuzhingzsing yizhingz naujyenz, ngwz nengz haeb sieng, ok cimj, fungheiq ndok in.

【Yunghfap yunghliengh】 Mbaw ndip 6~15 gwz roxnaeuz rag ndip 10~15 gwz, cienq raemx gwn. Yungh rog habliengh, dub yungz oep giz in.

【Ywbingh yungh daengz】

（1）Dwk laemx foeg in: Mbaw ndukmax ndip 200 gwz, dub yungz, aeu laeujhaeux 250 gwz cimq 2~4 diemjcung cat rog giz in; roxnaeuz cigciep aeu mbaw ndip dub yungz, heuz laeuj ceuj ndat (raeujrub) oep rog giz in.

（2）Fungheiq ndok in: Daengx go ndukmax 150 gwz, gya laeuj 1000 hauzswngh cimq 7 ngoenz le, moix baez gwn 15~50 hauzswngh, moix ngoenz 1~2 baez. Linghfueng, go'ndukmax、raghajsaekmeiz、rag lungzsihdwngz gak 15 gwz, aeuq ndok mou roxnaeuz cimq laeuj gwn.

163. Gomakien

【Coh'wnq】 Giujcaujmuz、vujcijganh、fozsoujganh.

【Goekgaen】 Goyw neix dwg gomakien dwg doenghgo yinzyangh loih.

【Yienghceij goyw】 Gofaex iq roxnaeuz cazfaex ciengzseiz heu. Nye geq saek heumong, nye oiq loq daiq saek hoengzaeuj, miz oen ndangj dinj. Mbaw doxcax ok, lumj naeng, luenzraez roxnaeuz luenzraez lumj gyaeq dauqdingq, raez 8~15 lizmij, gvangq 3.5~6.5 lizmij, byai du luenz, miz seiz loq mboep, goek luenz roxnaeuz lumj dingdok, henz miz nyazgawq feuz, miz diemj youz ronghsaw, gaenzmbaw dinj, mbouj miz fwed. Va cab singq, duj dog、baenz yup ok roxnaeuz baenz foekva hung; iemjva lumj aen cenj, dek 4~5 limq; limqva saek hau, baihrog miz raizgvaengx saek aeujoiq; simboux lai. Mak lumj gyaeq roxnaeuz

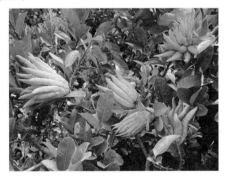

Gomakien

luenz raez、limq dek gwnzdingj lumj gaemxgienz roxnaeuz lwgfwngz，baihrog cocat，saek henjhoengz. Geizva codaeuz seizhah，geizmak 10~12 nyied.

【Diegmaj】 Cungguek baihnamz gak dieg miz ndaem. Faenbouh youq Gvangjsih、Gvangjdungh、Swconh、Yinznanz.

【Gipyaeb gyagoeng】 Mak seizcou bienq henj roxnaeuz caengz bienq henj gaxgonq yaebsou，ronq daengj baenz limq，dak hawq roxnaeuz gangq hawq bwhyungh.

【Seizneix yenzgiu】 ① Ndaej hawj cunghsuh sinzgingh dinghcaem、mbangj giz mazcui. ②Fuengz gominj，gaij doeg. ③Fuengz sim lwed noix，doekdaemq hezyaz. ④ Fuengz simdiuq mbouj cingjcaez. ⑤Fuengz bingh doeg，gaj saegiuj. ⑥Diuzcez lwedgiet，gij cunz lienhok doiq lwedgiet ndaej dox diuzcez，gawq ndaej fuengz lwed giet，yawhfuengz baenz lwedsaek，youh ndaej youq mwh gaenjgip hawj lwed giet lwed dingz，henhoh swnghlij goengnaengz lumj baeznaengz.

【Singqfeih goengyungh】 Feih haemz、manh、loq soemj，sug raeuj，heiq hom. Siu myaiz doeng heiq，cangq mamx siu dungxraeng.

【Cujyau yw】 Heiq cwk dungx in，daep fazyenz ndoksej in，aekoenq，mbouj ngah gwn，dungx raeng，dungxfan rueg，dwgliengz ae，raemxmyaiz mbouj miz，raembouz in.

【Yunghfap yunghliengh】 Makien 3~10 gwz，cienq raemx gwn.

【Ywbingh yungh daengz】

（1）Daep fazyenz ndoksej in：Makien 10 gwz，vangzvahbaiciengcauj 50 gwz，begdiengz habliengh，cienq raemx gwn，moix ngoenz 3 baez.

（2）Mbouj ngah gwn：Makien 3 gwz，cikgoz 3 gwz，hing 3 gwz，vuengzlienz 3 gwz，cienq raemx gwn，moix ngoenz 3 baez.

（3）Raembouz in：Makien 3~9 gwz，cienq raemx gwn，moix ngoenz 2 baez.

164. Meizgvei

【Coh'wnq】 Vameizgvei、vameizgvei hoengzaeuj.

【Goekgaen】 Goyw neix dwg valup roxnaeuz va ngamq hai gomeizgvei dwg doenghgo ciengzveiz loih.

【Yienghceij goyw】 Cazfaex loenq mbaw，daih'iek sang 2 mij，ganj nye miz bwnyungz nanwt、bwnsienq caeuq oennaeng. Lai mbaw lumj fwed doxcax ok，mbaw iq 5~9 mbaw，luenzbomj daengz luenzgyaeq dauqdingq lumj luenzbomj. Raez 2~5 lizmij，gvangq 1~2 lizmij，henz miz nyazgawq saeq，baihgwnz saek heundaem，sai mbaw mboep nyaeuq，baihlaj miz

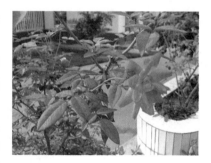

Meizgvei

bwn'unq saek haumong nanwt caeuq aen sienq；gaenzmbaw caeuq ganj mbaw miz bwn'unq、oen naeng iq caeuq bwn oen ok mbang；mbaw daix daihbouhfaenh nem youq gaenz mbaw, henz miz diemj sienq; oen goek gaenzmbaw ciengzseiz doxdoiq ok. Ok dujva dog roxnaeuz geij duj baenz yup ok, miz heiq homget; iemjva 5 limq, gwnz gaeb laj gvangq, baihndaw miz bwnyungz; limqva 5 limq roxnaeuz limq doxdab, saek hoengzaeuj daengz saek hau; simboux lai, nem ok youq gwnz buenzva henz vadaix; simmeh lai, bau youq ndaw vadaix. Makciengzveiz lumj giuz bej, Saek hoengzcien, cizging 2~2. 5 lizmij, ndaw miz mak byom iq lai, iemj mbouj loenq. Geizva 5~8 nyied, geizmak 6~9 nyied.

【Diegmaj】 Maj youq gwnz ndoi、ndaw lueg, gak dieg miz ndaem. Faenbouh youq daengx guek daihbouhfaenh sengj gih.

【Gipyaeb gyagoeng】 4~5 nyied mbwn gvengq mbaet valup, aeu feiz iq gangq hawq roxnaeuz youq lajraemh dak hawq bwhyungh.

【Seizneix yenzgiu】 Youz meizgvei ndaej hawj raemxmbei ok lai, ndaej leih aen mbei.

【Singqfeih goengyungh】 Feih gam、loq haemz, sug raeuj. Doeng heiq, diuz dawzsaeg.

【Cujyau yw】 Heiq cwk daep dungx in, dungx raeng in, dawzsaeg mbouj lumj baeznaengz, saihoz saeuin, mansing dungx fazyenz.

【Yunghfap yunghliengh】 3~15 gwz, cienq raemx gwn.

【Ywbingh yungh daengz】

(1) Dungx raeng in: Vameizgvei 9 gwz, cehrenh 9 gwz, bwzsoz 9 gwz, gocid 12 gwz, cienq raemx gwn, moix ngoenz 2 baez.

(2) Dawzsaeg mbouj lumj baeznaengz: Vameizgvei 15 gwz, vamaedlaeh 10 gwz, samvengqlueg 15 gwz, danhsinh 15 gwz, cienq raemx gwn, moix ngoenz 3 baez.

(3) Naj hwnj ban haexroeglaej: Vameizgvei 12 gwz, vadauz 15 gwz, aeu laeuj cimq gwn.

165. Laehcei

【Coh'wnq】 Laehhung, laehhoengz.

【Goekgaen】 Goyw neix dwg nye、mbaw、ceh laehcei dwg doenghgo vuzvanswj loih.

【Yienghceij goyw】 Faex iq roxnaeuz cazfaex iq ciengzseiz heu, sang 5~10 mij. Nye iq miz diemjraiz iq saek hau caeuq bwn loq unq. Lai mbaw lumj fwed doxcax ok, mbaw iq 2~4 doiq, lumj naeng, luenzbomj raez daengz luenz raez gwnz gaeb laj gvangq, raez 6~12 lizmij, gvangq 2. 5~4 lizmij, byai cugciemh soem, goek lumj dingdok cix ngengmbat, mbaw oiq saek hoengzzhenj. Foekva lumj luenzcuenq ok gwnz dingj, miz bwn'unq dinj saek henjcaz; va iq, saek hauheu roxnaeuz saek henjoiq, singqcab; iemj va lumj cenj dek 4 limq, miz bwn'unq

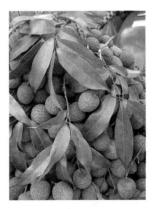

Laehcei

nanwt, mbouj miz limq va; buenzva miz noh, baenz gvaengx; simboux 8 aen; fuengzlwg miz bwn'unq nanwt, 2~3 aen, moix fuengz miz 1 aen ngazndeu, ciengzseiz cij fat 1 aenndeu. Mak lumj ngveihmak, ca mbouj lai lumj giuz, naeng mak hawq genq haemq mbang, miz yiengh baez doed hwnjdaeuj, mwh cug saek hoengzamq. Ceh saek cazhenj, naeng cehgyaj saek hau miz noh, feih diemz ndaej gwn. Geizva 2~3 nyied, geizmak 6~7 nyied.

【Diegmaj】 Vunz ndaem lai, gag hwnj noix. Faenbouh youq Gvangjsih、Gvangjdungh、Fuzgen、Daizvanh、Swconh.

【Gipyaeb gyagoeng】 6~7 nyied mak cug seiz yaeb aeu, gwn noh laehcei le rom ceh, swiq cingh, dak hawq bwhyungh.

【Seizneix yenzgiu】 Cehlaehcei doekdaemq hezdangz、ganhdangz codaeuz hamzlieng yienhda. Cehlaehcei ndaej mizyauq diuzcez swyangj mizding dangzniubing dangz daise luenh.

【Singqfeih goengyungh】 Feih gam, sug raeuj. Doeng heiq sanq giet, dingz in.

【Cujyau yw】 Raembouz in, ceh raem foeg in, dungx nit caep in, dungx raeng in, dawzsaeg daeuj dungx in, mamx haw oksiq, bingh le ndang nyieg.

【Yunghfap yunghliengh】 Ceh 9~15 gwz roxnaeuz nohmak (rag) 50 gwz, cienq raemx gwn. Ndaej boiq yw wnq yungh.

【Ywbingh yungh daengz】

(1) Raem foeg in: Ceh laehcei 9~15 gwz, naeng makdoengjheu 9 gwz, veizyangh iq 9 gwz, cienq raemx gwn, moix ngoenz 3 baez.

(2) Dungx nit caep in: Noh mak laehcei 50 gw, moegyieng 9 gwz, hinggauhliengz 10 gwz, cienq raemx gwn, moix ngoenz 3 baez.

(3) Dungx raeng in: Cehlaehcei 9~15 gwz roxnaeuz rag 50 gwz, cienq raemx gwn, moix ngoenz 2 baez. Lingh fueng, rag laehcei 50 gwz, rag bizbaz 50 gwz, cienq raemx gwn, moix ngoenz 2 baez.

166. Gocidmou

【Coh'wnq】 Cehcid、ragsahcauj、gosamlimq.

【Goekgaen】 Goyw neix dwg ganjgoenq gocid dwg doenghgo sahcauj loih.

【Yienghceij goyw】 Go'nywj maj lai bi, sang 15~50 lizmij. Rag ganj saeq raez, banraih, gyaeuj bongz hung baenz ganjgoenq saek cazamq, miz heiq hom. Diuz ganj dog, samlimq. Mbaw daj goek ok, raez daihgaiq caeuq ganj doxdoengz, buengz saek daep. Mbawgyaj 3~6 mbaw, raez gvaq foekva; henz nye ok foekva lumj liengj foek dog roxnaeuz lai

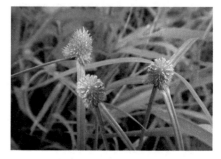

Gocidmou

foek, miz 3~6 nye fuzseq mbe hai, riengz iq lumj sienq, 3~10 aen baiz baenz lumj
liengj; limq gyaep nanwt, cungqgyang hau, song mbiengj saek hoengzgeq; moix ndaw
limq gyaep miz 1 duj va, simboux 3 aen, fuengzlwg youq gwnz, gyaeujsaeu 3 aen, saeq
iq, iet ok rog limq gyaep. Makgenq iq luenzbomj raez, miz 3 limq, Geizva 6~9 nyied.

【Diegmaj】 Maj youq diegfwz、henz loh、henz mieng roxnaeuz ndaw naz giz coh
daengngoenz. Faenbouh youq daengx guek gak dieg.

【Gipyaeb gyagoeng】 Seizcin、seizcou yaeb vat ganjgoenq, aeu feiz ruemx gij
ragmumh, raemx goenj cawj loq cug roxnaeuz naengj cug le dak hawq, caiq dawz
mumhbwn deuz, roxnaeuz cigciep dak hawq le dawz mumhbwn deuz. Yungh ndip、ceuj
danq, meiq iep （moix 50 ciengwz yungh meiq 10 ciengwz), roxnaeuz caeuq dangzhoengz、
meiq iep yungh.

【Seizneix yenzgiu】 ①Diuzcez lauz daiqseq. ②Fuengz baenz baez. ③Siuyiemz, gaj
nengz; yanghfuswjhih ndaej nyaenxhaed buzdauzgiuzgin henjgim、Sungsi liciz ganjgin
yienhda. ④Diuzcez goengnaengz aen sim、neifwnhmi. ⑤Diuzcez dungxsaej yindung,
bingzvazgih soengrwnh.

【Singqfeih goengyungh】 Feih manh、loq haemz、gam、sug bingz. Doengheiq gaij
giet, diuz dawzsaeg dingz in.

【Cujyau yw】 Dwgliengz, aek dungx bongz in, daep dungx heiqcwk indot, dungx
caep in, buenxleq bongz in, aek oenq mbouj cwxcaih, dawzsaeg mbouj lumj
baeznaengz, lwed gux dawzsaeg mbouj daeuj, dawzsaeg daeuj in daengj.

【Yunghfap yunghliengh】 Ganj goenq 6~50 gwz, cienq raemx gwn.

【Ywbingh yungh daengz】

（1） Dungx caep in: Gocidmou 50 gwz, hinggauhliengz 15 gwz, itheij muz mienz,
moix baez gwn 3 gwz, moix ngoenz 2 baez, aeu raemxgoenj raeuj soengq gwn.

（2） Sejdungx in dungx raeng: Gocidmou 9 gwz, caizhuz 6 gwz, fwnzcenzdongz 9
gwz, yienzhuz 9 gwz, cehlauxbaeg （ceuj) 9 gwz, cienq raemx gwn, moix ngoenz 3
baez.

（3） Dawzsaeg daeuj mbouj yinz, dawzsaeg daeuj in: Gocidmou 12 gwz, danhsinh
15 gwz, bwzsoz 9 gwz, samvengqlueg 15 gwz, cienq raemx gwn, moix ngoenz 3 baez.

167. Gomakfiengj

【Coh'wnq】 Faexniuznaij.

【Goekgaen】 Goyw neix dwg rag roxnaeuz mbaw gomakfiengj dwg doenghgo sangh
loih.

【Yienghceij goyw】 Cazfaex iq loenq mbaw, daih'iek sang 1 mij, miz raemxcij. Nye
oiq miz bwn haumong. Mbaw lumj ceij, luenzgyaeq dauqdingq, donh cungqgyang
ciengzseiz sousuk, lumj aen dizginz iq, raez 3~10 lizmij, bouhfaenh ceiq gvangq dwg
2~4 lizmij, mbouj miz bwn roxnaeuz ngamq youq gwnz sai baihlaeng mbaw miz bwn,

sai mbaw saek hoengz. Mak aen dog ok youq laj mbaw, ca mbouj lai luenz roxnaeuz lumj gyaeq gvangq, saek hoengz, cizging daih'iek 8 hauzmij, miz gaenz, gwnz dingj miz ndw doed hwnjdaeuj.

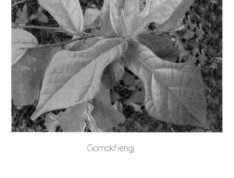

Gomakfiengj

【Diegmaj】 Maj youq gwnz ndoi、 henz mbanj caeuq ndaw cazfaex. Faenbouh youq Gvangjsih、 Gvangjdungh、 Yinznanz、 Fuzgen、 Cezgyangh.

【Gipyaeb gyagoeng】 Daengx bi ndaej yaebsou rag, dak hawq bwhyungh. Seizhah yaeb mbaw.

【Singqfeih goengyungh】 Feih gam, sug raeuj. Heiq doeng lwed byaij, soeng nyinz byaij meg.

【Cujyau yw】 Dawzsaeg mbouj lumj baeznaengz, hwet ga in maz, dwk laemx deng sieng, raemxcij mbouj doeng, saicij fazyenz.

【Yunghfap yunghliengh】 Rag 9～15 gwz, cienq raemx gwn roxnaeuz cimq laeuj gwn. Yungh rog habliengh, dub yungz oep giz in.

【Ywbingh yungh daengz】

（1） Hwet ga indot: Rag gomakfiengj 15 gwz, gosamaz 30 gwz, rag gocijcwz 25 gwz, cienq raemx gwn roxnaeuz cimq laeuj gwn, moix ngoenz 2～3 baez.

（2） Raemxcij mbouj doengz, raemxcij noix: Rag gomakfiengj 15 gwz, vangzbulouzhingz 10 gwz, dangjsinh 10 gwz, golwnxreij 6 gwz, cienq raemx gwn.

168. Byaekbat

【Coh'wnq】 Siujmauzlaeuh, byaekbat, siujcangzfungh.

【Goekgaen】 Goyw neix dwg daengx go byaekbat dwg doenghgo haeuxciu loih.

【Yienghceij goyw】 Gogaeu lumj faex. Ganj、 nye cungj miz bwn'unq dinj, miz heiq hom. Mbaw doxcax ok, lumj ceij, yiengh gyaeq gwnz gaeb laj gvangq roxnaeuz yiengh gyaeq; raez 1.5～5 lizmij, gvangq 1.5～4.5 lizmij, byai gip soem roxnaeuz cugciemh soem, goek mbouj doiqcingq,

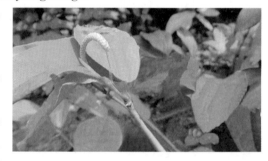

Byaekbat

baihlaj cienzbouh roxnaeuz ngamq gwnz sai miz bwn'unq din; gaenzmbaw raez 1.5～4 hauzmij, miz bwn'unq. Va singq dog mbouj doengz go, mbouj miz dujva, foekva lumj riengz ok youq laj mbaw roxnaeuz dingj nye. Saek heuoiq; foek vaboux saeqnyieg, daih'iek raez 7 lizmij, ganjva hung miz bwn, mbawgyaj lumj doenq, mbouj miz bwn, vaboux simboux ciengzseiz 3 aen, seiva gig dinj; foek vameh raez 4～6 lizmij; fuengzlwg ca mbouj lai lumj giuz, gyaeujsaeu 4 aen. Mak lumj giuz, cizging daih'iek 2 hauzmij. Geizva 3~5 nyied.

【Diegmaj】 Maj youq laj faex roxnaeuz ndawlueg giz mbaeqcumx, ciengzseiz banraih youq gwnz rin roxnaeuz gwnz faex. Faenbouh youq Gvangjsih、Gvangjdungh、Yinznanz、Gveicouh.

【Gipyaeb gyagoeng】 Daengx bi ndaej yaeb sou, ronq donh laj raemh dak hawq bwhyungh roxnaeuz yungh ndip.

【Seizneix yenzgiu】 Yungh fapbenjndat doiq noulwg ndaej dingh in.

【Singqfeih goengyungh】 Feih manh, sug loq raeuj. Doeng heiq dingz in, doeng heiq byaij lwed.

【Cujyau yw】 Dungx saej indot, hohndok in, soujsuz le roxnaeuz ndok raek sieng rog dauqcingj indot, yingzyangj mbouj gaeuq foegraemx, heuj in, fungheiq hwetga indot.

【Yunghfap yunghliengh】 9~15 gwz, cienq raemx gwn. Yungh rog habliengh.

【Ywbingh yungh daengz】

（1）Heuj in: Byaekbat 10 gwz, gosuenqbuenz mbouj miz bwn 10 gwz, cienq raemx hamz gyuk.

（2）Fungheiq hwetga indot: Byaekbat 30 gwz, cehhaeuxciu 50 gwz, cienq raemx swiq rog.

Cieng Daihgouj Yw Doeng Lwed

Famzdwg gij yw ndaej diuzleix lwedhaw lwedndat lwedgux oklwed, sawj saimeg lwed doeng、lwed byaij gux siu、dingz ok lwed daengj, heuhguh yw doeng lwed.

Yw doeng lwed baugvat ywlwedbyaij caeuq ywdingzlwed song cungj. Yw lwedbyaij ndaej sawj lwed byai siu gux. Hab yungh youq lwed gux foeg in、sieng foeg in、seng lwg le lwed gux dungx in、dawzsaeg mbouj lumj baeznaengz, dawzsaeg daeuj in、dawzsaeg mbouj daeuj daengj bingh. Ywdingzlwed ndaej haed lwed ok, hab yungh youq rueg lwed、ndaeng lwed、okhaex lwed、oknyouh lwed、doiqyiet caeuq sieng ok lwed daengj bingh.

Ywdoenglwed yungh gig lai, miz daegsingq mbouj doengz, ywbingh yungh seiz, bietdingh nyinh ok nit ndat haw saed, daj goek bingh bae yw, cij ndaej mizyauq.

169. Begsaed

【Coh'wnq】Sanhdenzgih、ywbakcax、yizyenjlanz.

【Goekgaen】Goyw neix dwg gyajlinzganj go bwzgiz doenghgo lanz loih.

【Yienghceij goyw】Go'nywj maj lai bi, sang 20~ 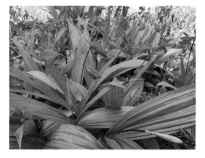 50 lizmij. Gyajlinzganj bejbingz, lumj gyaeq roxnaeuz yiengh limq mbouj caezcingj, saek hauhenj, nem lai, miz rag mumh. Mbaw 4~5 limq, ndaw luenzfueng gwnz gaeb laj gvangq, raez 8 ~ 25 lizmij, gvangq 1.5~4 lizmij, goek riengh roengz laj baenz mbawbuengz, lomx ganj. Foekva hung ok gwnz

Begsaed

dingj, miz va 3~8 duj; mbawgyaj 1 limq, loenq caeux; va hung, saek aeuj roxnaeuz saek hoengzoiq; iemj gaeb luenzfueng; caeuq limqva ca mbouj lai doxdoengz raez, raez 28~30 hauzmij; limqva loq gvangq, limq lumj vengq bak loq dinj, saek hau daiq saek hoengzoiq, miz sai aeuj, henz limq dek cungqgyang miz raiz nyaeuq, cungqgyang giz byai mboep, gwnz buenz bak miz 5 diuz nyaeuq, limq dek henz daengjsoh, doxhab umj saeusim, byaidingj du, miz nyaz saeq; simboux 1 limq, caeuq saeuva hab baenz diuz saeusim ndeu, caeuq limq bak doxdoiq ok; fuengzlwg youq laj, mbitgoz. Makcehlai lumj saeumwnz, miz 6 limq daengj. Geizva 4~6 nyied, geizmak 7~9 nyied.

【Diegmaj】Maj youq ndaw nywj gwnz ndoi caeuq laj faex mbang. Faenbouh youq Cungguek dieg baihnamz caeuq Ganhsuz、Sanjsih.

【Gipyaeb gyagoeng】Seizcou、seizdoeng vat yaeb gyajlinzganj, cawz bae ganjnaeuh caeuq ragmumh, swiq cengh, naengj cug daengz mbouj miz sim hau, dub naeng co ok, dak hawq bwhyungh. Go ndaem 3~4 bi cij ndaej vat.

【Seizneix yenzgiu】 ① Nyaenx bingyenzgin: Ndaej nyaenxhaed gwzlanzsi yangzsinggin, doiq vunz gezhwz ganjgin nyaenxhaed yienhda, doiq auseyanghyaz siujyazbauhgin nyaenxhaed haemq nyieg, lumj ndaej fuengz mbangj duzsu ndaw bwzyizgwz ganjgin, ndaej nyaenxhaed buzdauzgiuzgin saek hau caeuq gyazhingz yungzhezsing lengiuzgin. ② Baujhoh caengz nenhmoz aen dungx, yawhfuengz saej doxnem. ③ Ndaej veizciz hezyungzlieng caeuq daezsang hezyaz. ④ Ndaej dingz lwed. ⑤ Fuengz baenz baez. ⑥ Coicaenh noh mbiengj sieng did okdaeuj, mbiengj sieng ndaej hob.

【Singqfeih goengyungh】 Feih gam, sug bingz. Bouj bwt, dingz lwed, did noh, souhob, song cungj yw mbouj ndaej doxcaeuq yungh.

【Cujyau yw】 Feigezhwz ae lwed, lohsiuvaq ok lwed, sieng rog ok lwed, feigezhwz、 cihgi'gvanjyenz, bwt bongz heiq, sizfei daengj yinxhwnj ae.

【Yunghfap yunghliengh】 Begsaed 3~9 gwz, cienq raemx gwn; roxnaeuz muz mienz yungh 3~6 gwz, raemxgoenj cung gwn.

【Ywbingh yungh daengz】

（1） Feigezhwz ae lwed: Bwzgiz 250 gwz, gingsw 500 gwz, maenzraeu 250 gwz, yicuz 125 gwz. Muz baenz mba mienz, lienh niu baenz naed, moix baez gwn 9 gwz, moix ngoenz 3 baez. Linghfueng, bwzgiz 9 gwz, sahsinh 10 gwz, hohngaeux 20 gwz, cienq raemx gwn, moix ngoenz 3 baez.

（2） Loh siuva ok lwed: Mba bwzgiz、 mba samcaet gak 4.5 gwz, aeu raemx goenjraeuj cung gwn, moix ngoenz 3 baez.

170. Soqmoeg

【Coh'wnq】 Soqmoegfueng, faexhoengz.

【Goekgaen】 Goyw neix dwg simfaex soqmoeg dwg doenghgo duh loih.

【Yienghceij goyw】 Faexcaz roxnaeuz faexiq, sang 5~ 10 mij, ganj faex miz oen. Song mbaw lumj fwed lai mbaw doxcax ok, miz mbaw daix lumj oencuenq, ganjhung mbaw miz oen; mbaw fwed 9~12 doiq, mbaw iq 10~15 doiq, ok nanwt; mbaw iq raez fueng, raez 15 ~ 20 hauzmij, gvangq 6~7 hauzmij, byai du cix loq mbanq, goek ngeng mbat, song mbiengj ca mbouj lai mbouj miz bwn, miz diemj sienq, mbouj miz gaenz. Foekva lumj cuenq ok gwnz dingj roxnaeuz ok laj mbaw, iemjva dek 5 limq, limq dek loq mbouj cingjcaez; 5 limqva, saekhenj,

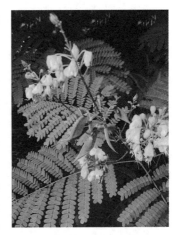

Soqmoeg

ndaw de 4 limq luenz doxdoengz hung, limq ceiq laj haemq iq; simboux 10 aen, donhlaj seiva miz bwn'unq nanwt; fuengzlwg lumj sienq gwnz gaeb laj gvangq, miz bwnyungz dinj nanwt. Makbyak ngeng mbat lumj gyaeq dauqdingq, bej bingz, lumj faex, dingj mbat luenz, miz ngaeu, saek naezhoengz, rongh. Geizva 6 ~ 9 nyied, geizmak daihngeih bi seizhah.

【Diegmaj】 Maj youq dieg hwngq cumx、ndit ciuq gaeuq caeuq namh biz、henz mieng caeuq henz mbanj. Faenbouh youq Gvangjsih、Gvangjdungh、Yinznanz、Gveicouh、Swconh、Daizvanh daengj dieg.

【Gipyaeb gyagoeng】 Daengx bi cungj ndaej yaebsou, dawz nye ganj faex co raemj raek le, cawz gij naeng rog caeuq faex henz, aeu gij faex saek henjhoengz roxnaeuz saek naezhoengz gawq baenz donh, dak hawq bwhyungh, mwh yungh bauh baenz limq mbang roxnaeuz bag baenz limq iq.

【Seizneix yenzgiu】 ①Sousuk sailwed aen sim. ②Fuengz baezdoeg. ③Gaj nengz: gij ywcienq ndaej nyaenxhaed buzdauzgiuzgin henjgim、sanghhanz ganjgin rog ndang haemq ak、doiq bwzhouz ganjgin、liuzganj ganjgin、fusanghhaz ganjgin、Fuzsi liciz ganjgin、feiyenz lengiuzgin、yungzhezsing lengiuzgin nyaenxhaed caemh yienhda.

【Singqfeih goengyungh】 Feih gam、ndaengq, sug bingz. Lwed byaij siu gux, siu foeg dingz in.

【Cujyau yw】 Dwk laemx deng sieng, gux lwed foeg in, dawzsaeg mbouj daeuj dungx in, seng lwg le gux lwed bongz in.

【Yunghfap yunghliengh】 Soqmoeg 6~12 gwz, cienq raemx gwn. Mehmizndang gwn siujsim.

【Ywbingh yungh daengz】

（1） Dawzsaeg mbouj daeuj dungxin: Soqmoeg 6 gwz, danghgveih 10 gwz, godauqrod 6 gwz, vujlingzcih 6 gwz, cienq raemx gwn, moix ngoenz 3 baez.

（2） Guxlwed foeg in: Soqmoeg 9 gwz, yujyangh 6 gwz, mozyoz 6 gwz, swyienzdoengz 15 gwz, cienq raemx gwn roxnaeuz oep rog giz in.

（3） Naujcindang houyizcwng: Soqmoeg 10 gwz, cehdauz 10 gwz, vahoengz 6 gwz, naeng makgam 6 limq, cienq raemx gwn, moix ngoenz 3 baez.

171. Godumhvaiz

【Coh'wnq】 Dozlizcauj, lubenhvangz, lungzyazcauj.

【Goekgaen】 Goyw neix dwg rag ngaz caeuq daengx godumhvaiz dwg doenghgo ciengzveiz loih.

【Yienghceij goyw】 Go'nywj maj lai bi, sang daengz 1.5 mij, cienzbouh miz bwn raez saek hau. Ganjgoenq byaij vang, lumj saeumwnz, seizcou sat daj byai ok ngaz hau ndeu lumj luenzcuenq、coh gwnz vangoz. Ganj daengjsoh, ganj dog, lumj saeuluenz

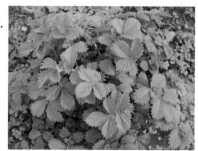

Godumhvaiz

roxnaeuz miz limq. Lai mbaw lumj fwed doxcax ok, mbaw iq hung iq mbouj doxdoengz, doxgek baiz dwk, luenzgyaeq daengz yiengh gyaeq dauqdingq, raez 2.5～7 lizmij, gvangq 1.5～3.5 lizmij, henz miz nyazgawq, song mbiengj cungj miz bwn'unq, mbaw daix lumj gyaeq. Vasiq hung ok gwnz dingj, iemjva lumj luenzcuenq dauqdingq, dek 5 limq, goek limq dek ok bwn ndangj lumj ngaeu lai, mbouj loeng; 5 limq va, saek henj; simboux 5～10 aen; fuengzlwg youq byonghlaj, saeuva doed ok. Doengz iemj youq mwh mak cug lai na, duengq doxroengz, gyaeuj miz gvaengx oenngaeu daengjsoh, miz lueng daengj haemq laeg. Geizva 8～9 nyied.

【Diegmaj】 Maj youq lajfaex gwnzndoi roxnaeuz henz loh caeuq henz mieng. Faenbouh youq daengx guek gak dieg.

【Gipyaeb gyagoeng】 Hai va gaxgonq, mbaw nye mwn seiz yaeb sou daengx go, swiq cengh, dak hawq bwhyungh; nyezrag (nyezdoeng) mwh seizcou yaeb sou ceiq hab.

【Seizneix yenzgiu】 ①Hawj sim rengz, sousuk sailwed, soeng dungxsaej. ②Dingz lwed. ③Gaj non, fuengz nengz, doiq lai cungj diuzcungz, deh, hezgizcungz, dizcungz cungj ndaej boenq gaj, caemhcaiq doeg noix, mizyauq vaiq, yauliz sang. Gij yw cienq doiq gwzlanzsi yangzsinggin, gezhwzganjgin ndaej nyaenxhaed. ④Fuengz baenz baez.

【Singqfeih goengyungh】 Feih haemz, saep, sug loq raeuj. Daengx go sousuk dingz lwed, nyez rag gaj deh.

【Cujyau yw】 Rueg lwed, ae lwed, ndaeng lwed, nyouh lwed, haex lwed, gunghnwngzsing swjgungh ok lwed, dawzsaeg daiq lai, feigezhwz ae lwed, dungxsaej fazyenz, lohsaej dizcungz, yinhdau dizcungz, baez nong foeg doeg, ngwz haeb sieng, bingh deh, bingh diuzcungz, bingh swhcungz, daep fazyenz, fatsa.

【Yunghfap yunghliengh】 Godumhvaiz 30～100 gwz, cienq raemx gwn. Yungh rog habliengh, dub yungz oep giz in.

【Ywbingh yungh daengz】

（1）Dawzsaeg daiq lai: Godumhvaiz 30 gwz, ngaihnguxnyied 20 gwz (coemh baenz danq), cienq raemx gwn, moix ngoenz 3 baez.

（2）Yinhdau dizcungz: Nyezrag godumhvaiz 6～50 gwz (daengx go ndip ndaej, yungh 100 gwz), cienq raemx gwn. Roxnaeuz aeu daengx go guh baenz 200% raemxnoengz, aeu faiq yw caemj cat giz ok nyouh, moix ngoenz 1 baez.

172. Mbawngaih

【Coh'wnq】 Ngaihranz, ngaihcizcouh.

【Goekgaen】 Goyw neix dwg mbaw roxnaeuz daengx go ngaih dwg doenghgo gut loih.

【Yienghceij goyw】 Go'nywj maj lai bi, sang 0.5～1.2 mij. Ganj daengjsoh, miz bwn'unq saeq saek hau, donh gwnz faen nye. Donh ganj cungqgyang lumj gyaeq samgak roxnaeuz luenzbomj, miz gaenz, lumj fwed dek hai, limq dek luenzbomj daengz luenzbomj gwnz gaeb laj gvangq, henz miz nyazgawq mbouj cingjcaez, baihgwnz saek heugeq, miz diemj sienq caeuq bwn lumj seigyau, baihlaj miz bwnyungz saek haumong; mbaw gwnz dingj ganj caezcingj roxnaeuz dek 3 limq. Vasiq lumj gyaeuj daih'iek raez 3 hauzmij, cizging 2～3 hauzmij, baiz baenz fuzcwngjcang; mbawgyaj lumj gyaeq, limq mbawgyaj 4～5 caengz, miz bwn lumj sei hau nanwt; va iq lumj doengz, daiq saek hoengz, vameh daih'iek raez 1 hauzmij. Va songsingq daih'iek raez 2 hauzmij. Makbyom luenzbomj, daih'iek raez 0.8 hauzmij, mbouj miz bwn. Geizva 7～10 nyied.

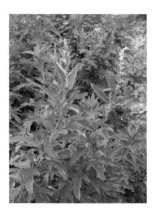

Mbawngaih

【Diegmaj】 Maj youq diegfwz、henz faex, miz vunz ndaem. Faenbouh youq Cungguek daihbouhfaenh digih.

【Gipyaeb gyagoeng】 5～7 nyied yaebsou, va dak hawq bwhyungh. Yungh ndip roxnaeuz byoq meiq ceuj coemh yungh; aeu mbaw ngaih cuengq haeuj ndaw rek ceuj daengz ndaem liux, aeu meiq byoq (moix 5 ciengwz yungh meiq 0.75 ciengwz) gyaux yinz le dawz ok dak hawq, vih fuengz fatmwt, gvaq 3 ngoenz le coux ndei. Mbaw oiq dak hawq, dub baenz sei yungz, couhdwg ngaihyungz, aeu daeuj cit yungh.

【Seizneix yenzgiu】 ① Doiq swjgungh cozyung: Yw ngaihcienq ndaej gikrengz swjgungh liz ndang douqranz, baenz gengsoh sousuk. Mbaw ngaihco guh baenz gau gikrengz swjgungh liz ndang noudunz caemh yienhda. ② Fuengz bingyenzdij: Doiq buzdauzgiuzgin henjgim、yizhingz yungzhezhingz lengiuzgin、dacangz ganjgin、luznungz ganjgin、ginjswzmauz senjgin、gwzlanzvangz senjgin、siujyazbau senjgin lumj bwn yiengz、senjgin naeng rog hoengz daengj cungj ndaej mbouj doengz cwngzdoh nyaenxhaed. ③Dingz lwed. ④Fuengz gominj. ⑤Leih mbei.

【Singqfeih goengyungh】 Feih haemz、manh, sug raeuj. Raeuj meg dingz lwed, sanq nit dingz in.

【Cujyau yw】 Dungx caep in, doiqyiet, dawzsaeg daeuj in, daih doengh mbouj onj, rueg lwed, ndaeng lwed, seng lwg le dungx in, mansing gi'gvanjyenz, cihgi'gvanj ae'ngab, binghgominj, ok cimj, hwnjnwnj, ndaeng fazyenz, hoh ndok caep in, fungheiq indot.

【Yunghfap yunghliengh】 Mbaw ngaih 3～9 gwz, cienq raemx gwn.

【Ywbingh yungh daengz】

(1) Dawzsaeg daeuj in (sug haw nit): Mbawngaih 9 gwz, gocid 10 gwz, cienq raemx gya di diengz hoengz gwn, moix ngoenz 3 baez.

(2) Daih doengh mbouj onj: Mbaw ngaih 9 gwz, raghazdaij 21 gwz, ganj sijsu 10 gwz, gyaeqgaeq 2 aen, cienq raemx vit nyaq, gwn gyaeq gwn dang, moix ngoenz 2

baez.

（3）Dungx caep in：Va'ngaih hab seiz nenj baenz gyoengz yungz ndeu, hangq hawq, dienz oep saejndw（sinzgezhez）, aeu baengzsa demh faiq gyuem, aeu baengzgyau dingh ndaet. Roxnaeuz aeu ngaihdiuz cigciep cit dungx、saejndw、cuzsanhlij.

173. Gorongfaenj

【Coh'wnq】① Gorongfaenj：Dafunghyez, denhcinghdibwz. ② Lojvahswjcuh：Bwzvahcaz, fandanghyez.

【Goekgaen】 Goyw neix dwg mbaw、nye、rag gorongfaenj dwg doenghgo bienmax loih.

【Yienghceij goyw】

（1）Gorongfaenj：Cazfaex roxnaeuz gofaex iq, nye oiq miz bwnyungz raez saek haumong. Mbaw doxdoiq ok. Luenzbomj raez daengz luenzbomj gwnzgaeb laj gvangq, raez 15～30 lizmij, gvangq 5～11 lizmij, byai cugciemh soem, goek du roxnaeuz dingdok soem, henz miz nyaz, baihgwnz miz bwn'unq dinj, loq cocat, baihlaj miz bwnyungz saek haumong nanwt, song

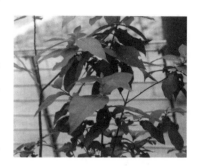

Gorongfaenj

mbiengj miz diemj sienq saek henjgim cingx. Vasiq comz lumj liengj 5～7 baez faen nye, ganjva hung raez 2～4 lizmij; iemjva dek 4 limq, miz bwn'unq lumj ndaundeiq; dujva saek aeuj, baenz doengz. Byai 4 aen. Ngveihmak yiengh makciengh, lumj giuz iq, miz diemj sienq, mwh cug saek hoengzaeuj. Geizva seizhah.

（2）Lojvah swjcuh：Nye oiq miz bwn ndaundeiq saek henjgeq, nye geq saek mongmyox, miz conghnaeng cingx mbaw yiengh gyaeq gwnz gaeb laj gvangq roxnaeuz luenzfueng, raez 12～22 lizmij, gvangq 3～8 lizmij, baihgwnz saek heugeq, hawq le bienq saek ndaem, baihlaj miz bwnyungz saek monggeq. Vasiq lumj liengj mbe hai 6～9 baez, faen nga, ganj va hung raez 5～9 lizmij; iemjva mbouj miz bwn roxnaeuz goek miz bwn noix lumj ndaundeiq, mak cug le bienq saek ndaem.

【Diegmaj】 Maj youq ndaw faex mbang diegndoi henz loh. Faenbouh youq Gvangjsih、Gvangjdungh、Yinznanz、Gveicouh daengj sengj gih.

【Gipyaeb gyagoeng】 Seizhah、seizcou yaeb mbaw, dak hawq bwhyungh roxnaeuz yungh ndip.

【Seizneix yenzgiu】 ① Ndaej dingz lwed：Ndaej doekdaemq sai lwed saeqiq doengsaw, coicaenh giz yagnaeuh hob. ② Doiq buzdauz giuzgin henjgim、buzdauz giuzgin saek hau gig minjganj, doiq luznungz ganjgin、sanghhanz ganjgin、naujmozyenz sanghgiuzgin、liciz ganjgin、siyenzgin、dacangz ganjgin cungdoh minjganj, doiq lengiuzgin、bienqhingz ganjgin minjganj noix.

【Singqfeih goengyungh】Feih loq manh、haemz，sug bingz. Dingz lwed siu yiemz，sanq gux siu foeg.

【Cujyau yw】Dungx yag，cibngeih cijcangz yag ok lwed，cingmwz saihoz gozgvangq ok lwed，dungx fazyenz，saihoz fazyenz，soujsuz le ok lwed，sieng rog ok lwed，ndaeng ok lwed，noh heuj ok lwed，naeng noh yag naeuh，log sieng，liuzganj，seiq ga caep liengz，dawzsaeg daiq lai.

【Yunghfap yunghliengh】15～50 gwz（yungh yw lai 2500 gwz），cienq raemx gwn.

【Ywbingh yungh daengz】

（1）Gak cungj ok lwed：Mbaw gorongfaenj 15～50 gwz，cienq raemx gwn；sieng rog ok lwed aeu mbaw muz baenz mba vanq bak sieng duk ndei.

（2）Yawhfuengz dwgliengz：Gorongfaenj（lojvahswjcuh）2500 gwz，didamjdouz 1000 gwz，mbaw mangjgoj 1000 gwz，go'ngaihlaux 1250 gwz，cwxlwgraz 1000 gwz，gosamnga 1000 gwz，cienq raemx gwn，moix ngoenz gwn 3 baez，lienz gwn 5 ngoenz.

（3）Siu doeg naeng noh caeuq nenhmoz：Raemxyw 100％ lojvah swjcuh ndaej yungh youq soujsuz conghbak gaxgonq mbangj giz siudoeg，ndaej dangq denjciuj、ciujcingh、sinhgezwjmez yungh.

174. Nyienghvamaeq

【Coh'wnq】Vahoengzcwx，byaekoen.

【Goekgaen】Goyw neix dwg daengx go nyienghvamaeq dwg doenghgo gut loih.

【Yienghceij goyw】Go'nywj maj lai bi，sang 25～50 lizmij，miz ganjgoenq banraih. Ganj miz lueng daengj，loq miz bwnyungz lumj seigyau. Mbaw doxcax ok，luenzbomj roxnaeuz luenbomj raez gwnz gaeb laj gvangq，raez 7～10 lizmij，gvangq 1.5～2.5 lizmij，byai du，henz miz nyaz dek，miz cim oen mbouj doxdoengz raez，song mbiengj cungj miz bwn'unq lumj seigyau. Foekva lumj gyaeuj ok gwnzdingj，mehboux mbouj doengz go；mbawgyaj lumj cung，duj vaboux raez 1.7～2 lizmij，duj vameh daih'iek raez 2.6 lizmij. Mak byom luenzbomj roxnaeuz luenzgyaeq raez，miz limq daengj，bwn gyaeuj lumj fwed. Geizva 5～6 nyied，geizmak 8 nyied.

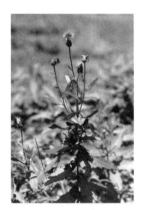

Nyienghvamaeq

【Diegmaj】Maj youq diegfwz、henz loh、gyangnaz、ndaw caznywj. Faenbouh youq Cungguek gak dieg.

【Gipyaeb gyagoeng】Seizhah、seizcou va caengz hai gaxgonq yaebsou daengx go，swiq cingh，dak hawq bwhyungh roxnaeuz yungh ndip.

【Seizneix yenzgiu】① Dingz lwed：Yungh 10％ ywraemx nyienghvamaeq guenq dungx nouiq，ndaej hawj ok lwed seizgan suk dinj yienhda. ② Gaj nengz：Ywcienq nyienghvamaeq doiq lengiuzgin、feiyenz lengiuzgin、bwzhouz ganjgin ndaej nyaenxhaed mbangj. Raemx yizcunz (1 : 3000) ndaej nyaenxhaed gezhwz ganjgin.

【Singqfeih goengyungh】Feih gam, sug liengz. Gaijhuj, dingz lwed, sanq gux.

【Cujyau yw】Gak cungj bingh ok lwed, vuengzbiuhingz conzyenjsing daep fazyenz, yizganh, mak fazyenz, lohnyouh gamjyiemj, dagietmuengx, bingh hezyazsang.

【Yunghfap yunghliengh】Rag nyienghvamaeq 10~15 gwz, cienq raemx gwn.

【Ywbingh yungh daengz】

(1) Rueg lwed, ndaeng lwed: Rag go'nyiengq、ragnyiengqvamaeq gak 30 gwz, raghazdaij 40 gwz, gogimzgungq 25 gwz, cienq raemx gwn, moix ngoenz 3 baez.

(2) Conzyenjsing daep fazyenz: Nyienghvamaeq 30 gwz, gohungh 15 gwz, lienzgyauq 20 gwz, naeng mauxdan 20 gwz, godumhvaiz 15 gwz. cienq raemx gwn, moix ngoenz 3 baez.

(3) Dawzsaeg daiq lai: Nyiengqvamaeq 60 gwz, namhndwcauq 15~20 gwz, cienq raemx gwn, moix ngoenz 3 baez.

175. Go'nyiengq

【Coh'wnq】Canghginhcauj, gooenbakvaiz.

【Goekgaen】Goyw neix dwg bouhfaenh gwnz namh caeuq rag go'nyiengq dwg doenghgo gut loih.

【Yienghceij goyw】Go'nywj maj lai bi, sang 0.2~1 mij. Rag baenz yup ok, lumj luenzcuenq, miz noh, mbiengj rog saek naezgeq, mwh ndip euj raek cix ndaej raen youz saek hoengzfeiz iemq okdaeuj, mbiengj raek saek hauhenj. Ganj daengjsoh, goek miz raiz daengj saeq miz bwnsei hau. Goek ok baenz caz mbaw, gwnz gvangq laj gaeb roxnaeuz lumj gyaeq dauqdingq gwnz gaeb laj

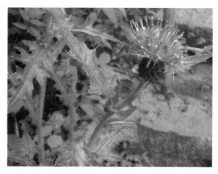

Go'nyiengq

gvangq, raez 15~30 liamij, limq dek laeg lumj fwed, henz miz nyaz, gyaeuj nyaz miz oen cim, baihgwnz saek heu, miz bwn sei mbang saek hau, gwnz megsai mbiengj laj miz bwn raez; mbaw gwnzganj doxcax ok, goek lumj sim lomx ganj. Foekva lumj gyaeuj ok gwnz dingj; mbawgyaj luenz giuz, miz bwn lumj seigyau, mbawgyaj 4~6 caengz, gwnz gaeb laj gvangq; cienzbouh dwg va song singq lumj doengz, saek aeuj. Makbyom raez lumj luenzbomj, bwn dingj lai caengz, mbouj doxdoengz raez, lumj bwn fwed. Geizva 5~7 nyied, geizmak 8 nyied.

【Diegmaj】Maj youq gyangndoi、henz loh caeuq diegfwz. Faenbouh youq daengzguek haujlai dieg cungj miz.

【Gipyaeb gyagoeng】Seizcin、seizdoeng vat rag, swiq cingh, dak hawq bwhyungh roxnaeuz yungh ndip; 6~8 nyied mwh hai va gvej aeu donh gwnz namh, dak hawq bwhyungh roxnaeuz yungh ndip.

【Seizneix yenzgiu】①Lwed giet lwed dingz：Raemx go'nyiengq ndaej hawj lwed giet seizgan、lwedgiet meizyenz seizgan suk dinj，lwed caem lai vaiq. Ceuj baenz danq le ok lwed caeuq giet lwed seizgan suk dinj yienhda. ② Fuengz bingyenzdij：Nyaenxhaed buzdauzgiuzgin henjgim haemq ak，nyaenxhaed luznungz ganjgin、bienqhingz ganjgin caeuq binghdoeg okcimj cungj dog yienhda. ③Doekdaemq hezyaz.

【Singqfeih goengyungh】Feih gam，sug liengz. Liengz lwed dingz lwed，sanq gux siu foeg.

【Cujyau yw】Rueg lwed，ae lwed，ndaeng lwed，nyouh lwed，swjgungh ok lwed，mansing saejgungz fazyenz，baez nong foeg doeg，mansing mak fazyenz，fubizdouyenz，hezyazsang，daep fazyenz.

【Yunghfap yunghliengh】Daengx go'nyiengq 9～15 gwz roxnaeuz rag 15～62 gwz，cienq raemx gwn.

【Ywbingh yungh daengz】

（1）Gak cungj bingh ndaw ok lwed：Go'nyiengq ndip 40 gwz，rag hazdaij ndip 30 gwz，godahau 20 gwz，nohcing 50～100 gwz，cienq raemx gwn，gwn dang gwn noh.

（2）Bwt boed nong：Rag go'nyiengq ndip 30 gwz，go'byaekvae ndip 50 gwz. Sien aeuq go'nyiengh 30 faencung，doeklaeng gya go'byaekvaeh caiq aeuq 10 faencung，moix ngoenz gwn 3 baez.

176. Vuengzging

【Coh'wnq】Hinghenjbwn，hinghenj.

【Goekgaen】Goyw neix dwg ganjgoenq gohinghenj dwg doenghgo hing loih.

【Yienghceij goyw】Go'nywj maj lai bi. Ganjgoenq miz lai aen lumj saeumwnz roxnaeuz lumj lwgfwngz faen nga，yiengh lumj hing，saek henjhoengz，mbiengj raek saek henjsien. Rag saeq raez，byai goenqrag bongz hung baenz lumj gyaeq roxnaeuz lumj fangjcuiz，mbiengj rog saek monggeq，mbiengj raek saek henjsien. 2 baiz mbaw，yiengh saeu luenzbomj raez，raez 20～40 lizmij，gvangq 6～15 lizmij，byai cugciemh soem，goek cugciemh gaeb，iet roengz laj baenz gaenz；gaenzmbaw raez daih'iek dwg mbaw dingz ndeu roxnaeuz haemq dinj，

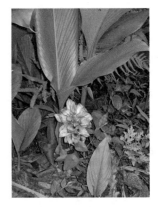

Vuengzging

mizseiz roxnaeuz geij diuz doxdoengz raez. Ganj va daj ndaw buengz did okdaeuj，vasiq lumj riengz luenzsaeu，raez 10～15 lizmij；mbawgyaj gvangq lumj gyaeq luenz，saek heumong，ndaw hamz geij duj va，mbaw gwnzdingj lumj gyaeq roxnaeuz lumj gyaeq gaeb，saek hoengzoiq，ndaw eiq mbouj miz va；iemjva saek hauheu，miz 3 diuz nyaz du；doengzva raez 1.5 lizmij、donh gwnz lumj vanlaeuh，giz hoz miz bwn'unq nanwt，

limq dek 3 limq, duj baihgwnz haemq hung, luenz raez, loq baenz yiengh, limq bak
luenz raez, euj gvaq rog, 3 limq luenz feuzdek, saek henj; henz ok simboux mbouj fat
lumj luenz gyaeq, raez loq caeuq limq dek dujva doxdoengz; goek ywgek simboux iet
roengz laj baenz fueng; fuengzlwg miz bwn baix. Makcehlai miz i, lumj giuz. Geizva
9~11 nyied.

【Diegmaj】 Go ndaem lai, gag maj noix. Faenbouh youq Gvangjsih、Swconh、
Gvangjdungh、Yinznanz、Gveicouh、Fuzgen、Daizvanh、Sanjsih.

【Gipyaeb gyagoeng】 Seizdoeng roxnaeuz haicin vat goenqrag, vit gij rag saeq swiq
cengh, cawj roxnaeuz naengj daengz cug daengz sim, dak hawq bwhyungh.

【Seizneix yenzgiu】 ① Fuengz sim lwed noix. ② Hoh daep: Hoh sibauh daep,
caemhcaiq sawj guzcaujconjanhmeizciz swngsang、guzbingjconjanhmeizciz doekdaemq.
③Fuengz baenz baez, fuengz aiswhbing. ④ Loih mbei, siuyiemz, gaj nengz: Ndaej
nyaenxhaed gincuh ndaw danjnangzyenz, hoeng gyanghvangzsu cij doiq buzdauzgiuzgin
henjgim miz yungh, gij youzveihfaz doiq lai cungj cinhgin cungj ndaej nyaenxhaed; yw
raemx ndaej hawj nou iq dajcim binghdoeg lix engq nanz.

【Singqfeih goengyungh】 Feih manh、haemz, sug raeuj. Heiq byaij gux siu, doeng
meg dingz in.

【Cujyau yw】 Dwgliengz gen mbaq in, hwet gumq indot, aek dungx bongz in,
dawzsaeg mbouj lumj baeznaengz, dawzsaeg daeuj in, dwk laemx deng sieng, gux lwed
foeg in.

【Yunghfap yunghliengh】 3~10 gwz, cienq raemx gwn.

【Ywbingh yungh daengz】

（1）Dwgliengz genmbaq in: Vuengzging 9 gwz, gyanghhoz 10 gwz, fuengzfung 10
gwz, gofunghlwed 20 gwz, cienq raemx gwn, moix ngoenz 3 baez.

（2）Dwk laemx deng sieng, gux lwed foeg in: Vuengzging 10 gwz, gobyaekyaed
30 gwz, itheij dub yungz, gya laeuj oep rog giz sieng.

（3）Dawzsaeg mbouj lumj baeznaengz, dawzsaeg daeuj in: Vuengzging 10 gwz,
gocid 12 gwz, cienq raemx gwn, moix ngoenz 3 baez.

177. Cehdauz

【Coh'wnq】 Cehdauzhung, cehvadauzbwn.

【Goekgaen】 Goyw neix dwg ceh caeuq ganj、mbaw godauz roxnaeuz godauzndoi
dwg doenghgo siengzveiz loih.

【Yienghceij goyw】 Gofaex iq loenq mbaw. Mbaw doxcax ok, luenzbomj gwnz gaeb
laj gvangq, raez 8~15 lizmij, gvangq 2~3.5 lizmij, byai cugciemh soem, henz miz
nyazgawq. Va ok duj dog, mbaw hai gonq, iemj 5 limq, baihrog miz bwn; 5 limq va,
saek hoengzoiq, saek hau noix; simboux lai, dinj gvaq limqva; mbaw mbouj fat 1
caengz, 2 caengz noix, miz bwn. Ngveihmak ca mbouj lai lumj giuz, miz lueng, miz

bwnyungz, mbouj dek. Mbiengj rog miz diuz lueng caeuq conghrongz mbouj cingjcaez. Ceh 1 naed. Geizva 4 nyied, geizmak 5～9 nyied.

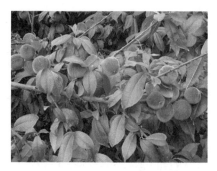

Cehdauz

【Diegmaj】 Maj youq gwnz ndoi、gwnz ndoi lueg bya, gak dieg cungj miz ndaem. Faenbouh youq Gvangjsih、Gvangjdungh、Liuzningz、Hozbwz、Sanhdungh、Swconh daengj dieg.

【Gipyaeb gyagoeng】 Seizhah、seizcou soucomz cehdauz, cuengq geij ndwn le vit byak aeu ceh (couhdwg cehdauz), dak hawq, yungh ndip roxnaeuz ceuj yungh.

【Singqfeih goengyungh】 Feih haemz、gam, sug bingz. Lwed byaij sanq gux, nyinh saej raeuz saej, doeng haex.

【Cujyau yw】 Lwed cwk dawzsaeg mbouj daeuj, seng lwg le raemxlwed ok mbouj seuq, saejgungz fazyenz, dwk laemx deng sieng, naujcindang houyizcwng, haexgeng, fungheiq hohndok in, baezhangx, ok cimj, yinhdau dizcungz.

【Yunghfap yunghliengh】 Cehdauz 4.5～9 gwz, cienq raemx gwn.

【Ywbingh yungh daengz】

(1) Lwed cwk dawzsaeg mbouj daeuj: Cehdauz 9 gwz, vahoengz 9 gwz, danhsinh 15 gwz, godauqroed 12 gwz, cienq raemx gwn, moix ngoenz 3 baez.

(2) Seng lwg le lwed raemx ok mbouj seuq: Cehdauz 4.5 gwz, vahoengz 6 gwz, danhsinh 12 gwz, samvengqlueg 12 gwz, conhyungh 3 gwz, gosoemjseuh 9 gwz, cienq raemx gwn, moix ngoenz 3 baez.

(3) Haex geng: Cehdauz 9 gwz, cehlwgrazbag 15 gwz, cehyilij 12 gwz, cienq raemx gwn, moix ngoenz 2 baez.

178. Gomehnaeuh

【Coh'wnq】 Fungzngozsuz, hingbya.

【 Goekgaen 】 Goyw neix dwg ganjgoenq gomehnaeuh dwg doenghgo hing loih.

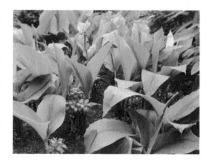

Gomehnaeuh

【Yienghceij goyw】 Go'nywj maj lai bi, daengx go ngaeuz rongh mbouj miz bwn. Ganjgoenq luenzgyaeq roxnaeuz saeumwnz, mbiengj henz miz faen nga maj vang lumj saeumwnz, miz heiq homgwd, cungqgyang mbiengj raek saek ooiq, doeklaeng bienq saek ndaem, ndigah heuhguh "hingsimndaem". Rag saeq raez, gyaeuj byai bongzhung baenz ndaek lumj gyaeq. 2 baiz mbaw, luenzbomj raez roxnaeuz lumj gyaeq gwnz gaeb laj gvangq, raez 25～60 lizmij, gvangq 10～15 lizmij, sai cungqgyang mbaw miz 1 diuz raiz saek aeuj cingx ndeu;

gaenzmbaw raez gvaq mbaw, riengh daengz laj baenz buengz, rwz mbaw iq. Ganj va daj ganj rag fat ok, ciengzseiz sien ok mbaw, vasiq lumj riengz luenzsaeu, daihgaiq raez 15 lizmij; mbawgyaj lai, luenzgyaeq, saek hauheu, byai iet bingz, loq hoengz, ndaw lajeiq miz va, gwnzdingj mbawgyaj saek hoengz rongh, ndaw lajeiq mbouj miz va; iemj va saek hau, miz 3 limq nyaz du, raez dwg dujva dingz ndeu; dujva lumj vanlaeuh, dek 3 limq, baihgwnz limq ndeu haemq hung, byai loq lumj aen daeh, saek henj; limq bak luenz; saek henjoiq, byai dek 3 limq luenz feuz, byai limq dek cungqgyang loq mbanq; yw gek giz goek miz song nga. Makcehlai lumj gyaeq sam gak. Ceh luenz raez, miz naeng ceh gyaj. Geizva 3~5 nyied.

【Diegmaj】 Gomehnaeuh cujyau ok youq Gvangjsih、Swconh. Cezgyangh ok ganjgoenq vwnhyiginh maj youq sibgvenq heuh "vwnhngozsuz", dawz gij ganjgoenq iq bihaenx ndaem ok heuhguh "goenqgomehnaeuh".

【Gipyaeb gyagoeng】 Seizcou vat aeu ganjgoenq, vit bae ragmumh, swiq cingh, naengj roxnaeuz cawj cug daengz sim, dak hawq bwhyungh.

【Seizneix yenzgiu】 ①Fuengz ngamz. ②Fuengz lwedsaek: Youz gomehnaeuh caeuq cunz ywraemx caemdingh cungj ndaej fuengz ADP caeuq sinsangsensu yinx hezsiujbanj doxcomz, ndaej fuengz lwedsaek, gaijndei hezculiuzbensing caeuq gaijndei veizsinzvanz. ③Fuengz binghdoeg, fuengz fazyenz. ④Fuengz mizndang caeux.

【Singqfeih goengyungh】 Feih haemz、manh、saep, sug raeuj. Lwed byaij meg doeng, siu dungxraeng.

【Cujyau yw】 Lwed gux dungxin, daep mamx foeg hung, lwed gux dawzsaeg mbouj daeuj, dwk laemx deng sieng indoet, dungxraeng、aek dungx bongz in, gunghgingj siengyag, swjgunghgingjaiz. Doiq yw swjgunghgingjaiz mwhcaeux yiengh byaekva yaugoj haemq ndei.

【Yunghfap yunghliengh】 Gomehnaeuh 4.5~9 gwz, cienq raemx gwn. Mehmizndang geih gwn.

【Ywbingh yungh daengz】

(1) Aekdungx bongz in: Gomehnaeuh 9 gwz, moegyieng 6 gwz, gdwgbaenq 4 gwz, cienq raemx gwn, moix ngoenz 3 baez.

(2) Swjgunghgingjaiz: Yw gomehnaeuh dajcim moix baez 2~4 hauzswngh, dajcim mbangj giz in, moix ngoenz 1 baez.

179. Gomaenzbyaj

【Coh'wnq】 Yizlingzswj, gomaenzbyaj.

【Goekgaen】 Goyw neix dwg ndaek ganjgoenq gomaenzbyaj dwg doenghgo vaizsanh loih.

【Yienghceij goyw】 Gogaeu lumj nywj maj lai bi. Ganj biz hung, luenz gyaeq, naeng rog saek ndaemmyox, miz rag, mumh lai. Ganj baenq swix, saek heuoiq, loq daiq saek hoengzaeuj. Mbaw doxcax ok, yiengh sim gvangq lumj gyaeq, raez 7～22 lizmij, gvangq 7～18 lizmij, byai soemsat, daengx mbaw caezcingj roxnaeuz baenz yiengh loq lumj raemxlangh, goek ok sai 7～9 diuz, laj mbaw miz yiengh giuz saek cazaeuj roxnaeuz nyez oiq luenzgyaeq. Va singq dog, meh boux mbouj doengz go, vasiq lumj riengz duengq doxroengz; va henj saek henjheu, va miz 6 limq; vaboux miz simboux 6 aen, vameh miz 6 aen simmeh mbouj fat, fuengzlwg youq laj, 3 aen, gyaeujsaeu dek 2 limq caiq faen nga daihngeih baez. Makcehlai luenzraez, ut doxdauq, lumj fwed luenzfueng, mwh cug saek henjnywj, mbiengj rog miz

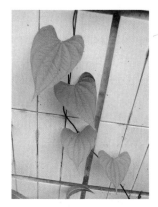

Gomaenzbyaj

diemj raiz saekaeuj nanwt. Ceh lumj gyaeq, nem ok youq gwnz dingj fuengz mak, mbiengj ndeu miz fwed. Geizva 7～10 nyied, geizmak 8～11 nyied.

【Diegmaj】 Maj youq henz luegdah、ndaw lueg lueng raemh roxnaeuz henz ndoeng faexcab, miz vunz ndaem. Faenbouh youq Cungguek dieg vazdungh、dieg cungnamz、dieg saenamz caeuq Hoznanz daengj dieg.

【Gipyaeb gyagoeng】 Seizcou yaeb vat ganjgoenq, vit rag mumh, swiq cingh, ronq limq dak hawq. Go ndaem dang bi ndaej sou, iq louz guh ceh, hung guh yw.

【Seizneix yenzgiu】 Ndaej nyaenxhaed baeznoh nouiq S180, youz cehvangzduz doiq swjgunghgingjaiz U14 nouiq ndaej nyaenxhaed.

【Singqfeih goengyungh】 Feih haemz, sug bingz. Gaij doeghuj, liengz lwed siu ndo.

【Cujyau yw】 Hozai foeg hung, binghhozai、hozai、rueg lwed、cihgi'gvanj ae'ngab、bwzyizgwz、ngwz nengz haeb sieng, baez nong foeg doeg.

【Yunghfap yunghliengh】 Gomaenzbyaj 9～15 gwz, cienq raemx gwn roxnaeuz cimq laeuj gwn.

【Ywbingh yungh daengz】

(1) Binghhozai: Maenzbyaj 9 gwz, gocid 10 gwz, cienq raemx gwn, moix ngoenz 3 baez.

(2) Cihgi'gvanj ae'ngab: Maenzbyaj 3～6 gwz, muz baenz mba, gya binghdangz roxnaeuz dangzrwi habliengh, aeu raemxgoenj heuz yinz, gek raemx aeuq gwn.

180. Goganggaeu

【Coh'wnq】 Gorwznou, gouhwzcaz mbawsaeq.

【Goekgaen】 Goyw neix dwg ganjgoenq goganggaeu dwg doenghgo sujlij loih.

【Yienghceij goyw】 Goyw neix dwg nye oiq lumj gaeu saek aeujoiq, lwenqrongh, miz bwn. Mbaw lumj ceij, doxcax ok, raez 5～20 hauzmij, gvangq 3～12 hauzmij, byai miz aen doed soem iq. Goek lumj dingdok roxnaeuz du, sai henz 5～6 doiq, cingx, henz daengx mbaw caezcingj, gaenzmbaw raez 3 hauzmij, seizcou hai va hau, dwg vasiq luenzcuenq ok gwnzdingj. Ngveih mak iq, yiengh gyaeq raez, mwh cug saek aeuj ndaem.

【Diegmaj】 Maj youq ndaw cazfaex gwnzndoi、 gyangndoi、 henzloh、 ndaw lueg. Faenbouh youq Gvangjsih、 Gvangjdungh、 Fuzgen、 Daizvanh daengj sengj gih.

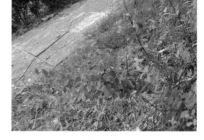

Goganggaeu

【Gipyaeb gyagoeng】 Daengx bi ndaej yaeb goenq, swiq cingh ronq limq, dak hawq bwhyungh.

【Seizneix yenzgiu】 Ndaej gaj mied buzdauzgiuzgin henjgim, doiq dacangz ganjgin、luznungz ganjgin caemh ndaej nyaenxhaed.

【Singqfeih goengyungh】 Feih cit saep, sug bingz. Sanq goemz dingz in, dingz lwed, siu cwk.

【Cujyau yw】 Feigezhwz ae lwed, vuengzbiuhingz daep fazyenz, bingh yagnaeuh ok lwed, sieng ndaw ok lwed, dwk laemx deng sieng, dungxin, gyaeujdot, raemx foeg in, baez nong foeg doeg, feiz log sieng, cihgi'gvanjyenz.

【Yunghfap yunghliengh】 Goenq 50～100 gwz roxnaeuz daengx go 50～100 gwz, cienq raemx gwn.

【Ywbingh yungh daengz】

（1） Feigezhwz ae lwed: Goganggaeu 50 gwz, begsaed 15 gwz, bwzhoz 15 gwz, cehdauz 6 gwz, raghazdaij 9 gwz, cienq raemx gwn, moix ngoenz 3 baez.

（2） Mansing gi'gvanjyenz: Goganggaeu 100 gwz, cienq raemx noengz baenz dangzniu 100 hauzswngh, moix ngoenz fuk ndeu, faen baenz 3 baez gwn. Lienz gwn 15 ngoenz guh aen liuzcwngz ndeu.

（3） Naujcindang: ①Goganggaeu 75 gwz, gaeungaeu 15 gwz, bwzcij 15 gwz. ② Goganggaeu 75 gwz, gobuqdeih、gocaengloj、gogaeulwed、gosamaz、gosamnga、gocaetdoq gak 15 gwz. Cienq raemx gwn, moix ngoenz 3 baez. Sien gwn fueng daih'it aen liuzcwngz ndeu, doeklaeng gwn fueng daihngeih song aen liuzcwngz ndeu.

181. Godahau

【Coh'wnq】 Hozbauhyez、bwzhozdwngz、bwzbeiswhcouz.

【Goekgaen】 Goyw neix dwg gij rag、ganj、mbaw godahau dwg doenghgo senzvah.

【Yienghceij goyw】 Gogaeu goenjgeuj maj lai bi. Mbaw dog doxcax ok, luenzbomj roxnaeuz lumj gyaeq luenz, raez 6～10 lizmij, gvangq 5～8 lizmij, henz miz nyaz mbang lumj raemxlangh, baihlaeng miz bwnyungz saek ngaenzhau, mbaw cocat, miz raiz nyaeuq, gaenzmbaw raez 4～6 lizmij. Foekva comz lumj liengj, va saek hau. Mak lumj giuz, seiz cug saek hoengz, deng iemj mbouj loenq bau dwk.

【Diegmaj】 Maj youq henz loh、diegfwz、ndaw cazfaex, henz faex giz dieg coh daengngoenz. Faenbouh youq Gvangjsih、Gvangjdungh、Haijnanz、Yinznanz daengj dieg.

【Gipyaeb gyagoeng】Daengx bi cungj daej gip sou，rag ronq limq dak hawq bwhyungh.

【Singqfeih goengyungh】Feih loq haemz、gam，sug bingz. Dingz lwed maj noh，doeng nyinz doeng sai.

【Cujyau yw】Sieng ndaw ok lwed，lwed boed，bwzdai mbouj doengz bingzciengz，dwk laemx deng sieng，megsai mbouj doeng，swjgungh duengq roengz，lwed gux foeg in，mak in foegfouz，daep geng foegraemx.

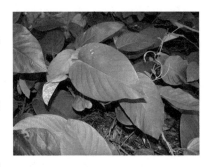

Godahau

【Yunghfap yunghliengh】Daengx go 50～100 gwz，cienq raemx gwn. Ndaej cung laeuj gwn.

【Ywbingh yungh daengz】

（1）Sieng ndaw ok lwed：Daengx go godahau 50～150 gwz，cienq raemx gwn.

（2）Meg sai mbouj doeng：Daengx go godahau 50～150 gwz，goraeu 20 gwz，cienq raemx cung laeuj gwn.

（3）Swjgungh duiq roengz：Rag godahau 15 gwz，rag gosen 10 gwz，saej moulaux 30 lizmij. Dawz gij yw cuengq haeuj ndaw saej mou，aeu mae cug ndaet song gyaeuj，cawj gij saejmou gwn，moix ngoenz baez deu.

182. Ngaihmwnj

【Coh'wnq】Gihmujcauj、gunhcauj、yizmujai、cunghveiswj.

【Goekgaen】Goyw neix dwg daengx go ngaihmwnj dwg doenghgo lumj vengq bak.

【Yienghceij goyw】Go'nywj maj bi ndeu roxnaeuz song bi，sang 0.6～1.8 mij. Ganj seiq fueng，miz bwnco baiq doxdauq. Mbaw ok giz goek ca mbouj lai luenz，miz gaenz raez，henz mbaw miz 5～9 limq dek feuz；mbaw cungqgyang lumj fwngz 3 limq dek laeg，limq dek luenz fueng；mbaw gwnz vasiq baenz diuz roxnaeuz lumj diuz gwnz gaeb laj gvangq，daengx mbaw caezcingj roxnaeuz miz nyazmbang，limq dek ceiq iq gvangq youq 3 hauzmij doxhwnj；song mbiengj mbaw miz bwn'unq. Vasiq lumj gvaengx liengj youq laj mbaw ok；iemjva 3 nyaz，song nyaz gonq doxnem；dujva hoengz roxnaeuz hoengzmaeq，raez 1～1.2

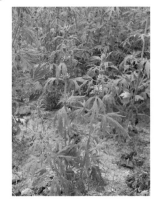

Ngaihmwnj

lizmij，ndaw doengz miz gvaengx bwn，limqva lumj song vengq bak，vengq gwnz caeuq vengq laj ca mbouj lai doxdoengz raez；sim boux 4 aen，fuengzlwg song aen raez song aen dinj dek 4 limq，saeuva youq lajdaej fuengzlwg. Mak genq iq saek ndaem，sam limq. Geizva 6～8 nyied，geizmak 7～9 nyied.

【Diegmaj】Maj youq rogndoi diegfwz、henz loh、haenz naz、diegnywj gwnz ndoi、henz dah. Faenbouh youq daengx guek gak dieg.

【Gipyaeb gyagoeng】4 nyied gip sou nye oiq，heuh ngaihmwnj lwg；6～8 nyied geiz hai va gaxgonq caeuq 9～10 nyied seiz mak cug gip gvej bouhfaen gwnz namh，dak hawq bwhyungh. ceh mak heuh cehngaihmwnj.

【Seizneix yenzgiu】①Gikrengz swjgungh. ②Rengz sim，doiqgangq aen sim lwed noix，doekdaemq hezyaz，gaijndei veisinzvanz. ③Gaj nengz：Ywraemx cimq youq ndaw si'gvanj ndaej mbouj doengz cingzdoh nyaenxhaed hijlanz vangzsenjgin、siujyazbau senjgin lumj bwnyiengz、senjgin naeng rog hoengz、singhhingz nuzgajgin caeuq naengnoh cinhgin.

【Singqfeih goengyungh】Feih manh、haemz，sug loq nit. Doeng lwed sanq gux，doeng raemx siu foeg.

【Cujyau yw】Dawzsaeg mbouj swnh，seiz dawzsaeg yaek daeuj dungx rem dungx in，seng lwg le lwed ok mbouj seuq dungx in，hezyazsang，mak in foeg raengz，fungheiq hohndok in.

【Yunghfap yunghliengh】Ngaihmwnj 9～31 gwz，cienq raemx gwn.

【Ywbingh yungh daengz】

(1) Dawzsaeg mbouj swnh：Ngaihmwnj 20 gwz，gocid 10 gwz，danhsinh 9 gwz，bwzcij 9 gwz，govuengzngoh 15 gwz，cienq raemx gwn，moix ngoenz 3 baez.

(2) Hezyazsang：Ngaihmwnj 15 gwz，vangzcinz 6 gwz，nyayazgyae 15 gwz，gaeungaeu 10 gwz，cienq raemx gwn，moix ngoenz 3 baez.

(3) Fungheiq hohndok in：Ngaihmwnj 31 gwz，ngaeuxbya 50 gwz，cienq raemx gwn，moix ngoenz 3 baez.

183. Go'gyauz

【Coh'wnq】Gyaj gogveiq，makhoengzgoj，go'gveiq hom，dezmencienghginh.

【Goekgaen】Goyw neix dwg gij naeng rag caeuq mba sendij go'gyauz dwg doenghgo fungbajaek loih.

【Yienghceij　goyw】Cazfaex　ciengzseiz　heu roxnaeuz gofaex iq，sang 3～6 mij，nye iq，mbaw oiq，vasiq cungj miz bwn'unq hoengzgeq. Mbaw doxcax ok，lumj gyaeq luenz fueng，raez 6～15 lizmij，gvangq 3～6 lizmij，daengx mbaw caezcingj roxnaeuz miz nyazgawq，gaenh giz goek miz sendij hoengz 2 aen，baihlaeng nem miz mba hau，miz bwn lumj

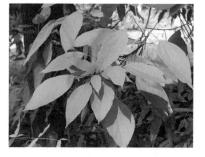

Go'gyauz

ndaudeiq caeuq sendij hoengz sanq ok，goek ok 3 deuz sai，ronghcingx. Vasiq hung，ok youq gwnz dingj nye roxnaeuz nye donh gwnz，miz lai duj va，seiz hah hai va. Makcehlai sam limq lumj giuz，cizging 6～8 hauzmij，sendij baenz ceh saek hoengz nanwt，seizcou cug.

【Diegmaj】 Maj youq diegfwz、laj faex ndawlueg、henz haenznaz daengj. Faenbouh youq Gvangjsih、Yinznanz、Gveicouh、Huznanz daengj dieg.

【Gipyaeb gyagoeng】 Daengx bi ndaej yaeb mbaw、rag，yungh ndip roxnaeuz dak hawq bwhyungh.

【Seizneix yenzgiu】 Boux canghyw doenghduz aeu daeuj guh yw gaj deh. Gij cunz aen mak lienh okdaeuj youq rog ndang、ndaw ndang ndaej gaj diuzcungz，doiq gizcungz (lumj nengzhing、ganhben gizcungz、daben gizcungz、sanghgyangh gizcungz daengj) caemh miz yungh，hoeng doiq sencungz (lumj duzdeh) cix mbouj miz yungh.

【Singqfeih goengyungh】 Mbaw：Feih loq saep，sug bingz，miz di doeg. Dingz lwed，maj noh，gaij huj leih mbaeq.

【Cujyau yw】 Sieng rog ok lwed，baez naeuh nanz mbouj hob，mansing ganhyenz，fungheiq，dungx duiq doxroengz，swjgungh duiq doxroengz、saej rod，binghnauzcungz，binghdiuzcungz，okleih，conghhoz foeg in.

【Yunghfap yunghliengh】 Rag 15～25 gwz，cienq raemx gwn；mba sendij 3.5 gwz，guh baenz naed gwn.

【Ywbingh yungh daengz】

(1) Gizsing、mansing okleih：Rag go'gyauz 15～25 gwz，cienq raemx gwn，moix ngoenz 3 baez.

(2) Dungx duiq doxroengz，swjgungh duiq doxroengz：Naeng rag go'gyauz 25 gwz，dangjsinh 25 gwz，vangzgiz 15 gwz、cik ga mou ndeu. Cienq raemx buenq diemjcung，gwn dang caeuq noh gamou，moix ngoenz 2 baez.

184. Mbaw coengzbek

【Coh'wnq】 Coengzbej、mbawbek、mbawcoengz.

【Goekgaen】 Goyw neix dwg gij nye、mbaw caeuq naeng gocoengzbek dwg doenghgo bek loih.

【Yienghceij goyw】 Gofaex ciengzseiz heu，sang daengz 20 mij. Naeng faex mbang，saek monggeq，dek baenz diuz raez；faennye lai，nye iq bej bingz，baiz baenz mbiengj bingz ndeu，iet soh. Mbaw lumj gyaep doxdoiq ok，doiq cingqmienh bingzciengz bej bingz，ciengzseiz miz diemj sienq，mbiengj henz lumj ndoklungz，goeb youq gwnz mbaw cingqmienh，meh

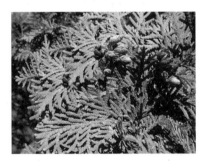

Mbaw coengzbek

boux doengz go，lumj giuz maj youq dingj nye dinj bigonq. Mak giuz lumj gyaeq luenzbomj，seiz ngamq ok saek heu，miz noh，miz mba hau，cug le saek hoengzgeq，lumj faex，mbe hai，gyaep ceh 4 doiq，bej bingz，gaenh byai miz gyaeuj soem van doxroengz，gyaep ceh cungqgyang gak miz ceh 1～2 naed，ceh mbouj miz fwed roxnaeuz miz diuz limq. Geizva 4～5 nyied，geizmak 10～11 nyied.

【Diegmaj】 Maj youq gwnz ndoi，Cungguek gag dieg cungj miz，miz vunz ndaem. Faenbouh youq daengx guek gag dieg.

【Gipyaeb gyagoeng】 Daengx bi ndaej yaeb，youq laj raemh dak hawq bwhyungh roxnaeuz yungh ndip.

【Seizneix yenzgiu】 ① Gaj nengz：Ndaej nyaenxhaed buzdauzgiuzgin henjgim、gajdah giuzgin、Sungsi okleih ganjgin、sanghhanz ganjgin、dacangz ganjgin. ②Dingz ae cawz myaiz.

【Singqfeih goengyungh】 Feih haemz、saep，sug loq nit. Liengz lwed，dingz lwed，doeng bwt dingz ae.

【Cujyau yw】 Byoem loenq，mansing gi'gvanyenz，dungx saej ok lwed，swjgungh ok lwed，ndaeng ok lwed，ok lwed nyouh，baez doeg ok nong，baezhangx ok lwed，sieng rog ok lwed.

【Yunghfap yunghliengh】 Mbaw coengzbek 6～12 gwz，cienq raemx gwn.

【Ywbingh yungh daengz】

（1）Byoem loenq：Mbaw coengzbek 200 gwz，danghvei 100 gwz，gangq hawq itheij muz mienz，raemx heuz guh naed，moix naed 9 gwz，aeu raemx gyu cit soengq gwn，moix ngoenz baez deu.

（2）Bouxlaux mansing gi'gvanyenz：Ceh mbawcoengzbek fuzfangh，moix baez 6 ceh，moix ngoenz gwn 3 baez，10 ngoenz dwg aen liuzcwngz ndeu.

（3）Baezhangx ok lwed：Mbaw coengzbek（danq）12 gwz，mbaw ngaeux 9 gwz，gocwxien 9 gwz，gomijrek 15 gwz，cienq raemx gwn，moix ngoenz 3 baez.

185. Valingzsiuh

【Coh'wnq】 Swjveih，cungdauqdingq，sangsulungz.

【Goekgaen】 Goyw neix dwg gij va caeuq rag valingzsiuh dwg doenghgo swjveih.

【Yienghceij goyw】 Gogaeu banraih lumj faex loenq mbaw，raez daengz 10 mij，banraih daengz gizlawz couh ok rag. Lai mbaw soq gig lumj fwed doxdoiq ok；mbaw iq 7 ～ 9 mbaw，mbaw iq gwnzdingj haemq hung，lumj gyaeq daengz lumj gyaeq gwnz gaeb laj gvangq，goek mbouj doiqcingq，mbaw henz miz nyazgawq，song

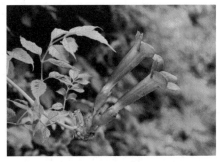

Valingzsiuh

mbiengj ngaeuz mbouj miz bwn，seizhah hai va，youz sam nga vasiq lumj liengj comz baenz foekva lumj cuenq ok youq gwnzdingj，va mbang；iemjva 5 mbaw dek daengz cungqgyang，limq dek gwnz gaeb laj gvangq，loq vangoz，mbiengj rog miz 5 diuz daengj doed hwnj；dujva hung，cizging daih'iek 7 lizmij，yiengh cung lumj vanlaeuh，saek

235

hoengzsien, sim boux 4 aen, vangoz, 2 aen raez 2 aen dinj, ywva lumj cih goq doxnem ok; fuengzlwg lumj gyaeq luenz. Makcehlai saeq raez, byai du, fuengzlwg miz gaenz. Song gyaeuj ceh miz fwed hung cix mbang.

【Diegmaj】 Maj youq gwnzndoi、henz loh、henz mieng, banraih youq gizyawz gwnz faex, bingzciengz lai dwg vunz ndaem. Faenbouh youq rangh Cangzgyang daengz rangh vazbwz gak sengj gih.

【Gipyaeb gyagoeng】 6~8 nyied gip sou dujva caengz hai liux haenx ceiq ndei, gienj ngoenz rongh mbaet va, dak hawq roxnaeuz aeu feiz iq hangq hawq bwhyungh; seizhah、 seizcou gip rag, swiq cingh ronq donh, dak hawq bwhyungh.

【Seizneix yenzgiu】 Ndaej gaj nengz, gij raemx cienq valingzsiuh 50% ndaej nyaenxhaed Fuzsi okleih ganjgin caeuq sanghhanz ganjgin.

【Singqfeih goengyungh】 Va: Feih soemj, sug loq nit. Doeng lwed, doeng sai, cawz heiq. Rag: Feih haemz, sug liengz. Doeng lwed siu gux, gaij doeg siu foeg.

【Cujyau yw】 Dawzsaeg mbouj swnh, dawzsaeg mbouj daeuj, dungxrem dungxin, bwzdai mbouj doengz bingzciengz, hwnj nwnj humzndaenq, fungheiq mazin, dwk laemx deng sieng, ndok raek, gyoeg, dungx saej in gaenjgip.

【Yunghfap yunghliengh】 3~9 gwz va roxnaeuz 9~50 gwz rag, cienq raemx gwn. Yungh rog habliengh, dub yungz oep rog giz in.

【Ywbingh yungh daengz】

（1）Dawzsaeg mbouj swnh: Valingzsiuh 9 gwz, vamaedlaeh 9 gwz, ngaihmwnj 15 gwz, danhsinh 15 gwz, vahoengz 6 gwz, cienq raemx gwn, moix ngoenz 3 baez.

（2）Dungx saej in gaenjgip: Rag valingzsiuh 50 gwz, hing 2 limq, cienq raemx gwn, moix ngoenz 3 baez.

（3）Dwk laemx deng sieng: Rag valingzsiuh、gociepndok iq、gocijcwz gak habliengh, dub yungz oep rog giz sieng.

186. Gooenciq

【Coh'wnq】 Veihcih, vangzlungzduigwz.

【Goekgaen】 Goyw neix dwg gij rag ganj gooenciq dwg doenghgo sangh loih.

【 Yienghceij goyw 】 Cazfaex miz oen ciengzseiz heu, daengx go miz mok hau. Naeng rag caengz ceiq rog saek ndaemgeq, caengz ndaw saek henj, baenz caengz bok loenq, rag mbiengj gat vang saek naezgeq roxnaeuz hoengzoiq. Diuz nye monggeq, byai oen loq vangoz roxnaeuz daengjsoh. Mbaw lumj gyaeq roxnaeuz lumj

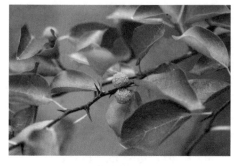

Gooenciq

gyaeq luenzbomj, song mbiengj mbouj miz bwn, gwnz mbaw rongh, daengx mbaw caezcingj. Foekva boux youq laj mbaw ok. Makdoxcomz lumj giuz, raemx lai, baihrog miz lumj aen baez, seiz cug saek henj, feih diemz ndaej gwn.

【Diegmaj】 Maj youq henz mbanj、henz faex henz loh roxnaeuz gwnz bya. Faenbouh youq Cungguek cungnamz、Cangzgyang baihnamz、mbiengj baihsae gag dieg.

【Gipyaeb gyagoeng】 Daengx bi ndaej gip rag、mbaw, swiq cengh ronq yungz yungh ndip roxnaeuz dak hawq bwhyungh.

【Singqfeih goengyungh】 Feih cit, sug loq liengz. Doeng lwed cawz heiq, soeng nyinz byaij meg.

【Cujyau yw】 Dwk laemx niuj sieng, fungheiq hwet ga in, ae'nyeq, dawzsaeg mbouj daeuj, vuengzbiu, baez doeg ok nong.

【Yunghfap yunghliengh】 Rag gooenciq 15～50 gwz, cienq raemx gwn. Mehmiz ndang siujsim gwn.

【Ywbingh yungh daengz】

(1) Ae'nyeq: Gooenciq 20 gwz, gaeugawq 20 gwz, goliengjdaemq 20 gwz, gamcauj 5 gwz, bwzhoz 15 gwz, cienq raemx gwn.

(2) Dawzsaeg mbouj daeuj: Gooenciq 15 gwz, goraeu 20 gwz, gogaeulwed 20 gwz, gocid 20 gwz, cienq raemx gwn, moix ngoenz 3 baez.

Linghvaih haeujsim: Caeuq goyw neix doxdoengz miz go faexci, mbaw de lumj gyaeq roxnaeuz gyaeq ndauqdingq, daengx mbaw caezcingj roxnaeuz dek 3 mbaw, seiz iq song mbiengj miz bwn, gwnz mbaw mbouj rongh, mak loq iq, cizging daih'iek 2.5 lizmij.

187. Makyouzcah

【Coh'wnq】 Gvayouz, gvayouzndaem.

【Goekgaen】 Goyw neix dwg gij naeng mak、ceh makyouzcah dwg doenghgo gyoh loih.

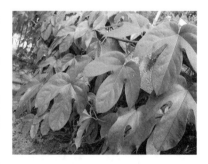

Makyouzcah

【Yienghceij goyw】 Gogaeu lumj faex, raez daengz 10 mij, faen nye lai, miz limq caeuq mumh gienj. Mbaw dog doxcax ok, lumj ceij roxnaeuz lumj ceij ndangj, luenz lumj gyaeq gvangq daengz ca mbouj lai lumj luenz, raez 15～30 lizmij, gvangq 16～32 lizmij, dek 3～5 limq laeg, giz goek lumj mbiengj cied daengz lumj sim; byai limq dek raez gaeb cugciemh soem roxnaeuz sawqmwh gaeb cij cugciemh soem, daengx mbaw caezcingj. 4～5 nyied hai va, singqdog, meh boux mbouj doengz go; vaboux baenz foekva hung lumj liengj, youz lai duj va cob baenz; vameh duj dog maj youq laj mbaw; iemj lumj doengz, raez 5～8 lizmij, dek 5 limq feuz; dujva lumj cung, saek henj, gig hung, dek 5 limq laeg, henz limqdek dek saeq lumj sei, lumj baenqluzsae gienjgoz, boeb roengz. Mak hung, seizcou cug, lumj giuz bej, noh mak ndangj. Miz 5～6 ceh, cizging daih'iek 5 lizmij, ndangj, miz youz lai.

【Diegmaj】 Maj youq ndawlueg、faexmbang caeuq ndaw cazfaex, banhraih youq gwnz faex, miz vunz ndaem. Faenbouh youq Cungguek mbiengj sae、rangh Cangzgyang gak dieg.

【Gipyaeb gyagoeng】 Seizcou mwh mak cug gip naeng mak、ceh, bok aeu naeng mak caeuq ceh, naeng mak dak hawq bwhyungh, dok ceh aeu youz bwhyungh.

【Singqfeih goengyungh】 Feih gam, sug liengz. Liengz lwed dingz lwed, gaij doeg siu foeg.

【Cujyau yw】 Dungx、cibngeih cijcangz yag ok lwed, sieng rog ok lwed, baez doeg ok nong, naeng noh okcimj.

【Yunghfap yunghliengh】 Muz mienz gwn, 6～9 gwz. Yungh rog habliengh, muz mienz vanq oep giz in.

【Ywbingh yungh daengz】

Sieng rog ok lwed：Makyouzcah habliengh, muz mienz vanq oep giz in.

188. Goujdouzswhswjcauj

【Coh'wnq】 Conhbwzniuzciz, giujcezliz, luzgozyingh (Fuzgen), vadanzcingh, cuzyezcingh.

【Goekgaen】 Goyw neix dwg daengx go goujdouzswhswjcauj dwg doenghgo cozcangz loih.

【Yienghceij goyw】 Go'nywj maj lai bi, sang 20～50 lizmij. Rag saeq raez, ragmumh hauhenj. Ganj daengjsoh, roxnaeuz longz sanq, seiq limq, saek heundaem, hoh bongz hung yienhda. Mbaw doxdoiq ok, lumj ceij, gaenz dinj,

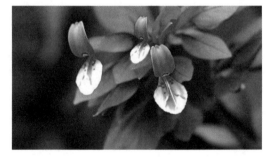

Goujdouzswhswjcauj

luenzbomj roxnaeuz lumj gyaeq gwnz gaeb laj gvangq, raez 3～7 lizmij, gvangq 0.8～1.5 lizmij, giz byai cugciemh soem, giz goek cugciemh gaeb, daengx mbaw caezcingj. Seizhah seizcou hai va, foekva lumj liengj dinj, doxcomz ok youq laj mbaw byai faex; moix laj duj va miz song mbaw gyaj hung iq doxdaix, beij iemjva hung; iemj dek 5 limq, doxdoengz hung; dujva daih'iek 2.5 lizmij, hoengzaeujoiq, donh baihlaj saeq raez lumj doengz, donh baihgwnz dek baenz song vengq, mauh ok rog mbawgyaj, yungzheih loenq; simboux 2 aen, maj youq ndaw doengzva; simmeh 1 aen, fuengzlwg 2 fuengz, saeuva saek hau, gyaeujsaeu dek 2 limq. Makcehlai gaeb lumj gyaeq dauqdingq, loq mizdi bwn'unq, seiz cug dek daengj, goek mak mbouj danz hwnj, moix fuengz miz 2 ceh, maj youq gwnz ceh ngaeu ronghcingx.

【Diegmaj】 Maj youq gwnzndoi、laj faex、henz loh、henz mieng daengj dieg raemhcumx. Faenbouh youq dieg Cangzgyangh baihnamz.

【Gipyaeb gyagoeng】 Gocwx seiqgeiq cungj ndaej gip sou，go vunz ndaem seizhah、seizcou ndaej gip sou，cawz bae gij cab，dak hawq bwhyungh roxnaeuz yungh ndip.

【Seizneix yenzgiu】 Ndaej gaj nengz，yw raemxcienq youq ndaw si'gvanj ndaej mbouj doengz cingzdoh nyaenxhaed buzdauzgiuzgin henjgim、yizhingz lengiuzgin、bwzhouz ganjgin、dangih ganjgin、dacangz ganjgin、liciz ganjgin、luznungz ganjgin caeuq sanghhanz ganjgin daengj.

【Singqfeih goengyungh】 Feih manh、loq haemz、gam，sug liengz. Cawz heiq gaijhuj，liengz daep dingh linj，sanq gux gaij doeg.

【Cujyau yw】 Dwgliengz fatndat，bwt huj ae baeg，daep huj da hoengz，lwgnyez doeksaet，conghhoz foeg in，baez foeg baez doeg，baezcij，rwznumh，hoznou，baezhangx，ngwz nengz baeb sieng，dwk laemx deng sieng.

【Yunghfap yunghliengh】 Gwn ndaw：9～15 gwz，cienq raemx gwn roxnaeuz caq raemx gwn. Yungh rog：Dub yungz oep giz in roxnaeuz muz mienz cienq raemx oep swiq giz in.

【Ywbingh yungh daengz】

（1）Bwt huj ae：Goujdouzswhswjcauj ndip 30 gwz，gya habliengh bingdangz，cienq raemx gwn.

（2）Bwt fazyenz：Goujdouzswhswjcauj ndip 15～30 gwz，dub yungz nap aeu raemx，heuz di gyu gwn.

（3）Haw nyieg ae：Nyod gocinghyoz mbaw manh 7 mbaw，mwzyazdangz 1.6 gwz，naengj gwn.

（4）Ngwz haeb sieng：Goujdouzswhswjcauj ndip、nomjsoemzsaeh、swjvahdidingh gak habliengh，gya gyu'ndip dub yungz，cat oep youq giz haeb sieng.

189. Makdumhvaiz

【Coh'wnq】 Denhcingdibwzcauj，hungzmeizsiuh，sanhyezbau.

【Goekgaen】 Goyw neix dwg gij ganj mbaw makdumhvaiz dwg doenghgo ciengzveiz loih.

【Yienghceij goyw】 Cazfaex iq loenq mbaw，miz bwn dinj caeuq naeng oen ok dauqdingq. Mbaw byai ok sam mbaw iq haenx doxcax ok，byai mbaw iq haemq hung，lumj gyaeq dauqdingq gvangq roxnaeuz ca mbouj lai lumj luenz，raez 2.5～5 mizlij，gvangq 2～5 lizmij，henz miz nyazgawq mbouj doxcingq，baihgwnz miz bwn raez mbang，baihlaj miz bwnyungz hau nanwt；iemjva dek 5 limq，miz bwn'unq raez roxnaeuz oen iq；limqva 5 limq，saek hoengzmaeq，lumj gyaeq dauqdingq；simboux lai aen；mbaw mbouj fat lai mbaw，dox liz，maj youq gwnz vadaix giz doed. Mak doxcomz lumj giuz，seiz cug saek hoengz ndaej gwn. Geizva 5～6 nyied，geizmak 7～8 nyied.

【Diegmaj】 Maj youq gwnz ndoi、 henz loh、 ndaw cazfaex diegfwz caeuq ndaw caznywj. Faenbouh youq dieg Cungguek vazdungh、 dieg cunghnanz caeuq Swconh、 Hozbwz、 Sanhsih、 Sanjsih.

【Gipyaeb gyagoeng】 Seizhah gip sou， dak hawq bwhyungh roxnaeuz yungh ndip.

【Seizneix yenzgiu】 Mbaw hamz miz youzciz， ganj hamz miz faenloih、 youzciz.

【Singqfeih goengyungh】 Feih gam、 soemj， sug bingz. Sanq gux， dingz in， gaij doeg， gaj nengz.

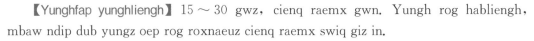

Makdumhvaiz

【Cujyau yw】 Rueg lwed， dwk laemx cax sieng， seng lwg le lwed ok mbouj seuq dungx in， okleih， baezhangx， nyan sienj.

【Yunghfap yunghliengh】 15～30 gwz， cienq raemx gwn. Yungh rog habliengh， mbaw ndip dub yungz oep rog roxnaeuz cienq raemx swiq giz in.

【Ywbingh yungh daengz】 Hohndok fazyenz： Rag makdumhvaiz 60 gwz， laeuj haeux 50 gwz， cimq cou ndeu le， moix ngoenz gwn cenj iq deu.

190. Gogaeunuem

【Coh'wnq】 Gaeuhoengz， gaeudoenglwed， binghlangzcon.

【Goekgaen】 Goyw neix dwg gij gaeu ganj gaeuhoengz dwg doenghgo gaeuhoengz loih.

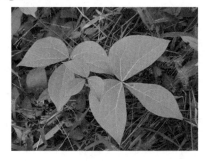

Gogaeunuem

【Yienghceij goyw】 Cazfaex banraih loenq mbaw， sang daengz 10 mij. Ganj luenzsaeu， mbiengj baihrog saek ndaemgeq， miz lueng daengj caeuq diemjnok， ganj ndip raemj gat miz gij ienghoengz iemq okdaeuj， mbiengj gat miz raiz sanq ok bae. Mbaw doxcax ok， byai ganj ok sam mbaw iq， miz gaenz raez， mbaw iq cungqgyang miz gaenz， mbouj miz bwn， mbaw lumj gyaeq yiengh cehgyamj daengz luenzbomj， raez 7～12 lizmij， gvangq 3～7 lizmij， mbaw iq song henz ca mbouj lai mbouj miz gaenz， beij mbaw iq cungqgyang hung， lumj gyaeqngeng， byai soem， song mbiengj goek mbouj dox doiqcingq， daengx mbaw caezcingj. Foekva hung ok youq laj mbaw， boeb roengz; va singq dog， meh boux mbouj doengz go， mbaw iemj caeuq limqva cungj dwg 6 mbaw， saek heuhenj， miz heiq hom; simboux 6 aen， mbaw mbouj fat lai mbaw， lumj baenqluzsae baiz youq gwnz vadaix lumj giuz， gag maj. Makciengh ca mbouj lai lumj gyaeq luenz， saek ndaem'o， rongh. Geizva 5 nyied， geizmak 9～10 nyied.

【Diegmaj】 Maj youq gwnzndoi coh daengngoenz giz dieg daemq. Gvangjsih cujyau faenbouh youq Lungzswng、 Yangzsoz、 Hocouh、 Dwngzyen、 Cwnzhih、 Gveibingz、

Cenzcou、Lungzanh、Bingzgoj daengj dieg. Cungguek mbiengj baihnamz caeuq mbiengj saehnamz caemh miz faenbouh.

【Gipyaeb gyagoeng】8～10 nyied roxnaeuz seizdoeng mbaw loenq le gipsou, cawz bae gij mbaw, ronq gat roxnaeuz ronq limq, dak hawq bwhyungh.

【Seizneix yenzgiu】①Doiq simhezgvanj hidungj cozyung：Gaeulwed noengz dwg 0.5% seiz ndaej nyaenxhaed simdouz liz ndang gungqsou haemq mbaeu；gij raemx daj ndaw gaeulwed lienh'aeu ndaej hawj fanveiz sinhgih saekdai mozhingz doenghduz sukiq yienhda；gij raemx daj ndaw gaeulwed lienh'aeu ndaej hawj duzmeuz hezyaz doekdaemq mbat dog. ②Doiq bingzvazgih lohsaej miz yungh. ③Ndaej gaj nengz. ④Ndaej fuengz yangjgi noix. ⑤Nyaenxhaed hezsiujbanj roj caeuq fuengz lwed saek. ⑥Ndaej fuengz swyouzgih.

【Singqfeih goengyungh】Feih haemz, sug bingz. Gaijhuj gaij doeg, cawz heiq doeng lwed.

【Cujyau yw】Saej baenz baez dungx in, fungheiq hohndok fazyenz, dawzsaeg mbouj daeuj roxnaeuz seiz dawzsaeg dungx in, fungheiq maz in, fungheiq nyinz ndok in dot, dwk laemx foeg in, bingh mazfungh giet duq, sieng feiz log.

【Yunghfap yunghliengh】10～50 gwz, cienq raemx gwn. Yungh rog habliengh.

【Ywbingh yungh daengz】

（1）Fungheiq hohndok fazyenz：Gaeuhoengz、douguzyangh、rag gocueng gag 50 gwz, cienq raemx gwn.

（2）Fungheiq nyinz ndok in dot, dawzsaeg mbouj daeuj dungx in：Gaeuhoengz 30 gwz, cienq raemx gwn.

（3）Bingh mazfungh giet duq：Gaeuhoengz habliengh, muz mienz, moix baez gwn 3 gwz；roxnaeuz aeu rag gaeulwed 500 gwz, gya laeujhaeux 5000 hauzswngh cimq 10 ngoenz, moix baez gwn 10 hauzswngh.

（4）Sieng feiz log：Gaeuhoengz、rag govengj gag 500 gwz, cienq raemx daengz 500 hauzswngh, mbaeq oep giz in.

191. Faexlwedlungz

【Coh'wnq】Faexlungzhez, faexsanhdez, faexgenyez.

【Goekgaen】Cungj yw neix dwg ganj、rag caeuq gij iengfaex saek hoengzdaep ginggvaq youjgihyungzci lienh' aeu noengzsuk baenz youzfaex golungzhez dwg doenghgo lungzsezlanz loih.

【Yienghceij goyw】Gofaex ciengzseiz heu, sang daengz 15 mij, ganj co hung, faen nga lai, naengfaex monghau, seiz geq saek monggeq caiq baenz benq bok loenq, nye oiq miz rizmbaw lumj gvaengx ronghcingx. Mbaw baenz caz youq gwnz dingj nye ok, lumj fag giemq, lumj naeng mbang, raez 50～100 lizmij, gvangq 2～5 lizmij, henz lumj i, ngaeuz mbouj miz bwn, sai mbaw ok soh, goek mbaw loq gvangq caiq lomx ganj.

Foekva lumj cuenq ok youq gwnz dingj，raez 40 lizmij doxhwnj，ganj foekva miz bwn'unq dinj nanwt；2～5 duj va baenz yup ok，saek hoengz hau；ganj va raez 3～6 hauzmij；dujva 6 mbaw，raez 6～8 hauzmij，baihlaj doxhab maj；seiva bej bingz，donh gwnz miz rengq saek hoengzdaep；yw va raez daih'iek 1.2 hauzmij，dox aemq，fuengzlwg youq baihgwnz，3 fuengz. Makciengh lumj giuz，saek henjhoengz. Ceh hung lumj duhnit. Geizva 3 nyied，geizmak 7～8 nyied.

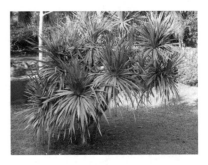

Faexlwedlungz

【Diegmaj】Maj youq haijbaz 950～1700 mij giz rinbya、gwnzndoi coh daengngoenz roxnaeuz laeng ndoi giz geh rin；go ndaem ndaem youq namhhoengz caeuq namhsa dongj roengz daengj ndaw namh mbouj hamz gaiq caemh ndei. Gvangjsih cujyau faenbouh youq Cungzcoj、Dasinh、Ningzmingz、Bingzsiengz、Cingsih daengj dieg，mbiengj saenamz caemh miz.

【Gipyaeb gyagoeng】Go genyezlungzhez daengj baenz faex moix bi gvej ieng baez ndeu，hab youq seizdoeng gvej，doiq nga faex cingq cizging daengz 30 lizmij doxhwnj，aeu mbiengj ndeu dinghmaenh youq gwnz sienq gvej ieng，fag cax gvej laeg daengz giz faex. Gofaex moix bi ndaej gvej iengraemx hamz youz 600～1400 ciengwz，ndaej lienhaeu 150～300 gwz faexlwedlungz.

【Seizneix yenzgiu】①Ndaej gaj nengz：Faexlwedlungz 10% vwnyenzci doiq rwznou iq wgyazbwnj yenzcwng nyaenxhaed yienhda. Yungh 20% vwnyenzci duz giz sieng gaswix duz douqranz，ndaej gemjnoix ok nong、hawj baksieng hob vaiq. ② Ndaej nyaenxhaed nengz：Faexlwedlungz youq ndaw 10 cungj nengz ciengzseiz raen haenx doiq buzdauz giuzgin henjgim、bwzhouz ganjgin caeuq 5 cungj nohnaeng cinhgin ciengzseiz raen miz mbouj doengz cingzdoh nyaenxhaed. 3 miz doeg：Faexlwedlungz 1.5 gwz/ciengwz roxnaeuz 3 gwz/ciengwz，mbouj yinxhwnj duz douqranz binghleix gaijbienq，doiq hoengzsibau、bwzsibau majhung caeuq goengnaengz daep、aenmak mbouj miz sienghaih.

【Singqfeih goengyungh】Feih gam、ndaengq，sug bingz；mizdi doeg. Sanq gux dingz lwed，dingz ae dingz baeg.

【Cujyau yw】Ae ok lwed，rueg lwed，ndaeng ok lwed，ok nyouh lwed，ok haex lwed，lwed boed（doiqyiet），dwk laemx foeg in，ae'ngab，ok leih，lwgnyez baenz gam，nyinz ndok sieng，lwed gux foeg in，sieng ndaw gux in，sieng rog lwed mbouj dingz.

【Yunghfap yunghliengh】1～2 gwz，gwn ndaw. Yungh rog habliengh.

【Ywbingh yungh daengz】

（1）Dwk laemx foeg in：Faexlwedlungz 1 gwz，dienzcaet 2 gwz，muz mienz，aeu laeujhenj hoed gwn.

（2）Ndaeng ok lwed：Faexlwedlungz、buzvangz gak faenh doxdoengz，muz baenz mba boq haeuj conghndaeng.

（3）Ae ok lwed：Faexlwedlungz 1 gwz，gosamgak 15 gwz，goyw doeklaeng cienq aeu gij raemx caeuq goyw baihnaj cung gwn.

（4）Nginz ndok sieng，lwed gux foeg in：Faexlwedlungz 1 gwz，muz haeux caeuq laeujhenj cat rog giz in.

192. Duzbing

【Coh'wnq】Bingraemx，binghenj.

【Goekgaen】Cungj yw neix dwg duzbinghenj ndang gvangq dwg doenghduz bingraemx loih.

【Yienghceij goyw】Aen ndang haemq hung，raez 6～12 lizmij，gvangq 13～40 lizmij. Meh boux doengz ndang，song mbiengj dungx miz diuz raizdaengj saek henjgyaeq. Aenndang miz 107 vaenx，diuz vaenx yienhda，miz 15 vaenx. Meh boux doengz ndang，congh okhaex duz boux youq ndaw vaenx daih 33 caeuq daih 34；congh okhaex oknyouh duz meh youq ndaw vaenx daih 38 caeuq daih 39. Aen suplwed iq dangqnaj. Sup

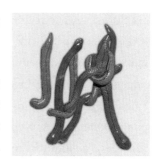

Duzbing

gwn lwed，sup gwn duz fouzyouz、nengz iq、duz ndang'unq ndaw raemx daengj.

【Diegmaj】Maj youq ndaw naz、ndaw mieng. Sup gwn gij lwed vunz、lwed doenghduz，ak dingx iek，moix buenq bi sup gwn lwed gaeuq le，cix ndaej lix. Cungguek daihbouhfaenh digih cungj miz.

【Gipyaeb gyagoengz】Seizhah、seizcou dawzgaeb. Dawz le swiq cingh，aeu hoi roxnaeuz laeuj oemq dai，dak hawq roxnaeuz gangq hawq bwhyungh.

【Seizneix yenzgiu】Gij raemx caeuq cunz daj duzbing lienhaeu neix cungj ndaej fuengz lwed roj，gij yungh neix aiq cujyau youz gij dohdai sienghdoiq fwnhswjlieng daemq haenx baenz. Suijcisu ndaej laengz ningzhezmeiz doiq cenhveiz danbwzyenz，laengz lwed roj.

【Singqfeih goengyungh】Feih ndaengq、haemz，sug bingz；miz doeg. Vaihlwed，con gux，doeng sai.

【Cujyau yw】Lwed ndawdungx giet ndaek，ndaw lwed lauz lai，hezgvanjsing gyaeujin，lwed gux dawzsaeg mbouj daeuj，dwk laemx deng sieng，bingh lwed gux.

【Yunghfap yunghliengh】1～5 gwz，gwn ndaw.

【Ywbingh yungh daengz】

（1）Ndaw lwed lauz lai：Duzbing muz mienz，moix baez 2 gwz，aeu raemx goenj soengq gwn.

（2）Hezgvanjsing gyaeujin：Duzbing 3 gwz，conhyungh 15 gwz，ywhoengz 15 gwz, gaeunhaeu 15 gwz, cienq raemx gwn.

193. Duzlinh

【Coh'wnq】Gyaeplinh, gyaepbya, gyaepbyaleix, gyaepgizlinz.

【Goekgaen】Cungj yw neix dwg gij gyaep duzlinh dwg doenghduz lingzlij loih.

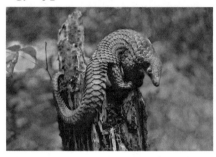

Duzlinh

【Yienghceij goyw】Gij gyaep riengz gij bouhvih maj mbouj doengz cix yienghceij hung iq caemh mbouj doengz, gyaep lumj mbaw beiz, sam gak, limq bejbingz roxnaeuz buenq hup lumj cehgyamj roxnaeuz lumj fag doenq, baihrog raez caeuq gvangq cungj dwg 0.7～5 lizmij. Cungqgyang haemq na, henz haemq mbang. Mbiengj rog saek ndaemgeq roxnaeuz henjgeq, miz rongh, gyaeuj gvangq miz cib geij diuz raiz daengj baiz cingjcaez caeuq geij diuz raizvang, gyaeuj gaeb ngaeuzrongh. Baihndaw haemq feuz, cungqgyang miz diuz limq coh vang vangungx doed ok ronghcingx, baihlaj miz lai diuz raiz saeq caeuq diuz limq doxbingz. Lumj gok, loq ronghcingx, nyangq genq caiq ndaej danh, gig hoj euj raek.

【Diegmaj】Maj youq giz dieg daemq gwnz ndoi coh daengngoenz. Gvangjsih cujyau faenbouh youq Lungzswng、Yangzsoz、Hocouh、Dwngzyen、Cwnzhih、Gveibingz、Cenzcouh、Lungzanh、Bingzgoj daengj dieg, Cungguek baihnamz caeuq baih saenamz caemh miz faenbouh.

【Gipyaeb gyagoeng】Daengx bi ndaej gaeb dawz, gaj dai le dwk ndaw raemx goenj romx aeu gij gyaep, dak hawq bwhyungh.

【Singqfeih goengyungh】Feih ndaengq, sug loq nit. Siu foeg boed nong, siu heiq byaij lwed, doeng sai ok cij.

【Cujyau yw】Dwgliengz mbaeq maz, dawzsaeg mbouj daeuj, raemx cij mbouj daeuj, daep geng, raembouz, baez doeg baez foeg. Dawzsaeg mbouj daeuj dungx in, raemx cij mbouj doeng, baez foeg baez doeg, hohndok mazin, hoh fwngz maz iet haep mbouj ndaej, fungheiq ndokin, ga ndang maz, hwet hoz ndangj, ndang ndangj, seiq ga ndangj, daep geng.

【Yunghfap yunghliengh】3～15 gwz, cienq raemx gwn.

【Ywbingh yungh daengz】

(1) Fungheiq ndokin, ga ndang maz, hwet hoz ndangj, seiq ga ndangj: Duzlinh (roxnaeuz noh linh 30 gwz)、duzhoz、funghhozgvei、goloemq gak 10 gwz, cienq raemx gwn.

(2) Dawzsaeg mbouj daeuj, raemx cij mbouj daeuj: Duzlinh (ceuj henj)、moegdoeng gag 10 gwz, swyienzdoengz 15 gwz, muz mienz, moix baez 5 gwz, aeu

laeuj haeux heuz gwn.

(3) Daep geng: Duzlinh (ceuj henj) 10 gwz, baizcenzcauj 20 gwz, dojdangjsinh 20 gwz, bwzvahdanh 5 gwz, cienq raemx gwn.

(4) Raembouz dwk rongznyouh indot: Duzlinh (ceuj) 15 gwz, cehveizyangh 5 gwz, muz mienz, moix baez gwn 5 gwz, aeu laeuj haeux soengq gwn.

194. Dienzcaet

【Coh'wnq】 Samcaet, sinhsamcaet, dienzsamcaet, dienzcaet, sanhcaet, gogaeubyin, hezsinh.

【Goekgaen】 Goyw neix dwg ndaek rag samcaet dwg doenghgo nguxcauj loih.

【Yienghceij goyw】 Go'nywj goenq mbouj naeuh maj lai bi, sang 3~60 lizmij. Lumj goenq ganj dinj; ndaek goenq conoengq, miz noh, lumj luenzcuenq dauqdingq roxnaeuz fangjcuiz, rag mumh lai, naeng rog saek henjheu roxnaeuz henjdaep, miz lumj rengq doed hwnj caeuq conghnaeng. Lai mbaw lumj fwngz 3~6 mbaw ok youq gwnz dingj nye, mbaw iq 5~7

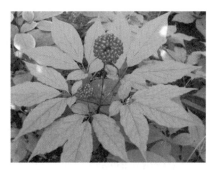

Dienzcaet

mbaw, lumj i, luenz raez daengz yiengh gyaeq luenz raez, raez 8~10 lizmij, gvangq 2~4 lizmij, henz miz nyazgawq, song mbiengj henz sai ok bwn ndangj mbang. Foekva lumj liengj ok youq gwnzdingj. Makciengh lumj aenmak, raez 6~9 lizmij, hoengzsien.

【Diegmaj】 Miz vunz ndaem, gocwx maj youq laj faex raemh gwnz ndoi. Cujyau maj youq dieg Bouxcuengh comzyouq giz lingjnamz Yinznanz Gvangjsih, youz cojgoeng Bouxcuengh raen ceiq gonq, caemhcaiq daj gocwx aeu ma ndaem baenz. Gvangjsih cujyau faenbouh youq Dwzbauj、Cingsih、Nazboh、Lingzyinz daengj dieg, Yinznanz Vwnzsanhcouh、Swconh、Gyanghsih、Huzbwz、Fuzgen、Gvangjdungh daengj dieg caemh miz faenbouh.

【Gipyaeb gyagoeng】 Youq 7 nyied caeuq 11 nyied gip vat gij rag go maj ndaej 3~4 bi, vit gij namh, mbaet aeu gyaeuj、rag henz caeuq rag mumh, dak hawq bwhyungh. Seizhah、seizcou yaeb mbaw, yungh ndip. Seizcou yaeb va, dak hawq bwhyungh.

【Seizneix yenzgiu】 ①Gij yungh yozlij doiq sinhnauj hezgvanj hidungj: Samcaet cungjcauganh ndaej hawj sailwed gyagvangq, doekdaemq hezyaz caeuq hawj henz sailwed gya gvangq、gaijndei sinzvanz、doekdaemq rengz baihrog laengz cix ndaej hawj hezyaz doekdaemq. Ndaej hawj simdaeuz gvancang dungmwz bienq gvangq, nyaenxhaed baenz lwedsaek, fuengz hezsiujbanj roj, doiq lwed ndawuk noix ndaej gaijndei yienhda. Doengzseiz ndaej doekdaemq simdiuq, gemjmbaeu simdaeuz naek. ②Fuengz maez. ③ Doiq sinzgingh hidungj miz yungh. ④Doiq aen hidungj gij lwed caeuq cauh lwed miz yungh. ⑤Ndaej gaj nengz、doekdaemq lauz ndaw lwed、song mbiengj diuzcez hezdangz, diuzcez menjhiz、hawj laux bienq menh caeuq fuengz baenz baez miz yungh. ⑥Miz doeg.

【Singqfeih goengyungh】 Feih gam、loq haemz、sug raeuj. Dingz lwed dingz in，siu gux siu doeg、doeng lungzloh、hojloh. Gij cug dienzcaet lij ndaej bouj lwed、doeng lwed、bouj heiq.

【Cujyau yw】 Ae ok lwed、rueg lwed、ndaeng ok lwed、okhaex lwed、lwed boed (doiqyiet)、sieng rog ok lwed、aek dungx caemz dot、dwk laemx deng sieng.

【Yunghfap yunghliengh】 3～9 gwz，cienq raemx gwn.

【Ywbingh yungh daengz】

（1）Ae ok lwed、rueg lwed、ndaeng ok lwed、okhaex lwed：Dienzcaet 6 gwz，raghazranz、bwzgiz、byuksae gak 10 gwz，davangz 3 gwz，cienq raemx gwn.

（2）Lwedboed、seng lwg ok lwed：Dienzcaet、byoem coemh gak 3 gwz，muz mienz，aeu laeujhaeux cung gwn.

（3）Dwk laemx deng sieng、sieng rog ok lwed：Dienzcaet habliengh muz mienz，moix baez 3 gwz，aeu laeujhenj cung gwn. Yungh rog：Aeu mba dienzcaet oep giz bak sieng.

195. Gokvaiz

【Coh'wnq】 Gokvaizsa.

【Goekgaen】 Cungj yw neix dwg gij gok duzvaiz dwg doenghduz vaiz loih.

【Yienghceij goyw】 Yienghceij vangoz lumj aen gunngx，gij goek seiq fueng roxnaeuz loq sam gak，ndaw gyoeng，baihrog mbiengj ndeu miz lai diuz raiz mboep doxbingz，byai gok soem raeh. Saek ndaemgeq，genq ndangj，mbiengj gat raiz saeq cix mbouj cingx，heiq sing. Itbuen yungh giz goek soem.

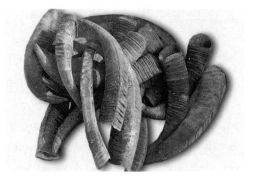

Gokvaiz

【Diegmaj】 Maj youq ndaw cazfaex、faexcuk roxnaeuz ndaw go'ngox. Cujyau youq Cungguek dieg vaznanz、vazdungh.

【Gipyaeb gyagoeng】 Limq gokvaiz：Bag hai，aeu raemxndat cimq，dawz ok，ronq mbang，dak hawq bwhyungh.

【Singqfeih goengyungh】 Feih haemz、ndaengq、sug nit. Gaij huj，liengz lwed，gaij doeg.

【Cujyau yw】 Bingh huj gyaeuj in、fatndat maez、hwnj cimj、rueg ndaeng ok lwed、lwgnyez doeksaet、hoz maz hoz foeg、ok lwed、lohnyouh gietrin、lwedboed、lwed hwnj daemx sim、sim nyap caengq in.

【Yunghfap yunghliengh】 15～30 gwz，cienq raemx gwn，hab cienq 3 aen cungdouz doxhwnj；roxnaeuz guh fuk sanq yungh.

【Ywbingh yungh daengz】

（1）Ok lwed：Gok caeuq byuk ve duzvaiz、duzyiengz，swiq cingh le，cuengq haeuj ndaw aen yungzgi ndaej goeb red coemh baenz danq，muz baenz mba mienz raeng gvaq. Ndaw ndang ok lwed，moix ngoenz 3 baez，moix baez 2 gwz，gwn roengz；rog ok lwed，saj youq giz in.

（2）Lohnyouh gietrin，lwedboed：Gok vaiz coemh danq habliengh，cung laeuj gwn，moix ngoenz 5 baez.

（3）Lwed hwnj daemx sim，sim nyap caengq in：Gok vaizraemx habliengh，coemh mienz，aeu laeuj soengq gwn.

Cieng Daihcib　　Ywbouj

Famzdwg gij yw ndaej bouj heiqlwed yaemyiengz mbouj cuk bouxvunz, aeu daeuj yw gak cungj haw, heuhguh ywbouj. Ywbouj gaengawq gij singqnaengz caeuq fanveiz yungh de faen guh boujheiq, boujlwed, rengzyiengz, boujyaem seiq cungj.

Yw boujheiq hab yungh youq heiqmamx haw caeuq heiqbwt haw. Heiqmamx dwg diuz goek ngoenzlaeng, dwg diuz goek maj, heiqmamx haw couh naetnaiq, ok haex siq, mbouj ngah gwn haeux, aek rem dungx rem; heiq bwt dwg guenj gij heiq baenz ndang, heiqbwt mbouj cuk, couh heiq dinj, heiq noix, vah noix ok lengxhanh. Famzdwg miz doengh cungh bingh baihgwnz, cungj aeu yungh yw boujheiq. Yw boujheiq caemh ciengzseiz yungh youq bingh lwedhaw, aenvih heiq ak gvaq lwed, heiq cuk couh ndaej caux lwed, couhdwg yaemyiengz doxdoengz goekgaen, yiengz ok yaem maj.

Yw rengzyiengz miz rengzyiengz boujukngviz, rengznyinz ndokgenq daengj cozyung, cujyau yungh youq aen mak heiqyiengz mbouj cuk (lumj viz unq, cingrod, hwet hoq innumh unq nit in, oknyouh lai, nyouhyaet caeuq mamx mak heiqyiengz haw cix saeq), heiqmak mbouj cuk, supsou mbouj gaeuq baenz cungj bingh diemheiq baeg daengj. Cungj yw neix raeuj hawq lai, boux yaemhaw huj lai geih yungh.

Yw boujlwed hab yungh youq bingh lwedhaw, okyienh dwg saek naj mbouj rongh, vengqbak din fwngz hau, daraiz, rwzokrumz, simdiuq, dawzsaeg mbouj swnh daengj, gwnz ywbingh ciengzseiz caeuq yw boujheiq doxhab yungh. Cungj yw neix nemnwk lai, ndigah bouxmbaeq mbaeq dungxrim, gwn noix okhaex cuk siujsim yungh.

Yw ciengx yaem habyungh youq yaem haw raemx myaiz noix, cungj bingh okyienh dwg hwngq baenz raq ok lengxhanh, haw hwngq, ae hoengq ae lwed, hwngq haw gwn raemx lai daengj. Cungj yw neix gam nit nyinh nywnq, famzdwg boux miz mamx mak haw, heiq dungxmamx haw, myaiz lai okhaex mbaeq oknyouh hoemz, dungx nyieg, oksiq daengj bingh cungj hab siujsim yungh.

It、Yw boujheiq

196. Gocaetmbaw

【Coh'wnq】Caetyezdamj, ywhaemzdi, gunghlozgohdij, yinzsinh baihnamz.

【Goekgaen】Goyw neix dwg ndaek ganj caeuq daengx go gocaetmbaw dwg doenghgo huzluz loih.

【Yienghceij goyw】Gogaeu lumj nywj maj lai bi, sang $1 \sim 1.5$ mij. Rag ganj saeq raez byaij vang, raez $50 \sim 100$ lizmij, go cizging hung ndaej daengz 1 lizmij, faen nga roxnaeuz mbouj faen nga, gwnz hoh miz rag mumh. Ganj hoh saeq, giz hoh miz bwn saeq ok mbang. Mbaw doxcax ok, bingzciengz youz 5 mbaw iq gyoebbaenz song mbaw lumj dinroeg, mbangjbaez dwg 3 mbaw roxnaeuz 7 mbaw, mbaw iq yiengh gyaeq lumj luenzbomj raez roxnaeuz lumj gyaeq, mbaw iq miz gaenz, mbaw iq cungqgyang raez 8~4 lizmij, gvangq 2~3 lizmij, byai luenz du roxnaeuz soem dinj,

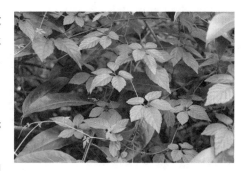

Gocaetmbaw

giz goek lumj dingdok, gwnz sai baihlaj miz bwn dinj, song henz mbaw iq baenz doiq, nem maj youq gwnz gaenz iq doxdoengz, haemq iq. Seizhah hai va heuhenj, foekva lumj cuenq ok mbang, mbang soeng, raez 9~15 lizmij; va singq dog, meh boux mbouj doengz go, iemjva saeq iq; limq dek dujva gwnz gaeb laj gvangq, byai lumj rieng soem, raez daih'iek 2 hauzmij. Makciengh luenz, saek heundaem, cizging 6~8 hauzmij, donh gwnz miz diuz raiz vang ndeu. Ceh lumj luenzbomj raez, raez daih'iek 4 hauzmij, miz raiz nyouq.

【Diegmaj】 Maj youq ndaw lueg giz mbaeqcumx, giz dieg raemhcumx caiq miz rin laj faex ndaw lueg ciengzseiz raen ceiq lai. Faenbouh youq Cangzgyang baihnamz gak sengj gih.

【Gipyaeb gyagoeng】 Seizcou gipyaeb, swiq cingh, dak hawq, muz mba bwhyungh.

【Seizneix yenzgiu】 ① Fuengz bienq laux. ② Fuengz lwed saek, fuengz yinggiz, fuengz simdaeuz mbouj miz lwed. ③ Fuengz hwnj baez. ④ Doekdaemq hezyaz caeuq lauzndawlwed. ⑤ Diuzcez menjyiz. ⑥ Hoh daep. ⑦ Ndaej fuengz gij doeg yungh dangzbizciz gizsu baenz haenx.

【Singqfeih goengyungh】 Feih haemz, sug nit. Gaj nengz, gaij doeg, dingz ae, siu myaiz, ik saeuh, hawj gyaeu, hawj haengj gwn haeux, fuengz baenz ngamz.

【Cujyau yw】 Dungx、cibngeih cijcangz yag ok lwed, sinzgingh sainyieg, ninz mbouj ndaek gyaeujin, byoem hau, heiq haeugyaenq, mbiengjgyaeujin, ae baeg.

【Yunghfap yunghliengh】 Daengx go 10~15 gwz, cienq raemx gwn.

【Ywbingh yungh daengz】

(1) Bingh le ndang nyieg: Gocaetmbaw 15 gwz, vaizsanh 15 gwz, mak cauj 10 gwz, cienq raemx gwn, moix ngoenz 3 baez.

(2) Mbiengj gyaeujin: Gocaetmbaw 15 gwz, danghgveih 10 gwz, bwzcij 10 gwz, conhyungh 3 gwz, cienq raemx gwn, moix ngoenz 2 baez.

(3) Dungxin: Gocaetmbaw 15 gwz, gomaenzenq 10 gwz, gocid 10 gwz, cienq raemx gwn, moixngoenz 3 baez.

197. Gocaenghnaengh

【Coh'wnq】Feihlaizsinh, sinhsizvah.

【Goekgaen】Goyw neix dwg rag gocaeng-
hnaengh dwg doenghgo iemjsae loih.

【Yienghceij goyw】Go'nywj maj bi deu, sang
daengz 60 lizmij, miz noh. Diuz goenq
noengqnwt, faennye lumj yinzsinh, naeng rog
saek daepgeq, ndaw de saek hau cij. Ganj
daengjsoh, faen nye, saek heu, giz goek loq lumj
faex. Mbaw doxcax ok, lumj gyaeq dauqdingq
roxnaeuz yiengh gyaeq dauqdingq lumj luenzbomj
raez, raez 5~7 lizmij, gvangq 2.5~3.5 lizmij,

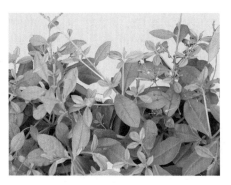

Gocaenghnaengh

byai loq mboep caiq miz gyaeuj doed saeq, giz goek cugciemh gaeb baenz gaenz dinj,
daengx mbaw caezcingj. Foekva lumj cuenq youq gwnz dingj ok roxnaeuz youq henz ok,
song nga faennye lai; limq iemj 2 limq, loenq caeux; limq va 5 limq, saek
aeujhoengzoiq; simboux 10 lai aen; fuengzlwg youq baihgwnz, fuengz ndeu, cehlwg lai
ceh. Makcehlai ca mbouj lai lumj giuz, seiz cug dek 3 limq. Ceh lai, saek ndaem, miz
rongh, miz diemj sienq loq iq. Geizva 6~7 nyied, geizmak 9~10 nyied.

【Diegmaj】Maj youq rog naz、henz loh、henz mbangj, dwg vunz ndaem lai.
Faenbouh youq Cangzgyangh baihnamz gak sengj gih.

【Gipyaeb gyagoeng】Seizcou、seizdoeng vat rag, swiq cingh, naengj le dak hawq
bwhyungh roxnaeuz yungh ndip (yungh ndip ndaej oksiq).

【Singqfeih goengyungh】Feih gam, sug bingz. Rag: Bouj heiq mamx dungx, nyinh
bwt ok myaiz. Mbaw: Doeng raemx cij, doeng haex.

【Cujyau yw】Bingh le haw nyieg, seng lwg le ndang nyieg, hwngq baenz raq, ok
lengxhanh, naetnaiq mbouj miz rengz, bwt huj ae, raemx cij noix, lwgnyez soemz
nyouh, haex geng, baez doeg baez foeg, dawzsaeg mbouj swnh.

【Yunghfap yunghliengh】Rag 9~50 gwz roxnaeuz mbaw 20 gwz, cienq raemx gwn.

【Ywbingh yungh daengz】

(1) Bingh le haw nyieg, lwgnyez soemznyouh: Rag gocaenghnaengh 15~50 gwz,
cienq raemx gwn, moix ngoenz 3 baez.

(2) Bwt huj ae: Rag gocaenghnaengh 9~15 gwz, binghdangz 100 gwz, cienq
raemx gwn roxnaeuz muz mba, lienh dangz guh naed gwn, moix ngoenz 3 baez.

(3) Raemx cij noix: Rag gocaenghnaengh roxnaeuz mbaw ndip habliengh, gya
youz ceuj cug dangq byaek gwn.

198. Gogingsw

【Coh'wnq】①Go gingsw nangzswh: Gingsw lumj hing, bwzgiz gingsw. ②Gogingsw:

Gingsw gyaeujgaeq, rag gyaeujgaeq, sinhgyaeujgaeq, sanbwzgiz, bizgvanjcai, vangzgihcai.

【Goekgaen】 Goyw neix dwg rag ganj gogingsw roxnaeuz go nangzswh gogingsw dwg doenghgo bwzhoz loih.

【Yienghceij goyw】

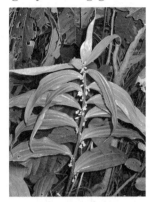

Gogingsw

(1) Gogingsw nangzswh: Go'nywj maj lai bi. Rag ganj maj vang, biz na, lumj caw doxlienz roxnaeuz giet hoh baenz ndaek, noix lumj luenzsaeu. Ganj sang 50~100 lizmij, mbaw doxcax ok, lumj luenzbomj, raez ndaej daengz 25 lizmij, raez、gvangq bienqvaq haemq lai, byai bomj soem, mbouj miz bwn, mizseiz miz lumj gyaeujcij doed hwnj, va youq laj mbaw ok, 2~7 duj comz baenz yiengh liengj, mizseiz duj va dog; ganj va hung caemh noengqhung, raez 1~6 lizmij; ganj va raez 0.5~3 lizmij; dujva lumj doengz, raez 1.5~2.5 lizmij, limq dek 6 limq; simboux 6 aen, seiva bejbingz cix na, miz lumj gyaeujcij doed hwnj daengz miz bwn mienz, byai bongzhung daengz lumj aendaeh doed hwnj. Makciengh lumj giuz, seiz cug saek heu'o.

(2) Gogingsw: Rag ganj miz noh, va hau, hoh ronghcingx, gyaeuj rizganj youq gwnz namh noengq hung, yiengh lumj gyaeujgaeq. Mbaw 4~6 mbaw baenzgvaengj ok, lumj sienq gwnz gaeb laj gvangq, raez 8~15 lizmij, gvangq 5~12 lizmij, byai gienj ngaeu. Foekva miz 2~4 duj va, lumj liengj, ganj va hung raez 1.5~2 lizmij; ganj va raez 2.5~3 lizmij; dujva lumj doengz, seiva ngaeuz; gyaeuj saeu miz bwn hau. Makciengh seiz cug saek ndaem. Va raez 9~12 hauzmij, saek hau roxnaeuz saek henj oiq, limq dek 6 limq; simboux 6 aen. Geizva 5~6 nyied, geizmak 6~7 nyied.

【Diegmaj】 Maj youq mbiengj raemh gwnz ndoi ndaw lueg caeuq ndaw cazfaex、ndaw caznywj. Faenbouh youq vazdungh、vaznamz caeuq Hoznanz、Sanjsih、Swconh caeuq Gvangjsih daengj dieg.

【Gipyaeb gyagoeng】 Seizcin、seizcou gip vat, seizcou gip vat ceiq ndei, go ndaem itbuen 3~4 bi ndaej gip sou, swiq cingh, cawz bae rag mumh, naengj daengz seiz nyinhyouz, dawz ok gangq hawq; roxnaeuz cuengq ndaw raemx cawj goenj le dak hawq roxnaeuz hangq hawq; caemh miz cigsoh dak le fanfoek nu dak daengz hawq liux, yungh ndip, aeu laeuj cimq gogingsw roxnaeuz naengj gogingsw (naengj daengz ndaw rog ndaem liux).

【Seizneix yenzgiu】 ①Fuengz fuzse. ②Fuengz gezhwz. ③Hawj cingmwz hunggvangq, fuengz simdaeuz mbouj miz lwed. ④Doekdaemq lauzndawlwed, doekdaemq hezdangz. ⑤Fuengz bienqlaux, gya rengz menjyizliz, hoh daep. ⑥Gaj nengz, gangq bingyenzdij, gij raemx lienhaeu ndaej nyaenxhaed sonhganjgin、sanghhanz ganjgin、binghdoeg senbaucimj caeuq lai cungj ndaej bingh cinhgin yienhda.

【Singqfeih goengyungh】 Feih gam, sug bingz. Bouj heiq, nyinh bwt, okmyaiz.

【Cujyau yw】Bingh le ndang nyieg, bwt huj ae, dungx huj hozhawq, dangzniubing, hezyazsang, ga sienj, hangx sienj.

【Yunghfap yunghliengh】9～15 gwz, cienq raemx gwn roxnaeuz cimq laeuj gwn.

【Ywbingh yungh daengz】

（1）Bingh le ndang nyieg: Gogingsw 15 gwz, goujgij 10 gwz, dangjsinh 12 gwz, vangzgiz 10 gwz, cienq raemx gwn, moix ngoenz 3 baez.

（2）Bwt huj ae: Gogingsw 10 gwz, sahsinh 9 gwz, cehgingq 6 gwz, mbawsangh 9 gwz, megdoeng 9 gwz, cezbei 6 gwz, cienq raemx gwn, moix ngoenz 3 baez.

（3）Dangzniubing: Gogingsw 32 gwz, gomaenzgyaj 20 gwz, naengfaexdan 10 gwz, gocwxien 10 gwz, cienq raemx gwn, moix ngoenz 3 baez.

Linghvaih haeujsim: Gak dieg aeu gogingsw guh yw lij miz caeuq go neix doxdoengz lai cungj rag ganj doenghgo.

（1）Mbiengj saenamz gogingsw（gogingsw Dwzbauj）rag ganj raih vang, lumj ndaek bongzhung roxnaeuz lumj roix caw, cizging 6 lizmij, vahsug heuh gogingsw hung; giz goek rag miz diemjraiz saek hoengzaeuj gig lai; mbaw 3～10 mbaw baenz gvaengx ok, lumj sienq gwnz gaeb laj gvangq, byai cugciemh soem cix gienjgoz; va hoengzmaeq, ganj va hung miz 2～4 duj va. Maj youq Gvangjsih、Swconh、Yinznanz daengj dieg.

（2）Gogingsw mbaw gienj rag ganj gogingsw lumj gyaeuj gaeq cix haemq raez; ganj saeq iq; mbaw 3～6 mbaw baenz gvaengx ok, yiengh luenzbomj gwnz gaeb laj gvangq, byai gienj roxnaeuz vangoz baenz ngaeu; va saek aeujoiq, ganj va hung miz 2～4 duj va. Maj youq Cungguek mbiengj saenamz.

199. Gveidangjsinh

【Coh'wnq】Dojdangjsinh, davah gimcienzbau, dojyangzsinh.

【Goekgaen】Goyw neix dwg rag gveidangjsinh dwg doenghgo gezgwngj loih.

【Yienghceij goyw】Go'nywj goenjgeuj maj lai bi. Goenq saek henjhaeux, miz noh biz hung, rag mumh noix. Ganj heuoiq, loq saeq iq, ngaeuz mbouj miz bwn. Mbaw dog doxdoiq ok, song mbiengj cungj mbouj miz bwn, yiengh luenz gyaeq lumj sim, raez 2～7 lizmij, gvangq 1～5 lizmij, byai soem, henz miz nyazgawq du, goek lumj

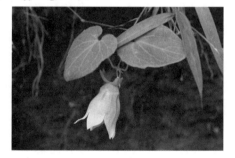

Gveidangjsinh

sim. Va song singq lumj cung, mbaw dog ok youq laj mbaw; limq iemj 5 limq, gwnz gaeb laj gvangq roxnaeuz lumj gyaeq gwnz gaeb laj gvangq, raez daengz 1.5 lizmij, giz goek loq doxnem; duj va saek heuhenjoiq, miz diuz raiz saek aeuj, cizging daih'iek 2.5 lizmij, limq dek 5 limq, coh rog gienjbyonj; simboux 5 aen, seiva doxliz; simmeh aen ndeu，fuengzlwg youq baih gwnz，4～5 fuengz. Makciengh lumj giuz mbiengj cix bej，ceh lai. Geizva 3～9 nyied.

【Diegmaj】 Maj youq gwnz ndoi coh daengngoenz ndaw lueg giz dieg daemq. Gvangjsih cujyau faenbouh youq Lungzswng、Yangzsoz、Hocouh、Dwngzyen、Cwnzhih、Gveibingz、Cenzcouh、Lungzanh、Bingzgoj daengj dieg，Cungguek mbiengj baihnamz caeuq mbiengj saehnamz caemh miz faenbouh.

【Gipyaeb gyagoeng】 Seizcou vat rag，swiq cengh，dak hawq bwhyungh.

【Seizneix yenzgiu】 ①Ndaej gaigenzgang，gvangjcaujcungjvangzdungz（TFC）ndaej hawj rengz sousuk caeuq sousuk suzdu yujdouzgih simfuengz baihgvaz liz ndang noudunz cungj gemjnyieg. ②Fuengz yangjva. ③Ndaej diuzcez goengnaengz menjyiz. ④Fuengz swyouzgih.

【Singqfeih goengyungh】 Feihgam、loq haemz，sug raeuj. Gaij hujdoeg，bouj heiq bwt，rengz mamx dungx，cawz myaiz dingz ae.

【Cujyau yw】 Haw naiq sieng ndaw，bwt haw ae，mamx haw oksiq，raemx cij mbouj lai，lwgnyez gam dawz、nyouhsoemz.

【Yunghfap yunghliengh】 10～20 gwz，cienq raemx gwn.

【Ywbingh yungh daengz】

（1）Mamx haw oksiq：Gveidangjsinh 15 gwz，makcauj 10 aen，cienq raemx gwn，moix ngoenz 3 baez.

（2）Bwt haw ae：Gveidangjsinh 15 gwz，beghab 9 gwz，conhbei 5 gwz，maenzraeu 9 gwz，cehgingq 10 gwz，caeuq novujvah aeuq gwn.

（3）Seng lwg mbouj miz raemx cij：Gveihdangjsinh 15 gwz，gocijcwz 15 gwz，moeggva 30 gwz，caeuq ga mou aeuq gwn roxnaeuz cienq raemx gwn.

（4）Oksiq：Gveidangjsinh 15 gwz，duhbaphau 20 gwz，houbuzvah 15 gwz，cienq raemx gwn.

200. Swnjgyaeujhen

【Coh'wnq】 Vahenj daujdiu、vangzvahsinh、faexgaeqlwg、diudiuvangz、vangzvahdiusuijlenz、gvanhyinhcon.

【Goekgaen】 Goyw neix dwg rag hawq swnjgyaeujhen dwg doenghgo yenjci loih.

【Yienghceij goyw】 Cazfaex，sang 1～3 mij，rag miz noh saek henjoiq. Nye oiq miz bwn. Mbaw dog doxcax ok，lumj i roxnaeuz lumj ceij，gwnz gaeb laj gvangq roxnaeuz lumj gyaeq dauqdingq gwnz gaeb laj gvangq，raez 5～20 lizmij，gvangq 3～7 lizmij，song mbiengj mbouj miz bwn roxnaeuz miz bwn'unq dinj ok mbang，henz mbaw caezcingj；miz gaenz dinj. Va

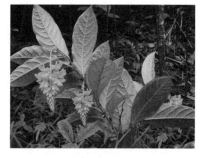

Swnjgyaeujhen

saek henj, loq lumj duzmbaj; foekva hung ok laj mbaw roxnaeuz ok gwnz dingj, raez 8～25 lizmij, va hai le bingzciengz buep doxroengz. Makcehlai bejbingz, lumj aen mak gvangq.

【Diegmaj】 Maj youq laj faex mbang gwnzndoi roxnaeuz ndaw cazfaex ndaw lueg. Faenbouh youq Gvangjsih、Gvangjdungh、Huznanz、Gyangjhsih daengj dieg.

【Gipyaeb gyagoeng】 Seizcou yaek sat, hai cin gaxgonq genj go geq gip vat.

【Singqfeih goengyungh】 Feih gam、loq haemz, sug bingz. Bouj heiq lwed、cawz fungheiq, rengz nyinzndok.

【Cujyau yw】 Daep fazyenz, senglwg caeuq bingh le ndang nyieg, hwet hoq in numh, yingzyangj mbouj gaeuq foegraengz, dwk laemx deng sieng, lwed haw, sieng rog ok lwed, vuengzbiu, aen mak fazyenz foegraengz, swjgungh rod okdaeuj, bwzdai mbouj doengz baeznaengz, lwed boed, dawzsaeg mbouj swnh.

【Yunghfap yunghliengh】 10～30 gwz, cienq raemx gwn. Yungh rog habliengh, dub oep giz in.

【Ywbingh yungh daengz】

（1）Daep fazyenz：Rag swnjgyaeujhen 10～15 gwz roxnaeuz mbaw ndip 30～160 gwz, cienq raemx gwn.

（2）Yingzyangj mbouj gaeuq foegfouz：Swnjgyaeujhen、rag bwnyungz、gogaeudan、gogingsw、dojdangjsinh gak habliengh, cienq raemx gwn.

（3）Lwedhaw：Swnjgyaeujhen、dojdangjsinh、gogaeulwed gak 30 gwz, cienq raemx gwn.

（4）Sieng rog ok lwed：Mbaw ndip swnjgyaeujhen habliengh, dub yungz oep giz in.

201. Aekex

【Coh'wnq】 Goepsien、dohgwz、hazgaij、nywzaekex.

【Goekgaen】 Cungj yw neix dwg duz hawq aekex dwg doenghduz bonghhndaeng loih.

【Yienghceij doenghduz】 Dwg doengh ndaw duzbonghhndaeng ceiq hung ndeu, raez 30 lizmij hwnjroengz, ndang caeuq rieng doxdoengz raez roxnaeuz rieng haemq raez. Gyaeuj gvangq hung, loq samgak, byai bak luenz doed; congh rwz luenzbomj, daih'iek dwg dingz hung ceh da ndeu; gyaep vengq bak gwnz miz 12～14 limq gyaep, limq daih'it haeuj congh ndaeng. Da hung, doed ok; ndaw bak miz haujlai heuj iq. Daengx ndang cungj miz ceh gyaep iq, cungqgyang cab miz gyaep rengq loq hung, doxgyonj baenz

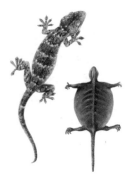

Aekex

hangz daengj; gyaep mbiengj dungx haemq hung, loq lumj yiengh roek gak, seiq lwgdin、lwgdin bongz hung, bejbingz, baihlaj miz diuz naeng rek nyaeuq, cawz lwgdin daih'it le, cungj miz cauj iq, ndaw lwgdin lij miz riz lumj caujbit. Gaxgonq caekhangx duzboux miz 20 aen mboep，goek rieng haemq hung，conghdaeh laeng hangx ronghcingx. Ndang caeuq gwnz gumq seiq ga saek mongcien，miz diemj ban saek mong'o caeuq henjgam nanwt；giz rieng miz vaenx raiz laeg feuz doxcax，mbiengj dungx saek hau caiq miz raiz saek hoengzmaeq.

【Diegmaj】Maj youq congh geh rin gwnz bya gwnzdat，caemh miz mbangj duz youq ndaw congh faex. Faenbouh youq Gvangjdungh、Gvangjsih、Fuzgen caeuq Yinznanz.

【Gipyaeb gyagoeng】Daengx bi cungj ndaej gaebdawz，cawz bae ndaw dungx daepdaw，uet seuq，aeu benq faexdan cengq hai，hawj daengx ndang bejbingz swnhsoh，vwnhdu loq daemq dak hawq bwhyungh.

【Singqfeih goengyungh】Feih ndaengq，sug bingz. Bouj bwt ik mak，sup heiq dingz baeg，rengz yiengz ik cingh.

【Cujyau yw】Ae naj raengz，ae nanz ae'nyeq，haw baeg heiq dinj，ae'nyeq ae lwed，vizunq cingh rod.

【Yunghfap yunghliengh】3～6 gwz，cienq raemx gwn；lai guh naed roxnaeuz guh laeuj yw.

【Ywbingh yungh daengz】

（1）Ae naj raengz，bouxlaux bwt haw aebaeg：Doiq aekex lienz rieng ndeu，cat dangz、laeuj，cuengq youq gwnz feix hangq byot，muz saeq mienz，gya hoengzsinh dunghbwz doxdoengz liengh，caez muz yinz，gya dangzrwi lienh guh naed lumj ceh duh hung，moix baez gwn 3 gwz，moix ngoenz 2 baez.

（2）Ae nanz ae'nyeq：Aekex gangq hawq 10 gwz，dangjsinh、vaizsanh、megdoeng、bwzhoz gak 30 gwz，itheij muz mienz lienh guh naed diengz，moix baez gwn 3 gwz，moix ngoenz 2 baez，aeu raemxraeuj soengq gwn.

（3）Laeuj aekex yinzsinh：Aekex doiq ndeu，lienz rieng cuengq gwnz feiz gangq cug，yinzsinh（roxnaeuz hoengzsinh）10～20 gwz，itheij cimq youq ndaw 2000 gwz laeujhaeux，7 ngoenz le cij gwn，moix ngoenz gwn 20～50 hauzswngh. Ndaej bouj mak rengz yiengz、ik heiq onj saenz，hab yungh youq ndang haw nyieg，mbouj haengj gwn haeux、ninz mbouj ndaek haengj lumz、vizunq siq vaiq，bwt haw ae baeg、haemhnaengz nyouh lai daengj bingh.

202. Moedndaem

【Coh'wnq】Moedndaem caemz lai，moedgwnzdoed caemz lai，moedsongheuj caemz lai.

【Goekgaen】Cungj yw neix dwg daengx duz moedndaem dwg doenghduz moed loih.

【Yienghceij doenghduz】Duz moed guh hong ndang raez daih'iek 13 hauzmij. Ndang saek caet，ngaeuz rongh. Gyaeuj luenz sam gak，da song ceh doiq ndeu，luenzbomj；da dog 3 ceh，cih saw binj doxbaiz. Doiq mumh ndeu，lumj van gyaeujhoq，gungh 12 hoh，hoh gaenz ceiq raez. Aen bak fathung；nyaij gwn. Vengq aek gumq baihgwnz gig hung，vengq aek gumq cungqgyang haemq iq. Mbouj miz fwed. 3 doiq ga，doxdoengz hung.

Giz doxciep aek caeuq dungx sukiq lumj gaenz saeq, caemhcaiq miz limq gyaep ndeu coh doxhwnj; giz dungx 5 hoh. Hangx gwnz、diuz mumh、ga cungj dwg saek hoengzndaem; gyaeuj aek、henz byai ga caeuq hoh dungx miz bwn ndangj saek hoengzndaem, bwn henz byai hohdungx haemq na, gizyawz cungj haemq mbang. Duz moedbing caeuq duzmoed guh hong doxlumj. Duzmeh ndang hung. Duzboux

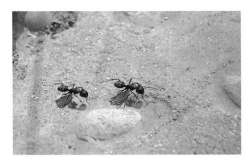

Moedndaem

beij duzmeh haemq iq, cungj miz fwed, diuz mumh saeq raez, mbouj van gyaeujhoq. Moedlwg aek gyaeuj saeq iq, aen dungx haemq gvangq, aen ndang saek hauhenj, mbouj miz ga; duz nonnomj saek hau.

【Diegmaj】 Baenz gyoengq itheij youq, ciengzseiz youq laj namh guh rongz. Daengx guek daihbouhfaen digih cungj miz faenbouh.

【Gipyaeb gyagoeng】 Gipyaeb ndaej moedndaem lix aeu 60 ℃ doh hangq 10～15 faencung, daengz hawq couh ndaej, itbuen cuengq youq ndaw sienggangq gangq hawq guh ndei, mbouj ndaej aeu rek diet ceuj.

【Singqfeih goengyungh】 Feih ndaengq, sug bingz, miz doeg. Rengz heiq hoh heiq、doeng lwed doeng meg, bouj mak rengz yiengz, cawz fungheiq, rengz nyinzndok.

【Cujyau yw】 Fungheiq mazin, ninz mbouj ndaek haengj lumz, vizunq siq vaiq, lau nit fwngzga caep, nengz ngwz haeb sieng, baez doeg foeg in.

【Yunghfap yunghliengh】 Aeu laeujhaeux cimq gwn, moedndaem 50 gwz ndaej cimq 1000 gwz laeujhaeux; roxnaeuz muz mba aeu raemxraeuj soengq gwn, roxnaeuz aeu dangzrwi heuz gwn, moix baez 5 gwz.

【Ywbingh yungh daengz】

（1） Leifunghcizsing hohndokin: Moedndaem、gogaeudan、sugdi、yinzsinh、gaeucuenqiq gak 30 gwz. Caez muz baenz mba, gya raemx hoed guh naed, moix baez gwn daih'iek 10 gwz, moix ngoenz baez ndeu, 10 ngoenz guh aen liuzcwngz ndeu, aeu yw 3 aen liuzcwngz.

（2） Ninz mbouj ndaek haengj lumz: Moedndaem 50 gwz, goujgij 20 gwz, gocwxien 10 gwz, gogaeudan10 gwz, cehraggiq 10 gwz, laeujhaeux 1000 gwz （laeuj bouj yaem）, aeu laeujhaeux cimq 15～30 ngoenz le daih gvaq cix ndaej, moix baez gwn 25～30 ml, moix ngoenz gwn 3 baez, famz dwgliengz caengz ndei roxnaeuz boux myaiz mbaeq ndaw huj mbouj hab gwn yungh. Yungh youq yiengh bingh yaemhaw, lumj bingh simhaw、sim diuq mbouj swnh、haengj lumz、ninz mbouj ndaek fangzhwnzloq lai daengj. Ae saek heiq wixheiq bwthaw、ndaw myaiz miz lwed、gyanghwnz ok lengxhanh、haw fanz ninz mbouj ndaek、dak hawq roxnaeuz hozhep daengj. Hwet naet ga unq makhaw、gyaeuj ngunh rwzokrumz、ninz mbouj ndaek、haengj lumz、hoz hawq、cinghrod daengj.

（3）Bwthaw vizunq: Moedndaem 5 gwz，nohmou 250 gwz，lwgrazndaem 5 gwz，denfaenj 2 gwz，gyaeqgaeq aen ndeu，gyu 2 gwz，hing ndaek ndeu，coeng 2 dug. nohmou ronq yungz、denfaenj、gyaeqgaeq、sei hing、coeng itheij hab guh baenz naed，yienzhaeuh dawz lwgrazndaem、moedndaem gyauxyinz，yinz saj youq gwnz naed，cuengq haeuj ndaw rek aeu youz caq cug guh gij gwn.

203. Gaeundaux

【Coh'wnq】Nywj veiswngh，gaeuciengaen，sanbwzcuz.

【Goekgaen】Goyw neix dwg ganj mbaw gaeundaux dwg doenghgo haeuj veimauz loih.

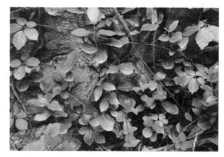

Gaeundaux

【Yienghceij goyw】Cazfaex mizseiz heu roxnaeuz ciengzseiz heu，banraih roxnaeuz banhwnj，sang daih'iek 1.5 mij. Gwnz nye bingzciengz miz rag saeq raez caemhcaiq miz aen lumj baez iq doed hwnj. Mbaw doxdoiq ok，lumj luenzbomj gvangq roxnaeuz yiengh luenzbomj lumj gyaeq daengz yiengh luenzbomj raez lumj gyaeq dauqdingq，raez 2.5～8 lizmij，gvangq 1.5～4 lizmij，byai soem roxnaeuz soem dinj，giz goek lumj dingdok gvangq，henz miz nyazgawq iq，mbaw nanwt roxnaeuz loq lumj naeng，sai mbaw baihgwnz loq doed hwnj，sai mbaw baihlaj gig ronghcingx；gaenzmbaw dinj. Foekva lumj liengj ok laj mbaw；limq iemj 4 limq；limq va 4 limq，saek hauheu，ca mbouj lai lumj luenz，cizging daih'iek 2 hauzmij；simboux 4 aen，nem maj youq henz buenzva；fuengzlwg youq donh gwnz，caeuq buenz va doxlienz maj. Makcehlai lumj giuz. Ceh rog miz naeng cehgyaj saek hoengzhenj. Geizva 6～7 nyied，geizmak 9～10 nyied.

【Diegmaj】Banraih youq gwnz ciengz roxnaeuz gwnz faex，ndaw suen caemh miz vunz ndaem. Faenbouh youq Cungguek vazbwz、vazdungh、cungnamz、saenamz daengj dieg.

【Gipyaeb gyagoeng】Seizhah seizcou roxnaeuz daengx bi cungj ndaej gip，ronq donh dak hawq bwhyungh roxnaeuz yungh ndip.

【Singqfeih goengyungh】Feih haemz、gam，sug loq raeuj. Soeng nyinz doeng meg，dingz lwed siu gux.

【Cujyau yw】Noh hwet naet sieng，fungheiq mazin，rueg lwed，lwed boed，dawzsaeg mbouj swnh，dwk laemx ndok raek，sieng ok lwed.

【Yunghfap yunghliengh】6～15 gwz，yw ndip yunghliengh gya boix，cienq raemx gwn；cimq laeuj gwn. Yungh rog habliengh，dak hawq muz mba vanq giz in roxnaeuz aeu yw ndip dub yungz oep giz in.

【Ywbingh yungh daengz】

(1) Dwk laemx deng sieng: Ganj gaeundaux 100 gwz, cimq laeuj gwn.

(2) Noh hwet naet sieng, hoh ndok innumh: Gaeundaux 30 gwz, gaeulwed 15 gwz, ragfanzdenhvah 15 gwz, cienq raemx, cung diengzhoengz、laeujhenj gwn.

(3) Mansing oksiq: Gaeundaux 30 gwz, duhbaphau 1 gop, makcauj 10 aen, cienq raemx gwn.

(4) Ae lwed: Gaeundaux 18 gwz, cienq raemx gwn.

(5) Ndok raek (coihcingq le aeu benjgap iq gapmaenh): Mbaw gaeundaux ndip dub oep giz in, moix gek 1~2 ngoenz vuenh yw baez deu.

204. Gocijcwz

【Coh'wnq】 Go rungzmbawco, lungznguxcauj, gocijcwz, dojnguxcauj.

【Goekgaen】 Goyw neix dwg rag gocijcwz dwg doenghgo sangh loih.

【Yienghceij goyw】 Cazfaex roxnaeuz gofaex iq. Nye oiq ndaw gyoeng, daengx go miz bwnyungz saek mong. Mbaw dog doxcax ok, lumj ceij, lai yiengh, lumj luenzbomj raez gwnz gaeb laj gvangq、gaeb roxnaeuz lumj gyaeq gvangq, raez 8 ~ 25 lizmij, gvangq 4 ~ 18 lizmij, byai gip soem roxnaeuz cugciemh soem, goek luenz roxnaeuz yiengh sim,

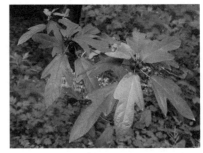

Gocijcwz

ciengzseiz miz 3 ~ 5 limq dek laeg, henz miz nyazgawq roxnaeuz yiengh lumj raemxlangh, mizmbangj daengx mbaw caezcingj; mbawdaix lumj gyaeq gwnz gaeb laj gvangq, raez 8 ~ 20 hauzmij. Foekva baenz doiq ok youq laj mbaw, lumj giuz, mbawgyaj giz goek lumj gyaeq gwnz gaeb laj gvangq; va heuhenj; vaboux maj youq ndaw foekva gaenh gwnz dingj, miz ganj; limq iemj 4 limq, saek aeuj, lumj sienq gwnz gaeb laj gvangq; simboux 2 aen roxnaeuz aen ndeu; iemj vamaen haenx caeuq vaboux doxlumj; fuengzlwg lumj giuz roxnaeuz gyaeq, saeuva daj henz ok, gyaeujsaeu lumj vanlaeuh; vameh maj youq lingh ndaw foekva, miz ganj roxnaeuz ca mbouj lai mbouj miz; limq iemj caeuq vaboux doxlumj, hoeng haemq gaeb, saek caemh haemq oiq. Mak byom luenzbomj, miz lumj aen baez iq doed hwnj.

【Diegmaj】 Maj youq ndaw cazfaex gwnz ndoi、ndaw lueg、henz loh. Faenbouh youq Cungguek mbiengj baihnamz caeuq mbiengj baih saehnamz.

【Gipyaeb gyagoeng】 Seizcou gip vat, swiq cingh ronq limq, dak hawq bwhyungh.

【Singqfeih goengyungh】 Feih gam cit, sug bingz. Siu foeg bouj bwt, doeng heiq cawz mbaeq.

【Cujyau yw】 Ae'ngab ae, ok lengxhanh, ndang naiq mbouj miz rengz, gwn noix dungx rem, foeg raengz, fungheiq mazin, daep fazyenz, bwzdai mbouj doengz bingzciengz, seng lwg le mbouj miz raemx cij.

【Yunghfap yunghliengh】 50～100 gwz, cienq raemx gwn.

【Ywbingh yungh daengz】

（1）Vuengzbiuhingz daep fazyenz gaenjgip, mansing daep fazyenz haemqnaek: Gocijcwz 250 gwz, gooenciq 1000 gwz, gocazso 150 gwz, gya raemx cawj 2 baez, cawj noengz daengz 1500 hauzswngh, gya bwzsahdangz 300 gwz, caiq gya ywfuengznaeuh, dingh cuengq, daih gva. Boux bingh haemq naek moix ngoenz gwn 90 hauzswngh, faen 2 baez gwn; boux bingh mbaeu, moix ngoenz gwn 45 hauzswngh, baez dog gwn liux. Gwn ndwen deu dwg aen liuzcwngz ndeu.

（2）Miz lwg le mbouj miz raemx cij: Gocijcwz 100 gwz, aeuq gamou gwn.

（3）Bwzdai mbouj doengz bingzciengz: Gocijcwz 50 gwz, godahau 100 gwz, cienq raemx gwn.

Ngeih、Yw boujlwed

Sug singq yw boujlwed gam raeuj roxnaeuz gam bingz, yw nyinh mbouj huj, cungj miz gunghyau boujlwed, lai yungh youq gak cungj bingh lwedhaw. Yungh yw boujlwed ciengzseiz boiq yungh yw boujheiq, couhdwg bingzseiz gangj "lwed mbouj ndaej gag caux, daj giz saejndw ok".

Yw boujlwed nyinh nywnq niu cwk lai, ndigah mamx haw mbaeq saek, boux heiq cwk gwn noix siujsim yungh. Seiz aeu yungh, ndaej boiq yw siu cwk siu mbaeq doeng heiq, daeuj bang lwed doeng lwed byaij.

205. Gogaeudan

【Coh'wnq】 Soujvuh, soujvuhhoengz, majganhsiz, gogaeudan.

【Goekgaen】 Goyw neix dwg ndaek rag caeuq gaeu gogaeudan dwg doenghgo liu loih.

【Yienghceij goyw】 Gogaeu lumj nywj goenjgeuj maj lai bi. Rag saeq raez, gyaeuj byai biz hung baenz ndaek mbouj doxcingq, saek hoengzndaem. Goek ganj lumj faex, ndaw gyoeng, donh gwnz faen nye. Mbaw doxcax ok, yiengh gyaeq daengz yiengh sim, raez 5～7 lizmij, gvangq 3～5 lizmij, byai gaeb soem, giz goek yiengh sim; gaenz mbaw raez, buengz

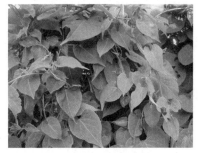

Gogaeudan

mbawdaix lumj doengz dinj, lumj i. Foekva lumj cuenq ok gwnz dingj roxnaeuz ok laj mbaw, va iq cix deih, dujva dek 5 limq, saek hau, limq dek hung iq mbouj doxdoengz, gwnz gumq 3 limq gvaengx rog miz fwed; simboux 8 aen, dinj gvaq dujva; gyaeuj saeu lumj gyaeuj. Makbyom yiengh sam limq, saek ndaem, duk youq ndaw dujva lumj fwed.

Geizva 8～10 nyied, geizmak 11 nyied.

【Diegmaj】 Maj youq ndaw cazfaex、dinbya giz miz raemx roxnaeuz ndaw geh rin, miz vunz ndaem. Faenbouh youq Gvangjsih、Hoznanz、Huznanz、Huzbwz、Gveicouh、Swconh caeuq vazdungh digih.

【Gipyaeb gyagoeng】 Seizcin、seizcou roxnaeuz daengx bi gip vat, swiq cingh le vit gyaeuj rieng, dak hawq roxnaeuz aeu feiz menh gangq hawq, yungh ndip roxnaeuz gyagoeng yungh (moix 50 ciengwz gya 12.5 ciengwz laeujhenj、5 cien gwz duhndaem cawj aeu gij raemx, goeb red itheij naengj, daengz laeuj caeuq raemxduh yaek hawq, dawz ok dak hawq).

【Seizneix Yenzgiu】 ① Fuengz bienq laux, diuzcez goengnaengz menjyiz. ② Yingjyangj goengnaengz caux lwed caeuq hezdangz: Ndaej hawj hungzhicuj sibauh caeuq caux lwed gansibauh gij faenva haemq menh caeuq faenva haemq cug gya lai, ndaej hawj bijli hezvangj cujciz sibau hoengz gvaengx rog hwnjdaeuj. Guenq yw raemx hawj duzdouq, ndaej hawj hezdangz doekdaemq、ganhdangzyenz swng sang. ③Diuz hezcih, fuengz lwed dungmwz roj. ④Hoh daep, fuengz sinzgingh sieng, fuengz yangjva.

【Singqfeih goengyungh】 Feih haemz saep, sug loq raeuj. Gogaeudan gyagoeng gvaq: Bouj daep mak, ik cingh lwed. Gogaeudan ndip: Nyinh saej doeng haex, siu baez foeg. Gaeu: Cawz fungheiq, hawj sim dingh, dingz hanh. Mbaw: Cawz nong doeg.

【Cujyau yw】 Daep mak mbouj rengz, hwet hoq unq nyieg, byoem hau caeux, lwed noix ndang nyieg, lwed haw gyaeujngunh, seng lwg le roxnaeuz bouxlaux haex ndangj, lwed haw ndang in, sinzgingh nyieg, hanh lai, naeng noh humz ndaenq, baez boed foeg doeg, baeznou nyan, cingh rod, bwzdai mbouj doengz bingzciengz, fatnit heiq lwed haw nyieg.

【Yunghfap yunghliengh】 Gogaeudan gyagoeng gvaq 9～50 gwz roxnaeuz gaeu 10～50 gwz, cienq raemx gwn. Mbaw yungh rog habliengh, oep rog giz in.

【Ywbingh yungh daengz】

（1）Daep mak mbouj rengz: Gogaeudan gyagoeng gvaq 9～12 gwz, godauqrod 10 gwz, go'nyinzhaeux 10 gwz, gogutgieng 15 gwz, cienq raemx gwn, moix ngoenz 3 baez.

（2）Byoem hau caeux: Gogaeudan gyagoeng gvaq 15 gwz, duh ndaem 20 gwz, gomijrek 15 gwz, lwgrazndaem 15 gwz, cienq raemx gwn roxnaeuz cimq laeuj gwn.

（3）Seng lwg le roxnaeuz bouxlaux haex ndangj: Gogaeudan ndip 12～15 gwz, cienq raemx gwn, moix ngoenz 2 baez.

（4）Sinzgingh nyieg: Gaeu gogaeudan（roxnaeuz gogaeudan gyagoeng gvaq）15～50 gwz, faexhau 50 gwz, cienq raemx gwn, moix ngoenz 2 baez.

（5）Naeng noh humzndaenq: Gaeu gogaeudan（ye'gyaudwngz）20 gwz, goraeu 20 gwz, godaihmaz 10 gwz, cienq raemx gwn roxnaeuz swiq rog giz in.

206. Maknganx

【Coh'wnq】 Nohgveiyienz, yagezcih, nohmaknganx.

【Goekgaen】 Goyw neix dwg nohmaknganx dwg doenghgo lwgsaeg loih.

【Yienghceij goyw】 Gofaex ciengzseiz heu, sang 10 mij lai. Naeng faex saek mongndaem, cocat, nye saek hoengzgeq, miz bwn hoengzgeq nanwt. Song mbaw lumj fwed doxcax, mbaw iq 4～12 mbaw, lumj naeng, luenzbomj roxnaeuz luenzbomj gwnz gaeb laj gvangq, raez 6～20 lizmij, gvangq 2～5 lizmij, giz goek ciengzseiz ngeng mbat, daengx mbaw caezcingj

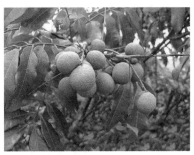

Maknganx

roxnaeuz loq lumj raemxlangh, baihlaj saek heumaeq. Foekva lumj cuenq ok gwnz dingj roxnaeuz ok laj mbaw, miz bwn'unq lumj ndaundeiq saek myaex; va iq; singq cab, saek hauhenj; iemj va dek 5 limq laeg, saek henj, miz bwn; limq va 5 limq, miz bwnhau, buenzva cingx; simboux 7～9 aen; fuengzlwg youq donh gwnz, bwn nanwt, mak lumj giuz, mbouj dek, naeng mak henjndaem, loq miz lumj baez iq doed hwnj. Noh ndip saek hau sawcingx, noh mak diemz; ceh ndaem, miz rongh. Geizva 3～4 nyied, geizmak 7～8 nyied.

【Diegmaj】 Cungj dwg vunz ndaem. Faenbouh youq Gvangjsih, Gvangjdungh, Fuzgen, Yinznanz, Gveicouh, Swconh, Haijnanz, Daizvanh daengj dieg.

【Gipyaeb gyagoeng】 Seiz mak cug baenz foengq mbaet roengz, gangq hawq roxnaeuz dak hawq, cawz bae naeng mak, bok aeu gij noh; roxnaeuz dawz mak cuengq ndaw raemxgoenj cawj 10 faencung, dawz ok cuengq baenz dong, hawj gij raemx hawq, caiq aeu feiz hangq hwnz ndeu caeuq ngoenz ndeu, bok aeu noh mak, dak hawq. Cungj fuengfap gyagoeng gaxgonq haemq ndei.

【Singqfeih goengyungh】 Noh mak: Feih diemz, sug raeuj. Ik heiq bouj lwed, ciengx sim onj sim. Mbaw: Feih loq haemz, sug liengz. Siu huj liengz lwed. Ceh: Feih saep, sug bingz. Sou lwed dingz lwed.

【Cujyau yw】 Sinzgingh nyieg, seng lwg le ndang nyieg, heiq lwed haw nyieg, gyaeuj ngunh sim diuq mbouj swnh, dwgliengz fatndat, bingh daraiz, ninz mbouj ndaek, mansing ok lwed, dawzsaeg daiq lai, giz oknyouh miz nengz, yaem haw fatndat.

【Yunghfap yunghliengh】 Noh mak 12～15 gwz roxnaeuz mbaw ndip 15～24 gwz, cienq raemx gwn, ceh ceuj coemh muz baenz mba oep rog ndaej dingz lwed.

【Ywbingh yungh daengz】

(1) Bingh daraiz: Noh maknganx 10 gwz, gaeucuenqiq 6 gwz, bwzcoz 10 gwz, danghgveih 10 gwz, cienq raemx gwn, moix ngoenz 3 baez.

(2) Ninz mbouj ndaek: Noh maknganx 10 gwz, makcauj 10 gwz, fuzsinz 10 gwz, yenjci 9 gwz, cienq raemx gwn, moix ngoenz 3 baez.

(3) Mansing ok lwed, lwed haw dawzsaeg daiq lai: Noh maknganx 12 gwz, dangjsinh 11 gwz, vangzgiz 15 gwz, gaeulwed 15 gwz, gomijrek 10 gwz, cienq raemx gwn, moix ngoenz 3 baez.

207. Gaeudanghgveih

【Coh'wnq】Danghgveihmeij, dojdanghgveih, cenhlijhom.

【Goekgaen】Goyw neix dwg rag、ganj、mbaw gaeudanghgveih dwg doenghgo swjginhniuz loih.

【Yienghceij goyw】Cazfaex banraih, raez daih'iek 3 mij, nye iq miz bwn lumj bienxsaw gienjsuk saek hoengzgeq; nye geq miz congh naeng. Mbaw dog doxcax ok, baizbaenz song baiz, raez 1 ~ 2 lizmij, gvangq 0.6 ~ 1 lizmij, giz byai bomj roxnaeuz luenz, giz goek ca mbouj lai luenz, henz mbaw caezcingj, baihlaj miz bwn'unq saek myaex roxnaeuz limq gyaep.

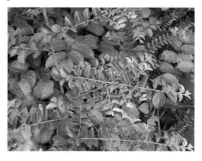

Gaeudanghgveih

Va saek hau roxnaeuz hoengzmaeq; singqdog, doxdoengz go; foekva lumj liengj ok lai mbaw. Mak lumj giuz, saek hoengzndaem, iemj mbouj loenq gienj byonj. Geizva 12 nyied daengz bi daihngeih 5 nyied, geizmak 5 ~ 7 nyied.

【Diegmaj】Maj youq ndaw cazfaex gwnzndoi. Gvangjsih gak dieg cungj miz, faenbouh youq Gvangjsih、Sihcang、Gveicouh、Yinznanz、Gvangjdungh、Cezgyangh、Fuzgen daengj sengj gih; Yindu、Menjden、Yindunizsihya caemh miz faenbouh.

【Gipyaeb gyagoeng】Daengx bi cungj ndaej gip, yungh ndip roxnaeuz ronq limq dak hawq bwhyungh.

【Singqfeih goengyungh】Feih loq haemz, saep, sug bingz. Bouj lwed diuz dawzsaeg, soeng nyinz doeng meg, sanq gux dingz in, ciep ndok, ik cingh rengz yiengz.

【Cujyau yw】Fungheiq mazin, lwed haw, dawzsaeg mbouj swnh, dawzsaeg mbouj daeuj, bwzdaiq mbouj doengz bingzseiz, aek leq in, dwk laemx deng sieng, ndok raek.

【Yunghfap yunghliengh】15 ~ 30 gwz, cienq raemx gwn. Yungh rog rag roxnaeuz mbaw habliengh dub oep giz in.

【Ywbingh yungh daengz】

Seng lwg le nyieg: Gaeudanghgveih、rag caeuq ganj gocuenqhoengz、rag caeuq ganj gosiujcuenq、rag gorongfwz、rag caeuq ganj mansusingh、vagimngaenz、gaeu caeuq ganjmauzducung gak 12 gwz, soqmoeg 15 gwz, cienq raemx gwn.

208. Gaeundeixbyaj

【Coh'wnq】Bozsijlizdou, gaeubyaleix, cozwzvah.

【Goekgaen】 Goyw neix dwg gaeu ganj gaeundeixbyaj dwg doenghgo haeuj goyouzmazdwngz duh loih.

【Yienghceij goyw】 Gogaeu. Mbaw iq 3 mbaw, lumj naeng, luenzbomj roxnaeuz luenzbomj lumj gyaeq, raez 8～13 lizmij, gvangq 4～6 lizmij, byai lumj rieng ndinj cugciemh soem, giz goek luenz, song mbiengj mbouj miz bwn, mbaw iq ok henz haemq iq, giz goek yiengh

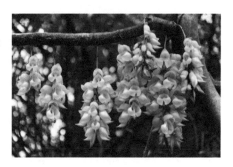

Gœundeixbyaj

ngeng; gaenzmbaw mbouj miz bwn, gaenz mbaw iq miz bwn ndangj raze mbang; mbaw daix loenq caeux. Foekva hung ok laj mbaw, raez 30～38 lizmij; iemj lumj cung, nyaz iemj 5 diuz, song nyaz iemj baihgwnz doxhab ok, miz bwn ndangj raez saek daep; dujva saek haumong, raez 7.5～8.5 lizmij, iet ok rog iemj daeuj; simboux（9＋1）2 cuj, ywva song yiengh; fuengzlwg miz bwn'unq dinj saek myaex nanwt, saeuva lumj sei, raez cix van haeuj ndaw. Makfaek lumj faex, lumj raez seiqfueng, raez ndaej daengz 40 lizmij, ndij diuz sienqgap dungx gumq miz fwed soem, ndaw ceh loq suk gaenj; ceh miz daengz 10 lai ceh, lumj aen mak, saek ndaem, ndwceh bau gij ceh dingz ndeu.

【Diegmaj】 Ciengzseiz banraih youq gofaex iq、gwnz cazfaex. Haengj raeuj mbaeq cungj diemheiq neix, naih raemh naih rengx, lau nit. Ndaej goenjgenj benz faex, ban gvaq gyaeuj gvaq nye, ban rin ndonj geh. Faenbouh youq Gvangjdungh、Gvangjsih.

【Gipyaeb gyagoeng】 Daengx bi ndaej gip, ronq limq dak hawq bwhyungh roxnaeuz yungh ndip.

【Singqfeih goengyungh】 Feih loq haemz、saep, sug bingz. Bouj lwed, doeng sai meg, rengz nyinzndok.

【Cujyau yw】 Lwed haw, bingh bwzsibau gemjnoix, dawzsaeg mbouj swnh, hwet ga in.

【Yunghfap yunghliengh】 15～50 gwz.

【Ywbingh yungh daengz】 Ndaej guh byaek gwn: Gaeundeixbyaj ndip feihdauh gam diemz ndei gwn, ndaej guh byaek gwn, lij ndaej gyaux noh cawj dang, cien ceuj cungj ndei gwn; va dak hawq ndaej guh yw, dwg cungj byaek ndei gwn gaij huj siu ndat ndeu.

209. Gaeulwed

【Coh'wnq】 Duhmizva, gaeulwed sammbaw.

【Goekgaen】 Goyw neix dwg gij rag ganj gaeulwed dwg doenghgo duh loih.

【Yienghceij goyw】 Gogaeu hung lumj faex ciengzseiz heu, raez daengz geij cib mij. Ganj geq lumj luenzsaeu bej, naeng rog ndaemmong, mbiengj raek vang hoengzoiq, miz geij gvaengx sim mbieng, ieng raemx lumj lwedgaeq daj ndaw gvaengx iemq okdaeuj. Mbaw iq 3 mbaw, lumj ceij, lumj luenzbomj gvangq, raez 10～20 lizmij, gvangq 7～12 lizmij, song mbiengj ca mbouj lai mbouj miz bwn, sai henz 5~6 doiq, song mbiengj cungj miz foekva hung lumj cuenq ronghcingx, va lai duj, seizhah yaek sat seizcou codaeuz hai va, saek hau, yiengh duzmbaj, raez daih'iek 1 lizmij. Makfaek lumj cax, raez 8~11 lizmij, gvangq 2. 5~3 lizmij, miz bwn.

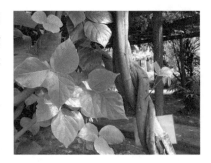

Gaeulwed

【Diegmaj】 Maj youq ndaw ndoengfaex lueg bya、 banraih youq gwnz namh roxnaeuz banraih youq gwnz faex, faenbouh youq daengx guek daihbouhfaenh digih.

【Gipyaeb gyagoeng】 Daengx bi cungj ndaej gip, ronq limq dak hawq bwhyungh.

【Seizneix yenzgiu】 ①Gij yingjyangj caux lwed hidungj: Gij yw raemx cienq ndaej hawj vanzlinzsenjanh hawj sibauciz、hezhungzdanbwzciz caeuq bwzsibauciz duznou iq lwed noix haenx swnghwnj yienhda, gemjnoix vanzlinzsenjanh yinxhwnj cidohyenj hungzsibau veizhwzliz. ②Ndaej gaijndei hezliuzdunglizyoz, ndaej nyaenxhaed hezsiujbanj bienq roj. ③Doekdaemq hezyaz, doekdaemq hezcih, fuengz lwed ndaw dungmwz bienq roj. ④Gya rengz menjyizliz.

【Singqfeih goengyungh】 Feih loq haemz、gam、saep, sug bingz. Doeng lwed bouj lwed, doeng meg doeng sai.

【Cujyau yw】 Lwed haw, seng lwg le lwedhaw, dawzsaeg mbouj swnh, fungheiq mazin, seiq ga raihmoed, hohndok in ndot.

【Yunghfap yunghliengh】 Gaeulwed 15~50 gwz, cienq raemx gwn.

【Ywbingh yungh daengz】

(1) Lwed haw, seng lwg le lwed haw: Gaeulwed 30 gwz, ngaeuxbya 20 gwz, dojdangjsinh 10 gwz, cienq raemx gwn, moix ngoenz 2 baez.

(2) Seiq ga raihmoed: Gaeulwed 30 gwz, gofunghlwed 15 gwz, vangzgiz 15 gwz, gosiengzsangh 20 gwz, nye sangh 20 gwz, cienq raemx gwn, moix ngoenz 3 baez.

Sam、Yw rengzyiengz

Famzdwg cungj yw ndaej yw bingh yiengzhaw, heuhguh yw rengzyiengz, youh heuh yw boujyiengz. Hab yungh youq doengh cungj bingh makyiengz mbouj cuk、 simyiengz mbouj rengz, mamxyiengz haw nyieg daengj. Lumj bingh lau nit、fwngz ga nit、viz unq、cingh rod、nyouhsoemz daengj makyiengz haw, cungj bingh lengxhanh lai、saek naj heu, meg saeq nyieg roxnaeuz simdiuq mbouj swnh daengj sim yiengz haw, cungj bingh siuva mbouj ndei、ok haex mbouj baenz gong、oksiq, mbouj haengj gwn haeux daengj mamx yiengzhaw. Yw rengzyiengz cungj dwg raeuj huj lai, famzdwg miz cungj bingh yaemhaw huj lai, hab siujsim yungh, mienx ndaej huj lai yaemhaw.

210. Hazsien

【Coh'wnq】Ragdisungh，ragduzmauz，duzgyoz hazsien.

【Goekgaen】Goyw neix dwg rag ganj caeuq rag hazsien dwg doenghgo hazsien loih.

【Yienghceij goyw】Go'nywj maj lai bi. Ganj rag raez，lumj luenzsaeu raez. Miz noh，naeng rog saek hoengzgeq，lumj cuenqluenz gig raez. Ganj gwnz namh mbouj yienhda，mbaw 3～6 mbaw comz ok，lumj naeng，gwnz gaeb laj gvangq，raez 10～30 lizmij，gvangq 1～2 lizmij，byai soem，song mbaw lumj cuenqluenz miz bwn'unq raez sanq ok，giz goek baihlaj iet baenz

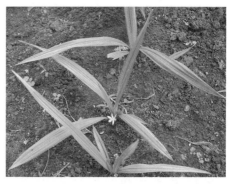

Hazsien

gaenz. Goek gaenz bienq hung baenz buengz，saek hoengzaeuj. Ganj va gig dinj，youq ndaw mbawbuengz，va singq cab，donh gwnz dwg vaboux，donh laj dwg va song singq；mbawgyaj gwnz gaeb laj gvangq，lumj i，va cizging daih'iek 1 lizmij，donh laj dujva saeq raez lumj doengz，raez daih'iek 2 lizmij roxnaeuz engq raez，byai dek 6 limq，limq dek gwnz gaeb laj gvangq，mbiengj ndaw saek henj，mbiengj rog saek hau，miz bwn'unq raez，simboux 6 aen，seiva dinj；fuengzlwg youq donhlaj，gaeb raez，miz bwn'unq raez，makciengh lumj luenzbomj，byai miz ngaeu. Geizva seizhah、seizcou.

【Diegmaj】Maj youq ndaw caznywj gwnzndoi. Faenbouh youq Gvangjsih、Gvangjdungh、Swconh、Yinznanz、Gveicouh、Fuzgen、Daizvanh.

【Gipyaeb gyagoeng】Seizcou seizdoeng mwh mbaw nye reuqroz vat aeu rag，swiq cingh，vit rag mumh，dak daengz bet cingz hawq le，aeu feiz menh hangq hawq roxnaeuz naengj le dak hawq bwhyungh.

【Seizneix yenzgiu】①Diuzcez neifaenhmi，ndaej hawj sencuizdij、lonjcauz caeuq swjgungh nou hung lai naek. ②Fuengz bienq laux，gya rengz menjyizliz. ③Ndaej dingh goengnaengz sibauhmoz. ④Ndaej diuzcez songmbiengj. ⑤Ndaej hawj dingh.

【Singqfeih goengyungh】Feih manh，sug raeuj，mizdi doeg. Bouj makyiengz，rengz nyinzndok.

【Cujyau yw】Mak haw hwet in，mansing mak fazyenz，sinzgingh nyieg，vizunq，dawzsaeg mbouj swnh，bouxmehmbwk gaenghnenzgiz hezyaz sang，gag foeg，nywz doeg haeb sieng.

【Yunghfap yunghliengh】3～15 gwz，cienq raemx gwn.

【Ywbingh yungh daengz】

（1）Mak haw hwet in：Hazsien 15 gwz，makdumh 16 gwz，byaeknok 15 gwz，makmou ndip 1 aen，cienq raemx gwn，moix ngoenz 2 baez.

（2）Sinzgingh nyieg：Hazsien 15 gwz，mbawgokyiengz 15 gwz，goujgij 10 gwz， cehcoenggep 10 gwz, gamcauj 6 gwz, cienq raemx gwn, moix ngoenz 3 baez.

(3) Nywz doeg haeb sieng: Hazsien 15 gwz, byaeknda 50 gwz, cienq raemx gwn, nyaq yw oep rog seiqhenz baksieng, moix ngoenz 3 baez, moix ngoenz fuk ndeu, boux bingh naek moix ngoenz 2 fuk.

211. Go'iethaeux

【Coh'wnq】 Naenggezswh, naengyiswh, faexyinzswh.

【Goekgaen】 Goyw neix dwg gij naeng faex go'iethaeux dwg doenghgo go'iethoux loih.

【Yienghceij goyw】 Gofaex loenq mbaw, sang daengz 20 mij, naengfaex、mbaw、mak euj raek le miz sei iq saek haungaenz, miz congh naeng, lumj limq ngviz. Mbaw doxcax ok, lumj luenzbomj roxnaeuz yiengh gyaeq luenzbomj, raez 6~18 lizmij, gvangq 3 ~ 7 lizmij, byai cugciemh soem, goek luenz roxnaeuz lumj dingdok gvangq, henz miz

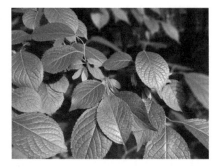

Go'iethaeux

ngazgawq, gwnz sai baihlaj miz bwn; miz gaenzmbaw. Va singqdog, boux meh mbouj doengz go, mbouj miz dujva, beij mbaw hai gonq, gag maj youq giz goek nye oiq; vaboux miz sim 5~10 aen, seiva gig dinj, fuengzlwg vameh gaeb raez, gwnz dingj miz saeuva yiengh song nga. Mak lumj fwed bej mbang, luenzbomj gaeb, raez daih'iek 3.5 lizmij. Geizva 3~5 nyied, geizmak 7~9 nyied.

【Diegmaj】 Maj youq ndaw faex gwnzndoi, miz vunq ndaem. Faenbouh youq Swconh、Gveicouh、Yinznanz、Gvangjsih、Sanjsih、Huznanz、Hoznanz daengj sengj gih, daengx guek daihbouhfaenh digih cungj miz.

【Gipyaeb gyagoeng】 Gocwx seizcin ok nyez le bok naeng, vihliux baujhoh swhyenz, itbuen dwg mbangj giz bok naeng, dawz gij naeng bok roengz aeu mbiengj ndaw doxdoiq boeb bingz, rog aeu nyangj bau gaenj hawj de ok hanh, gvaq 6~7 ngoenz le, naeng ndaw bienq saek hoengzndaem, dawz ok naenx bingz dak hawq, caiq bok caengz naeng co rog.

【Seizneix yenzgiu】 ①Doekdaemq hezyaz. ②Gaj nengz, fuengz bingyenzdij: Gij yw raemxcienq ndaej nyaenxhaed buzdauzgiuzgin henjgim、Fuzsi liciz ganjgin、dacangz ganjgin、luznungz ganjgin、dangih ganjgin、feiyenz ganjgin、bwzhouz ganjgin、feiyenz lengiuzgin、yezhingz yungzhezsing lengiuzgin yienhda. Seiz dauzyez sanhuzganh caeuq buzdauzdangz ganhmeiz itheij ciengx, ndaej nyaenxhaed yizganh binghdoeg caiq miz yienhda. ③Diuzcez goengnaengz menjyiz, fuengz wngqgaep, fuengz yangjva, fuengz bienq laux. ④Fuengz baenz baez. ⑤Ndaej nyaenxhaed swjgungh sousup, hawj sailwed gya gvangq.

【Singqfeih goengyungh】 Feih gam、loq manh, sug raeuj. Bouj daep mak, rengz nyinz ndok, onj daih.

【Cujyau yw】 Hwet hoq in numh, cingh rod, vizunq, daih doengh mbouj onj, hwet innumh duengq rem, bingh hezyazsang.

【Yunghfap yunghliengh】 Naeng faex 9~15 gwz, cienq raemx gwn.

【Ywbingh yungh daengz】

（1）Hwet rem hoq in: Go'iethaeux 15 gwz, makmou 1~2 aen, aeuq gwn, moix ngoenz baez ndeu.

（2）Daih doengh mbouj onj: Suzdon 10 gwz, go'iethaeux 10 gwz, caeuq nohmakcauj guh naed, moix baez gwn 1~2 naed, moix ngoenz 2 baez.

212. Gogutgieng

【Coh'wnq】 Gogutgieng henj, gimmauz swhswj, houzmauzdouz.

【Goekgaen】 Goyw neix dwg gij rag ganj gogutgieng dwg doenghgo banggwzgez loih.

【Yienghceij goyw】 Goyw sang 2.5~3 mij. Rag ganj dinj co, miz bwn'unq raez saek henj nanwt, yiengh lumj gyaeujma henjgim. Mbaw hung, gaenzmbaw conoengq, saek hoengzndaem, giz goek miz bwn'unq saek henjgim caeuq limq gyaep saek henj gaebraez gwnz gaeb laj gvangq; limq lumj naeng, yiengh gyaeq gvangq samgak, raez daengz 2 mij, dek sam mbaw lumj fwed, limq dek doeklaeng lumj fag liemz gwnz gaeb laj gvangq, henz miz nyazgawq feuz, sai henz diuz dog,

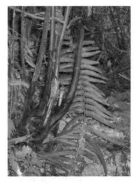

Gogutgieng

roxnaeuz youq gwnz limq mbouj fat baenz song nga, gyoengq bauhswj ok youq gwnz dingj sai iq, moix limq dek miz 2~12 limq, fa goeb gyoengq bauhswj song limq, yiengh lumj gyap bangx.

【Diegmaj】 Maj youq henz mieng laj dinbya caeuq ndaw namhsoemj giz raemh laj faex. Faenbouh youq dieg Cungguek mbiengj baihnamz caeuq saenamz.

【Gipyaeb gyagoeng】 Daengx bi ndaej gip, seizdoeng gip sou haemq ndei. Vat rag ganj, cawz bae namh sa、rag mumh, gaenzmbaw caeuq bwn'unq henjgim, ronq limq dak hawq roxnaeuz naengj le ronq limq dak hawq couh baenz gutgieng.

【Seizneix yenzgiu】 ①Dingz lwed: Doiq sieng rog ok lwed ndaej dingz lwed yienhda. ②Fuengz simdaeuz mbouj miz lwed: Ndaej gyalai lwed riuz yingzyangj simdaeuz. ③ Fuengz baenz baez.

【Singqfeih goengyungh】 Feih haemz, sug raeuj. Bouj mak daep, rengz nyinzndok, rengz hwet hoq, cawz fungheiq.

【Cujyau yw】 Fungheiq hohndok in, hwet ga innumh, mak haw cingh rod, hwet in ga unq, noh hwet naet naiq, buenq ndang mbouj ndaej doengh, bouxlaux nyouh deih, sieng rog ok lwed, bwzdai mbouj doengz bingzseiz.

【Yunghfap yunghliengh】4.5～15 gwz, cienq raemx gwn. Yungh rog hab liengh, bwnyungz gogutgieng ndaej yw sieng rog ok lwed.

【Ywbingh yungh daengz】

(1) Hwet ga innumh: Gogutgieng 15 gwz, godauqrod 12 gwz, haijfunghdwngz 12 gwz, moeggva 12 gwz, nye sangh 9 gwz, suzdon 10 gwz, go'iethaeux 10 gwz, cinzgiuj 10 gwz, nyegviq 6 gwz, cienq raemx gwn, moix ngoenz 3 baez.

(2) Mak haw cingh rod: Gogutgieng 15 gwz, yenjci 10 gwz, fuzsinz 10 gwz, danghgveih 10 gwz, makvengj 15 gwz, cienq raemx gwn, moix ngoenz 3 baez.

(3) Noh hwet naetnaiq: Gogutgieng 15 gwz, suzdon 10 gwz, nye sangh 10 gwz, danghgveih 10 gwz, vahoengz 6 gwz, gosamaz 20 gwz, gogaeulwed 20 gwz, cienq raemx gwn, moix ngoenz 3 baez.

213. Gofwngzmaxlaeuz

【 Coh'wnq 】 Hingbwn, hingmaxlaeuz, hingrinbya, hingsaen, faexsipndangj, hingbenzrin, yuzsuibuj, hingyienzlienz.

【Goekgaen】Goyw neix dwg ganj rag gofwngzmaxlaeuz dwg doenghgo suijlungzguz loih.

【Yienghceij goyw】Go' nywj maj lai bi, sang 20～40 lizmij, rag ganj conoengq miz noh, raez cix byaij vang, miz lai limq gyaep gwnz gaeb laj gvangq lumj feicuenq, henz lumj fo, mbaw song yiengh, mbaw yingzyangj saek henjroz, lumj naeng, lumj gyaeq luenz, yiengh fwed dek feuz, baihlaj miz bwn dinj, mbouj miz gaenz, lumj vaxhoemj doxdaeb maj youq goek gaenz mbaw bauhswj; mbaw bauhswj saek heu, raez luenzbomj, yiengh fwed dek laeg, limq dek 7～13 doiq, gvangq 2～3 lizmij, limq dek gizgoek suk dinj lumj dujrwz, gaenzmbaw dinj, miz fwed. Gyoengz bauhswj yiengh luenz, maj youq diemj doxca ndaw sai iq, youq song henz sai cungqgyang gak 2～4 coij, mbouj miz fa, geiz bauhswj seizhah.

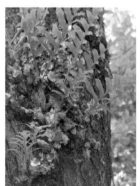

Gofwngzmaxlaeuz

【Diegmaj】Maj youq gwnz rinbya roxnaeuz gwnz nye faex. Faenbouh youq dieg Cungguek cungnamz、saenamz caeuq Cezgyangh、Fuzgen、Daizvanh.

【Gipyaeb gyagoengz】Daengx bi ndaej gip, itbuen youq seizhah、seizcou vat gip rag ganj, swiq cingh, yungh ndip roxnaeuz dak hawq bwhyungh; caemh ndaej naengj cug le dak hawq bwhyungh. Seiz yungh ndip gvat gij gyaep bae; gij hawq aeu feiz ruemx roxnaeuz aeu sa log limq gyaep bae.

【Seizneix yenzgiu】①Gaj nengz: Ndaej nyaenxhaed buzdauz giuzgin maj. ②Ndaej hawj ndok maj: Ndaej hawj ndok supsou gaiq, hawj hezgaiq caeuq hezlinz suijbingz daezsang, ndaej hawj ndok gaiva caeuq ndok raek hobndei. ③Ndaej fuengz yw lenmeizsu dengdoeg. ④Diuzcez hezcih. ⑤Dingz in, caem dingh.

【Singqfeih goengyungh】 Feih haemz, sug raeuj. Bouj mak, swnj ndok, byaij lwed.

【Cujyau yw】 Mamx、mak haw siq nanz, rwzokrumz, dwk laemx deng sieng, hoh ndok gyoeg, ndok raek, nyinz meg iet haep mbouj ndaej, gumqhwet innumh, saejgungz fazyenz, mak haw hwet in, naengnoh baenz sienj.

【Yunghfap yunghliengh】 3～15 gwz, cienq raemx gwn.

【Ywbingh yungh daengz】

（1）Mamx、mak haw siq nanz：Gofwngzmaxlaeuz 8 gwz, makmou 1 aen, gya raemx aeuq gwn, moix ngoenz baez ndeu.

（2）Mak haw hwet in, rwzokrumz：Gofwngzmaxlaeuz 15 gwz, go'iethaeux 10 gwz, makmou 1 aen, cienq raemx aeuq gwn, moix ngoenz 2 baez.

（3）Gumqhwet innumh：Gofwngzmaxlaeuz 15 gwz, gaeunyangj 10 gwz, duz ndwen 6 gwz, cienq raemx gwn, moix ngoenz 3 baez.

214. Gosamaz

【Coh'wnq】 Riengduznou, dojvangzgiz, diuzragndeu.

【Goekgaen】 Goyw neix dwg rag gosamaz dwg doenghgo duh loih.

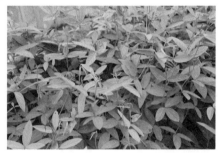

Gosamaz

【Yienghceij goyw】 Goyw lumj cazfaex miz gaeu, sang 1～2 mij. Diuz rag dog, haeuj namh gig laeg, raez ndaej daengz 1 mij, gwnz hung laj saeq, lumj rieng nou, nye oiq miz bwn'unq, byai ganj doxcax ok sam mbaw iq, gwnz dingj ok mbaw iq lumj gyaeq gwnz gaeb laj gvangq, mbaw iq ok henz lumj gyaeq ngeng, raez 4～8 lizmij, gvangq 2～3 lizmij, baihgwnz miz bwn'unq dinj mbang, baihlaj miz bwn'unq nanwt. Foekva hung ok youq laj mbaw, raez 2～2.5 lizmij, va comz deih; nyaz iemj 5 diuz, diuz nyaz iemj baihlaj ndeu haemq raez; dujva lumj duzmbaj, saek aeuj roxnaeuz aeujhoengz, haemq raez gvaq iemj, makfaek luenz fueng, raez 7～8 hauzmij, miz bwn, miz 2 ceh. Geizva seizcou.

【Diegmaj】 Maj youq gwnz ndoi、diegnywj. Cungguek mbiengj baihnamz gak dieg cungj miz.

【Gipyaeb gyagoeng】 Daengx bi ndaej gip rag, swiq cingh, dak hawq bwhyungh.

【Singqfeih goengyungh】 Feih gam、saep, sug bingz. Rengz hwet rengz mak, doeng lwed doeng meg, cawz heiq cawz mbaeq.

【Cujyau yw】 Fungheiq hohndok in, hwet ga indot, nohhwet naetnaiq, dwk laemx deng sieng, gyad, mansing mak fazyenz, mansing cigi'gvanj fazyenz, saicij fazyenz, vizunq, bwzdai mbouj doengz bingzciengz, bwt haw ae, hoz foeg in.

【Yunghfap yunghliengh】 15～50 gwz, cienq raemx gwn.

【Ywbingh yungh daengz】

（1）Fungheiq hohndok in：Gosamaz 50 gwz，gocaengloj 10 gwz，cienq raemx gwn，moix ngoenz 3 baez.

（2）Nohhwet naetnaiq，gyad：Gosamaz 50 gwz，naenghaijdungz 15 gwz，gamcauj 9 gwz，gocaengloj 10 gwz，liujdiuhcuz 20 gwz，cienq raemx gwn，moix ngoenz 3 baez.

（3）Mansing hwet ga in：Gosamaz 50 gwz，goujlungzdwngz、go'iethaeux gak 15 gwz，cienq raemx gwn，moix ngoenz 3 baez.

Linghvaih haeujsim：Gosamaz mbaw hung. Mbaw iq haemq mbang，raez 6～20 lizmij，gvangq 3. 5～6 lizmij；foekva hung raez 3～5 lizmij，makfaek raez 1～1. 2 lizmij. Goeng'yauq gij rag lumj gosamaz.

215. Faenzcepraemx

【Coh'wnq 】Bogucij，guzcij，guswj，huzgiujswj.

【Goekgaen】Goyw neix dwg ceh cug hawq faenzcepraemx dwg doenghgo duh loih.

【Yienghceij goyw】Go'nywj maj bi deu，sang 60～150 lizmij. Nye genqndangj，miz limq daengj；daengx go miz bwn'unq hau caeuq diemj sienq hoengzndaem. Mbaw dog doxcax ok，mizseiz nye byai daj henz ok mbaw iq raez daih'iek 1 lizmij；gaenzmbaw raez 2～4 lizmij，miz bwnyungz hau；mbaw daix baenz doiq，sam gak gwnz gaeb laj

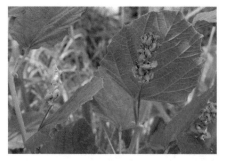

Faenzcepraemx

gvangq，raez daih'iek 1 lizmij，lumj i；mbaw lumj gyaeq gvangq，raez 5～9 lizmij，gvangq 3～6 lizmij，byai du roxnaeuz luenz，giz goek lumj sim roxnaeuz luenz，henz miz nyazgawq co，song mbiengj cungj miz diemj sienq ndaem ronghcingx. Dujva dingzlai comzbaenz foekva hung lumj riengz，ok youq laj mbaw；ganj va raez 6～10 lizmij；iemj va lumj cung，goek doxlienz habbaenz diuz doengz，byai dek 5 limq，miz bwn sienq saek ndaem；dujva lumj duzmbaj，saek aeujoiq roxnaeuz saek henj，limq geiz lumj gyaeq gvangq dauqdingq，limq fwed lumj sienq gvangq，limq gizlungz lumj luenz raez，gij byai du，loq van haeuj ndaw；simboux 10 aen，yw va iq；simmeh 1 aen，fuengzlwg youq baihgwnz，lumj gyaeq dauqdingq roxnaeuz yiengh sienq，saeuva lumj sei. Faek mak luenzbomj，raez daih'iek 5 hauzmij，mbouj dek hai，naeng mak saek ndaem，caeuq ceh doxnem. Ceh ndeu，miz heiq hom. Geizva 7～8 nyied，geizmak 9～10 nyied.

【Diegmaj】Ciengzseiz maj youq gwnzndoi、henz rij、henz naz. Gvangjsih、Gvangjdungh、Hoznanz、Gveicouh daengj dieg miz vunz ndaem.

【Gipyaeb gyagoeng】Seizcou mwh mak cug，doq cug doq gip，gvej aeu rieng mak，dak hawq，dub ok gij ceh.

【Singqfeih goengyungh】Feih manh、haemz，sug raeuj. Bouj mak rengz yiengz，sou heiq bingz baeg, raeuj mamx dingz siq; yungh rog siu heiq cawz ban.

【Cujyau yw】 Hwet caemq hwet in, lwed gux roj cwk, heiqyiengz aen mak mbouj cuk, vizunq cinghrod, nyouhsoemz nyouh deih, hwet hoq caep in, mak haw baeg, oksiq hau caeuq oksiq raemx, mamx mak haw nyieg, mwh ranz yaek rongh couh oksiq; yungh rog yungh youq banhau, gyaeujndoq.

【Yunghfap yunghliengh】 6~10 gwz, gwn ndaw. Yungh rog 20%~30% dinghci cat giz in.

【Ywbingh yungh daengz】

（1）Hwet caemq hwet in, lwed gux roj cwk: Boguzcij（ceuj）、veizyangh（ceuj）、nohgogviq gak faenh doxdoengz, muz mienz, moix baez aeu laeuj ndat soengq gwn 6 gwz.

（2）Oksiq hau caeuq oksiq raemx: Faenzcepraemx 30 gwz（ceuj hom cug）, byuk makiennaez 120 gwz（vit noh、dingj gaenq, youq gwnz vax moq ceuj haw）, itheij muz mienz, lienh dangz guh naed lumj ceh lwgyienz hung. Moix baez gwn 1 ceh, aeu raemx yungz bae, hing 2 limq, mak cauj 1 aen, cienq gwn.

（3）Mamx mak haw nyieg, gwn mbouj ndaej: Faenzcepraemx 200 gwz（ceuj hom）, nohdougou 200 gwz（ndip）, itheij muz mienz, gya makcauj 49 aen, caeuq hing ndip 200 gwz（ronq limq）itheij cawj, makcauj yungz vit hing, vit naeng cauj caeuq ceh aeu noh, muz baenz gau, maek hoed guh naed lumj ceh youzdoengz hung. Moix baez gwn 30 naed, aeu raemx gyu soengq gwn.

216. Gaeusaejgaeq

【Coh'wnq】 Gihcangzfungh, gaeudagaeq, hwzdaengzcon, gaeusamgak.

【Goekgaen】 Goyw neix dwg rag hawq gaeusaejgaeq dwg doenghgo gencauj loih.

【Yienghceij goyw】 Gogaeu goenjgeuj roxnaeuz banraih. Rag ganj miz noh noengq hung, lumj luenzsaeu, rag iq lainoix lumj ceh caw, seiz ndip naeng rog saek hau, seiz hawq hoengzndaem. Miz diuz raiz utvan, mbiengj raek saek hoengzaeuj. Ganj luenzsaeu, miz limq daengj, nye iq seiz oiq miz bwn co saek hoengzndaem, seiz geq bwn loenq le mbiengj rog cocat. Mbaw doxdoiq ok, yiengh luenzbomj raez, raez 3~13 lizmij, gvangq 1.5~5

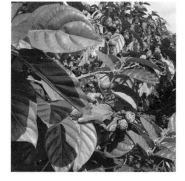

Gaeusaejgaeq

lizmij, byai dinj cugciemh soem, giz goek lumj dingdok roxnaeuz lumj dingdok gvangq, daengx mbaw caezcingj, baihlaj riengz gwnz sai cungqgyang miz bwn dinj co, henz mbaw ciengzseiz miz bwnraemxda dinj mbang; gaenzmbaw miz bwn co saek hoengzndaem; mbaw daix lumj buengz. Foekva lumj gyaeuj, 2~10 duj va, ok gwnz ding nye iq, gig noix ok laj mbaw; iemj va lumj cuenq dauqdingq, raez 3~4 hauzmij, byai miz nyaz dek mbouj doxcingq roxnaeuz ca mbouj lai bingz lumj cied; duj va lumj noh saek hau, giz hoz doengz dujva sousuk, ndawde bwn dinj nanwt, bingzciengz dek 4 limq laeg; simboux 4 aen, seiva gig dinj; fuengzlwg youq baihlaj, 4 fuengz, saeuva 2 dek laeg. Makciengh ca mbouj lai lumj giuz, cizgingj 5～9 hauzmij, cug le saek hoengz, gwnz dingj miz doengz iemj lumj doengz mbouj loenq. Geizva 4～5 nyied, geizmak 9～10 nyied.

【Diegmaj】 Gag maj youq ndaw lueg、henz rij roxnaeuz laj ndoengfaex, caemh miz vunz ndaem. Faenbouh youq Gvangjdungh、Gvangjsih、Fuzgen daengj dieg.

【Gipyaeb gyagoeng】 Daengx bi cungj ndaej gip vat, swiq cingh, cawz bae rag mumh, dak daengz roek caet cingz hawq, menhmenh dub bej, dak hawq bwhyungh.

【Singqfeih goengyungh】 Feih manh、gam, sug raeuj. Bouj yiengzmak, rengz nyinz ndok, cawz fungheiq.

【Cujyau yw】 Mak haw hwet ga mbouj miz rengz, unq gyad, fungheiq ndok in, sinzgingh nyieg, vizunq cinghrod, siqvaiq, ninz mbouj ndaek, bouxmehmbwk mbouj miz lwg.

【Yunghfap yunghliengh】 6～15 gwz, cienq raemx gwn; guh naed、sanq、cimq laeuj roxnaeuz aeuq gau.

【Ywbingh yungh daengz】

（1）Rumz niet hwet ga inndot, byaij mbouj ndaej: Gaeusaejgaeq 35 gwz, godauqrod 90 gwz（vit nye）, gyanghhoz 35 gwz, nohgveiq 35 gwz, go'nguxcauj 35 gwz, go'iethaeux 60 gwz（vit naeng co, iengj loq henj）, hing hawq 35 gwz（ceuj dek）. Yw baihgwnz itheij muz mienz, lienh dangz guh naed lumj ceh youzdoengz hung. Gwn haeux gonq, moix baez aeu laeuj raeuj soengq gwn 30 naed.

（2）Nyouh gimq mbouj ndaej: Cehhing、gaeusaejgaeq（vit sim）、rongzdaekmax、gaeugva（laeuj naengj）gak faenh doxdoengz, song go gonq aeu gyuseng、laeuj awj. Nuz mienz, gya laeuj cawj baenz giengh guh naed lumj ceh youzdoengz hung. Moix baez gwn 20 naed, gwn gonq aeu laeuj gyu roxnaeuz raemx gyu soengq gwn.

217. Cehhing

【Coh'wnq】 Cehhing, cehcaihdingj.

【Goekgaen】 Goyw neix dwg mak yizci dwg doenghgo hing loih.

【Yienghceij goyw】 Go'nywj maj lai bi, sang 1～3 mij. Rag ganj iet raez. Ganj sohdaengj, maj baenz caz. Mbaw 2 baiz, miz gaenz dinj; mbaw gwnz gaeb laj gvangq, raez 20～35 lizmij, gvangq 3～6 lizmij, byai rieng soem, giz goek lumj dingdok gvangq, henz miz bwn ndangj iq ciengzseiz loenq, gij riz lw roengzdaeuj lumj nyazgawq saeq, baihgwn saek heugeq, baihlaj saek heuoiq, song mbiengj cungj mbouj miz bwn; linx mbaw lumj i, raez 1～1.5 lizmij, miz bwn'unq mbang saek daepoiq. Foekva hung ok youq gwnz dingj, ganj foekva saek daep, raez 10～15 lizmij, miz bwn dinj, baihlaj miz mbawgyaj lumj gvaengx ndeu, lomx ganj va, ganj va iq raez 1～2 hauzmij; mbawgyaj iq gig dinj, lumj i, saek daep; iemj va lumj doengz, raez 1. 2 lizmij, mbiengj ndeu dek hai daengz donh cungqgyang, byai dek 3 nyaz, rog miz bwn dinj; doengz dujva raez daih'iek 1 lizmij, limq dek 3 limq, lumj luenz raez, raez daih'iek 1. 8 lizmij, limq gwnz haemq hung, byai loq lumj aen daeh, rog miz bwn dinj mbang, limq lumj vengq bak

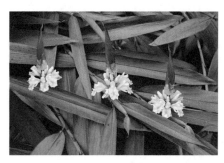

Cehhing

yiengh luenz gyaeq dauqdingq, raez daih'iek 2 lizmij, saek haumaeq, miz diuz raiz saek hoengz, byai dek 3 limq du; simboux mbouj fat lumj cuenq, raez daih'iek 2 hauzmij, simboux fat 1 aen, seiva raez daih'iek 1 lizmij, yw va lumj diuz sienq, raez daih'iek 7 hauzmij; fuengzlwg youq baihlaj, lumj gyaeq luenz, bwnyungz nanwt, 3 fuengz, moix fuengz miz 8～9 aen beihcuh, saeuva lumj sienq, gyaeuj saeu yiengh gyaeuj, aen sienq baihgwnz 2 aen, lumj diuz faex. Makcehlai luenzbomj daengz lumj fangjcuiz, raez 1. 5～2 lizmij, miz bwn mbang, mbiengj rog miz yup sienq cenhveiz, gaenz mak dinj. Geizva 3～5 nyied, geizmak 5～6 nyied.

【Diegmaj】 Maj youq giz mbaeqraemh laj faex. Faenbouh youq Gvangjsih、Gvangjdungh、Haijnanz.

【Gipyaeb gyagoengz】 5～6 nyied seiz mak saek hoengzndaem、bwnyungz naeng mak noix ndaej gipyaeb, cawz bae gaenz mak, dak hawq. Cuengq haeuj ndaw rek, ceuj daengz byuk ndaem, dawz ok caep le, vit byuk mak bae, aeu ceh dub yungz yungh; roxnaeuz aeu raemxgyu gyaux yinz, baez ceuj ndeu, dawz ok cuengq caep.

【Singqfeih goengyungh】 Feih manh, sug raeuj. Raeuj mamx、dingz siq、haed myaiz, raeuj mak、sup nyouh, maenh cingh.

【Cujyau yw】 Mamx dungx haw nit, rueg, oksiq, ndaw dungx nit in, myaiz conh, mak haw nyouhsoemz, nyouhndaenq, cinghrod, nyouhhau.

【Yunghfap yunghliengh】 3～60 gwz, cienq raemx gwn; roxnaeuz guh naed、sanq.

【Ywbingh yungh daengz】

(1) Dungx rem oksiq, hwnz ngoenz mbouj dingz: Cehhing 60 gwz, cienq raemx noengz gwn.

(2) Cingh rod: Cehhing 60 gwz (aeu gyu 100 gwz ceuj le, vit gyu), fwnzcenzdongz 60 gwz. Muz mienz, aeu vaizsanh 30 gwz guh gyiengh, hoed naed lumj ceh youzdoengz hung. Moix baez gwn 50 naed, dungx hoengq yaek ninz aeu raemxgyu soengq gwn, aeu cuhsah guh bau.

(3) Lwgnyez nyouhdeih roxnaeuz nyouhsoemz mbouj dingz: Fwnzcenzdongz、cehhing gak faenh doxdoengz, muz mienz, gya laeuj cawj mba vaizsanh guh giengh,

hoed naed lumj ceh youzdoengz hung. Moix baez gwn 70 naed, aeu raemx gyu laeuj roxnaeuz raemx haeux soengq gwn.

（4） Bouxmehmbwk lwedboed: Cehhing habliengh, ceuj muz mienz, aeu raemxhaeux gya gyu soengq gwn, moix baez 3. 2 gwz.

（5） Daih loenq ok lwed: Cehhing 15 gwz, suzsahyinz 30 gwz, muz mienz. Moix baez gwn 9 gwz, dungx hoengq aeu raemx soengq gwn, moix ngoenz 2 baez.

218. Hwzdauz

【Coh'wnq】 Huzdauz, gyanghdauz.

【Goekgaen】 Goyw neix dwg mak cug hwzdauz dwg doenghgo huzdauz loih.

【Yienghceij goyw】 Gofaex loenq mbaw, itbuan sang 10～20 mij, ceiq sang ndaej daengz 30 mij doxhwnj, ganj hung cizging 1 mij hwnjroengz, ndaej lix bak bi daengz song bak bi, ceiq raez ndaej daengz 500 bi doxhwnj. Byai faex hai cix hung, lumj luenz mbiengj roxnaeuz gyaeuj luenz, cizging 6 ～ 9 mij. Naengfaex haumong daengz ndaemgeq, naeng gofaex iq ngaeuz, go geq miz

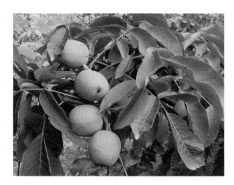

Hwzdauz

dek daengj feuz mbouj cingjcaez. Diuz nye noengqhung、ngaeuz, nye oiq seiz ngamq ok saek heu, ngamq haeuj seizcin caemh loq bienq saek hoengz, mbouj maj le bienq saek mongrongh roxnaeuz monggeq, conghnaeng saek hau. Diuz nye maj baenz bi giz ngviz haemq hung, lumj faex soeng unq, doklaeng riengz nenzlingz gya lai, giz ngviz cugciemh bienq iq. Mbaw dwg soq gig lai mbaw lumj fwed, doxcax ok, raez 30～40 lizmij, gaenzmbaw luenz, giz goek noengqhung miz diemj sienq, mbaw loenq le gij rizmbaw hung, baenz samgak. Mbaw iq 5～9 mbaw, luenz raez、gyaeq dauqdingq roxnaeuz luenzbomj gvangq, miz gaenz dinj, giz byai loq doed soem, henz mbaw caezcingj roxnaeuz mizdi nyazgawq. Aen mak dwg mak cug, luenz roxnaeuz luenz raez, cizging 4～5 lizmij, naeng mak rog mbang, baihrog ngaeuz roxnaeuz miz bwnyungz, saek heu, miz diemj raiz saek hauhenj; naeng mak cungqgyang miz noh; naeng mak ndaw lumj ndok （heuhguh byuk mak） mbiengj rog miz lueng roxnaeuz raiz nyaeuq, byuk ndaw miz ceh 1 ceh, heuh ceh, couhdwg gij gwn bouhfaen, lumj ukgyaeuj, miz caengz naeng mbang saek henjoiq roxnaeuz saek henjgeq, baihgwnz miz diuz saimeg ronghcingx roxnaeuz mbouj ronghcingx.

【Diegmaj】 Maj youq mij gwnz haijbaz 400～1800 ndoi caeuq dieg bo. Maj youq Cungguek dieg saenamz、vaznamz、vazbwz、saebaek caeuq Sinhgyangh mbiengj baih namz.

【Gipyaeb gyagoeng】 Seizcou mwh aen mak cug gip sou, dak hawq, youq seiz yungh caiq roq naeng mak，aeu giz noh.

【Singqfeih goengyungh】 Feih gam、loq haemz，sug raeuj. Bouj mak，maenh cingh rengz hwet，raeuj bwt dingz baeg，yinh saej doeng haex.

【Cujyau yw】 Mak haw hwet in，song ga iq nyieg，oknyouh deih，cinghrod vizunq，heiq bwt haw nyieg roxnaeuz bwt mak cungj haw，ae baeg heiq dinj，saej hawq haex ndangj，okhaex ndangj、loh nyouh giet rin，oknyouh mbouj swnh daengj.

【Yunghfap yunghliengh】 Habliengh，gwn ndip、gwn cug、cienq raemx gwn、guh naed gwn daengj.

【Ywbingh yungh daengz】

（1） Haw baeg：Noh hwzdauz 1000 gwz，dub yungz，dangzrwi 1000 gwz heuz yinz，aeu bingz cang ndei，moix baez gwn beuzgeng ndeu，moix ngoenz 2 baez，aeu raemxgoenj soengq gwn.

（2） Ninz mbouj ndaek haengj lumz，sinzgingh nyieg：Noh hwzdauz、lwgraz ndaem、mbaw sangh gak 30 gwz，dub yungz lumj naez，guh naed，moix baez gwn 10 gwz，moix ngoenz 2 baez.

Seiq、Yw ciengxyaem

Yw ciengxyaem dwg yw ndaej yw bingh yaemhaw，youh heuh yw nyinhyaem roxnaeuz yw boujyaem. Ndaej nyinhyaem mak、boujyaem bwt、ciengx yaemdungx、ik yaemdaep daengj，hab yungh youq bingh ae hoengq、ae lwed、haw hwngq、nyap hwngq、cehda hawqsaep dava、daraiz、hwngq baenz raq、ok lengxhanh roxnaeuz cingh rod daengj. Yw ciengx yaem gam nit nyin nywnq lai，danghnaeuz roeb daengz bingh nit mbaeq myaiz mbaeq、gwn noix aek oenq、okhaex mbouj baenz gong dungx rem daengj，mbouj hab yungh.

219. Denhdungh

【Coh'wnq】 Denhdungh，mingzdenhdungh.

【Goekgaen】 Goyw neix dwg ndaek rag denhdungh dwg doenghgo bwzhoz loih.

【Yienghceij goyw】 Goyw lumj gaeu maj lai bi，ngaeuzrongh mbouj miz bwn. Ndaek rag miz noh，maj baenz caz，luenzbomj raez roxnaeuz lumj fangjcuiz，raez 4～10 lizmij，naeng rog henjmong. Ganj saeq raez，nye faen miz limq rox naeuz fwed gaeb. Nye lumj mbaw ciengzseiz vangoz，3 mbaw baenz nyup，bejbingz，roxnaeuz aenvih sai

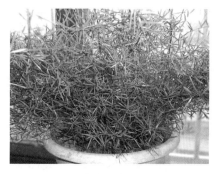

Denhdungh

cungqgyang lumj gizlungz cix baenz lumj sam limq soem，yiengh fag liemz；mbaw lumj gyaep，gi goek miz oen ndangj. Boux meh mbouj doengz go；va raez 3 hauzmij， ciengzseiz 2 duj ok youq laj mbaw, ganj va raez daih'iek 4 hauzmij; dujva 6 duj, saek hauhenj roxnaeuz saek hau; vaboux miz sim 6 aen, yw aemq youq gwnz; vameh miz 6 aen mbouj fat baenz simboux, fuengz lwg youq donh gwnz, 3 fuengz, gyaeujsaeu dek 3 limq. Makciengh lumj giuz, cizging daih'iek 6 hauzmij, saek hoengz. Geizva 5～6 nyied, geizmak 10～12 nyied.

【Diegmaj】 Maj youq henz faex giz haemq raemhcumx、ndaw cazfaex roxnaeuz dieg bo, miz vunz ndaem. Faenbouh youq Cungguek cungnamz、saenamz、vazdungh caeuq Hoznanz、Sanjsih、Ganhsuz daengj dieg.

【Gipyaeb gyagoeng】 Seizcou、seizdoeng gip vat rag, swiq cingh, aeu raemx cawj roxnaeuz naengj daengz naeng dek, swnh ndat bok bae naeng rog, dak hawq roxnaeuz gangq hawq bwhyungh.

【Seizneix yenzgiu】 ①Nyaenxhaed nengz. ②Gaij huj. ③Dingh ae. ④Doeng nyouh.

【Singqfeih goengyungh】 Feih gam、haemz, sug nit. Nyinh bwt dingz ae, nyinh yaem gaij huj, ok myaiz.

【Cujyau yw】 Ae'ngab ae, ndaw myaiz miz lwed, bwt huj ae, bwzyizgwz, saicij foeg ndaek, haex ndangj, nywz sieng.

【Yunghfap yunghliengh】 6～12 gwz, cienq raemx gwn.

【Ywbingh yungh daengz】

（1）Ae'ngab ae: Denhdungh 12 gwz, sahsinh 10 gwz, cehgingq 6 gwz, maenzraeu 9 gwz, begsaed 10 gwz, cienq raemx gwn, moiz ngoenz 3 baez.

（2）Bwt huj ae, bwzyizgwz: Denhdungh 6～12 gwz, maenzraeu 3～6 gwz, naenggam 4 gwz, gvalauz 6 gwz, cienq raemx gwn, moix ngoenz 3 baez.

220. Megdoeng

【Coh'wnq】 Nywjrizgai, megmozdoeng, meg'iqmozdoeng.

【Goekgaen】 Goyw neix dwg gij ganj megdoeng dwg doenghgo bwzhoz loih.

【Yienghceij goyw】 Go'nywj maj lai bi, rag lajnamh banraih saeq raez, miz haujlai rag mumh, cungqgyang rag mumh caeuq giz byai bongz hung baenz ndaek rag lumj fangjcuiz. Miz noh, mbaw baenzcaz ok, lumj sienq gaeb, raez 10～50 lizmij, gvangq 1.5～3.5 lizmij, miz 3～7 diuz sai, ganj raez 6～15 lizmij. Ganj va hung raez 2～5 lizmij,

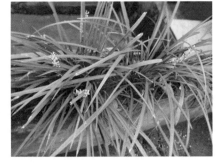
Megdoeng

miz 8～10 duj va, 2 duj maj youq ndaw mbawgyaj, saek hau roxnaeuz aeujoiq; simboux 6 aen; yw va samgak gwnz gaeb laj gvangq, fuengzlwg youq donh baihlaj, lumj giuz. Geizva、geizmak cungj dwg 8～10 nyied.

【Diegmaj】 Maj youq ndaw caz nywj roxnaeuz dieg mbaeq raemh laj faex, miz vunz ndaem. Cujyau faenbouh youq Cezgyangh、Swconh、Gvangjsih daengj dieg，Cungguek daihbouhfaen digih miz faenbouh.

【Gipyaeb gyagoeng】 Seizhah、seizcou gip vat ndaek rag，swiq cengh，dak hawq bwhyungh.

【Seizneix yenzgiu】 ①Fuengz sim diuq mbouj doengz baeznaengz，fuengz simdaeuz mbouj miz lwed. ② Diuzcez goengnaengz menjyiz，fuengz mbouj miz yangj，fuengz gominj. ③Doekdaemq hezdangz. ④Gaj nengz：Mba megdoeng youq gwnz bingz bohliz yienhda ndaej gaj nengz buzdauzgiuzgin saek hau、gezcauj ganjgin、dacangz ganjgin caeuq sanghhanz ganjgin daengj.

【Singqfeih goengyungh】 Feih gam、loq haemz，sug loq nit. Nyinh bwt ok myaiz，ciengx yaem gaij huj.

【Cujyau yw】 Conghhoz in，hwngq huj sieng myaiz，gag ok han，hozhawq，bwt huj ae，bwt haw ae hoengq，fat ndat mbouj ndei，ok lengxhanh hoz hawq hoz in，lwed huj rueg lwed，ndaeng ok lwed，heuj ok lwed，ndang haw okhaex ndangj，simdaeuz in.

【Yunghfap yunghliengh】 2～10 gwz，cienq raemx gwn.

【Ywbingh yungh daengz】

（1） Hwngq huj sieng myaiz，gag ok hanh，hozhawq：Megdoeng 9 gwz，daiswjsinh 9 gwz，gaeucuenqiq 6 gwz，ragliusik 6 gwz，cienq raemx gwn，moix ngoenz 3 baez.

（2） Conghhoz in，hujlai hozhawq：Megdoeng 12 gwz，siggau ndip 30 gwz，makgimjlamz 9 gwz，gamcauj ndip 6 gwz，cienq raemx gwn，moix ngoenz 3 baez.

（3） Simdaeuz in：Megdoeng 2 gwz，danhsinh 10 gwz，sanhcaz 9 gwz，cienq raemx gwn，moix ngoenz 3 baez.

221. Goujgij

【Coh'wnq】 Goujgezswj，hungzwjdui，goujgijbya.

【Goekgaen】 Goyw neix dwg mak goujgij roxnaeuz goujgij Ningzya dwg doenghgo gez loih.

【Yienghceij goyw】 Cazfaex，sang 1～2 mij. Naeng rag cocat，saek ndaemhenj，nye saeq raez，unq nyieg，loq van doxroengz，miz oen，mbaw doxcax ok roxnaeuz baenz yup ok youq gwnz nye dinj，lumj gyaeq yiengh cehgyamj daengz lumj gyaeq gwnz gaeb laj gvangq，raez 2～6 lizmij，gvangq 0.5～1.7 lizmij，daengx mbaw caezcingj.

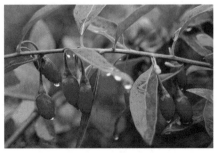

Goujgij

Va 1～4 duj comz ok youq laj mbaw，ganj va saeq；iemj va lumj cung，dek 3～5 mbaw；dujva lumj vanlaeuh，saek aeujoiq，dek 5 limq，limq dek caeuq diuz doengz doxdoengz raez，limq dek miz bwn；simboux 5aen，giz goek seiva，miz bwn'unq hau nanwt；

fuengzlwg 2 fuengz. Makciengh lumj gyaeq roxnaeuz lumj gyaeq luenzbomj raez，raez 5～15 lizmij，saek hoengz，ceh lumj mak，saek henjdaep. Geizva 7～10 nyied.

【Diegmaj】Maj youq gwnzndoi、rog naz giz dieg hawq coh daengngoenz；miz vunz ndaem. Faenbouh youq daengx guek gak dieg，Ningzya goujgij canj youq Ningzya、Ganhsuz、Cinghhaij、Sinhgyang、Neimungzguj、Hozbwz daengj dieg.

【Gipyaeb gyagoeng】7～9 nyied moix ngoenz gyanghaet roxnaeuz banhaemh gip sou mak cug，cawz bae ganj mak，cuengq gwnz mbinj dak dwk daengz naeng mak nyaeuq，caiq dawz daengz laj gyangngoenz dak daengz naeng rog hawq noh mak unq. Seiz dak mbouj ndaej aeu fwngz fandoengh，mienx ndaej bienq ndaem yingjyangj cizlieng，seizhah fwn lai aeu feiz gangq hawq.

【Seizneix yenzgiu】①Diuzcez goengnaengz menjyiz. ②Hoh daep：Hawj nou hung lai ngoenz（75 ngoenz）gwn gij yw raemx lienh aeu（1%）roxnaeuz denzcaigenj（0.1%）gvueng liuh doiq CCl4 yinxhawj daep sieng ndaej baujhoh，doekdaemq conjanhmeiz caeuq lauz ndaw daep bienqvaq yienhda，ndaej nyaenxhaed lauz caem ndaw daep caeuq hawj sibau aen daep ok moq，doiq lauz daep goyangjva sienghaih ndaej baujhoh yienhda. ③Diuzcez lauz ndaw lwed，doekdaemq hezdangz. ④Fuengz wngqgaep，fuengz bienq laux，fuengz yangjva.

【Singqfeih goengyungh】Feih gam，sug bingz. Nyinh bouj daep mak，ciengx daep cingx da.

【Cujyau yw】Lwed haw gyaeuj ngunh，dava，yawj myox，hwet hoq innumh，vizunq，cingh rod，bwzdaiq mbouj doengz bingzseiz，dangzniubing，ae nyeq.

【Yunghfap yunghliengh】4.5～9 gwz，cienq raemx gwn roxnaeuz cimq laeuj gwn.

【Ywbingh yungh daengz】

（1）Lwedhaw gyaeuj ngunh，yawj myox：Sugdi 10 gwz，cazladbya 9 gwz，goujgij 10 gwz，guzcinghswj 10 gwz，cienq raemx gwn，moix ngoenz 3 baez.

（2）Hwet hoq innumh：Goujgij 10 gwz，gogingsw 15 gwz，sugdi 10 gwz，faenzcepraemx 10 gwz，byuksaeh coemh 20 gwz，mbawgokyiengz 15 gwz，cienq raemx gwn roxnaeuz cimq laeuj gwn.

（3）Dangzniubing：Goujgij 10 gwz，gogingsw 15 gwz，naengfaexdan 20 gwz，denhdungh 20 gwz，cienq raemx gwn，moix ngoenz 3 baez.

222. Gomijrek

【Coh'wnq】Maegmijrek，nywjmijrek，raemxmaegmijrek，nywjga'naeuh.

【Goekgaen】Goyw neix dwg daengx go gomijrek dwg doenghgo gut loih.

【Yienghceij goyw】Go'nywj maj bi ndeu，sang 10～60 lizmij，daengx go miz bwn co saek hau，euj raek le lae ok gij raemx geij faencung sikhaek bienq saek ndaem'o. Ganj daengjsoh roxnaeuz ngengbomz. Saek heu roxnaeuz saek hoengzndaem，mbaw doxdoiq ok，lumj luenzbomj yiengh sienq daengz gwnz gaeb laj gvangq，raez 3～10 lizmij， gvangq 0. 5 ～ 2. 5 lizmij, daengx mbaw caezcingj roxnaeuz loq miz nyaz saeq, song mbiengj cungj miz bwn co saek hau, foekva lumj gyaeuj ok youq laj mbaw roxnaeuz ok youq gwnz dingj; vameh: Va lumj doengz saek heuhenj, songsingq. Mak byom va lumj doengz yiengh sam limq, gyaeuj mbouj miz bwn. Geizva 7～9 nyied, geizmak 9～10 nyied.

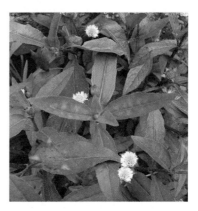

Gomijrek

【Diegmaj】 Maj youq giz dieg mbaeq, henz mieng roxnaeuz gyangnaz. Faenbouh youq Gvangjsih、 Gvangjdungh、 Huzbwz、 Huznanz、 Gyanghsuh、 Gyanghsih.

【Gipyaeb gyagoeng】 Seizhah、 seizcou gipsou daengx go, swiq cingh, dak hawq bwhyungh roxnaeuz yungh ndip.

【Seizneix yenzgiu】 Doiq gihdij menjyiz goengnaengz miz yingjyangj, ndaej gya bwzsibau gvaengx rog, daezsang linzbah sibauh conjva liz.

【Singqfeih goengyungh】 Feih gam、 soemj, sug liengz. Ciengx yaem gaij huj, liengz lwed dingz lwed.

【Cujyau yw】 Bwn'gyaeuj hau caeux, ae nyeq rueg lwed, dungx saej ok lwed, gunghnwngzsing swjgungh ok lwed, dawzsaeg daiq lai, sieng rog ok lwed, baez doeg ok nong, caet gominj, nengznyangj, naeng noh okcimj, sieng feiz log, conghhoz baenz aiz, oksiq, daep fazyenz、 aen mak fazyenz.

【Yunghfap yunghliengh】 Daengx go 15 ～ 50 gwz, cienq raemx gwn; yungh rog habliengh.

【Ywbingh yungh daengz】

(1) Bwn'gyaeuj hau caeux: Gomijrek 15 gwz, cehraggiq 30 gwz, goujgij 15 gwz, gogaeudan (gyagoeng gvaq) 15 gwz, gogingsw (gyagoeng gvaq) 15 gwz, cienq raemx gwn, moix ngoenz 3 baez. Roxnaeuz cimq laeuj gwn ndaw.

(2) Yietheiq daiq lai: Gomijrek 20 gwz, godumhvaiz 15 gwz, raghazranz 30 gwz, ngaihnguxnyied (danq) 10 gwz, cienq raemx gwn, moix ngoenz 3 baez.

223. Caemhmbaemx

【Coh'wnq】 Caemhmbaemx, vuhcaemhmbaemx, hwzsinh.

【Goekgaen】 Goyw neix dwg gij rag hawq caemhmbaemx dwg doenghgo caemhmbaemx loih.

【Yienghceij goyw】 Go'nywj maj lai bi, sang 60～120 lizmij. Rag lumj saeuluenz, raez 5～12 lizmij, cizging 1. 5～3 lizmij, donh baihlaj ciengzseiz faen nga, naeng rog saek henjndaem mong. Ganj daengjsoh, yiengh seiq nye, ngaeuz rongh roxnaeuz miz bwn'unq lumj sienq. Mbaw doxdoiq ok; gaenzmbaw raez 0. 5～2 lizmij; mbaw lumj gyaeq roxnaeuz yiengh gyaeq luenzbomj, raez 7 ～ 20 lizmij, gvangq 3.5 ～ 12 lizmij, byai cugciemh soem, giz goek luenz roxnaeuz ca mbouj lai lumj cied, henz miz nyazgawq du, baihlaj miz bwn saeq mbang sanq ok. Foekva lumj gvaengx liengj mbang sanq mbe, lumj cuenq; ganj va raez 1 ～ 3 lizmij, foekva caeuq ganjva cungj miz bwn sienq ronghcingx, limq iemj dek 5 limq, lumj gyaeq luenz, byai du, mbiengj baihrog miz bwn saeq lumj sienq; duj va saek aeujndaem, giz doengz lumj huz ngeng, raez daih'iek 8 hauzmij, limq dek 5 limq, mbiengj baihgwnz 2 limq haemq raez caiq hung, 2 limq henz daihngeih, limq baihlaj ceiq dinj ceiq iq; simboux 4 aen, song aen raez song aen dinj, lingh

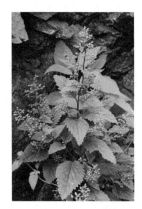

Caemhmbaemx

miz aen simboux ndeu mbouj fat, lumj limq gyaep, nem maj youq gwnz doengz dujva; buenz va ronghcingx; fuengzlwg youq baihgwnz, 2 fuengz, saeu va saeq raez. Makcehlai lumj luenz gyaeq, byai dinj soem, saek heugeq roxnaeuz heumong, daih'iek 8 hauzmij raez, iemj mbouj loenq. Geizva 7 ～ 8 nyied, geizmak 8 ～ 9 nyied.

【Diegmaj】 Maj youq gwnzndoi laj faex. Faenbouh youq Anhveih、Gyanghsuh、Cezgyangh、Fuzgen、Gyanghsih、Huznanz、Huzbwz、Gveicouh、Sanjsih daengj dieg.

【Gipyaeb gyagoengz】 Seizdoeng mwh ganj mbaw reuq le gip vat, cawz bae rag ganj、nye iq、rag mumh caeuq naez sa, dak hawq roxnaeuz gangq daengz buenq hawq, cuengq doeng 3 ～ 6 ngoenz, yienghneix guh lai baez itcig daengz hawq.

【Singqfeih goengyungh】 Feih gam、haemz、ndaengq, sug loq nit. Liengz lwed nyinh yaem, seq huj gaij doeg.

【Cujyau yw】 Hwngq huj sieng yaem, linx hoengz hozhawq, huj doeg ok ban, myaiz noix haex ndangj, ndok hwngq naiq ae, da hoengz, hoz in, baeznou, bwzhouz, baez doeg ok nong.

【Yunghfap yunghliengh】 9 ～ 30 gwz, cienq raemx gwn; roxnaeuz guh naed、sanq. Yungh rog habliengh, dub oep roxnaeuz muz mienz heuz oep giz in.

【Ywbingh yungh daengz】

(1) Huj doeg mbouj siu, congh hoz caeuq linx foeg in: Caemhmbaemx、seqganh、vangzyoz gak 30 gwz, yw gwnz neix dub yungz raeng aeu gij mienz, moix baez gwn 15 gwz, aeu vanj hung raemx ndeu, cienq daengz haj faen, vit nyaq, mbouj dingh seiz raeuj gwn.

(2) Baeznou ngamq baenz: Caemhmbaemx (naengj gvaq)、byuksae (meiqcoemh, muz gvaq)、beimuj (vit sim, naengj gvaq) gak 120 gwz, itheij muz mienz, lienh dangz guh naed. Moix baez gwn 9 gwz, aeu raemx goenj soengq gwn, moix ngoenz 2 baez.

(3) Gaij gak cungj huj, siu baez doeg: Caemhmbaemx、gocwxien gak 30 gwz, davangz 15 gwz (cik gvaq). Muz mienz, lienh naed dangz, aeu dang gombon、

gogaekboux soengq gwn, roxnaeuz dwk di sadangz caemh ndaej.

(4) Ndaw cehda miz sai hoengz: Caemhmbaemx muz mienz, aeu raemx haeux cawj daepmou, ngoenzngoenz caemj gwn.

224. Duzgvi

【Coh'wnq】 Gvigim, gvi'nywj, gvinaez.

【Goekgaen】 Cungj yw neix dwg gyaep gumq caeuq gyaep dungx duzgvi dwg doenghduz gvi loih.

【Yienghceij Doenghduz】 Duzgvi faen miz gyaeuj、 hoz、 ndang、 rieng caeuq seiq ga, caeuq gizyawz doenghduz raih yienghceij daegbied mbouj doengz dwg miz byukgvi, aen ndang dinj gvangq bau youq ndaw byukgvi. Byukgvi youz gyaep gumq gungxhwnj caeuq gyaep dungx bejbingz guh baenz: Gyaep dungx iet ok henz mbiengj ndang, aeu diuz ndok roxnaeuz diuz

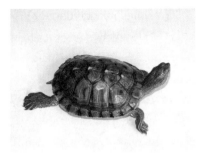

Duzgvi

sainyinz caeuq gyaep gumq doxlienz, bouhfaenh iet ok bae haenx heuhguh giuzgyaep. Gyaeuj、 seiq ga caeuq rieng daj henz byukgvi iet okdaeuj, itbuen cungj ndaej suk haeuj ndaw byuk baujhoh swhgeij. Gyaep gumq caeuq gyaep dungx cungj miz ndaw、 rog song caengz: Caengz ndaw youz haujlai vengq ndok gyoebbaenz, caengz rog youz haujlai vengq doenq lumj gok gyoebbaenz. Hangzgwnz、 hangzlaj cungj mbouj miz heuj, henz hangzbam miz buengz lumj gok, heuhguh bak. Duzgvi miz diuz linx lumj nohsaen, mbouj ndaej iet okdaeuj. Miz buengzda caeuq buengz da daihsam, cehda ndaem luenz. Rwz nuk, gij roxnyinh bungqdeng caeuq mupdeng haemq fatdad, aeu bwt diemheiq. congh oknyouh okhaex luenz roxnaeuz dek daengj, miz 1 aen gyauhcezgi. Byuk loq bejbingz, gyaep gumq caeuq gyaep dungx dinghmaenh cix mbouj ndaej doengh, gyaep gumq raez 10～13 lizmij、 gvangq daih'iek 16 lizmij, miz 3 diuz doed daengj. Gyaeuj caeuq mbiengj henz hoz miz raizban lumj sienq saek henj, seiq ga loq bejbingz, lwgfwngz caeuq lwgdin cungj miz buz caezcingj, cawz ga laeng daih 5 lwgdin vaih, byai fwngz din cungj miz cauj.

【Diegmaj】 Cujyau maj youq ndaw dah、 ndaw huz、 suijgu、 ndaw daemz caeuq gizyawz dieg raemx. Faenbouh youq Gyanghsuh、 Sanghaij、 Cezgyangh、 Anhveih、 Huzbwz、 Gvangjsih daengj dieg.

【Gipyaeb gyagoeng】 Cuengq ndaw rek naengj, raemx goenj naengj 45 faencung, dawz ok, cuengq haeuj ndaw raemxndat, sikhaek aeu catndangj cawz naeng caeuq noh cingh bae, swiq cingh, dak hawq; roxnaeuz aeu gij gyaep cingh, aeu sa ceuj daengz baihrog saek henjoiq, dawz ok, aeu meiq rwed, dak hawq, moix 100 cien gwz gyaep aeu meiq 20 ciengwz. Mwh yungh dub yungz.

【Singqfeih goengyungh】 Feih ndaengq、 gam, sug loq nit. Nyinh yaem rengz yiengz, ik mak rengz ndok, ciengx lwed bouj sim, dingh heiq dingz boed.

【Cujyau yw】 Yaem haw mbaeq hwngq, yaem haw hwngq ok lengxhanh, gyaeuj ngunh daraiz, deng gyad, meg haw saeq mbouj miz rengz, nyinz ndok unq nyieg, sim haw haengj lumz, lwedboed dawzsaeg daeuj lai, seng lwg hoj, daih dai mbouj doek.

【Yunghfap yunghliengh】 9～150 gwz, cienq goenq, gwn ndaw.

【Ywbingh yungh daengz】

（1）Gyad fwngz ga iet byaij mbouj swnh, yaengx doxgaiq in ndot roxnaeuz nyinz sai fat nyinz geuq: Gyaep duzgvi（iengj meiq gvaq）、ndok guk（iengj bot）gak 180 gwz、naenghaijdungz、gyanghhoz（vitduqgyaeuj）、danhsinh、duzhoz（vit duqgyaeuj）、godauqrod（vit nyez, cimq laeuj, ronq gvaq, gangq gvaq）、bigai、go'nguxcauj、makcauj（ceuj）gak 90 gwz, fuswj（gangq dek, vit ndw、naeng）、denhyungz（gangq dek, vit ndw, naeng）、dienmaz（vit gaenq）、godaihmaz（vit nga）、gaeunyangj（vit doem）、conhyungh gak 75 gwz, danghgveih（ronq gvaq、gangq）、nohgviq（vit naeng co）、swjsinh gak 90 gwz, gobozhoz（gangq hawq）180 gwz, maklangz（cik gvaq）180 gwz, yiengfuz（go gouj hoh, vit mumh, raemxmok cimq, ronq, gangq）45 gwz. Baihgwnz 22 cungj yw, muz lumj ceh duh. Moix baez 24 gwz, gya raemx 150 hauzswngh、laeuj 150 hauzswngh、hing 10 limq, itheij cienq vit nyaq, aeu 200 hauzswngh, youq banringz, gyanghaemh seiz dungxhoengq faen 2 baez gwn raeuj. Danghnaeuz yaek ok hanh, liengh 2 baez itheij gwn. Buenq diemjcung le, gwn haeux cuk hing ndat, buh na goeb hawj ok hanh, mbouj ndaej deng rumz.

（2）Seng lwg hoj, daih dai mbouj doek: Gyaep duzgvi（meiq iengj gvaq）50 gwz, danghgveih（ronq, ceuj）50 gwz, byoem nyungq 1 gaem（lumj gaeqlwg hung, aeu byoem boux meh seng lwg lai haenx, cuengq youq gwnz vax coemh baenz daeuh）. Sien muz mienz byoem daeuh, ciep dwk gya mba danghgveih, dwk vanj raemx ndeu, cienq daengz 8 cingz, gaenlaeng dwk mba gyaep gvi, cienq goenj 5～7, faen 3 baez gwn, moix gek 2 diemjcung gwn, daih doek couh dingz.

225. Duzfw

【Coh'wnq】 Vuengzfw, duzsuijyiz, duzduenzyiz, duzvangzbaz.

【Goekgaen】 Cungj yw neix dwg gyaep gumq duzfw dwg doenghduz fw loih.

【Yienghceij doenghduz】 Yienghceij rog duzfw lumj duzgvi. Yienghceij rog duzfw luenzbomj, beij duzgvi engqgya bejbingz, daj saek rog yawj, gwnz gumq caeuq seiq ga duzfw saek heundaem, miz mbangj mbiengj gumq saek hoengzndaem oiq, mbiengj dungx ndaw hau caiq

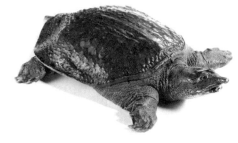

Duzfw

hoengz. Gyaeuj lumj duzgvi, gwnz gyaep gumq gyaep dungx de nem miz i unqnup, mbouj lumj duzgvi miz diuz raiz, caemh beij duzgvi unq. Seiq henz noh unqnupnup. Gij ga gak miz haj cauj. Hoz gyaeuj caeuq seiq ga ndaej iet suk. Caeuq byuk gizyawz duzgvi mbouj doengz dwg, byuk de lumj ndok mbouj miz benj ndok seiq henz, mbiengj baihrog loh raiz lai, mbouj miz benjndok rog lumj gok caeuq gyaep dungx soeng sanq doxlienz (gyaep dungx). Aen ndang loq lumj luenzgyaeq, aen bak raez, congh ndaeng hai congh youq byai bak, gwnz gumq doed hwnj miz gyaep lumj ndok. Seiq ga co dinj loq bejbingz, yiengh haj lwgdin, ndaw lwgdin cungqgyang miz i, rieng duzmeh itbuen mbouj daengz mbiengj henz rog, rieng duzboux ca mbouj lai iet ok mbiengj henz rog. Duzfw hung ndaej hung daengz 1 mij doxhwnj. Bingzciengz duzmeh beij duzboux hung dingz ndeu.

【Diegmaj】 Maj youq ndaw naez aen huz、dah iq caeuq henz daemz lai. Faenbouh gig gvangq, Cunguek doengbaek daengz Haijnanzdauj caeuq Huzbwz、Anhveih、Swconh、Yinznanz、Sanjsih、Ganhsuz daengj dieg cungj miz.

【Gipyaeb gyagoeng】 Seizcin、seizhah、seizcou gaebdawz, aeu cax gvej aeu gyaep gumq, vit gij noh cengh bae, dak hawq. Cuengq ndaw rek, raemxgoenj naengj 45 faencung, dawz ok, cuengq haeuj ndaw raemxndat, sikhaek aeu cat ndangj vit bae naeng caeuq noh, swiq cingh, dak hawq. Fw duzfw meiq: Aeu duzfw cengh, aeu guvax log sa ceuj daengz mbiengj rog bienq saek henjoiq, dawz ok, rwed meiq, dak hawq. Seiz yungh dub yungz.

【Singqfeih goengyungh】 Feih ndaengq, sug loq nit. Nyinh yaem rengz yiengz, unq genq sanq duq, doiq ndat cawz hwngq.

【Cujyau yw】 Yaem haw fatndat, naiq huj ndang hwngq, yaemhaw lwed haw, dawzseg mbouj daeuj, dungx in, mamx foeg hung.

【Yunghfap yunghliengh】 9~60 gwz, dub yungz, cienq gonq.

【Ywbingh yungh daengz】

（1）Sai mbwk ndang hwngq naiq byom: Duzfw 1 duz, aeu meiq iengj henj, caeuq huzvuengzlienz 6 gwz, muz mienz, gya go'ngaihhaeu cienq raemx gwn.

（2）Sim dungx in lwed cwk: Duzfw 30 gwz（cimq raemxdang swiq cingh, gya meiqhaeux cimq haemh ndeu, youq gwnz feiz iengj hawq, caiq dub caiq iengj, aeu daengz gyaep byot ceiq hab, muz ndaej gig mienz）, hujbwz 30 gwz（muz gig mienz）, davangz 15 gwz（aeu laeuj gyaux ceuj）. Yw baihgwnz itheij muz mienz guh sanq, moix ngoenz gwn 6 gwz, aeu haeux hoengq soengq.

（3）Mehmbwk dawzsaeg mbouj swnh, dungx raeng mbouj siu, buenxleq in: Duzfw 60 gwz（cat meiq iengj daengz henj vit seiqhenz nohunq）, conhdavangz 30 gwz （daemh, loq ceuj）, hujbwz 45 gwz. gwnz neix yw dub baenz mba, lienh dangz hoed naed, lumj ceh youzdoengz hung. Moix baez aeu laeuj raeuj soengq gwn 20 naed.

226. Maksangh

【Coh'wnq】 Maksangh, lwgsangh.

【Goekgaen】 Goyw neix dwg rieng mak gosangh dwg doenghgo sangh loih.

【Yienghceij goyw】 Cazfaex loenq mbaw roxnaeuz gofaex iq, sang 3～15 mij. naengfaex saek haumong, miz diuz dek feuz; naeng rag saek daephenj roxnaeuz henjhoengz, cenhveiz lai. Mbaw dog doxcax ok; gaenzmbaw raez 1～2.5 lizmij; mbaw lumj gyaeq roxnaeuz lumj gyaeq gvangq, raez 5～20 lizmij, gvangq 4～10 lizmij,

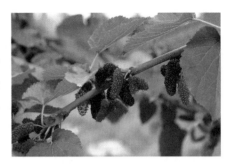

Maksangh

byai soemsat roxnaeuz cugciemh soem, giz goek yiengh luenz roxnaeuz ca mbouj lai yiengh sim, henz miz nyazgawq co roxnaeuz nyaz luenz, mizseiz miz dek hai mbouj caezcingj, baihgwnz mbouj miz bwn, rongh, gwnz sai baihlaj miz bwn dinj, laj mbaw miz bwn, goek ok sam diuz sai caeuq sai saeq doxgyaux baenz yiengh vangx, baihlaeng haemq ronghcingx; mbawdaix gwnz gaeb laj gvangq, loenq caeux. Va singqdog, boux meh mbouj doengz go; foek vaboux caeuq foek vameh baiz baenz diuz rieng duengq doxroengz, ok youq laj mbaw; foek vameh raez 1～2 lizmij, miz bwn; foek vaboux raez 1～2.5 lizmij, luep doxroengz, loq mizdi bwn saeq; vaboux miz 4 limq va, simboux 4 aen, cungqgyang miz simmeh mbouj fat; va meh miz 4 limq, youq goek doxhab maj, gyaeuj saeu dek song limq. Makbyom, lai aen mak doxcomz baenz foengq mak lumj luenz gyaeq roxnaeuz luenz raez, raez 1～2.5 lizmij, seiz codaeuz saek heu, seiz cug lumj noh, aeujndaem roxnaeuz hoengz. Ceh iq. Geizva 4～5 nyied, geizmak 5～6 nyied.

【Diegmaj】 Maj youq dieg bo、gwnzndoi、henz mbanj、rog naz daengj dieg, vunz ndaem lai. Faenbouh youq daengx guek gak dieg.

【Gipyaeb gyagoeng】 5～6 nyied seiz riengz mak bienq saek hoengz gip sou, dak hawq roxnaeuz naengj le dak hawq bwhyungh.

【Singqfeih goengyungh】 Feih gam、soemj, sug nit. nyinh yaem ciengx lwed, ok myaiz, nyinh saej.

【Cujyau yw】 Daep mak mbouj cuk caeuq lwed haw cingh noix le hawj gyaeuj ngunh daraiz, hwet in rwzokrumz, mumh byoem hau caeux, ninz mbouj ndaek fangzhwnzloq lai, myaiz sieng bak hawq, hozhawq, saej hawq haex ndangj.

【Yunghfap yunghliengh】 10～15 gwz, cienq raemx gwn; roxnaeuz aeuq gau、cimq laeuj、gwn ndip; roxnaeuz guh naed、sanq. Yungh rog habliengh, cimq raemx swiq giz in.

【Ywbingh yungh daengz】

(1) Diengz maksangh: Gau maksangh cimq dangz 500 gwz, dangzrwi 500 gwz. Aeu maksangh, gya raemx cienq cawj 3 baez, doxhab itheij cienq, daih gvaq, raemx

daih gvaq noengzsuk guh gau cimq sienghdoiq mizdu dwg 1. 33. Aeu dangzrwi caeuq gau cimq doxgyaux, cawj goenj, gya bonjgyazsonhnaz 3 gwz caeuq yanghcingh habliengh, gyauxyinz, guh baenz 1000 hauzswngh, faen coux ndei. Goengnaengz: Ndaej nyinh unq, bouj daep, ok myaiz, leih raemx. Yungh youq yw binghsinzgingh nyieg. Gwn ndaw, moix baez 10~20 gwz, moix ngoenz 2 baez.

（2）Gau maksangh: Aeu maksangh singjsien cug, nap aeu gij raemx, dingh cuengq daih gvaq, raemx daih gvaq noengzsuk baenz gaugwd（sienghdoiq mizdu raemx hoiz saw dwg 1. 168~1. 173），moix 350 gwz gaugwd gya habliengh raemx dangzoij 615 gwz, gyaux yinz, noengz suk daengz gaugwd, guh baenz 1000 gwz. Moix 1 gwz hamz gau maksangh 0. 4 gwz. Goengnaengz: Bouj daep bouj mak, ciengx lwed onj sim. Yungh youq yw gyaeujngunh daraiz, hwet in rwzokrumz, lwed haw haex ndangj, cingh rod ninz mbouj ndaek. Aeu raemx goenj soengq gwn, moix baez 15 gwz, moix ngoenz 2 baez.

227. Davangzcauj

【Coh'wnq】Dezbizlanz, nywjhohndaem.

【Goekgaen】Goyw neix dwg ganj davangzcauj dwg doenghgo lanz loih.

【Yienghceij goyw】Ganj luenzsaeu, sang 15~ 50 lizmij, cizging 4~8 hauzmij. Buengz mbaw miz noh, yiengh luenz fueng gwnz gaeb laj gvangq, raez 3~6. 5 lizmij, gvangq 0. 8~2 lizmij, gwnz dingj loq ngaeu. Foekva hung maj youq giz miz mbaw roxnaeuz cungqgyang ganj mbouj miz mbaw, miz 2~4 duj va; va saek heuhenjoiq, miz di heiq hom;

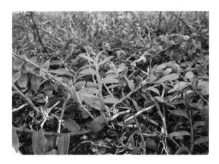

Davangzcauj

limq iemj raez 1. 2~2 lizmij; limq va dinj gva limq iemj, vengq bak lumj gyaeq gwnz gaeb laj gvangq, raez 1. 3 ~ 1. 6 lizmij, gvangq 7 ~ 9 lizmij, byai cugciemh soem roxnaeuz dinj cugciemh soem, gaenh cungqgyang donhgwnz miz diemjban luenz saek aeuj, gaenh cungqgyang donh laj miz aen daw saek henj. Geizva 4~6 nyied.

【Diegmaj】Maj youq gwnz faex caeuq gwnz rinbya. Cujyau canj youq Swconh、 Gvangjsih、Yinznanz、Gveicouh.

【Gipyaeb gyagoeng】Daengx bi cungj ndaej gipsou, mwh seizcin yaek sat seizhah codaeuz caeuq seizcou gip ceiq ndei, cawj naengj gaeuq cug roxnaeuz gauj unq le, dak hawq roxnaeux gangq hawq bwhyungh, roxnaeuz yungh ndip. Guh baenz funghdaeuj lai.

【Singqfeih goengyungh】Feih gam, sug loq nit. Ok myaiz ciengx dungx, nyinh yaem gaij huj, nyinh bwt ik mak, cingx da rengz hwet.

【Seizneix yenzgiu】① Okmyaiz: Davangzcauj ndaej nyinh okmyaiz, cujyau ndaej hawj aensienq faenmi caeuq doxgaiq ndaw ndang yindung. ② Doekdaemq hezdangz:

Davangzcauj ndaej doekdaemq lenniumeizsu yinxhwnj nyouhdangz hezdangz ciz. ③ Gyarengz aenndang menjyizliz: Ceh davangzcauj （TPSH） ndaej coicaenh goengnaengz gyan hozliuz doenghduz gisiz sibauh, demgiengz T linzbah sibauh swnghciz caeuq fwnhva caeuq NK sibauh hozsing, caemh ndaej daezsang hezcingh yungzhezsu ciz doenghduz hozliuz yienhda, daezsingj TPSH mboujlwnh dwg doiq goengnaengz feihdwzyising menjyiz roxnaeuz dwg goengnaengz dwzyising sibau menjyiz caeuq raemx ndangdaej menjyiz, cungj loq ndaej daezsang.

【Cujyau yw】 Bingh huj sieng myaiz, hozhawq, bingh le haw huj, binghdungx, rueg hoengq, linx hoengz caengz hau noix.

【Yunghfap yunghliengh】 Go ndip 15～60 gwz, gwn ndaw.

【Ywbingh yungh daengz】

（1） Caz sizhuz: Davangzcauj 15 gwz, megdoeng 10 gwz, mbaw luzcaz 5 gwz, moix ngoenz 1 fuk, cimq caz dang caz lai gwn. Ciengx yaem gaij huj, ok myaiz leih hoz.

（2） Caz sizhuz mumhhaeuxmaex: Davangzcauj 10 gwz, ragliusik 15 gwz, mumh haeuxmaex 20 gwz, moix ngoenz fuk ndeu, cienq raemx dang caz gwn. Ciengx yaem, gaij huj, leih nyouh.

Cieng Cib'it　Yw Hom Doeng Uk

Famzdwg cungj yw heiq hom，ndaej byaij ndonj，caemhcaiq ndaej doeng gvan doeng uk，heuhguh yw hom doeng uk.

Yw hom doeng uk ndaej haeuj sim doeng uk，biet uekcueg daeuj hai gven，hab yungh youq cungj bingh sawqmwh maez lumj gingfung、fatbagmou、gyad daengj，roxnaeuz aenvih bingh ndaw huj yinxhwnj ngunhmaez mbouj singj daengj，ndaej hawj de dauq singj lumj bingzciengz.

Yw hom ndaej doeng uk cij hab yungh youq binghsaed、bingh bix，mbouj hab yungh youq bingh haw、maez. Doiq bingh haw，maez，hab aeu bouj heiq，bouj yiengz，bietdingh mbouj ndaej hawj ywhom doeng uk sied sanq gij heiqcingq，mboujnex cix hawj bingh engq naek.

228. Yiengfuzraemx

【Coh'wnq】Raemxraensiu、haeufuz、yiengfuz.

【Goekgaen】Goyw neix dwg rag ganj yiengfuzraemx dwg doenghgo denhnanzsingh loih.

【Yienghceij goyw】Go'nywj youq ndaw raemx maj lai bi，miz heiq hom daegbied. Rag ganj raih vang，conoengq，donh baihlaj ok miz rag mumh. Mbaw lumj giemq yiengh sienq，raez 50～150 lizmij，gvangq 1～3 lizmij，sai cungqgyang ronghcingx，lumj feizmbaw，raez 30～40 lizmij，foekva riengz noh lumj saeuluenz gaeb，raez 3～8 lizmij，va songsingq，saek heuhenjoiq，ok deih；limqva 6 limq，lumj gyaeq dauqdingq，simboux 6 aen，haemq raez gvaq duj va；fuengzlwg lumj saeuluenz raez. Makciengh luenzbomj raez，saeu va mbouj loenq，geizva 6～7 nyied，geizmak 8 nyied.

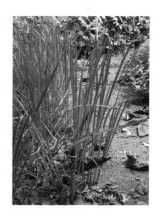

Yiengfuzraemx

【Diegmaj】Maj youq ndaw naezboengz、ndaw raemx feuz. Faenbouh youq Cungguek gag dieg.

【Gipyaeb gyagoeng】Seizcin、seizcou gip vat，cawz bae rag mumh，swiq cingh dak hawq. Cungj yw neix mbouj cawz naeng ceiq ndei，yienghneix heiq hom haemq get.

【Seizneix yenzgiu】①Ndaej nyaenxhaed gezhwz ganjgin majhung，ndaej nyaenxhaed buzdauzgiuzgin henjgim、feiyenz canghgiuzgin，dacangz ganjgin. ② Ndaej doekdaemq hezyaz saekseiz，caeuq ndaej nyaenxhaed danh'anh yangjvameiz.

【Singqfeih goengyungh】Feih manh、haemz，sug raeuj. Doeng uk siu myaiz，

287

rengzdungx, cawz fungheiq.

【Cujyau yw】 Fatbaghmou, ndang huj doksaet, fungheiq hohndok in, dungxin, dungx raeng aek manh, mansing cihgi'gvanjyenz, lwgnyez bwt fazyenz, oksiq.

【Yunghfap yunghliengh】 Rag ganj 3～10 gwz, cienq raemx gwn. Swiq rog giz in.

【Ywbingh yungh daengz】

(1) Fatbagmou: Yiengfuzraemx 6 gwz, duznap 0.3 gwz, bwzfuswj 6 gwz, danq ceugoeg 6 gwz, gobiekngwz gyagoeng 3 gwz, yenjci 9 gwz, muz mienz, guh naed dangz gwn, moix ngoenz 2 baez.

(2) Fungheiq hohndok in: Yiengfuzraemx 9 gwz, cinzgiuj 12 gwz, liujdiuhcuz 15 gwz, vangzbwz 10 gwz, goloemq 20 gwz, cienq raemx gwn, moix ngoenz 3 baez.

229. Yiengfuzrin

【Coh'wnq】 Yiengfuzbya, sizvuzgungh, suijgencauj.

【Goekgaen】 Goyw neix dwg rag ganj yiengfuzrin dwg doenghgo denhnanzsingh loih.

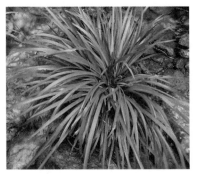

Yiengfuzrin

【Yienghceij goyw】 Go'nywj maj lai bi. Miz heiq hom. Rag ganj raih bingz, faen nga lai. Mbaw yiengh giemq lumj sienq, raez 30～50 lizmij, gvangq 2～6 hauzmij, mbouj miz sai cungqgyang, lumj feizmbaw. Raez 7～20 lizmij. Foekva riengz miz noh lumj luenzsaeu gaeb, raez 5～12 lizmij; va songsingq, saek heuhenjoiq; dujva 6 limq; simboux 6 aen. Makciengh lumj gyaeq dauqdingq. Geizva 5～7 nyied, geizmak 8 nyied.

【Diegmaj】 Maj youq ndaw lueg、henz rij gwnz rinbya raemx riuz mbaeqcumx, roxnaeuz dieg gaenh henz mboq. Faenbouh youq Gvangjsih、Yinznanz、Gveicouh、Fuzgen、Cezgyangh、Swconh daengj dieg.

【Gipyaeb gyagoeng】 Daengx bi ndaej gip, youq seiz caengz hai va gipsou rag ganj haemq co, cizlieng haemq ndei, gip vat le cawz rag mumh, swiq cingh, dak hawq bwhyungh roxnaeuz yungh ndip.

【Seizneix yenzgiu】 ①Ndaej dingh, fuengz doeksaet. ②Hawj coengmingz: Ndaej hawj nouiq geiqhag ndei, gaijndei dungliengzdanggenj、yasiuhsonhnaz, yizcunz hawj nouiq ndaej geiq、gya maenh caeuq caiq yienh denggaz, miz coengmingz goengnaengz. ③Gaij geuj: Ndaej hawj raemx siuva ndaej ok, hanhhaed dungxsaej mbouj doengz bingzseiz fazyau, caemhcaiq ndaej hoizgaij bingzvazgih diuzsaej hwnj geuj bienq menh. ④ Gaj nengz: Cungj yw neix ndaej nyaenxhaed buzdauzgiuzgin henjgim, feiyenz lengiuzgin、dacangz ganjgin. ⑤Fuengz simdaeuz diuq mbouj doengz bingzseiz.

【Singqfeih goengyungh】 Feih manh、haemz, sug raeuj. Heiq hom doeng uk, cawz mbaeq siu myaiz, rengz dungx, gaj nengz.

【Cujyau yw】 Fatbaghmou doeksaet, myaizsaek ngunhmaez, dungx fazyenz, cibngeihcijcangz yag naeuh, siuva mbouj ndei, dungx raeng aek in, saej geuj in, mansing gi'gvanjyenz, nyan sienj, fungheiq hohndok in.

【Yunghfap yunghliengh】 Rag ganj 3～9 gwz, cienq raemx gwn.

【Ywbingh yungh daengz】

（1） Dungx fazyenz, cibngeihcijcangz yag naeuh: Yiengfuzrin 6 gwz, gocid 18 gwz, ndokvuhcwz 62 gwz, gamcauj 9 gwz, muz mba mienz, moix baez gwn 9～15 gwz, moix ngoenz 2 baez.

（2） Dungx raeng aek in, saej geuj in: Yiengfuzrin 9 gwz, gocid 15 gwz, cinghmuzyangh 9 gwz, cienq raemx gwn, moix ngoenz 2 baez.

（3） Fatbaghmou doeksaet, myaiz saek ngunhmaez: Yiengfuzrin 9 gwz, seyangh 1 gwz, bwzcij 10 gwz, caugoz 9 gwz, binghdangz 2 gwz, itheij muz mba mienz, moix ngoenz gwn 2 gwz, raemxgoenj soengq gwn roxnaeuz aeu di ndeu boq haeuj ndaw ndaeng hawj haetcwi couh singj.

230. Goceugoeg

【Coh'wnq】 Gosaegbuh, sanhcaugyaz, dacaugoz, oencaugoz.

【Goekgaen】 Goyw neix dwg goceugoeg caeuq oen goceugoeg dwg doenghgo duh loih.

【Yienghceij goyw】 Gofaex loenq mbaw, sang daengz 15 mij, miz oen, luenzsaeu, ciengzseiz faen nya. Song mbaw lumj fwed baenz yup ok, mbawiq 6～16 mbaw, lumj gyaeq daengz gyaeq raez, raez 3～ 8 lizmij, gvangq 1～2 lizmij, byai soem, goek lumj dingdok, henz miz nyazsaeq. Foekva hung ok youq laj mbaw roxnaeuz youq gwnz dingj, va cab singq; mbaw

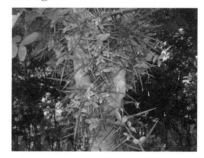

Goceugoeg

iemj dek 4 limq, limq va 4 limq, va saek henjoiq; simboux 6～8 aen; fuengzlwg ndij diuz lueng miz bwn. Mak faek bejraez lumj diuz ndeu, raez 12～35 lizmij, gvangq 2～4 lizmij, saek daepaeuj, mbangjbaez miz mba lab hau. Geizva 5 nyied, geizmak 10 nyied.

【Diegmaj】 Vunz ndaem lai, noix gag hwnj. Faenbouh youq Cungguek gag dieg.

【Gipyaeb gyagoeng】 Seizcou gvej aeu gij oen roxnaeuz gip yaeb gij mak cug, dak hawq bwhyungh.

【Seizneix yenzgiu】 ①Gaj nengz: Lainoix ndaej nyaenxhaed dacangz ganjgin、hozlon huzgin daengj gwzlanzsi yaemsing ndaw saej deng nengz bingh, ndaej nyaenxhaed nohnaeng cinhgin. ②Cawz myaiz.

【Singqfeih goengyungh】 Feih manh、ndaengq, sug raeuj, mizdi doeg. Cawz myaiz doeng uk, raengz foeg sanq gux, baiz nong doeng cij.

【Cujyau yw】Saicij fazyenz gaenjgip, senglwg le mbouj miz raemx cij, baez foeg in, gyad, fatbagmou, myaiz lai ae baeg, ngunhmaez mbouj singj, heuj haep gaenj.

【Yunghfap yunghliengh】3～9 gwz, cienq raemx gwn. Bouxmizndang geih gwn. Yungh rog habliengh, dub oep giz in.

【Ywbingh yungh daengz】

（1）Gyad: Goceugoeg 3～5 gwz, cienq raemx gwn. Danghnaeuz ngunhmaez mbouj rox gijmaz, heuj haep gaenj, aeu goceugoeg, gobozhoz, yiengfuzrin gak faenh doxdoengz muz baenz mba, aeu di ndeu boq haeuj ndaw ndaeng, hawj haetcwi couh singj. Lingh fuk yw: Goceugoeg, buenqyaq gak 4.5 gwz, golwedlawz 5 faen, muz mba, boq haeuj ndaw ndaeng.

（2）Senglwg le mbouj miz raemxcij: Goceugoeg 4～9 gwz, cienq raemx gwn. Mbaw ndip dub yungz, oep rog giz in saicij.

231. Gomoeggyej

【Coh'wnq】Sizhuzsuih, moeggyej, giuzswjcauj.

【Goekgaen】Goyw neix dwg daengx go gomoeggyej dwg doenghgo gut loih.

【Yienghceij goyw】Go'nywj maj bi ndeu, sang 8～20 lizmij, nu yungz miz heiq manh. Ganj saeq iq, faennye lai, giz goek banraih, mbouj miz bwn roxnaeuz loq mizdi bwnsaeq. Mbaw doxcax ok, lumj gyaeq dauqdingq gwnz gaeb laj gvangq, raez 7～20 hauzmij, gvangq 3～5 hauz mij, giz byai du, giz goek lumj dingdok, henz miz nyaz mbang, mbouj miz gaenz. Foekva lumj gyaeuj gag maj youq laj mbaw, lumj giuz bej, cizging 3～4 hauzmij; mbawgyaj hung

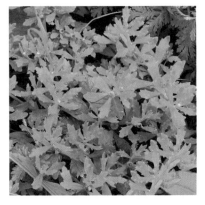

Gomoeggyej

2 caengz, henz lumj i, va cungj dwg yiengh doengz; duj va meh henz dinj, limq dek mbouj ronghcingx; duj va songsingq cungqgyang dek 4 nyaz. Makbyom yiengh seiq limq, henz limq miz bwn raez, mbouj miz bwn gyaeuj. Geizva seizcin, seizhah.

【Diegmaj】Maj youq rogndoi, henz mieng, henz mbanj giz dieg raemhcumx. Faenbouh youq Cungguek dieg vazdungh, cungnamz, saenamz.

【Gipyaeb gyagoeng】Seizhah hai va le gipsou daengx go, dak hawq bwhyungh roxnaeuz yungh ndip.

【Seizneix yenzgiu】Veihfazyouz caeuq yizcunz lienh aeu bouhfaenh gij raemx ndaej dingz ae, cawzmyaiz, dingzbaeg, gij bouhfaen caemdingh dingz ae yaugoj mbouj yienhda, mbouj ndaej cawz myaiz. Gij raemx cienq 25%～50% youq ndaw beizyangjgih gudij gyaeqgaeq majlingzsuz ndaej di nyaenxhaed gezhwz ganjgin.

【Singqfeih goengyungh】Feih manh, sug raeuj. Gaij huj gaij doeg, cawz heiq doeng uk.

【Cujyau yw】 Bwzyizgwz, mansing ndaeng fazyenz, gominjsing ndaeng fazyenz, baez ok nong, dwk laemx deng sieng, fatnit, mbiengjnaj sinzgingh maz, gyad maez, dungx fazyenz gaenjgip, fatsa, benjdauzdij fazyenz, da in, baknyaix, sieng ngwz doeg haeb.

【Yunghfap yunghliengh】 Daengx go 3 ~ 9 gwz, cienq raemx gwn. Yungh rog habliengh.

【Ywbingh yungh daengz】

(1) Gominjsing ndaeng fazyenz: Gomoeggyej habliengh, muz mienz hoed fanzswlinz 10%~20% gau unq, aeu di ndeu duz haeuj ndaw ndaeng, moix ngoenz 3 baez.

(2) Gyad maez: Gomoeggyej habliengh, gangq hawq, muz mienz, aeu di ndeu boq haeuj ndaw ndaeng, hawj mub henj rih okdaeuj, couh daej singj.

(3) Mbiengj naj sinzgingh maz: Gomoeggyej ndip 20 gwz (gij hawq 9 gwz) muz mienz, gya fanzswlinz heuz baenz gau unq, duz youq gwnz baengzsa, mbiengj naj swix in nem naj gvaz, dauqfanj couh nem naj swix, 2 ngoenz vuenh yw baez ndeu.

Cieng Cibngeih   Yw Onjdingh

Famzdwg gij yw ndaej hawj cingsaenz dingh sim dingh、bingz daep ndaem yiengz、dingh doeksaet sanq heiq daengj，heuhguh yw dingh saenz mbouj doeksaet.

Cungj yw neix faen yw dingh saenz dingh sim caeuq dingh doeksaet sanq heiq song cungj.

Cungj yw neix hab yungh youq bingh simdiuq、simvueng、ninz mbouj ndaek、fangzhwnzloq lai、haw fanz moengzloengz caeuq sim mbouj dingh daengj，cawz neix le，yw doeksaet、fatbagmou、fatvangh caemh ndaej sienj yungh.

Gwnz linzcangz hab gaengawq gij goek bingh mbouj doengz daeuj boiq yw，danghnaeuz aenvih huj yinxhwnj，aeu boiq yw siu huj siq huj；aenvih deng rumz miz myaiz yinxhwnj，aeu boiq yw siu myaiz；aenvih daep mak mbouj rengz yinxhwnj aeu boiq yw nyinh daep ciengx mak；aenvih lwed haw yinxhwnj，aeu boiq yw bouj lwed daengj，ndaej daezsang ywyauq.

232. Ngveih caujcwx

【Coh'wnq】Cehcauj，cehcaujsoemj，cehcaujbya，faexcauj，faexmakcauj.

【Goekgaen】Goyw neix dwg gij ceh go ngveih caujcwx dwg doenghgo sujlij loih.

【Yienghceij goyw】Cafaex loenq mbaw roxnaeuz gofaex iq，sang 1 ～ 3 mij，dwg doenghgo sujlij loih. Nye geq saek hoengzndaem，nye oiq saek heu. Gwnz nye miz song cungj oen，cungj ndeu lumj cim，raez daih' iek 2 lizmij，lingh cungj ngaeu fanj，raez daih'iek 5 hauzmij. Mbaw doxcax ok；gaenzmbaw gig dinj；mbaw daix saeq raez，lumj cim；mbaw luenzbomj daengz lumj

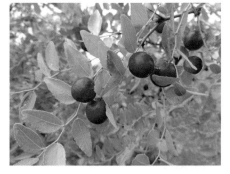

Ngveih caujcwx

gyaeq gwnz gaeb laj gvangq，raez 2.5～5 lizmij，gvangq 1.2～3 lizmij，giz byai dinj soem cix du，giz goek loq mbat，henz miz nyazgawq saeq，sai hung 3 diuz. 2～3 duj va baenz yup maj youq laj mbaw，yiengh iq，saek heuhenj；ganj va gig dinj，limq iemj 5 limq，lumj gyaeq yiengh sam gak；limq va iq，5 limq，caeuq limq iemj doxcax ok；simboux 5 aen，caeuq limq va doxdoiq ok，beij limq va haemq raez；buenz va dek 10 limq feuz；fuengzlwg luenzbomj，2 fuengz，haem youq ndaw buenz va，saeu va dinj，gyaeuj saeu dek 2 limq. Ceh mak lumj giuz，cizging 1～1.4 lizmij，byai du，seiz cug saek hoengzgeq，feih soemj. Geizva 4～5 nyied，geizmak 9～10 nyied.

【Diegmaj】 Faenbouh gvangq, Cungguek gak dieg cungj miz, cujcanj youq Liuzningz、Neimungzguj、Ganhsuz、Anhveih、Gyanghsuh daengj dieg.

【Gipyaeb gyagoeng】 9～10 nyied ndaem le daengz seiz gofaex ndaej 7～8 bi mak bienq saek hoengz, mbaet roengzdaeuj cimq raemx haemh ndeu, nu bae gij noh mak, dawz ok, muz dek gij byuk, mbon aeu ceh, dak hawq bwhyungh.

【Singqfeih goengyungh】 Feih gam、soemj, sug bingz. Nyinh daep ciengx sim, onj sim, suk hanh.

【Cujyau yw】 Haw fanz ninz mbouj ndaek, doeksaet simvueng, ndang haw gag ok hanh、ok lengxhanh.

【Yunghfap yunghliengh】 6～15 gwz, cienq raemx gwn; muz mienz, moix baez gwn 3～5 gwz; roxnaeuz guh naed、guh sanq.

【Ywbingh yungh daengz】

（1）Haeuxcuk ngveih caujcwx: Ngveih caujcwx 10 gwz, cwxien ndip 15 gwz, haeuxciem 100 gwz. Ngveih caujcwx、gocwxien cienq aeu gij raemx, dwk haeuxciem cawj cuk. Ngveih caujcwx nyinh daep ciengx sim, cwxien ndip ciengx yaem onj sim. Yungh youq yaem sim mbouj cuk, sim fanz fatndat, sim vueng ninz mbouj ndaek.

（2）Mba yinzsinh ngveih caujcwx: Ngveih caujcwx 20 gwz, yinzsinh 12 gwz, maenzzenq 30 gwz. Itheij muz baenz mba mienz, moix baez 5～6 gwz, aeu raemxraeuj soengq gwn. Caemh ndaej dwk ndaw cuk cawj gwn. Yungh youq ndang nyieg gag ok hanh、ok lengxhanh. Aenvih 3 cungj yw neix ndaej hwnj sim dingh sim onj, caemh ndaej yungh youq bingh simfanz ninz mbouj ndaek.

233. Faexhau

【Coh'wnq】 Faexnyawh, faexhaunyawh.

【Goekgaen】 Goyw neix dwg gij mbaw caeuq naeng faex gofaexhau dwg doenghgo maknim loih.

【 Yienghceij goyw 】 Gofaex ciengzseiz heu. Naengfaex haumong, na cix mbang soeng, baenz veng mbang loenq doek. Mbaw doxcax ok, mbangjseiz doxdoiq ok, ca mbouj lai lumj naeng, lumj luenzbomj gaeb roxnaeuz gwnz gaeb laj gvanq, raez 5～10 lizmij, gvangq 11.5 lizmij, miz sai daengj 3～7 diuz caeuq lai diuz sai nga, nuz mienz miz heiq

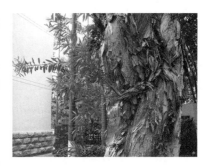

Faexhau

hom. Foekva yiengh riengz ok youq gwnz dingj, ganj va youq va sat le laebdaeb maj baenz rieng va miz mbaw; va saek haucij, doengz iemj lumj gyaeq, raez daih'iek 3 hauzmij, limq dek 5 limq; limq va 5 limq; raez 23 hauzmij; sim boux lai aen, doxcomz maj baenz 5 nyuk, caeuq limq va doxdoiq ok, nyuk simboux raez daih'iek 1 lizmij. Makcehlai lumj giuz mbiengj, cizging daih'iek 5 hauzmij, gwnz dingj dek 3 limq. Geizva seizdoeng、seizcin.

【Diegmaj】 Gvangjdungh、Gvangjsih、Fuzgen、Daizvanh daengj dieg miz vunz ndaem.

【Gipyaeb gyagoeng】 Daengx bi ndaej gip，youq laj raemh dak hawq bwhyungh；mbaw caemh miz yungh ndip.

【Singqfeih goengyungh】 Naengfaex：Feih cit，sug bingz. Mbaw：Feih manh、saep，sug raeuj. Dingh sim，cawz heiq dingz in.

【Cujyau yw】 Sinzgingh nyieg，ninz mbouj ndaek，fungheiq in，sinzgingh in，dungx in oksiq，gominjsing naengnoh humz，okcimj.

【Yunghfap yunghliengh】 Naengfaex roxnaeuz mbaw 6~20 gwz，cienq raemx gwn.

【Ywbingh yungh daengz】

（1）Ninz mbouj ndaek gyaeuj ngunh，sinzgingh nyieg：Naeng faex gofaexhau 20 gwz，maenzgya 15 gwz，cienq raemx gwn.

（2）Fungheiq ndok in，sinzgingh in：Mbaw faexhau 10 gwz，liujdiuhcuz 20 gwz，cienq raemx gwn.

234. Lingzcih

【Coh'wnq】 Lingzndawfaex，gingzcinh，swjlanz，faexlingzcih，raetlingzcih，lwedlingzcih.

【Goekgaen】 Cungj yw neix dwg raetlingzcih roxnaeuz raet hawq aeuj lingzcih dwg raet cungj lai congh.

【Yienghceij goyw】

（1）Lingzcih：Duj raet maj bi ndeu roxmaeuz geiqmaj maj lai bi. Mauh raet lumj faex，lumj aen luenz mbiengj roxnaeuz lumj aen mak，gvangq 12~20 lizmij，byuk naeng ndangjgenq，saek henj，doeklaeng cugciemh bienq baenz saek hoengzndaem，miz rongh，miz raiz limq lumj gvaengx caeuq raiz nyaeuq lumj mbe

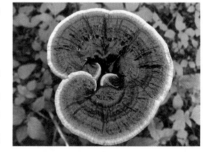

Lingzcih

doxok，henz mbang cix cietbingz，bingzciengz loq gienj ndaw；noh raet saek hau daengz saek hoengzndaem oiq，youz haujlai guenj raet gyoebbaenz；ganj raet daj henz ok，raez daengz 19 lizmij，hung 4 lizmij，saek hoengzndaem aeuj，lumj gyaeq，bauhcwj hung iq dwg（8.5~11.5）veizmij×（5~6.5）veizmij，ndaw guenj miz rengq iq ronghcingx.

（2）Lingzcih'aeuj：Mauh raet caeuq gaenz cungj miz byuk naeng saek ndaem；noh raet saek myaexndaem；bauhcwj hung iq dwg（10~12.5）veizmij×（7~8.5）veizmij，ndaw guenj miz rengq iq ronghcingx.

【Diegmaj】 Lingzcih maj youq Cungguek vazdung、sihnanz caeuq Hozbwz、Sanhsih、Gyanghsih、Gvangjsih、Gvangjdungh、Haijnanzdauj daengj dieg，lingzcih'aeuj canj youq Cezgyangh、Gyanghsih、Gvangjsih、Fuzgen、Gvangjdungh、Haijnanzdauj daengj dieg. Maj youq faexli caeuq gizyawz henz faexgyaengh gofaex mbaw gvangq. Gaenh geij bi daeuj song cungj neix cungj miz vunz ndaem.

【Gipyaeb gyagoeng】Daengx bi ndaej gip，youq laj raemh dak hawq bwhyungh.

【Seizneix yenzgiu】①Fuengz hwnj baez. ②Diuzcez menjyiz，fuengz gominj，fuengz fangse，fuengz bienq laux. ③Hawj sim rengz，fuengz simdiuq mbouj doengz bingzseiz. ④Doekdaemq hezyaz，doekdaemq hezcih，doekdaemq hezdangz. ⑤Dingz caem，dingz in. ⑥Dingz ae，bingz baeg，cawz myaiz. ⑦ Hoh daep.

【Singqfeih goengyungh】Feih cit，sug raeuj. Bouj rengz hwnj cangq，onj sim.

【Cujyau yw】Sinzgingh bienq nyieg，gyaeujngunh ninz mbouj ndaek，gwn dungx mbouj siu，bouxlaux mansing gi'gvanjyenz，lwgnyez cigi'gvanj ae'ngab，bingh lwed danjgucunz sang，bingh hezsibauh gemjnoix，bingh gwzsanh manhingz caeuq cenzcaihingz.

【Yunghfap yunghliengh】0.5～3.5 gwz，cienq raemx gwn；roxnaeuz muz mienz， hamz gwn 3～5 faencung.

【Ywbingh yungh daengz】

（1）Bouxlaux mansing gi'gvanjyenz：Lingzcih 10 gwz，cehsijsu 5 gwz，swjyen 10 gwz，mba cimzyangh 1 gwz，gamcauj 6 gwz，dangzmwzyaz 20 gwz. Dawz lingzcih、 swjyen、gamcauj faenbied cienq raemx、daih gvaq le，itheij cienq raemx，noengz suk daengz 100 hauzswngh，gya dangzmwzyaz. Cehsijsu（duk baengz）cuengq haeuj ndaw raemx noengz cawj goenj 10 faencung，daih gvaq，caiq gya mba cimzyangh caeuq 0.2% bonjgyazsonhnaz，couh baenz fuk lingzcih doxhab. Moix baez gwn 15～25 hauzswngh， moix ngoenz 2 baez，3 cou dwg aen liuzcwngz ndeu.

（2）Bingh lwed danjgucunz sang：Raemxdangz lingzcih，moix baez 10～15 hauzswngh，moix ngoenz gwn 3 baez.

235. Gomanhbya

【Coh'wnq】Yizdanjmuz，ywsiengcax.

【Goekgaen】Goyw neix dwg rag、ganj caeuq mbaw gomanhbya dwg doenghgo gyazcuzdauz loih.

【Yienghceij goyw】Cazfaez roxnaeuz lumj cazfaex，sang 0.5～3 mij，miz mokhau，nye miz congh naeng saek henj， nye oiq miz limq gok. Mbaw doxdoiq ok，roxnaeuz 3～5 mbaw ok gvaengj，luenzbomj raez gwnz gaeb laj gvangq，raez 5.5～ 16 lizmij，gvangq 1～3 lizmij，sai henz 6～15 doiq，gag van doxhwnj；gaenzmbaw raez 5～10 hauzmij，Foekva yiengh liengj ok youq gwnz dingj；mbaw iemj dek 5 mbaw，duj va saek hau，lumj duzmbaj ga sang. Cungqgyang doengz duj va haemq bongz hung，limq dek 5 limq，gyuem gvaq mbiengj

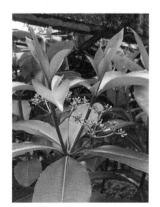

Gomanhbya

swix；simboux 5 aen，nem ok youq donh cungqgyang doengz va；mbaw mbouj fat 2 caengz, dox liz ok; buenzva lumj cenj. Ceh mak luenzbomj, doxliz ok, codaeuz dwg saek heu, doeklaeng cugciemh bienq saek hoengz, seiz cug saek ndaem. Geizva 4~12 nyied, geizmak 8 nyied daengz bi daihngeih 2 nyied.

【Diegmaj】 Maj youq henz rij、henz dah、dieg bo henz mbanj roxnaeuz ndaw faexmbang、cazfaex buenq gyang ndoeng. Faenbouh youq Gvangjsih、Gvangjdungh、Yinznanz、Daizvanh、Gveicouh daengj dieg.

【Gipyaeb gyagoeng】 Daengx bi ndaej gip sou, swiq cingh ronq limq, dak hawq bwhyungh.

【Seizneix yenzgiu】 Ndaej hawj lweg doeng. Hawj lwed doeng ndaej doekdaemq hezyaz caeuq hawj simdaeuz diuq gemj menh, gij cozyung neix gig numqmenh、mbouj rengz caiq ndaej naih nanz. Hawj lwed doeng doiq doenghduz hezyazsang binglij mozhingz sinzginghsing、sinsing caeuq gizsusing cungj ndaej doekdaemq hezyaz, caemhcaiq ndaej gemjnoix sailwed binghleix bienqvaq fanveiz, gyaraez souhmingh doenghduz. Gij yungh ndaej doekdaemq hezyaz neix gaenq itcig nyinhnaeuz dwg ndaej nyaenxhaed yagiuhnauj gyauhganj cunghsuh.

【Singqfeih goengyungh】 Feih haemz, sug nit; miz di doeg. Dingh caem, doekdaemq hezyaz, doeng lwed dingz in, gaij huj gaij doeg.

【Cujyau yw】 Hezyazsang caeuq hezyazsang gyaeuj in、ninz mbouj ndaek、daraiz、fatbagmou、dwk laemx deng sieng、ngwz haeb sieng、fatndat mbouj doiq.

【Yunghfap yunghliengh】 Rag 6~9 gwz, cienq raemx gwn. Mbaw dub yungz oep rog giz in.

【Ywbingh yungh daengz】

(1) Bingh hezyazsang: Rag gomanhbya 6~9 gwz, nyayazgyae 10 gwz, cienq raemx gwn, moix ngoenz 3 baez.

(2) Ngwz haeb sieng: Mbaw gomanhbya ndip habliengh, dub yungz, oep seiq henz bak sieng.

236. Maknimsaeq

【Coh'wnq】 Gangjnim, gofaexnim.

【Goekgaen】 Goyw neix dwg gij rag、mak、mbaw maknimsaeq dwg doenghgo maknimsaeq loih.

【Yienghceij goyw】 Cazfaex ciengzseiz heu, sang 1~2 mij, nye oiq miz bwn'unq nanwt, mbaw doxdoiq ok, ca mbouj lai lumj naeng, luenzbomj roxnaeuz lumj gyaeq dauqdingq, sang 3~14 lizmij, gvangq 1~5 lizmij, baihlaj miz bwn'unq dinj nanwt, goek ok sam diuz sai. Foekva lumj liengj ok youq laj mbaw, va 1~3 duj, iemj lumj cung, dek 5 mbaw,

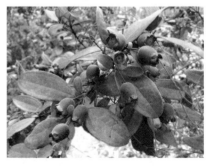

Maknimsaeq

limqva 5 limq，saek meizgveihoengz，baihrog bwn'unq dinj nanwt，simboux lai aen. Fuengzlwg youq donh laj，3 fuengz. Makciengh lumj giuz，seiz cug saek aeujndaem，iemj mbouj loenq. Geizva、geizmak cungj dwg seizhah、seizcou.

【Diegmaj】 Maj youq giz dieg bo namh henj. Faenbouh youq Gvangjsih、Gvangjdungh、Fuzgen、Yinznanz、Daizvanh daengj dieg.

【Gipyaeb gyagoeng】 Daengx bi ndaej gip rag，swiq cingh，dak hawq bwhyungh；seizcou gip mak，naengj cug le dak hawq bwhyungh；mwh seizhah gip，yungh ndip roxnaeuz dak hawq bwhyungh.

【Singqfeih goengyungh】 Rag、mbaw、va：Feih gam saep，sug bingz. Rag：Doeng lwed doengh meg. Mbaw、va：Sou ndaet dingz lwed. Mak：Feihgam，sug raeuj. Bouj lwed onj sim.

【Cujyau yw】 Fungheiq mazin，nohhwet naet sieng，vuengzbiu daep fazyenz，oksiq，okleih，lwed boed，mbiengj gyaeuj in，ae'nyeq ae ok lwed，ndaeng ok lwed，lwed noix，dawzsaeg daiq la，bingh le、senglwg le nyieg，sinzgingh nyieg，saejrod，cingh rod daengj.

【Yunghfap yunghliengh】 Daengx go 15～50 gwz，cienq raemx gwn.

【Ywbingh yungh daengz】

（1） Vuengzbiu daep fayenz：Rag maknimsaeq 15～100 gwz，cienq raemx gwn，moix ngoenz 3 baez，gya rag godonghmboengq 20 gwz itheij cienq engqgya ndei.

（2） Mbiengj gyaeuj in：Rag maknimsaeq 100 gwz，caeuq noh gaeq aeuq gwn，moix ngoenz baez ndeu.

（3） Cingh rod：Maknimsaeq 15～50 gwz，cienq raemx gwn，moix ngoenz 2 baez.

237. Go'najnyaenq

【Coh'wnq】 Nywj launyaenj，nywjroxnyinh，nywjroxnyaenj，nywjnajnyaenq.

【Goekgaen】 Goyw neix dwg daengx go gonajnyaenq dwg doenghgo duh loih.

【Yienghceij goyw】 Cafaex daengjsoh、raih gaeu roxnaeuz banraih，sang daengz 1 mij. Nye ganj sanq ok oen ngaeu van doxroengz caeuq bwn'oen dauqdingq. Mbaw lumj fwed 2～4 mbaw，lumj fajfwngz baiz dwk. 7～14 doiq mbaw iq，bungq daengz de couh hup caiq buep doxroengz，mbaw iq luenz dinj，raez 6～11 hauzmij，gvangq 1.5～2

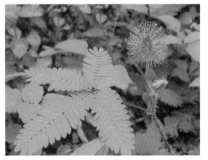

Go'najnyaenq

hauzmij，henz caeuq sai mbaw miz bwn'oen；gaenz mbaw raez 1.5～4 lizmij；mbawdaix gwnz gaeb laj gvangq，miz bwn'oen. Foekva lumj gyaeuj duj dog roxnaeuz 2～3 duj ok youq laj mbaw；va iq，saek hoengzoiq；iemj lumj cung，nya loq raeh；limq va 4 limq，giz goek doxnem ok；simboux 4 aen，iet ok dauq rog limq va daeuj；fuengzlwg mbouj miz bwn. Faek mak bej, henz miz bwn'oen, miz 3～4 hoh faek, moix hoh faek hamz miz 1 ceh. Geizva 3～10 nyied, geizmak 5～11 nyied.

【Diegmaj】 Maj youq cazfaex gwnzndoi、henz loh roxnaeuz giz dieg mbaeq, miz vunz ndaem. Faenbouh youq Cungguek sihnanz、vaznanz gak sengj gih.

【Gipyaeb gyagoeng】 Seizhah、seizcou gipsou daengx go, swiq cingh, dak hawq bwhyungh.

【Seizneix yenzgiu】 ①Hawj duzmeuz maez neix hezyaz hwnj daeuj onjdingh. ②Cawz myaiz dingh ae. ③Ndaej nyaenxhaed feiyenz giugin、gyazlenz giuzgin、yizlen giuzgin、buzdauzgiuzgin henjgim、gajdah giuzgin、liuzganj ganjgin. ④Miz doeg, deng doeg cujyau dwg nyaenxhaed sinzgingh hidungj、oksiq.

【Singqfeih goengyungh】 Feih gam、saep, sug loq nit. Mizdi doeg. Dingh sim onj sim, sanq gux dingz in, dingz lwed souhob.

【Cujyau yw】 Sinzgingh nyieg, ninz mbouj ndaek, dwk laemx deng sieng, ae'nyeq ae ok lwed, lwg nyez gam dawz, daep fazyenz gaenjgip, da hwnj muengx, gezcangzyenz, hwnj baez nywz.

【Yunghfap yunghliengh】 Daengx go 15～50 gwz, cienq raemx gwn. Goyw neix ndaej maez, gwn ndaem mbouj hab mauhgvaq liengh, bouxmizndang geih gwn.

【Ywbingh yungh daengz】

（1）Sinzgingh nyieg、ninz mbouj ndaek: Gonajnyaenq 15～50 gwz, cienq raemx gwn, moix ngoenz 3 baez. Ndaej boiq maenzgya 20 gwz, faexhau 20 gwz.

（2）Dwk laemx deng sieng: Gonajnyaenq 20～250 gwz, cienq raemx gya di laeuj, oep swiq giz in.

（3）Hwnj baezngwz: Mbaw gonajnyaenq ndip habliengh, dub yungz oep rog giz in. Ndaej boiq gangzngwd、gobop、hajsaekmeiz daengj, dub yungz oep rog roxnaeuz oep swiq giz in.

Linghvaih haeujsim: Gij yiengh ceij caeuq go neix doxlumj miz go gonajnyaenq mbouj miz oen. Diuz nye haemq noengq, oen noix caiq iq, raez mbouj daengz hauzmij ndeu. Mbaw youq byai ganj ok song mbaw iq lumj fwed, seiz iq daih'iek miz 8 doiq. Miz doeg lai, mbouj ndaej gwn.

Youq mwh mbaw gonajnyaenq ngamq hai, aeu lwgfwngz menhmenh baez diemj, gaenzmbaw sikhaek luep roengzdaeuj, doengzseiz mbaw iq yiengq gwnz baenz doiq hup hawjdaeuj, lumj yiengh yindung neix, heuhguh gamjsaenq yindung. Gamjsaenq yindung okdaeuj cujyau dwg sibauh gaenjcieng gaijbienq gezgoj.

238. Gaeugvaqngaeu

【Coh'wnq】 Songngaeu、gaeungaeugim.

【Goekgaen】 Goyw neix dwg gij ganj nye miz ngaeu gaeugvaqngaeu dwg doenghgo gencauj loih.

【Yienghceij goyw】 Cazfaex banraih ciengzseiz heu, raez ndaej daengz 10 mij. Nye iq lumj cehgyamj, saek hoengzndaem, ngaeuzrongh, nye bienq yiengh baenz doiq roxnaeuz gag maj youq laj mbaw, yiengh ngaeu, coh baihlaj vangoz, raez 1.2～2 lizmij, saek ndaemoiq roxnaeuz saek ndaemgeq, ngaeuz mbouj miz bwn. Mbaw doxdoiq ok, lumj ceij, yiengh gyaeq gwnz gaeb laj gvangq roxnaeuz luenzbomj, raez 6～11 lizmij, gvangq 3～6.5 lizmij, daengx mbaw caezcingj,

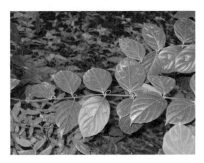

Goeugvaqngaeu

baihlaj loq mizdi mba hau, laj sai miz bwn dinj, gaenzmbaw dinj; mbawdaix dek 2 limq laeg, lumj diuz sienq. Foekva lumj gyaeuj yiengh giuz, ok youq gwnz dingj roxnaeuz ok youq laj mbaw, cizging 1.8～2 lizmij, gaenz foekva raez 3～5 lizmij, mbaw iemj dek 5 limq; duj va saek henj, lumj vanlaeuh, donh gwnz dek 5 limq, simboux 5 aen, nem maj youq gwnz dingj dujva; fuengzlwg 2 fuengz, saeu va iet ok rog dujva. Makcehla lumj gyaeq luenzbomj, miz bwn'unq mbang, 2 dek, iemj mbouj loenq. Song mbiengj ceh miz fwed. Geizva 5～7 nyied, geizmak 10～11 nyied.

【Diegmaj】 Maj youq ndaw lueg、henz rij, miz vunz ndaem. Faenbouh youq Gvangjsih、Gvangjdungh、Yinznanz、Swconh、Huznanz、Fuzgen、Sanjsih、Ganhsuz daengj dieg.

【Gipyaeb gyagoeng】 Seizcin、seizcou gipsou nye oiq miz ngaeu, daet baenz donh dinj, dak hawq roxnaeuz naengj le dak hawq. Go vunz ndaem ndaej 3～4 bi le couh ndaej sou.

【Seizneix yenzgiu】 ① Doekdaemq hezyaz. ② Hawj simdaeuz diuq menh, fuengz simdaeuz diuq mbouj doengz bingzciengz, fuengz lwed saek. ③ Ndaej dingh, fuengz doeksaet. ④ Ndaej cawz noh sousuk, dingz baeg. ⑤ Gaj nengz, ndaej nyaenxhaed gyazhingz fusanghhanz ganjgin、Fuzsi liciz ganjgin、Bauhsi liciz ganjgin.

【Singqfeih goengyungh】 Feih gam, sug loq nit. Gaij huj doeng daep, dingh doeksaet sanq heiq.

【Cujyau yw】 Lwgnyez ndat hwngq fatfung, hezyazsang gyaeujngunh, sinzginghsing gyaeuj in, fungheiq hohndok in, coguz sinzgingh in, gwn goroetmaxhoengz deng doeg.

【Yunghfap yunghliengh】 4.5～9 gwz, cienq raemx gwn, mbouj hab cienq nanz.

【Ywbingh yungh daengz】

（1）Lwgnyez ndat hwngq fatfung: Gaeugvaqngaeu 4.5 gwz, dacinghyez 6 gwz, cuzvangz 1 gwz, naengfaexdan 6 gwz, cienq raemx gwn, moix ngoenz 2 baez.

（2）Hezyazsang: Gaeugvaqngaeu 9 gwz, （dwk laeng）, gutva cwx 6 gwz, nyayazgyae 12 gwz, mbawsangh 9 gwz, dacinghyez 9 gwz, cienq raemx gwn.

（3）Coguz sinzgingh in: Rag gaeugvaqngaeu 12 gwz, liujdiuhcuz 15 gwz, bwzmajguz 21 gwz, gosoemjseuh 9 gwz, cienq raemx gwn, moix ngoenz 3 baez.

Cieng Cibsam　Yw Maenh Lwedheiq

Famzdwg cungj yw ndaej sou hob maenh lwedheiq, heuhguh yw maenh lwedheiq.

Yw maenh lwedheiq youh faen yw sou hanh maenh cingh caeuq yw maenh saej dingz siq. Yw sou hanh maenh cingh hab yungh youq bingh gag ok hanh、ok lengxhanh、cinghrod、siq、nyouhsoemz daengj, ndaej sou bwt, rengz mak maenh cingh, sojyij doiq bingh deng liengz gamjmauq hanhdoeg caengz ok, mbouj hab yungh. Yw maenh saej dingz siq hab yungh youq bingh siq nanz okleih nanz、ndaw bwzdai miz lwed sei、lwed boed lwed ok lai caeuq saej rod daengj, ndaej maenh lwedheiq souhob, sojyij doiq bingh deng liengz gamjmauq huj mbouj hab yungh, mienx ndaej louz hanh doeg.

239. Gomakmyaz

【Coh'wnq】Makyangzcij, go ngveih caujcwx.

【Goekgaen】Goyw neix dwg gij naeng faex（naeng ndaw）gomakmyaz dwg doenghgo faexcaet loih.

【Yienghceij goyw】Gofaex loenq mbaw, sang daengz 22 mij. Naeng faex saek ndaemmong, dek daengj baenz limq bok loenq. Byai ganj doxcax ok song mbaw lumj fwed, mbaw iq 7～9 mbaw, gwnz gaeb laj gvangq roxnaeuz lumj gyaeq gwnz gaeb laj gvangq, raez daih'iek 9 lizmij, gvangq daih'iek 4 lizmij, daengx mbaw caezcingj; mbaw iq miz gaenz, va cab

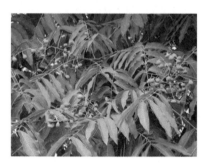

Gomakmyaz

singq mbouj doengz go; vaboux caeuq vagyaj song singq saek hoengz aeujoiq, baiz baenz foekva luenzcuenq lumj liengj; dujva gag ok youq laj mbaw donh gwnz, mbaw iemj 5 mbaw; limq va 5 limq; simboux 10 aen; fuengzlwg youq donh gwnz, 5 fuengz, ceh mak luenzbomj, saek henj, feih soemj, miz ieng niu, byai ceh miz 4～5 congh iq. Geizva 2～5 nyied, geizmak 8～10 nyied.

【Diegmaj】Maj youq ndaw faex mbaw gvangq ciengzseiz heu ndawlueg caeuq gwnz ndoi. Faenbouh youq Cungguek dieg cungnamz caeuq Yinznanz、Gveicouh、Fuzgen、Cezgyangh daengj dieg.

【Gipyaeb gyagoeng】Daengx bi ndaej gip naeng rag caeuq naeng faex, soek bae naeng co, dak hawq bwhyungh, roxnaeuz cienq raemx noengzsuk daengz baenz gau bwhyungh. Seizhah、seizcou seiz cug gip sou mak, yungh ndip. Ceh mak dak hawq, coemh baenz danq muz mienz bwhyungh.

【Seizneix yenzgiu】Ndaej nyaenxhaed buzdauzgiuzgin henjgim、dacangz ganjgin、 luznungz ganjgin.

【Singqfeih goengyungh】 Feih soemj、saep，sug liengz. Siu huj gaij doeg，sousuk dingz lwed.

【Cujyau yw】 Sieng feiz ruemx，baez yag naeuh，sieng rog ok lwed，dungx raeng dungx gvaeg，raembouz in.

【Yunghfap yunghliengh】 Naeng rag habliengh，cienq raemx swiq rog giz in. Ceh mak guh mba oep rog giz in.

【Ywbingh yungh daengz】

（1）Sieng feiz ruemx：Naeng makmyaz roxnaeuz naeng rag aeuq baenz gau cat rog giz in，roxnaeuz aeu cehmak coemh baenq danq muz mienz hoed youzhom cat rog giz in.

（2）Dungx raeng dungx gvaeg：Mak makmyaz cug ndip 2～3 aen，nyaij gwn.

（3）Raembouz：Naeng rag makmyaz habliengh，cienq raemx swiq rog giz in.

240. Ngaeux

【Coh'wnq】 Mbawngaeux，ganjngaeux，hohngaeux，lienz，ngaeux.

【Goekgaen】 Goyw neix dwg daengx go ngaeux dwg doenghgo suilenz loih.

【Yienghceij goyw】 Go'nywj maj youq ndaw raemx lai bi. Ganj rag（ngaeux）maj vang，raez caemhcaiq noengq biz，hoh loq haed suk，gwnz hoh ok mbaw yiengh gyaep caeuq rag mumh. Mbaw lumj doenq，sang gvaq gwnz raemx，cizging 25～90 lizmij，saek heumaeq，mbiengj laj miz sai mbaw co hung；gaenzmbaw miz bwn'oen. Va duj dog youq gwnz dingj

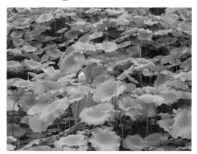
Ngaeux

ganj，cizging 10～25 lizmij，limq iemj 4～5 limq，loenq caeux；limq va dingzlai，saek hoengzmaeq roxnaeuz saekhau，miz sai；simboux lai aen，yw yiengh sienq，byai gyaeuj ywgek miz diuz doxgaiq lumj faex nem；dingzlai mbaw mbouj fat，doxliz ok，geb maj youq ndaw vadaix luenzcuenq gyaeuj bingz，vadaix youq seiz mak bongz hung baenz lumj gyaeuj lienzbungz（heuhguh lienzfuengz），lumj haijmienz. Cehmakgeng luenzbomj roxnaeuz yiengh gyaeq. Geizva 6～7 nyied，geizmak 9～10 nyied.

【Diegmaj】 Maj youq ndaw huz、ndaw daemz，vunz ndaem lai. Cungguek gak dieg cungj miz.

【Gipyaeb gyagoeng】 Mumh ngaeux youq seiz 6～7 nyied va hai gipsou. Va ngaeux youq seiz valup gipsou，youq laj raemh dak hawq. Mbaw ngaeux、sim ngaeux、mak ngaeux（couhdwg mak gehcug）、ceh ngaeux（couhdwg ceh）youq seizcou mwh cug gipsou. Hoh ngaeux youq mwh seizcou yaek sat seizdoeng codaeuz sou ngaeux gat roengz ma，swiq cingh，dak hawq bwhyungh.

【Seizneix yenzgiu】 ① Ceh ngaeux：Ndaej hawj dingh、rengzsim、doekdaemq hezyaz、leih nyouh. ②Mbaw ngaeux: Youq ndaw doenghduz sawqniemh ndaej cigciep cengjgvangq sailwed, ndaej cungbouh doekdaemq hezyaz. ③Hoh ngaeux ndaej suk dinj lwed roj seizgan.

【Singqfeih goengyungh】Mbaw ngaeux、ganj ngaeux、hoh ngaeux: Feih haemz、saep, sug bingz. Gaij huj gaij hwngq, dingz lwed, cawz mbaeq, doeng cij. Va ngaeux、fuengz ngaeux: Feih haemz saep, sug raeuj. Siu mbaeq, dingz lwed, sanq gux. Mumh ngaeux、ceh ngaeux: Feih gam saep, sug bingz. Ik mamx maenh cingh. Sim ngaeux、mak ngaeux: Feih gam haemz, sug liengz. Dingh sim rengx mamx.

【Cujyau yw】Fatsa, saej fazyenz oksiq, rueg lwed, ae lwed, ndaeng ok lwed, okhaex lwed, gunghnwngzsing swjgungh ok lwed, ndat mbaeq cwk ndaw, nyouh noix nyouh hoengz, raemx cij mbouj doeng, ndat hwngq hozhawq, deng sieng rueg lwed, cinghrod, nyouhsoemz, lwed boed, daih doek, simvueng ninz mbouj ndaek, mamx haw oksiq nanz, hwngq huj ndang naiq, deng doeg okleih, hwngq mbaeq hanh cwk saek, ndaw ndaeng gag hwnj noh, bwzdai mbouj doengz bingzseiz, dawzsaeg daiq lai, simnyap mbouj onj.

【Yunghfap yunghliengh】Mbaw ndip roxnaeuz hoh ngaeux 50～100 gwz, ganj ngaeux 9～15 gwz, va ngaeux 3～6 gwz, mumh ngaeux roxnaeuz fuengz ngaeux 9～15 gwz, ceh ngaeux 9～15 gwz, sim ngaeux 3～6 gwz, mak ngaeux 9～12gwz, yw baihgwnz neix gag yungh, dwk raemx habliengh cienq gwn roxnaeuz oep rog giz in.

【Ywbingh yungh daengz】

(1) Saej fazyenz oksiq: Mbaw ngaeux ndip roxnaeuz hoh ngaeux 50～100 gwz, cienq raemx gwn, moix ngoenz 3 baez.

(2) Hwngq ndat hozhawq: Va ngaeux 3～6 gwz, rag hazdaij 10 gwz, cienq raemx gwn, moix ngoenz 3 baez.

(3) Hwngq mbaeq cwk ndaw, oknyou mbouj swnh: Ganj ngaeux 9～15 gwz, vangzbwz 10 gwz, gomaxdaez 15 gwz, cienq raemx gwn, moix ngoenz 3 baez.

(4) Cinghrod, nyouhsoemz, lwed boed daih doek: Mumh ngaeux roxnaeuz fuengz ngaeux 9～15 gwz, rag go'ndaij 20 gwz, rag makvengj 15 gwz, cienq raemx gwn, moix ngoenz 3 baez.

(5) Simvueng ninz mbouj ndaek, mamxhaw oksiq nanz: Ceh ngaeux 9～15 gwz, cienq raemx gwn, moix ngoenz 3 baez.

(6) Deng doeg okleih, huj ok nyouhniuj: Mak ngaeux 9～12 gwz, gaeundiengq 20 gwz, cienq raemx gwn, moix ngoenz 3 baez.

Linghvaih haeujsim:

(1) Gaenq ngaeux: Dwg yaeb mbaw giz ganj cungqgyang caeuq mbangj seiqhenz mbaw. Cungj yw neix ndaej hawj dungx onj、daih onj、dingzlwed、dingz siq、yw daihdoengh mbouj onj、lwed boed、bwzdai mbouj doengz bingzseiz、oksiq、saejrod.

Gaenq ngaeux 3～5 aen, cienq raemx gwn.

（2）Ganj ngaeux: Cwngzfwn caeuq gij mbaw doxdoengz. Ndaej hawj aek soeng、doeng cij, yw aek ndaet、raemxcij mbouj doeng. Ganj ngaeux ndip 50 ～ 100 gwz roxnaeuz ganj hawq 4.5～9 gwz, cienq raemx gwn.

（3）Fuengz ngaeux: Youh heuh byuk ngaeux, dwg aen vadaix bongz hung aeu ceh le gij lw roengzdaeuj. Hamz danbwzciz 4.9%, dansuijvahozvuz 9%, veizlieng huzlozbuz caeuq veizswnghsu B2、veizswnghsu C daengj. Feih haemz saep, sugraeuj. Ndaej sanq gux dingz in、yw lwed gux dungx in、lwed boed、okhaex lwed、oknyouh lwed. 4.5～9 gwz, cienq raemx gwn. Ceuj baenz danq muz mienz oep rog, yw baez bop.

（4）Mak ngaeux: Dwg gij mak ceh cug roxnaeuz mak ceh loenq doek roengz ndaw naez. Luenzbomj roxnaeuz lumj luenz gyaeq, raez 1.5～1.8 lizmij, cizging 0.8～1.3 lizmij, mbiengj baihrog saek daepmong roxnaeuz saek hoengzndaem, miz mba hau, byai dingj miz riz saeu yiengh congh luenz, giz goek miz riz gaenz mak, henz miz yiengh diemj doed hawj; naeng mak gig genq ndangj, ndaw miz ceh ndeu（lwg ngaeux）. Cungj neix feih gam、saep、sug bingz, ndaej siu mbaeq huj、dungx siu、yw rueg、oksiq daengj. 9～12 gwz, cienq raemx gwn.

241. Gonap

【Coh'wnq】Daujgvancauj, cizyazlangz.

【Goekgaen】Goyw neix dwg daengx go gonap dwg doenghgo gonap loih.

【Yienghceij goyw】Cazfaex ciengzseiz heu, sang 1～1.5 mij, nye faex（nye oiq cawz vaih）miz bwn lumj gyaep bomznem. Mbaw doxdoiq ok, yiengh gyaeq gvangq, raez 4～10 lizmij, gvangq 3～6 lizmij, giz goek yiengh sim feuz, song mbiengj miz bwn, sai daengj 5～7 diuz; gaenzmbaw raez 1～1.5 lizmij. 1～5 va duj doxcomz maj youq dingj nye, saek

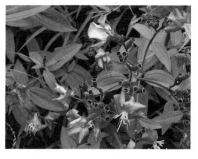

Gonap

hoengzmaeq; doengz iemj raez 8～10 hauzmij, miz bwn lumj gyaep bomz youq rieng faen nye nanwt, limq dek 5 limq, raez daengz 3 lizmij; sim boux 10 aen, gwn dingj yw va congh dog dek hai, song yiengh, ndawde 5 aen haemq hung, saek aeuj. Miz gekyw iet raez caiq dek 2 limq, 5 aen haemq iq, saek henj, giz goek miz 2 aen boux iq; fuengzlwg youq donh laj, 5 fuengz. Aen mak haemq miz noh, mbouj dek, raez 1～1.5 lizmij, bwn lumj gyaep bomz nem nanwt. Geizva seizhah.

【Diegmaj】Maj youq gwnzndoi、henz loh、henz miengraemx ndaw caz nywjcab, dwg doenghgo namh sonhsing. Faenbouh youq Gvangjsih、Gvangjdungh、Yinznanz、Daizvanh daengj dieg.

【Gipyaeb gyagoeng】Seizhah、seizcou gipsou, dak hawq bwhyungh.

【Seizneix yenzgiu】 Yw raemx cienq seiz 1 : 320 youq ndaw si'gvanj ndaej nyaenxhaed buzdauzgiuzgin henjgim、yungzhezsing lengiuzgin，seiz 1 : 160 ndaej gaj nengz Fuzsi licizganjgin、sanghhanz ganjgin，seiz 1 : 40 ndaej nyaenxhaed luznungz ganjgin。

【Singqfeih goengyungh】 Feih gam、soemj、saep，sug bingz. Gaij huj siu mbaeq，siu foeg dingz in，sanq gux dingz lwed.

【Cujyau yw】 Siuva mbouj ndei，daep fazyenz，siginsing liciz，lwed saek saimegfazyenz，saej fazyenz，sieng rog ok lwed.

【Yunghfap yunghliengh】 Rag 50 gwz，cienq raemx gwn，moix ngoenz 3 baez.

【Ywbingh yungh daengz】

（1）Siginsing liciz：Gonap 50 gwz，godonghmeiq 50 gwz，goriengroeggae 30 gwz，cienq raemx gwn，moix ngoenz 3 baez.

（2）Lwed saek sai lwed fazyenz：Gonap 50 gwz，goraeu 20 gwz，cienq raemx gwn，moix ngoenz 3 baez.

Linghvaih haeujsim：Doengz loih doenghgo gonap siu caeuq gonap gaxgonq gig doxlumj，cujyau faenbied dwg bwn ganj mbouj dwg lumj gyaep，mbouj doxnem gaenj，cix dwg bwn raez iet ok：Sai mbaw hung miz 3～5 diuz，goek mbaw lumj dingdok roxnaeuz loq luenz，hoeng mbouj dwg yiengh sim.

242. Maksigloux

【Coh'wnq】 Maksigloux caencaw、anhsigloux、naengsigloux.

【Goekgaen】 Goyw neix dwg gij naeng mak sigloux dwg doenghgo sigloux loih.

【Yienghceij goyw】 Cazfaex loenq mbaw roxnaeuz gofaex iq，sang 2～7 mij，nye iq ciengzseiz miz 4 limq，byai lumj yiengh oen lai. Mbaw doxdoiq ok roxnaeuz doxcomz ok，lumj gyaeq dauqdingq daengz luenzbomj raez，raez 2.5～6 lizmij，gvangq 1～1.8 lizmij，byai soem roxnaeuz loq mboep，giz goek cugciemh gaeb，daengx mbaw caezcingj；miz gaenz

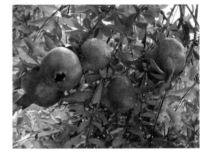

Maksigloux

dinj. Va duj ndeu daengj lai duj doxcomz maj youq dingj nye，saek hoengz；limq iemj ciengzseiz 6 limq，lumj naeng，mbouj loenq；limqva 6 limq，suk nyaeuq；simboux lai aen；fuengzlwg youq donh laj roxnaeuz bueng donh laj，aen mak lumj giuz，naeng mak lumj naeng，seiz cug saek henj roxnaeuz saek hoengz，ndaw miz i mbang gek. Miz ceh lai，mak rog lumj noh soemj diemz，ndaej gwn. Geizva 5～6 nyied，geizmak 7～8 nyied.

【Diegmaj】 Daengx guek gak dieg cungj miz vunz ndaem.

【Gipyaeb gyagoeng】 Daengx bi ndaej gip rag、ganj、naeng，seizhah，seizcou gip sou va、mbaw caeuq naeng mak，dak hawq bwhyungh.

【Seizneix yenzgiu】① Gang bingyenzdij：Cungj ndaej gaj cawz buzdauzgiuzgin henjgim、benhingz ganjgin、bwzhouz ganjgin，doiq sanghhanz caeuq fusanghhanz hozlon huzgin、luznungz ganjgin、liciz ganjgin、gezhwz ganjgin daengj cungj ndaej nyaenxhaed yienhda，doiq ciho liciz ganjgin cozyung ceiq rengz. ② Ndaej hawj lwed gietroj. ③Fuengz mizndang.

【Singqfeih goengyungh】Feih soemj、saep，sug raeuj. maenh saej，dingzlwed，gaj nengz.

【Cujyau yw】Okleih，mansing oksiq，oksiq gaenjgip、oksiq mbouj dingz，saej rod，bwzdai mbouj doengz bingzseiz，dawzsaeg ok daiq lai，mansing benjdauzdij fazyenz，binghdiuzcungz，binghmizdeh，sieng feiz ruemx.

【Yunghfap yunghliengh】Naeng mak 4.5～15 gwz，cienq raemx gwn.

【Ywbingh yungh daengz】

（1）Siginsing okleih：Naeng sigloux 15 gwz，cienq raemx gya habliengh dangzhoengz，moix ngoenz 2 baez，lienz gwn 2～5 ngoenz.

（2）Oksiq gaenjgip、oksiq raemx mbouj dingz：Mbaw sigloux 100 gwz，cienq raemx gwn.

（3）Binghdiuzcungz，binghmizdeh：Sigloux 4.5 gwz，maklangz 4.5 gwz，cienq raemx gwn；roxnaeuz naeng sigloux 9 gwz，cienq raemx daih'iek 100 hauzswngh，seiz yaek ninz guenq saej.

Linghvaih haeujsim：Mwh genjnaeng sigloux dengdoeg，ndaej fatndat、gyaeujngunh、yawj myox、byaij roen dungx fan、rueg，caemhcaiq ndaej hawj da nyieg、noh ga sousuk，daengx ndang sousuk cix hawmaez. Gaijgouq fuengfap：Hawj gwn gaijdoegsanq doengyungh roxnaeuz denjdingh 1 hauzswngh，gya raemx daengz 100 hauzswngh，swiq dungx，gwn yw siq；seiz hwnjgeuq ndaej gwn cungj yw babijdoj，gyaeuj in hawj gwn ahswhbizliz，ciuq bingh daeuj yw gaij doeg.

243. Gonoenh

【Coh'wnq】Bwzcungzcangh，vujbeisu.

【Goekgaen】Goyw neix dwg rag caeuq naeng rag、ceh gonoenh dwg doenghgo faexcaet loih.

【Yienghceij goyw】Gofaex iq roxnaeuz cafaex loenq mbaw. Naeng faex mongndaem，nye iq miz bwn nanwt. Song mbaw lumj fwed doxcax ok，mbawiq 7～13 mbaw，mbaw iq mbouj miz gaenz，mbaw iq lumj gyaeq gvangq daengz luenzbomj yiengh gyaeq，raez 5～10 lizmij，gvangq 3～5 lizmij，cawz giz goek le，giz henz miz nyazgawq，baihlaj bwn'unq saek mongndaem nanwt；ganj mbaw caeuq gaenz mbaw ciengzseiz miz fwed caemhcaih miz

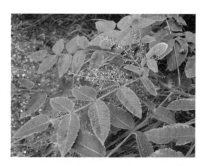
Gonoenh

bwn, foekva lumj cuenq ok youq gwnz dingj、bwn nanwt, saeu va 3 aen, gyaeuj saeu lumj gyaeuj. Foek mak daengjsoh, ceh mak bej luenz, seiz cug saek hoengz, miz bwn'unq dinj saek haumong. Geizva 6~9 nyied, geizmak 9~10 nyied.

【Diegmaj】 Maj youq gwnzndoi, henz loh、henz mbanj roxnaeuz ndaw cazfaex rogndoi lai. Faenbouh youq Cungguek gag dieg.

【Gipyaeb gyagoeng】 Gok gonoenh youq 9~10 nyied gipsou, dungx gonoenh youq 6 nyied gipsou, danghnaeuz gvaq mwh cix non hai dek. Gipsou le, aeu raemxgoenj cawj 3~5 faencung, gajdai gij non ndawde, dak hawq couh baenz. Rag daengx bi ndaej gip, swiq cingh, dak hawq bwhyungh. Mbaw youq seizhah seizcou gipsou, yungh ndip lai.

【Seizneix yenzgiu】 ①Gang bingyenzdij: Cungj ndaej nyaenxhaed feiyenz lengiuzgin、buzdauzgiuzgin henjgim, yizhingzyungzhezsing lengiuzgin、dangih ganjgin、liciz ganjgin、dacangz ganjgin、cuhhozlon sahmwnzgin. ② Fuengz mizndang. ③ Fuengz haenz ban. ④Fuengz baenz baez: Yw raemx gonoenh youq mbangjgiz dajcim ndaej hawj cujciz aen baez bienq geng, ndaej guh yw sizgvanj bwnhmwnzaiz seiz cunghvanjgiz yungh. ⑤Hoh daep. ⑥Gaij doeg.

【Singqfeih goengyungh】 Rag、mbaw: Feih ndaengq, sug liengz. Liengz lwed gaij doeg, doeng lwed sanq gux. Ceh Gonoenh: Feih soemj、ndaengq, sug bingz. Maenh lwedheiq suk hanh, gaj nengz dingz humz.

【Cujyau yw】 Conghhoz in, ae ok lwed, gamjmauq fatndat, gwn mbouj siuvaq ok siq, dwk laemx deng sieng, ndok raek, deng sieng ok lwed, sieng duzdoq ndat, ngwz nengz haeb sieng, naengnoh okcim, binghnaengvaiz, nengz nyangj, gag ok hanh、ok lengxhanh, okleih oksiq mbouj dingz, swjgungh duiq roengz, saej rod, gunghgingj mizlan, baezhangx, daengj daengj.

【Yunghfap yunghliengh】 Rag gonoenh10~30 gwz (roxnaeuz ceh gonoenh 2.5~10 gwz), cienq raemx gwn, yungh rog habliengh.

【Ywbingh yungh daengz】

(1) Okleih oksiq mboujdingz: Ceh gonoenh、maenzenq、makvengj、gaeucuenqiq gak faenh doxdoengz, guh naed dangz lumj ceh duhhenj hung, moix baez gwn 10~20 naed, moix ngoenz 3 baez.

(2) Gunghgingmijlan: Ceh gonoenh 200 gwz, cienq raemx swiq rog giz in, roxnaeuz guh baenz mba hoed baenz giengh cat giz in.

(3) Baezhangx: Rag gonoenh 10 ~ 50 gwz, cienq raemx gwn; roxnaeuz ceh gonoenh 100 gwz, cienq raemx swiq rog giz in.

244. Makvengj

【Coh'wnq】 Siyizswj, silizswj, ginhyinghswj, sanhsigloux, sanhgihdouzswj.

【Goekgaen】 Goyw neix dwg gij mak cug hawq makvengj dwg doenghgo cangzveih loih.

【Yienghceij goyw】 Cafaex ban hwnj ciengzseiz heu, sang ndaej daengz 5 mij; nye iq conoengq, sanq miz oen naeng bej ngaeu, mbouj miz bwn, seiz oiq miz bwn sienq, seiz geq cugciemh loenq gemjnoix. Mbaw iq lumj naeng, bingzciengz 3 mbaw, mbang 5 mbaw, lienz gaenz mbaw raez 5～10 lizmij; mbaw iq yiengh luenzbomj lumj gyaeq, gyaeq dauqdingq roxnaeuz lumj gyaeq gwnz gaeb laj gvangq, raez 2～6 lizmij, gvangq 1.2 ～ 3.5 lizmij, byai soem sat

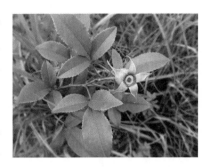

Makvengj

roxnaeuz luenz du, lumj rieng mbang cugciemh soem, henz miz nyazgawq raeh, baihgwnz saek heu rongh, mbouj miz bwn, baihlaj saek heuhenj, seiz oiq ndij diuz sej cungqgyang miz bwnsienq, seiz geq cugciemh loenq mbouj miz bwn; gaenzmbaw iq caeuq ganj mbaw miz oen naeng caeuq bwnsienq; mbawdaix mbouj doxnem ok roxnaeuz giz goek caeuq gaenz mbaw doxhab ok, gwnz gaeb laj gvangq, henz miz nyaz iq, gyaeuj nyaz miz aen sienq, loenq caeux. Va dog ok youq laj mbaw, cizging 5～7 lizmij; ganj va raez 1.8～2.5 lizmij, mbangjbaez caemh miz 3 lizmij, ganj va caeuq doengz iemj miz bwnsienq nanwt, gaenlaeng aen mak hung le bienq baenz oencim; limq iemj lumj gyaeq gwnz gaeb laj gvangq, byai lumj mbaw, henz lumj fwed dek feuz roxnaeuz daengx mbaw caezcingj, ciengzseiz miz bwn'oen caeuq bwnsienq, baihndaw miz bwn'unq nanwt, beij limq va haemq dinj; limq va saek hau, lumj gyaeq dauqdingq gvangq, giz byai loq mboep; simboux lai aen; mbaw mbouj fat lai mbaw, saeu va doxliz ok, miz bwn, beij sim vaboux dinj haujlai. Aen mak lumj makleiz、lumj gyaeq dauqdingq, miz mbangj lumj aen giuz, saek aeundaem, baihrog miz bwn oen nanwt, ganj mak raez daih'iek 3 lizmij, limq iemj mbouj loenq. Geizva 4～6 nyied, geizmak 7～11 nyied.

【Diegmaj】 Maj youq giz haijbaz 200～1600 mij coh daengngoenz gwnzndoi、henz naz、ndaw cazfaex henz rij. Faenbouh youq Gvangjdungh、Gvangjsih、Yinznanz、Gveicouh、Sanjsih、Anhveih、Huznanz daengj dieg.

【Gipyaeb gyagoeng】 10～11 nyied seiz mak cug bienq hoengz gipsou, dak hawq, cawz bae oen bwn.

【Singqfeih goengyungh】 Feih soemj、gam、saep, sug bingz. Maen cing suk nyouh, dingz lwed boed dingz bwzdaiq, maenh saej dingz siq.

【Cujyau yw】 Cing rod cing doek, nyouhsoemz nyouh deih, lwed boed bwzdai mbouj doengz bingzseiz, oksiq okleih mbouj dingz.

【Yunghfap yunghliengh】 6～30 gwz, cienq raemx gwn.

【Ywbingh yungh daengz】

(1) Gau makvengj: Makvengj ndip 5 ciengwz（gij hawq 2.5 ciengwz）, cienq 2 baez, naengj gvaq sim le vit ngaq daih cingh, lienh daeuq le daih gvaq guh gau, daih'iek

baenz gau 620 gwz. Moix baez yungh 9 gwz, aeu raemxgoenj soengq gwn, moix ngoenz 2 baez. Yw heiq mak gvihaw, cingsaenz nyieg, nyouh gimq mbouj ndaej, fangzhwnzloq cinghrod, mamxhaw oksiq.

(2) Haw nanz oksiq okleih: Makvengj (cawz oen rog caeuq ceh ndaw) 30 gwz, dangjsinh 9 gwz, cienq raemx gwn, moiz ngoenz 2 baez.

245. Haijbiusiuh

【Coh'wnq】 Ndokvuhswz, ndokvuhcwz.

【Goekgaen】 Cungj yw neix dwg byuk ndaw hawq duz vuhcwz mbouj miz cim mansi roxnaeuz duz vuhcwz gim dwg doenghduz vuhcwz loih.

【Yienghceij doenghduz】 Gij byuk ndaw duz vuhvwz mbouj miz cim lumj luenzbomj raez caiq bejbingz, henz mbang, cungqgyang na, raez 9～14 lizmij, gvangq 2.5～3.5 lizmij, cungqgyang na 1.2～1.5 lizmij, mbiengj dungx saek hau, miz diuz raiz lumj langhraemx, daj byai rieng daengz cungqgyang giz ceiq na, ciemq daengx duz raez 1/2 roxnaeuz dingz lai. Mbiengj baihlaeng saek swzhau caiq loq mizdi hoengzndaem, miz lumj rengq saeq iq doed hwnj mbouj ronghcingx, cungqgyang miz diuz doed hwnjdaeuj ndeu ronghcingx, mbiengj baihrog miz caengz i naeng byot ndangj ndeu, henz lumj gok baenz loq ronghcingx. Giz byai mbouj miz ndok cim. Ndang mbaeu, soeng byot, yungzheih euj raek, mbiengj raek miz caengz raiz doxbingz loq coh mbiengj gumq vangoz ronghcingx. Cawz gwnz gumq i ndangj vaih, gizyawz bouhfaenh ndaej cat gij mba roengz. Heiq loq sing, feih loq ndaengq.

Gij byuk ndaw vuhcwz gim luenzbomj raez cix bejbingz, cungqgyang na, henz mbang, raez 13～20 lizmij, gvangq 5～7 lizmij, cungqgyang na 0.7～1.5 lizmij. Mbiengj dungx seuq hau, miz diuz raiz lumj raemxlangh, daj byai rieng daengz cungqgyang giz ceiq na, ciemq daengx duz raez 4/5～5/6. Mbiengj baihlaeng saek swzhau, loq mizdi hoengzoiq, miz duq iq doed hwnj nanwt, cungqgyang miz diuz ndeu dod hwnj ronghcingx. Giz byai miz diuz ndokcim ndeu.

【Diegmaj】 Cujyau canj youq Cezgyangh、Fuzgen、Gvangjdungh、Sanhdungh、Gyanghsuh、Liuzningz dieg henz haij.

【Gipyaeb gyagoeng】 Daengx bi cungj ndaej gipyaeb, swiq cingh, dak hawq bwhyungh.

【Singqfeih goengyungh】 Feih ndaengq、saep, sug raeuj. Sousuk dingz lwed, maenh cingh dingz bwzdai, dingz myaiz soemj dingz in, siu mbaeq hob baez.

【Cujyau yw】 Rueg lwed ndaeng ok lwed, lwed boed okhaex lwed, cinghrod cingh rih, ndaw bwzdaiq miz lwed sei, bouxmbwk lwedboed mbouj dingz, dungxin ndwnj soemj, dungx ok lwed; rog

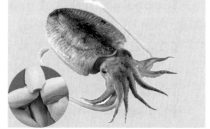

Haijbiusiuh

yw dengsieng ok lwed, okcimj hwnj baeznengz, yag naeuh mbouj hob.

【Yunghfap yunghliengh】 5～9 gwz, cienq raemx gwn. Yungh rog habliengh, muz mienz oep giz in.

【Ywbingh yungh daengz】

（1）Dungxin, rueg raemx soemj: Haijbiusiuh 50 gwz, beimuj、gamcauj gak 20 gwz, gyapsae 30 gwz, itheij muz mienz, moix baez gwn 6 gwz, moix ngoenz 3 baez.

（2）Dungx ok lwed: Haijbeusiuh 15 gwz, bwzgiz 18 gwz, itheij muz mienz, moix baez gwn 4.5 gwz, moix ngoenz 3 baez.

（3）Mehmbwk lwedboed mbouj dingz: Ndok vuhcwz、danghgveih gak 100 gwz, loegyungz、ohgyauh gak 150 gwz, buzvangz 50 gwz, itheij muz mienz, seiz dungx hoengq aeu laeuj soengq gwn 2 gwz, moix ngoenz 3 baez.

（4）Sieng rog ok lwed: Haijbiusiuh、naengmou iengj、bwxnyouh gak 50 gwz, hoi 75 gwz, itheij muz mienz. Siu doeg giz sieng, vanq gij mba youq giz sieng, duk ndei couh ndaej.

246. Gaeucuenqiq

【Coh'wnq】 Yienzgiz, veigiz, vujmeizswj, vaciubya, cangvei.

【Goekgaen】 Goyw neix dwg gij mak cug dak hawq gaeucuenqiq roxnaeuz vazcungh gaeucuenqiq dwg doenghgo muzlanz loih. Go gonq heuh "bwz gaeucuenqiq", go laeng heuh "nanz gaeucuenqiq".

【Yienghceij goyw】 Gogaeu lumj faex loenq mbaw, cawz baihlaeng mbawoiq miz bwn'unq caeuq gyaep nyaz caeuq bwn henz le gizyawz mbouj miz bwn; nye oiq saek hoengzgndaem, nye geq saek ndaemmong, ciengzseiz miz raiznyaeuq,

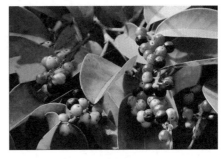

Gaeucuenqiq

baenz benq loenq doek. Mbaw lumj i, yiengh luenzbomj gvangq, lumj gyaeq、lumj gyaeq dauqdingq、gyaeq dauqdingq gvangq roxnaeuz ca mbouj lai luenz, raez 3～14 lizmij, gvangq 2～9 lizmij, byai soem sat, giz goek lumj dingdok, henz donh gwnz miz nyazgawq feuz mbang lumj aen daw, gaenh giz goek daengx mbaw caezcingj; sai henz moix mbiengj 3～7 diuz, sai vangx saeq mbouj ronghcingx; gaenzmbaw raez 1～4 lizmij, song mbiengj daj goek mbaw iet roengz baenz fwed gaeb. Vaboux: Ganj va raez 5～25 hauzmij, donh cungqgyang doxroengz miz mbawgyaj lumj gyaeq gaeb、raez 4～8 hauzmij; duj va saek haumaeq roxnaeuz saek hoengzmaeq, 6～9 mbaw, yiengh luenz raez roxnaeuz yiengh luenz raez lumj luenzbomj, raez 6～11 hauzmij, gvangq 2～5.5 hauzmij, giz baihrog haemq gaeb iq; simboux raez daih'iek 2 hauzmij, yw va raez daih'iek 1.5 hauzmij, mbouj miz sei va roxnaeuz baihrog 3 aen simboux miz seiva gig dinj, gek yw mboep haeuj roxnaeuz loq doed ok gyaeuj soem du; simboux ngamq 5 aen roxnaeuz 6 aen, doxnem, daengjsoh doxbaiz youq gwnz dingj vadaix lumj saeu raez daih'iek 0.5 hauzmij, gyoebbaenz gyoengq vaboux ca mbouj lai lumj luenz gyaeq dauqdingq. Va meh: Ganj va raez 17 ~ 38 hauzmij, dujva caeuq vaboux doxlumj; gyoengq simmenh ca mbouj lai lumj gyaeq luenz, raez 2~4 hauzmij, mbaw mbouj fat 17~40, fuengzlwg lumj gyaeq luenz roxnaeuz yiengh gyaeq luenzbomj, gyaeuj saeu lumj gyaeuj gaeq, donh laj iet roengz baenz aendoxgaiq nem 1~3 hauzmij. Mak doxcomz raez 1.5 ~ 8.5 lizmij, gaenzmak doxcomz raez 1.5 ~ 6.5 lizmij; makciengh iq saek hoengz, ca mbouj lai lumj giuz roxnaeuz luenzgyaeq dauqdingq, cizging 6~8 hauzmij, naeng mak miz diemj sienq mbouj ronghcingx; ceh 1~2 ceh, lumj mak, raez 4~5 hauzmij, gvangq 2.5~3 hauzmij, hoengzndaem oiq, naeng ceh ngaeuz, saejndw ceh mboep haeuj baenz yiengh "U" ronghcingx. Geizva 5~7 nyied, geizmak 7~10 nyied.

【Diegmaj】 Go cwx maj youq ndaw faex cab lueg bya、henz faex roxnaeuz ndawlueg ndaw cazfaex, goenjgeuj maj youq gwnz gizyawz gofaex. Cujyau canj youq Hwzlungzgyangh、Gizlinz、Liuzningz、Neimungzguj、Ningzya、Ganhsuz daengj dieg.

【Gipyaeb gyagoeng】 Seizcou mwh mak cug gip mbaet, dak hawq roxnaeuz naengj le dak hawq, cawz bae ganj mak caeuq gij cab. Mwh yungh dub yungz.

【Seizneix yenzgiu】 Ndaej daezsang ciliz bouxvunz cingqciengz caeuq boux da miz bingh caeuq gyagvangq gij ngonzgyae; doiq dinghliz caemh miz ndei yingjyangj, lij ndaej daezsang faenbied naengzlig naengnoh ganjsouhgi.

【Singqfeih goengyungh】 Feih soemj、gam, sug raeuj. Souhob maenh lwedheiq, ik heiq ok myaiz, bouj mak dingh sim.

【Cujyau yw】 Deng liengz gamjmauq fatnit, ae mbouj dingz, ae nanz haw baeg, fangzhwnzloq cinghrod, nyouhsoemz nyouhdeih, siq nanz mbouj dingz, gag ok hanh, ok lengxhanh, myaiz noix hozhawq, heiq dinj meg nyieg, ndaw huj hozhawq, simvueng ninz mbouj ndaek, dinfwngz naet naiq, mak haw.

【Yunghfap yunghliengh】 1.5~6 gwz, cienq raemx gwn.

【Ywbingh yungh daengz】

（1） Deng liengz gamjmauq fatnit, ae mbouj dingz: Maenzenq hau 200 gwz, gamcauj 150 gwz, hinghawq 150 gwz, lwedlawz 150 gwz, gaeucuenqiq 125 gwz, muz baenz mba mienz, moix baez gwn 6 gwz, gya cenj raemx ndeu, cienq daengz caet faen, vit nyaq, gwn raeuj, mbouj dingh seiz.

（2） Dinfwngz naetnaiq, heiq dinj gik gangj, hozhawq, hanh ok mbouj dingz, ndang ga unqnaiq, gagvez dava: Yinzsinh 15 gwz, gaeucuenqiq、mwzmwnzdungh gak 9 gwz, cienq raemx gwn.

（3） Mak haw: Gaeucuenqiq 40 gwz（genj gvaq）, gocazlad 15 gwz（gij ceh saeq heu）, itheij ceuj cug hom muz baenz mba. Moix baez gwn 6 gwz, aeu raemx haeux soengq gwn.

Cieng Cibseiq Yw Siu Yinx

Famzdwg cungj yw ndaej siuva doxgaiq gwn、siu cwkrom，heuhguh yw siu yinx.

Cungj bingh gwn doxgaiq daengx hwnz mbouj siuva dwk dungx rem dungx imq、mbouj siengj gwn、aek oenq ndwnj soemj、dungxfan rueg、haexsoemz daengj，cungj ndaej yungh.

Gwn doxgaiq mbouj siuva，danghnaeuz dwg mamx dungx mbouj ndei soj ndaej，aeu rengz mamx ciengx dungx guh daih'it，mbouj ndaej gag baengh cungj yw neix daeuj yw. Danghnaeuz gwn doxgaiq daengx hwnz mbouj siuva，gaenq fat huj，youh hab boiq cungj yw haemz nit habdangq daeuj siu huj nyinx cwk；danghnaeuz boux neix ndaw cwk saek hawj heiq mbouj byaij，youh aeu boiq yw doeng heiq habdangq daeuj hawj heiq byaij. Neix dwg yw siu yinx youq ndaw yw bingh itbuen boiqfap.

247. Goroetma

【Coh'wnq】Cinghfunghdwngz，gihcizdwngz，gaeuroetma.

【Goekgaen】Goyw neix dwg daengx go caeuq rag goroetma dwg doenghgo gencauj loih.

【Yienghceij goyw】Gogaeu lumj nywj maj lai bi，daengx go ca mbouj lai mbouj miz bwn，ganj mbaw nuz le miz gij heiq haeu mbouj doengz. Mbaw doxdoiq ok，lumj gyaeq daengz gwnz gaeb laj gvangq，raez 5～15 lizmij，gvangq 1～6 lizmij，byai soem，giz goek luenz、yiengh sim，ciedbingz roxnaeuz lumj dingdok，mbiengj baihrog mbouj miz bwn roxnaeuz ca mbouj lai

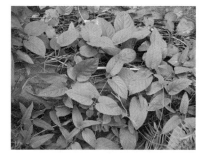

Goroetma

mbouj miz bwn，mizbaez ndaw laj sai gumq miz bwnyup，mbawdaix loenq caeux；gaenzmbaw raez 1.5～7 lizmij，foekva lumj liengj yiengh cuenq ok youq laj mbaw roxnaeuz ok youq gwnz dingj；doengz iemj lumj aen gyangq，dek 5 limq；duj va saek aeujoiq，5 limq，miz bwn，simboux 5 aen，sei va mbouj doxdoengz raez；gyaeuj saeu dek 2 limq，yiengh bwn sei，baenq van，ceh mak lumj giuz，cizging 7 hauzmij. Geizva 7～8 nyied，geizmak 10 nyied.

【Diegmaj】Maj youq henz mieng、henz dah、faexcuk、ndaw cazfaex、henz faex. Faenbouh youq Cungguek Cangzgyangh baihnamz gak dieg.

【Gipyaeb gyagoengz】Seizhah、seizcou gipsou daengx go caeuq rag，swiq cingh，ronq donh，dak hawq bwhyungh roxnaeuz yungh ndip.

【Seizneix yenzgiu】① Ndaej nyaenxhaed buzdauzgiuzgin henjgim caeuq Fuzsi liciz ganjgin. ②Dingh in. ③Doekdaemq hezyaz.

【Singqfeih goengyungh】 Feih gam、soemj，sug bingz. Cawz heiq doeng lwed，siu gwn vaq cwk，siu foeg dingz in.

【Cujyau yw】 Fungheiq hohndok in，dwk laemx deng sieng，daep mamx foeg hung，daep fazyenz，okleih，lwgnyez gam dawz，dungx rem dungx raeng，dungx saej fazyenz、mbei mak genx in，sieng rog indot，ndokraek，soujsuz le in，hwet ga in，gag foeg in，daengx ndang humz，bwzdai daiq lai.

【Yunghfap yunghliengh】 Daengx go 6～12 gwz，roxnaeuz liengh hung yungh rag 31 gwz，cienq raemx gwn.

【Ywbingh yungh daengz】

（1）Daep mamx foeg hung：Daengx go goroetma 12 gwz，goliengjdaemq 20 gwz，raglwgraeu 31gwz，byukfw 6 gwz，danhsinh 15 gwz，makcauj 12 gwz，cienq raemx gwn，moix ngoenz 3 baez.

（2）Gak cungj indot：Aeu raemx yw goroetma daeuj dajcim ndaw noh，moix baez 2～4 hauzswngh（moix hauzswngh siengdang yw yienzlaiz 5 gwz），4 diemjcung le ndaej dauq yungh yw.

248. Gocazso

【Coh'wnq】 Nywjcaphwet，nywjnonvaiz，nywjcazso.

【Goekgaen】 Goyw neix dwg daengx go gocazso dwg doenghgo duh loih.

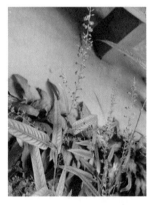

Gocazso

【Yienghceij goyw】 Go'nywj lumj cazfaex，sang 40～60 lizmij，miz baez ndaej daengz 2 mij. Nye miz 4 limq，mbaw gaeb miz bwn ndangj dinj ok mbang gwnz gaeb laj gvangq daengz lumj gyaeq gwnz gaeb laj gvangq，raez 6～15 lizmij，gvangq 1～3.5 lizmij，byai soem，giz goek luenz roxnaeuz yiengh sim feuz，mbiengj gwnz mbouj miz bwn，gwnz sa mbiengj laj miz bwn ndangj mbang；gaenzmbaw miz fwed gvangq，miz bwn ndangj；mbawdaix gvangq gwnz gaeb laj gvangq，foekva hung ok youq laj mbaw；iemj lumj goenh gvangq，giz byai dek 5 limq，donh gwnz 2 nyaz doxhab maj，donq laj 3 nyaz lumj sienq，miz bwnraez mbang；dujva lumj duzmbaj，saek hoengzaeuj，fuengzlwg miz bwn'unq dinj nanwt；mak faek bejbingz，miz bwn'unq nanwt，hoh faek 5～8 hoh. Geizva 6～8 nyied，geizmak 10～12 nyied.

【Diegmaj】 Maj youq henz naz、henz loh、dieg bo、dieg ndoi ndaw caznywj. Faenbouh youq Cungguek baihnamz gak dieg.

【Gipyaeb gyagoengz】 Seizhah、seizcou vat aeu daengx go，swiq cingh，dak hawq bwhyungh roxnaeuz yungh ndip.

【Seizneix yenzgiu】 Ndaej nyaenxhaed buzdauzgiuzgin henjgim.

【Singqfeih goengyungh】 Feih haemz, sug loq liengz. Gaij huj gaij doeg. Leih raemx cawz myaiz, siu cwk gaj nengz.

【Cujyau yw】 Bwt fazyenz ae, vuengzbiuhingz daep fazyenz, saej fazyenz oksiq, lwgnyez gam dawz, siuva mbouj ndei, baez ok nong, binghgouhcungz, mizndang rueg, gwn maenzfaex、raetdoeg dengdoeg, dizcungzsing saej fazyenz, gamjmauq fatndat, fatsa, conghhoz in, hwnjnwnj daengj.

【Yunghfap yunghliengh】 50～100 gwz, cienq raemx gwn.

【Ywbingh yungh daengz】

（1）Bwt fazyenz ae：Gocazso 50～100 gwz, goloemq 50 gwz, goganjsieg 50 gwz, gvalauz 9 gwz, goriengbyaleix 10 gwz, cienq raemx gwn, moix ngoenz 3 baez.

（2）Gwn maenzfaex、raetdoeg dengdoeg：Gocazso 50～100 gwz, gutheuiq 50～100 gwz, byaeknok 50 gwz, cienq raemx gwn roxnaeuz dub yungz aeu gij raemx cung dangzhoengz gwn.

（3）Vuengzbiuhingz daep fazyenz：Gocazso 50 gwz, godumhvaiz 20 gwz, rag gohung 15 gwz, goriengbyaleix 10 gwz, cienq raemx gwn, moix ngoenz 3 baez.

249. Mbawbucah

【Coh'wnq】 Sohyihswj, bobuyez, mazbuyez.

【Goekgaen】 Goyw neix dwg gij mbaw faexbucah dwg doenghgo donsu loih.

【Yienghceij goyw】 Cazfaex roxnaeuz gofaex iq, sang 1～4 mij, naeng faex saek ndaemmong. Mbaw dog doxcax ok; gaenzmbaw conoengq, raez daih'iek 1.5 lizmij; mbawdaix lumj sienq gwnz gaeb laj gvangq, raez dwg gaenzmbaw dingz ndeu. Limq mbaw luenzfueng yiengh gyaeq roxnaeuz lumj gyaeq, lumj ceij roxnaeuz lumj naeng mbang, raez 8～20 lizmij, gvangq

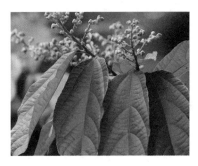

Mbawbucah

4～10 lizmij, byai dinj cugciemh soem, ciengzseiz dek vaih, giz goek cugciemh gaeb, byai du luenz, henz miz nyazgawq iq mbouj ronghcingx, baihlaj mbaw oiq miz bwn'unq yiengh ndaundeiq, giz goek ok 3 diuz sai. Seizhah seizcou gwnz dingj caeuq laj mbaw donh gwnz maj ok foekva lumj cuenq, youz lai aen miz 3 duj va cobbaenz foek foekva lumj liengj, miz bwn dinj saek henjmong caeuq bwn'unq lumj ndaundeiq; limq iemj yiengh luenz raez, raez daih'iek 5 hauzmij; limq va 5 limq, beij limq iemj haemq dinj, yiengh luenz raez, saek henjoiq. Ceh mak ca mbouj lai lumj giuz, raez daih'iek 1 lizmij, mbouj miz bwn, miz haujlai ieng niu.

【Diegmaj】 Maj youq dieg bo、gwnz ndoi、henz faex daengj ndaw cazfaex roxnaeuz henz loh dieg bingz roxnaeuz laj faex mbang, noix miz vunz ndaem. Cujyau faenbouh youq Gvangjdungh、Gvangjsih、Haijnanz、Yinznanz、Fuzgen daengj dieg.

【Gipyaeb gyagoeng】Seizhah、seizcou gip mbaw, cawz bae ganj nye caeuq gij cab, youq laj raemh dak hawq bwhyungh roxnaeuz dak hawq bwhyungh.

【Singqfeih goengyungh】Feih loq soemj, sug liengz. Gaij huj siu cwk, leih nyouh doiq henj, cawz myaiz.

【Cujyau yw】Gamjmauq, fatsa, mbouj ngah gwn doenghgaiq, siuva mbouj ndei, dungx rem dungx raeng dungxin, gwn noix cungj siq, vuengzbiu mbaeq huj.

【Yunghfap yunghliengh】15～30 gwz, cienq raemx gwn.

【Ywbingh yungh daengz】

(1) Dang go donghmeiq mbawbucah: Godonghmeiq 15 gwz, mbawbucah 9 gwz, sanhcaz 9 gwz, nyazhaeux 9 gwz, nyazmeg 9 gwz. Dawz gij yw cuengq haeuj ndaw guenq, gya raemxsaw 4 vanj, yungh feiz loq hung cienq 40 faencung, noengzsuk daengz 1 vanj gwn raeuj. Cungj yw neix ndaej cawz nywnq rengz siuva, boux bingh saej dungx fazyenz gaenjgip、okleih, mbaeq huj oksiq, cungj ndaej gwn.

(2) Dang bucah gogamnap dawbit: Mbawbucah 15 gwz, gogamnap 15 gwz, lauxbaeg hau aen ndeu. Dawz mbawbucah、gogamnap、makcauj swiq cingh, lauxbaeg hau vit naeng ronq na, bwhyungh. Dawz daw bit ndip swiq cingh, hoeng mbouj bok gij nem youq ndaw dawbit caengz moz saek henjgim (heuh vengqdawbit, dojmingz heuhguh dawbit), gya song vanj hung raemx, sien aeu feiz rengz cawj daengz raemx goenj le, dawz sojmiz gij liuh cuengq roengz bae, raemx goenj le gaij yungh feiz loq hung cawj 1.5 diemjcung, dwk gyu couh ndaej gwn. Cungj yw neix hab 0～4 bi lwgnyez gwn, ndaej hwnj mamx rengz dungx rengz、cawz cwk siu cwk.

(3) Raemx vaminz mbawbucah mbawsangh: Vaminz 40 gw, mbawbucah 20 gwz, mbawsangh 15 gwz, binghdangz habliengh. Vaminz、mbawbucah、mbawsangh, swiq cingh, gya raemxsaw 4 vanj cawj daengz yaek ndaej, gya binghdangz, yaep ndeu baenz dang, vit nyaq gwn dang. Famzdwg fatsa ndaej gak cungj bingh, lumj hwngq hwnj in ok nong、okcimj, giz oknyouh fazyenz、saejdungx fazyenz、ok nyouh mbouj swnh daengj, gwn gij dang ndaej gaijndei.

250. Caujgoj

【Coh'wnq】Cehcaujgoj, caujgojswj, laujgou.

【Goekgaen】Goyw neix dwg gij mak cug hawq caujgoj dwg doenghgo hing loih.

【Yienghceij goyw】Go'nywj maj lai bi, baenzcaz maj, sang daengz 2.5mij. Rag ganj byaij vang, conoengz miz hoh, cizging daih'iek 2.5 lizmij. Ganj luenzsaeu, daengjsoh roxnaeuz loq mbat. Mbaw 2 baiz; miz gaenz dinj roxnaeuz mbouj miz gaenz; limqmbaw luenzbomj raez roxnaeuz luenz raez gaeb, raez daih'iek 55 lizmij, gvangq daengz 20 lizmij, byai cugciemh soem, giz goek cugciemh gaeb, daengx mbaw caezcingj, henz lumj i hawq, song mbiengj mbaw cungj ngaeuz mbouj miz bwn; buengz mbaw hai gvangq, lomx ganj, linx mbaw raez 0.8~1.2 lizmij. Foekva yiengh riengz daj ganj rag maj ok, raez daih'iek 13 lizmij, cizging daih'iek 5 lizmij. Makcehlai comz deih, yiengh luenz raez roxnaeuz luenzbomj yiengh gyaeq, raez 2.5~4.5 lizmij, cizging daih'iek 2 lizmij, gwnz dingj miz saeuva mbouj luenq, baenz yiengh luenz dinj doed hwnj, seiz cug saek hoengz, mbiengj baih rog miz diuz nyaeuq daengj mbouj caezcingj, ganj mak iq raez 2~5 hauzmij, giz goek miz mbawgyaj mbouj loenq. Geizva 5~6 nyied, geizmak 9~10 nyied.

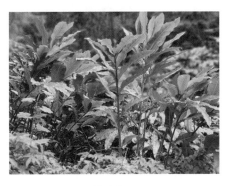
Caujgoj

【Diegmaj】 Miz vunz ndaem roxnaeuz gag maj youq laj faex mbang. Cujyau canj youq Yinznanz、Gvangjsih、Gveicouh daengj dieg.

【Gipyaeb gyagoeng】 Seizcou mwh mak cug gipsou, cawz bae gij cab, dak hawq roxnaeuz youq laj raemh dak hawq bwhyungh.

【Seizneix yenzgiu】 ①Dingh ae cawz myaiz. ②Siuyiemz, gaj nengz.

【Singqfeih goengyungh】 Feih manh, sug raeuj. Cawz mbaeq cawz myaiz, cawz myaiz dingz fatnit, siu cwk vaq cwk.

【Cujyau yw】 Dungx caep dungx in, dungxfan rueg, dungx rem dungx gvaeng, oksiq raemx, oksiq, fatnit.

【Yunghfap yunghliengh】 3~6 gwz, cienq raemx gwn; roxnaeuz guh naed、sanq.

【Ywbingh yungh daengz】

(1) Fatnit: Caujgoj 6 gwz, govahaeux 10 gwz, cihmuj 10 gwz, vuhmeiz 8 gwz, maklangz 5 gwz, gamcauj 5 gwz, cienq raemx gwn, moix ngoenz 3 baez.

(2) Dungxsaej caep ndat mbouj doxhab, okleih hoengz hau, hwngq huj oksiq, saej dungx hwngq huj okhaex lwed: Caujgoj、gamhcauj、gomaxlienzan、cikgoz gak faenh doxdoengz muz mienz. Moix baez gwn 6 gwz, aeu buenq vanj raemx, cik ndaek hing ndeu, dub yungz, itheij cienq aeu buenq vanj raemx gwn.

Linghvaih haeujsim: Boux yaemhaw lwed noix geih gwn.

Cieng Cibhaj   Yw Caenh Deh

Famzdwg cungj yw ndaej gyaep cawz roxnaeuz gaj cawz duz deh ndaw saej, heuhguh yw caenh deh.

Yungh yw gyaep deh, itdingh aeu gaengawq ndangdaej ak nyieg、loih deh、binghcingz menh gip caeuq mbouj doengz yiengh bingh faenbied senj yungh caeuq boiq habdangq yw. Danghnaeuz boux dungxcwk, ndaej boiq yw siu yinx; boux mamxdungx hawnyieg, aeu giem rengz mamxdungx; daegbied doiq boux ndangnyieg neix, engq hab bouj goenq le caiq gung roxnaeuz caez gung bouj.

Cungj yw neix cawz mizmbangj cungj giem miz caenh siq vaih, itbuen aeu gaengawq gij haex dwg mbouj dwg cingciengz, habdangq boiq yw caenh siq, daeuj gya rengz baiz ok duzdeh.

251. Gorenh

【Coh'wnq】Naengrenh, cehrenh, faexrenh.

【Goekgaen】Goyw neix dwg gij naeng rag、ganj、mbaw gofaexrenh dwg doenghgo renh loih.

【Yienghceij goyw】Gofaex loenq mbaw, sang daengz 10 lai mij. Naeng faex dek daengj, nye oiq saek heu, miz bwnsaeq yiengh ndaundeiq. Nye geq saek aeujndaem, miz haujlai congh naeng saek haumong. Song daengz sam mbaw lumj fwed doxcax ok, mbawiq yiengh lumj gyaeq daengz luenzbomj, raez 3～7 lizmij, gvangq 2～3 lizmij, byai soem raez, goek luenz, song mbiengj ciengzseiz mbouj doxdaengj, henz miz nyaz du laeg feuz mbouj doxdoengz, seiz oiq miz bwn yiengh ndaundeiq, laeng ndij diuz sai miz bwnhau. Foekva lumj cuenq

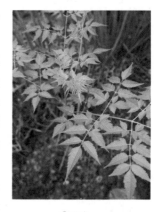

Gorenh

ok youq laj mbaw; mbawgyaj iq 2 mbaw; iemj dek 5 limq, song mbiengj miz bwn; limq va 5 limq, saek aeujoiq, gwnz gvangq laj gaeb, mbiengj baihrog miz bwn; simboux 10 aen, sei va doxnem maj baenz doengz. Fuengzlwg youq donh gwnz, 4～5 fuengz. Ceh mak ca mbouj lai lumj giuz, cizging 1～1.5 lizmij, saek daephenj, miz rongh. Gij ceh luenzbomj raez, saek hoengzndaem. Geizva 5 nyied, geizmak cug 10 nyied.

【Diegmaj】Maj youq gwnz ndoi、rog naz. Miz vunz ndaem. Faenbouh youq Cungguek vazbwz、vazdungh、cunghnanz caeuq sihnanz gak sengj gih.

【Gipyaeb gyagoeng】Daengx bi ndaej gip naeng rag, swiq cingh, dak hawq bwhyungh, hoeng youq seizcin seizhah sou ceiq ndei, bok gij naeng rag daeuj, vet bae gij naeng rog saek hoengzndaem, dak hawq bwhyungh. Seizhah gipsou mbaw.

【Seizneix yenzgiu】 ①Fuengz bingyenzgin: Ndaej nyaenxhaed lai cungj rog ndang ndaej binghnengz, daegbied doiq nengz sienj gyaeuj nyaenxhaed haemq ak. ②Cawz deh. ③Diuzcez dungx saej yindung.

【Singqfeih goengyungh】 Feih haemz, sug nit; miz doeg. Gaj nengz, dingz humz.

【Cujyau yw】 Dungx miz deh, binghgouhcungz, binghnauzcungz, hwnj nyan, gyaeuj sienj、nengz nyangj, binghdinghloz.

【Yunghfap yunghliengh】 Naeng rag ndip 10～20 gwz, cienq raemx gwn. Yungh rog habliengh, cienq raemx swiq rog giz in.

【Ywbingh yungh daengz】

（1）Dungx miz deh: Naeng rag faexrenh ndip 10～20 gwz, cienq raemx gwn, laebdaeb gwn 2 ngoenz; roxnaeuz boiq davangz 9 gwz（dwk laeng）, cienq raemx gya habliengh dangzhoengz, moix ngoenz banhaet dungx hoengq gwnz 1 baez, laebdaeb gwn 2 ngoenz, boux lwgngez gemj liengh.

（2）Binghgouhcungz: Naeng ndaw faexrenh ndip 15 gwz, maklangz 15 gwz, guh baenz raemxdangz 60 hauzswngh, yaek ninz gwn baez ndeu, boux lwgnyez gemj liengh, laebdaeb gwn 2 ngoenz.

（3）Hwnj nyan: Naeng faexrenh 100 gwz, maenzraeu 100 gwz, cienq raemx swiq rog giz in.

Linghvaih haeujsim: Gij yw neix gwn lai mauhgvaq yungzheih dengdoeg, ndaej gyaeujngunh、dungxfan、dungxin, mbouj miz rengz、seiq ga mazmoed daengj. Ndawbiengz ciengzseiz aeu begdangz roxnaeuz raemx oij gwn daeuj gaijgouq. Seiz gaenjgip aeu soengq bae yihyen ciengjgouq, hawj cingmwz daj cim buzdauzdangz raemxgyu caeuq ciuq bingh aeuj yw.

252. Godungxmou

【Coh'wnq】 Laujyahdanj, gujdanjswj, gujswj.

【Goekgaen】 Goyw neix dwg gij ceh godungxmou dwg doenghgo faex haemz loih.

【Yienghceij goyw】 Cazfaex loenq mbaw roxnaeuz gofaex iq, sang 2～3 mij, daengx go miz bwn'unq saek henj, feih haemz. Song mbaw lumj fwed doxcax ok, mbaw iq 5～11 mbaw, lumj gyaeq gwnz gaeb laj gvangq, raez 5～10 lizmij, gvangq 2～4 5 lizmij, byai cugciemh soem, giz goek lumq dingdok caiq ciengzseiz mbat ngeng. Va singqdog, boux meh mbouj doengz go, foekva lumj liengj yiengh cuenq ok youq laj mbaw, duj vaboux raez 15～25 lizmij,

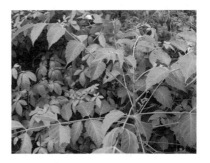

Godungxmou

duj vameh raez mbouj daengz de dingz ndeu; va gig iq, saek aeujndaem; limq iemj 4 dek, limq va 4 limq; simboux 4 aen; simmeh youz 4 mbaw mbaw mbouj fat comzbaenz, daih bouhfaen doxliz. Ceh mak luenzbomj, saek ndaem, seiz hawq miz sai vangx. Geizva 3~8 nyied, geizmak 4~9 nyied.

【Diegmaj】 Maj youq henz mbanj、henz loh、rogndoi giz coh daengngoenz. Faenbouh youq Gvangjsih、Gvangjdungh、Fuzgen、Daizvanh、Yinznanz、daengj dieg.

【Gipyaeb gyagoengz】 8~10 nyied gipsou gij mak cug, dak hawq, mwh yungh vit gij byuk rog (naeng mak), aeu ceh guh yw. Seizhah、seizcou gip mbaw, swiq cengh roxnaeuz dak hawq bwhyungh.

【Seizneix yenzgiu】 ①Fuengz nezyenzcungz, gaj cawz ndaw yungzcujciz ahmijbah, ndaej cawz benhcungz、duzdeh、dizcungz daengj nengz ndaw saej, caemhcaiq ndaej gaj cawz yinhdau dizcungz. ②Fuengz aiz. ③Ceh godungxmou roxnaeuz youz doiq cujciz mbangj giz ndaej myaexduk, ndaej hawj cujciz rengqroij bienqsingq naeuhvaih cix bokloenq.

【Singqfeih goengyungh】 Feih haemz, sug nit; miz doeg. Gaij huj cawz mbaeq, gaj nengz, yw okleih.

【Cujyau yw】 Okleih, fatnit, geizcaeux binghhezgizcungz, naengnoh okcimj, naengnoh hwnj rengq, lajdin hwnj da'bya.

【Yunghfap yunghliengh】 Gij ceh 7~15 ceh, vit byuk aeu noh maknganx bau roxnaeuz cang haeuj ndaw gyauhnangz gyan gwn, moix ngoenz 3 baez, 7 ngoenz dwg aen liuzcwngz ndeu.

【Ywbingh yungh daengz】

(1) Geizcaeux binghhezgizcungz: Ceh mak godungxmou 10~15 ceh, aeu noh maknganx bau roxnaeuz cang haeuj ndaw gyaunangz, yungh raemxgoenj soengq gwn, moix ngoenz 3 baez, laebdaeb gwn 3~7 ngoenz.

(2) Naengnoh hwnj rengq, lajdin hwnj da'bya: Ceh mak godungxmou muz mienz caeuq meiq hoed baenz giengh. Mwh yungh aeu siudoeg giz in, daet gij naeng ndangj, nem miz naengzgyau miz congh, yienzhaeuh dawz giengh dwk haeuj congh iq, gek 3~4 ngoenz vuenh yw baez ndeu, danghnaeuz noh rengq gaenq loenq, mbouj caiq nem yw, vuenh oep fanzswlinz couh ndaej. Mehmizndang、lwgnyez caeuq boux ndangnyieg siujsim yungh.

(3) Ahmijbah liciz: Raemx godungxmou guenq saej (godungxmou 25 ceh, caeuq byuk dub yungz, cienq raemx baenz 200 hauzswngh couh ndaej) moix ngoenz guenq saej baez ndeu, 7 ngoenz dwg aen liuzcwngz ndeu.

Linghvaih haeujsim: Gij yw neix yungh mauhgvaq liengh ndaej dengdoeg, yiengh dengdoeg lumj dungxfan、rueg、oksiq、dungxin、daengx ndang mbouj miz rengz、diemheiq hoj、doeklaeng seiq ga maz daengj, hab diuqcim daengj ciuq bingh daeuj yw.

253. Gocaebceuj

【Coh'wnq】 Hauhaeu, nywjgouhcungz, nywjhaeu.

【Goekgaen】 Goyw neix dwg daengx go
gocaebceuj daiq mak dwg doenghgo liz loih.

【Yienghceij goyw】 Go'nywj maj bi ndeu,
sang daih'iek 1 mij, nu go neix miz heiq daegbied,
ganj daengjsoh, faennya, miz limq, saek heuoiq
roxnaeuz loq mizdi saek hoengz, miz bwnsienq
roxnaeuz mbouj miz bwn. Mbaw doxcax ok,
yiengh luenz raez daengz luenz raez gwnz gaeb laj
gvangq, raez 3 ~ 16 lizmij, byai dinj soem
roxnaeuz du, giz goek lumj dingdok, henz mbaw

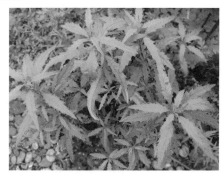

Gocaebceuj

miz nyaz du mbouj caezcingj, song mbiengj miz diemj sienq; gaenzmbaw dinj. Va iq,
song singq roxnaeuz singqmeh; bingzciengz 3~5 duj va comz ok youq laj mbawgyaj,
baenz foekva lumj rieng; dujva dek 5 limq, saek heu, simboux 5 aen; fuengzlwg youq
donh gwnz, fuengz ndeu. Roix mak iq, lumj giuz bej, bau youq ndaw va mbouj loenq.
Ceh ok vang roxnaeuz ok mbat, saek hoengzndaem. Geizva seizhah, seizcou.

【Diegmaj】 Maj youq henz mbanj, henz loh, rog ndoi, ndaw caxnywj, baihbaek
miz vunz ndaem. Faenbouh youq Gvangjsih, Gvangjdungh, Fuzgen, Gveicouh,
Yinznanz, Gyanghsih, Gyanghsuh daengj dieg.

【Gipyaeb gyagoeng】 Seizhah, seizcou aen mak mwh mbouj caengz cug liux, gvej
aeu bouhfaenh gwnz namh cug baenz gonj, youq laj raemh dak hawq (mbouj ndaej youq
lai daengngoenz dak, aeu fuengz gij youz veihfaz).

【Seizneix yenzgiu】 Doiq duzdeh sien ndaej gikrengz, loeng mazmwnh. Doiq
gouhcungz caemh ndaej cawz.

【Singqfeih goengyungh】 Feih manh, haemz, miz doeg. Cawz nengz, gaj nengz
dingz humz.

【Cujyau yw】 Binghgouhcungz, binghdungxdeh, ga hwnj sienj, binghnaeng noh
humzndaenq.

【Yunghfap yunghliengh】 Mba hawq 3~3.5 gwz, gwn ndaw. Yungh rog 100~200
gwz, cienq raemx swiq rog giz in.

【Ywbingh yungh daengz】

(1) Binghgouhcungz, binghdungxdeh: Mba caebceuj 3 gwz, haet, haemh gwn
baez ndeu, laebdaeb gwn 3~6 ngoenz.

(2) Ga hwnj sienj, naengnoh humzndaenq: Gocaebceuj 100 ~ 200 gwz, cienq
raemx swiq rog giz in.

254. Maklangz

【 Coh'wnq 】 Langzyi, binhmwnz, cinghcaij, gozmaj, binhnanz, cenhbinh, maklangz simgaeq.

【Goekgaen】 Goyw neix dwg gij ceh cug hawq maklangz dwg doenghgo cunghlij loih.

【Yienghceij goyw】 Gofaex, sang 10 ～ 18 mij, mbouj faennga, mbaw loenq le couh baenz raiz gvaengx ronghcingx. Mbaw youq gwnz dingj doxcomz ok; song mbaw lumj fwed, raez 1.3～2 mij, ngaeuzrongh, ganj mbaw yiengh sam limq, mbawiq gwnz gaeb laj gvangq roxnaeuz lumj sienq, raez 30～70 lizmij, gvangq 2.5 ～ 6 lizmij, giz goek haemq gaeb, mbawiq giz byai doxhoeb, miz mbaw hai dek mbouj caezcingj. Foekva nem maj youq giz goek mbaw ceiq laj, miz mbawgyaj hung yiengh feizmbaw, lumj gyaeq dauqdingq raez, raez

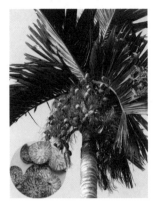

Maklangz

daengz 40 lizmij, ngaeuzrongh, foekva faen nye lai; va singq dog, boux meh doengz go; vaboux iq, miz lai duj, mbouj miz gaenz, nem gaenj nye donh gwnz, bingzciengz gag ok, gig noix doxdoiq ok, iemj 3 mbaw, na caemhcaiq saeq iq, limq va 3 limq, yiengh gyaeq luenz raez, raez 5～6 hauzmij, simboux 6 aen, seiva dinj iq, yw va youq giz goek, sim meh mbouj fat 3 aen, lumj sei; vameh haemq hung ciq noix, mbouj miz gaenz, doxnem maj youq ganj foekva roxnaeuz goek nye, iemj 3 mbaw, luenz raez lumj gyaeq, raez 12～15 hauzmij. Mak ndangj lumj gyaeq luenz roxnaeuz luenz raez, raez 5～6 lizmij, iemj caeuq limqva mbouj loenq, seiz cug saek hoengz. Moix bi ok va 2 baez, geizva 3～8 nyied, vadoeng mbouj giet mak. Geizmak 12 nyied daengz bi daihngeih 2 nyied.

【Diegmaj】 Cujyau canj youq Gvangjdungh、Yinznanz、Daizvanh、Gvangjsih、Fuzgen. Guek rog youq Yindunizsihya、Yindu、Swhlijlanzgaj、Feijlizbinh daengj dieg canjliengh ceiq lai.

【Gipyaeb gyagoengz】 Seizcin yaek sat daengz seicou codaeuz gipsou mak cug, aeu raemx cawj gvaq, dak hawq, cawz bae naeng mak, aeu gij ceh, dak hawq bwhyungh.

【Seizneix yenzgiu】 ①Cawz nengz. ②Fuengz cinhgin、bingdoeg. ③Ndaej gikrengz M-damjgenj soudij.

【Singqfeih goengyungh】 Feih haemz、manh, sug raeuj. Gaj nengz siu cwk、doeng haex doeng nyouh.

【Cujyau yw】 Binghdiuzcungz, binghdungxmizdeh, binghgyanghbencungz, deh lai dungxin, mbouj siuva oksiq, yaek okhaex youh ok mbouj daeuj, raengz foeg din heiqhaeu, fatnit.

【Yunghfap yunghliengh】 Bingzciengz gwn ndaw 3 ～ 9 gwz. Cawz binghdiuzcungz、binghgyanghbencungz ndaej gwn ndaw 30～60 gwz.

【Ywbingh yungh daengz】

（1）Dungx rem mbouj siuva、myaiz rih rueg：Maklangz、gobuenqhah、sahyinz、cehlauxbaeg、mwzyaz、hing hawq、begsaed gak 6 gwz，cienq raemx gwn.

（2）Okhaex miz nong lwed，yaek ok haex youh ok mbouj daeuj：Maklangz 3 gwz，gosoemjseuh 30 gwz，danghgveih 15 gwz，davangz、vangzginz、vuengzlienz、moegyieng gak 5 gwz，itheij muz baenz mienz，moix baez 10～15 gwz，aeu vanj raemx ndeu cienq daengz buenq vanj，vit nyaq，gwn raeuj.

（3）Oknyouh saep in：Ceuj maklangz、gosoemjseuhhoengz gak 15 gwz，go'mbon 3 gwz，cienq raemx gwn.

Linghvaih haeujsim：Gyenj maklangz liengh mauhgvaq ndaej yinxhwnj myaizrih、rueg、doeng nyouh、ninz mbouj singj caeuq doeksaet，danghnaeuz dwg gwn ndaw yinxhwnj doengh yiengh neix，ndaej aeu raemx gomungjsonhgyaz swiq dungx，caiq daj cim ahdozbinj.

255. Gofaexlab

【Coh'wnq】Yejcizsu、yejcizcanghcaiz、yejmauzciz.

【Goekgaen】Goyw neix dwg gij mbaw gofaexlab dwg doenghgo gocaet.

【Yienghceij goyw】Gofaex loenq mbaw roxnaeuz gofaex iq，sang daengz 10 mij. Nye oiq caeuq ngazdoeng miz bwnyungz henjndaem，naeng faex saek mongndaem. Song mbaw lumj fwed daengx mbaw soqdan doxcax ok，miz mbawiq 7～13 doiq，mbang 7 doiq，ganjmbaw caeuq gaenzmbaw lumj saeuluenz，gaenzmbaw raez 4 ～ 8 lizmij；mbaw iq doxdoiq ok，miz gaenz dinj roxnaeuz ca

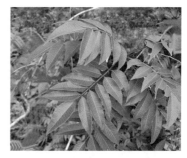

Gofaexlab

mbouj lai mbouj miz gaenz，lumq gyaeq roxnaeuz luenzbomj lumj gyaeq roxnaeuz luenz raez，raez 4～10 lizmij，gvangq 2～4 lizmij，byai cugciemh soem roxnaeuz soem sat，giz goek mbouj doxcingq，yiengh luenz roxnaeuz lumj dingdok gvangq，daengx mbaw caezcingj，mbiengj baih gwnz miz bwn'unq dinj roxnaeuz mbouj miz bwn，mbiengj baihlaj miz bwn'unq dinj saek henj nanwt；sai henz 15～25 doiq，song mbiengj doed hwnj，sai saeq youq gumq mbaw loq doed. Foekva lumj cuenq ok youq laj mbaw，raez 8～15 lizmij，bwnyungz saek myaex nanwt，ganj hung raez 1.5～3 lizmij；va saek henj，iq，singq dog mbouj doengz go；ganj va raez 1.5 hauzmij，miz bwngienj loq unq；iemj caeuq limq va cungj dwg 5 limq；simboux 5 aen，sei va lumj diuz sienq，yw va lumj aen gyaeq；buenz va mbouj miz bwn；fuengzlwg lumj giuz，fuengz ndeu，saeu va 3 diuz. Mak ceh luenz bej loq mbat，naenx bej，gij raez raez gvaq gvangq，raez daih'iek 8 hauzmij，gvangq 6～7 hauz mij，mak rog naeng mbang，miz rongh，mbouj miz bwn，seiz cug mbouj dek，mak cungbouh naeng lumj lab，ceh mak ndangj.

【Diegmaj】 Maj youq gwnzndoi、ndawlueg、ndaw cazfaex. Faenbouh youq Cungguek dieg saenamz、vaznamz、vazdungh caeuq Hozbwz、Hoznanz daengj dieg.

【Gipyaeb gyagoeng】 Seizhah、seizcou gip sou，yungh ndip roxnaeuz dak hawq bwhyungh.

【Seizneix yenzgiu】 Cujyau miz yungh dwg cizvangzsu，gij yungh yozlij：① Nyaenxhaed cenzlezsensu；②meiz nyaenxhaed；③gaij geuj.

【Singqfeih goengyungh】 Feih manh，sug raeuj. Doeng lwed doeng meg，siu cwk gaj nengz.

【Cujyau yw】 Dwk laemx deng sieng，dengsieng ok lwed，binghgouhcungz，nyan sienj，baez doeg，nywz doeg hab sieng.

【Yunghfap yunghliengh】 9～15 gwz，cienq raemx gwn. Yungh rog habliengh，dub yungz oep roxnaeuz cimq laeuj cat giz in.

【Ywbingh yungh daengz】

（1）Dwk laemx deng sieng：Mbaw gofaexlab ndip habliengh，dub yungz oep rog giz in.

（2）Binghgouhcungz：Mbaw gofaexlab 10 gwz，naeng rag gorenh 10 gwz，cienq raemx gwn，moix ngoenz 2 baez.

Linghvaih haeujsim：Boux deng gocaet gominj caeuq mehmizndang siujsim yungh.

256. Vuengzcungq

【Coh'wnq】 Rinvuengzcungq，gvangliuz，vangzyingh，cienghginh，vohliuz，denhswnghvangz，bozliuz，vuengzcungq，sihduj.

【Goekgaen】 Gij yw neix dwg swyenzliuz cungj gvangq vuengzcungq swyenz yienzsu loih，cujyau yungh gij gezcinghdij hamz liuz vuzciz roxnaeuz hamz liuz gvangvuz ginggvaq lienh baenz.

【Yienghceij swhyienz】 Baenz ndaek mbouj caezcingj. Saek henj roxnaeuz loq henjheu. Mbiengj rog mbouj bingz，rongh lumj lauz，ciengzseiz miz congh iq lai. Aeu fwngz gaem ndaet cuengq youq henz rwz，ndaej dingqnyi gij sing dek iq. Mbaeu，mboeng，yungzheih yungz，mbiengj raek ciengzseiz giet ceh lumj cim. Miz gij heiq haeu daegbied，feih cit.

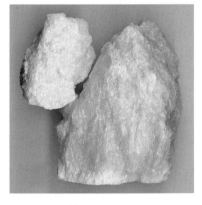

Vuengzcungq

【Diegmiz】 Yw vuengzcungq canj youq Hoznaz、Sanhdungh、Huzbwz、Huznanz、Gyanghsuh、Swconh、Gvangjdungh、Daizvanh daengj dieg.

【Fuengfab guh aeu】 Vat ndaej swyenzliuz le，dawz vuengzcungq lumj ndaek naez caeuq rin gvangq，youq ndaw gumz yungh guenq cengh gya ndat hawj yungz，aeu caengz raemx vuengzcungq baihgwnz，bok haeuj ndaw mozhingz，caep le dawz ok.

【Seizneix yenzgiu】 ①Ndaej hawj cunghsuh sinzgingh hidungj mazmwnh. ②Dingh ae、cawz myaiz. ③Siuyiemz. ④Hawj siq dingz. ⑤Gaj cawz yungzgaijgozciz nengznyan caeuq loenq bwn.

【Singqfeih goengyungh】 Feih cit、soemj，sug raeuj；miz doeg. Gaj nengz、yw baez，bouj mak、rengz yiengz、doeng haex.

【Cujyau yw】 Nyan sienj，okcimj，naeng noh humzndaenq，hwt ga caep in，haw caep haex ndangj.

【Yunghfap yunghliengh】 1.5～3 gwz，ceuj gvaq le guh naed sanq gwn. Yungh rog habliengh，muz mba heuz youz cat oep giz in.

【Ywbingh yungh daengz】

（1）Dungx caep in、haex ndangj roxnaeuz oksiq：Vuengzcungq、buenqya gak 50 gwz，aeu raemx hing ndip itheij aeuq 40 faencung，dwk haeuj aen rum maek geij mbat，guh naed lumj ceh youzdongz hung. Moix baez aeu laeuj raeuj roxnaeuz raemx hing soengq gwn 15～20 naed，moix ngoenz 2 baez.

（2）Nyan gyak：Aeu mazyouz heuz mba vuengzcungq habliengh cat rog giz in，moix ngoenz 3 baez.

（3）Ndaeng hoengz：Vuengzcungq 5 gwz、maklangz 5 gwz，benq bingh 1 gwz. muz mienz，heuz youzcoengh duz rog giz in，moix ngoenz 3 baez.

Linghvaih haeujsim：Boux yaemhaw hwngqhuj caeuq mehmizndang geij gwn.

257. Gaeucijginh

【 Coh'wnq 】 Liuzgiuzswj，sijginhswj，vujsohswj，sozswjgoj，dunghginhswj，bingganhswj.

【Goekgaen】 Goyw neix dwg gij mak cug hawq gaeucijginh dwg doenghgo gaeucijginh loih.

【Yienghceij goyw】 Cazfaex lumj gogaeu，nye oiq mbaw oiq miz bwn'unq saek henj. Mbaw doxdoiq ok，luenz raez roxnaeuz luenz raez gwnz gaeb laj gvangq，raez 4.5 ～ 15 lizmij，gvangq 2 ～ 6 lizmij，byai cugciemh soem，giz goek yiengh luenz roxnaeuz loq lumj yiengh sim，daengx mbaw caezcingj，mbiengj baihlaj mbaw geq，daegbied youq giz sai mbaw caeuq

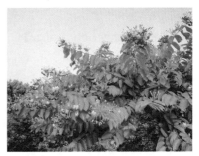
Gaeucijginh

giz henz miz bwn'unq；gaenzmbaw raez 5～15 hauzmij，donh laj miz hoh. Mbaw loenq le giz hoh doxroengz couh baenz lumj diuz oen；foekva lumj riengz ok youq gwnz dingj nye，buep doxroengz，mizdi hom；moix laj duj va miz mbawgyaj 1 mbaw，gwnz gaeb laj gvangq roxnaeuz lumj diuz sienq，bok loenq；doengz iemj lumj guenj saeq，iet ok gwnz fuengzlwg，raez daih'iek 6 lizmij，byai dek 5 nyaz，yiengh samgak dinj，miz bwn'unq caeuq bwnsienq；limq va 5 limq，yiengh luenz raez roxnaeuz lumj gyaeq dauqdingq，raez daih'iek 1 lizmij，gyaeuj luenz，giz goek lumj dingdok gvangq，caeuq nyaz iemj doxcax ok, valup saek hoengzaeuj, hoeng bouhfaenh 1/2 deng goemq dwg saek hau, va hai le cugciemh bienq baenz saek hoengz aeuj; simboux 10 aen, baiz baenz gwnz laj song gvaengx, seiva doxnem youq doengz iemj, gvaengx gwnz 5 aen loh rog; simmeh aen ndeu, fuengzlwg youq donh baihlaj, yiengh saeuluenz lumj fangjcuiz, miz 5 nye daengj, miz bwn'unq caeuq bwnsienq, saeuva raez saeq, loh rog, donh baihlaj caeuq doengz iemj doxnem maj, gyaeuj saeu dinj. Mak yiengh makgyamj, raez 2. 5～4 lizmij, saek ndaemgeq roxnaeuz saek daep, miz 5 limq. Geizva 5～9 nyied, geizmak 6～10 nyied.

【Diegmaj】Maj youq ndaw cazfaex diegbingz roxnaeuz henz loh. Faenbouh youq Fuzgen、Daizvanh、Gvangjsih、Gyanghsih、Huznanz、Swconh、Gveicouh、Yinznanz、Gvangjdungh、Haijnanz daengj dieg. Cujyau canj youq Swconh、Gvangjdungh、Gvangjsih.

【Gipyaeb gyagoeng】9～10 nyied ceh cug, seiz naeng mak bienq saek ndaemaeuj gipsou, dak hawq roxnaeuz aeu feiziq hangq hawq, couh baenz gaeucijginh.

【Seizneix yenzgiu】①Cawz nengz. ②Nyaenxhaed cinhgin.

【Singqfeih goengyungh】Feih gam, sug raeuj. Gaj nengz siu cwk, rengz mamx dingz siq.

【Cujyau yw】Dungx miz deh, binghnauzcungz, deh lai dungx in, lwgnyez gam dawz, lwgnyez bingh haengj ninz.

【Yunghfap yunghliengh】Gaeucijginh 9～12 gwz, dub yungz guh raemx cienq; ceh gaeucijginh 6～9 gwz, guh baenz naed sanq lai yungh roxnaeuz gag yungh, faen 1～2 baez gwn.

【Ywbingh yungh daengz】

（1）Lwgnyez gam dawz: Gaeucijginh 10 ceh, gamcauj、bwzvuzyiz gak 3 gwz, cehfaexrenh 5 ceh. Gij yw baihgwnz maek baenz mienz co, aeu 3 gwz, cienq raemx gwn, moix ngoenz 2 baez.

（2）Lwgnyez bingh haengjninz: Noh gaeucijginh 60 gwz, maklangz 60 gwz, gobiekngwz 90 gwz, caez muz mienz, sinzgiz dub yungz baenz giengh guh naed lumj ceh youzdoengz hung. Moix baez gwn 6～12 gwz, aeu dang vuhmeiz、dang vaciu soengq gwn, moix ngoenz 2 baez.

Linghvaih haeujsim: Mwh gwn yw gimq gwn caz ndat. Gwn daiq lai ndaej wij, daraiz、rueg daengj.

Cieng Cibroek   Yw Fuengz Baenz Baez

Famzdwg cungj yw ndaej yw baez, heuhguh yw fuengz baenz baez.

Aenvih cungj yw neix gij fanveiz cozyung haemq fukcab, gaengawq mboengqneix damqra cungj yw ndaej yw baez daeuj yawj, daihgaiq ndaej faen gaij huj gaij doeg、cawz gux sanq duq、siu myaiz unq genq、doeng meg doeng sai、gung doeg siu foeg daengj. Sojyij, vihliux hab'wngq yw yungh, cieng neix soj lied cijdwg bouhfaenh yw mboengqneix yungh youq yw baez haemq lai, lijmiz haujlai yw ciengzseiz yungh roxnaeuz ndaej yw baez gaenq faenbied lied haeuj gizyawz cieng ciet bae, ndaej guh camgauj.

Mboengqneix, yw yungh youq yw baez gig lai, hoeng aenvih doiq gvilwd de lij caengz cibfaen cingcuj, miz haujlai lij caj vunz bae yenzgiu, mboujduenh ngonzyawj caeuq cungjgez daezsang, ra ok yw yw baez engq lai engq mizyungh, vih vunzbiengz guh ok engq lai gungyen.

258. Nyarinngoux

【Coh'wnq】Sezlicauj, sezsezcauj, sezcungjgvanj, lungzsezcauj.

【Goekgaen】Goyw neix dwg daengx go nyarinngoux dwg doenghgo gencauj loih.

【Yienghceij goyw】Go'nywj sanq maj bi ndeu, sang 10～60 lizmij, ganj saeq iq, faennye lai, giz goek lumj banraih. Mbaw doxdoiq ok, lumj i, mbouj miz gaenz, lumq sienq, raez 1～4 lizmij, gvangq 2～4 hauzmij, giz byai cugciemh soem, giz goek caeuq mbawdaix dox ciep, byai mbawdaix miz nyaziq. Seizhah seizcou ok va saek hau, miz gaenz dinj, dujva

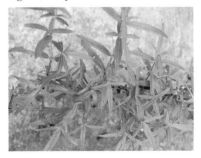

Nyarinngoux

dog maj youq laj mbaw, iemj raez daih'iek 3 hauzmij. Makcehlai lumj giuz bej, raez caeuq gvangq cungj dwg 2～2.5 hauzmij, saek mong hoengzgeq, lumj i, dek hai.

【Diegmaj】Maj youq henz naz、henz mieng、haenz nden、henz loh caeuq dieg nywj. Faenbouh youq Yinznanz、Gvangjsih、Gvangjdungh、daengj dieg.

【Gipyaeb gyagoeng】Seizhah、seizcou gipsou daengx go, swiq cingh yungh ndip roxnaeuz dak hawq bwhyungh.

【Seizneix yenzgiu】①Gya rengz menjyizliz. ②Gya rengz goengnaengz sinsangsen bizciz. ③Fuengz hwnj baez. ④Nyaenhaed ok cing. ⑤Yingjyangj goengnaengz dungxsaej yindung.

【Singqfeih goengyungh】Feih gam cit, sug liengz. Gaij huj doeng nyouh, doeng lwed gaij doeg.

【Cujyau yw】 Yizhingz naujyenz，daep fazyenz，okleih，nyouhniuj，benjdauzdij fazyenz，gi'gvanjyenz，conghhoz in，saejgungz fazyenz，lwgnyez gam dawz，nywz doeg haeb sieng，baez yag foeg doeg，hwnj baez.

【Yunghfap yunghliengh】 50～100 gwz，cienq raemx gwn. Mehmizndang siujsim yungh.

【Ywbingh yungh daengz】

（1）Saejgungz fazyenz：Nyarinngoux 50 gwz，goloemq 50 gwz，goganjsieg 50 gwz，nyafaenzlenz 15 gwz，cienq raemx gwn，moix ngoenz 3 baez.

（2）Daep fazyenz：Nyarinngoux 50 gwz，gogimsienq 21 gwz，rag gohung 15 gwz，vagimngaenz 15 gwz，cienq raemx gwn，moix ngoenz 3 baez.

（3）Hwnj baez：Nyarinngoux 100 gwz，nomjsoemzsaeh 50 gwz，gocaetmbaw 30 gwz，cienq raemx gwn，moix ngoenz 3 baez.

Linghvaih haeujsim：（1）Caeuq goyw neix gij yw yungh doxlumj miz govah'wjcauj miz fuengzliengj，2～5 duj va comzbaenz foekva lumj fuengzliengj；govah'wjcauj saeq，gij ganj haemq co，mbaw haemq gvangq，gvangq 2.5～5 hauzmij，henz gumq gienj，hawq miz saek ndaem，1～3 duj va doxcomz maj youq laj mbaw. Mbouj miz gaenz.

（2）Daengx go hamz vangzdungzdai、swnghvuzgenj、yanghdoucingh、gucunz daengj.

259. Govahau

【Coh'wnq】 Yejgez，hwzgez，govahau.

【Goekgaen】 Goyw neix dwg daengx go govahau dwg doenghgo gez loih.

【Yienghceij goyw】 Go'nywj maj bi ndeu，sang 30～60 lizmij，ganj daengjsoh，donh baihgwnz faennya lai，miz bwn'unq saek hau mbang. Mbaw doxcax ok，lumj gyaeq，raez 2.5～10 lizmij，gvangq 1.5～5.5 lizmij，henz mbaw miz nyaz lumj raemxlangh roxnaeuz daengx mbaw caezcingj，byai soemsat，giz goek lumj dingdok roxnaeuz cugciemh iq

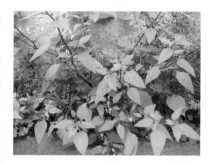

Govahau

daengz gaenz. Foekva dinj lumj rieng duznap，ok youq rogmbaw，miz 4～10 duj va，ganj va buep doxroengz；iemj va dek 5 limq va hau feuz，simboux 5 aen，gwnz dingj yw va congh dek；fuengzlwg lumj gyaeq，cungqgyang foekva doxroengz miz bwn'unq saek hau. Makciengh lumj giuz，seiz cug saek ndaem. Geizva 9～10 nyied.

【Diegmaj】 Maj youq henz loh、rog naz、gwnz ndoi caeuq henz ranz. Faenbouh youq daengx guek gak dieg.

【Gipyaeb gyagoeng】 Seizhah、seizcou gipsou daengx go，yungh ndip roxnaeuz dak hawq bwhyungh.

【Seizneix yenzgiu】 Fuzfangh govahau ndaej nyaenxhaed sibau dungxaiz.

【Singqfeih goengyungh】 Feih haemz、loq gam, sug nit, mizdi doeg. Gaij huj gaij doeg, doeng nyouh siu foeg.

【Cujyau yw】 Bouxlaux mansing gi'gvanjyenz, hezyazsang, gamjmauq, heuj in, bwzhouz, conghhoz in, da hwnj muengx gaenjgip, daepaiz、hozgyoengxaiz, dwk laemx deng sieng, mabag haeb sieng, baez doeg foeg doeg, okcimj, bwzdai daiq lai, cenzlezsen fazyenz, aen rongznyouh fazyenz, oknyouh mbouj swnh.

【Yunghfap ayunghliengh】 9～15 gwz, cienq raemx gwn; yungh rog habliengh, cienq raemx swiq rog giz in.

【Ywbingh yungh daengz】

（1）Bouxlaux mansing gi'gvanjyenz: Govahau 31 gwz, gezgwngj 9 gwz, cienq raemx gwn. Roxnaeuz guh baenz ceh dangz, moix baez 5～7 ceh, 10 ngoenz dwg aen liuzcwngz ndeu.

（2）Cenzlezsen fazyenz: Rag govahau 9～15 gwz, rumsambeg 20 gwz, cienq raemx gwn, moix ngoenz 3 baez.

（3）Okcimj: Govahau 62 gwz, cienq raemx gwn, moix ngoenz 3 baez; roxnaeuz cienq raemx swiq rog giz in.

260. Vaciengzcin

【Coh'wnq】 Yizyizsinh、yenlaizhungz.

【Goekgaen】 Goyw neix dwg daengx go vaciengzcin dwg doenghgo gyazcuzdauz loih.

【Yienghceij goyw】 Go'nywj roxnaeuz go ca mbouj lai lumj cazfaex, sang 30～50 lizmij, nye oiq saek heu roxnaeuz saek hoengzndaem, daengx go mbouj miz bwn, hamz miz raemx. Mbaw doxdoiq ok, yiengh gyaeq dauqdingq lumj luenz fueng, raez 3～4 lizmij, gvangq 1.5～2.5 lizmij, daengx mbaw caezcingj roxnaeuz loq lumj raemxlangh, byai ciengzseiz luenz caemhcaiq miz gyaeuj soem dinj, giz goek cugciemh gaeb cix loq mbouj doiqcingq. Foekva lumj liengj miz 2～3 duj va; iemj iq, dek 5 limq; dujva saek hoengzmaeq roxnaeuz saek

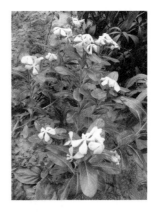

Vaciengzcin

hoengzaeuj, lumj duzmbaj ga sang, limq dek 5 limq, gyuem coh baiswix; simboux 5 aen, doxnem maj youq doengz dujva donh cungqgyang doxhwnj, buenz va dwg 2 aen sieng lumj linx comzbaenz, caeuq mbaw mbouj fat doxcax ok cix beij de raez. Makhawqdek 2, lumj saeumwnz, raez 2～3 lizmij, geizva 6～7 nyied.

【Diegmaj】 Maj youq dieg fwz, henz loh、henz mbanj giz dieg cumxmbaeq, miz vunz ndaem. Faenbouh youq Gvangjsih、Gvangjdungh、Yinznanz daengj dieg.

【Gipyaeb gyagoeng】Daengx bi ndaej gip, dak hawq bwhyungh roxnaeuz yungh ndip.

【Seizneix yenzgiu】Cangzcunhgenj caeuq cangzcunhsinhgenj doiq aen baez lai cungj yindung cungj ndaej nyaenxhaed, ndaej nyaenxhaed fangjcuizdij sengbaenz caemhcaiq hawj miz sei haimbek dingz youq seiz cunghgeiz.

【Singqfeih goengyungh】Feih loq haemz, sug liengz. Liengz lwed doekdaemq hezyaz, dingh sim onj sim, fuengz baenz aiz.

【Cujyau yw】Hezyazsang, lwgnyez linzbahsing bwzhezbing, baez linzbah yakdoeg, baez doeg foeg doeg, sieng feiz log.

【Yunghfap yunghliengh】6～9 gwz, cienq raemx gwn.

【Ywbingh yungh daengz】

（1）Bingh hezyazsang: Vaciengzcin 6～9 gwz, cienq raemx gwn, moix ngoenz 2 baez. Ndaej boiq nyayazgyae 9 gwz, cehcauj 9 gwz, gobuimou 9 gwz.

（2）Baez linzbah yakdoeg: Vaciengzcin ndaej lienh aeu cangzcunhgenj caeuq cangzcunhsinhgenj guh baenz yw dajcim, itbuen yungh youq dajcim haeuj ndaw noh.

（3）Baez doeg foeg doeg: Mbaw vaciengzcin ndip 50 gwz, goganjsieg 50 gwz, dub yungz oep rog giz in.

261. Gaeubwnhgauh

【Coh'wnq】Baizfunghdaengz, mauzsiucaiz, bwzsoujdaengz.

【Goekgaen】Goyw neix dwg daengx go gaeubwnhgauh dwg doenghgo gez loih.

【Yienghceij goyw】Gogaeu benz maj, ganj caeuq mbaw miz bwn'unq raez lai hoh nanwt. Mbaw doxcax ok, lumj gyaeq, raez 3～8 lizmij, gvangq 2～4 lizmij, byai cugciemh soem, donh laj ciengzseiz miz 1～2 doiq limq dek lumj rwz, noix miz daengx mbaw caezcingj, giz goek yiengh sim, foekva lumj liengj ok youq gwnz dingj roxnaeuz ok youq laj mbaw; Iemj

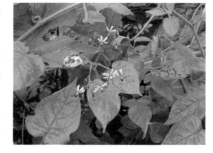

Gaeubwnhgauh

dek 5 limq feuz, mbouj loenq, dujva saek aeujo roxnaeuz saek hau, 5 limq dek laeg, daj giz goek coh baihrog daeb doxdauq; simbou 5 aen, congh dingj dek hai; fuengzlwg 2 fuengz. Makciengh lumj giuz, mwh cug saek hoengz ndaem. Geizva 7～9 nyied, geizmak 9～11 nyied.

【Diegmaj】Maj youq henz faex、cazfaex、henz mieng、henz ranz、gwnz ndoi caeuq giz dieg loq mdaeqcumx. Faenbouh youq Cungguek gak dieg.

【Gipyaeb gyagoeng】Seizhah、seizcou gipsou daengx go, yungh ndip roxnaeuz dak hawq bwhyungh.

【Seizneix yenzgiu】① Fuengz hwnj baez. ② Ndaej gyarengz gihdij feih dwzyising fanjying swnghvuzyoz menjyiz. ③Fuengz cinhgin.

【Singqfeih goengyungh】 Feih gam, sug nit; mizdi doeg. Gaij huj gaij doeg, cawz heiq cawz mbaeq, siu gux.

【Cujyau yw】 Mbaeq hwngq vuengzbiu gamjmauq fatndat, mansing mak fazyenz, deng ndit lai gyaeujin, bwzdai daiq lai, fungheiq hoh ndok in, swjgungh hwnj baez, hwnj nwnj, naeng noh humzndaenq.

【Yunghfap yunghliengh】 9～31 gwz (yunghliengh hung 32～93 gwz), cienq raemx gwn.

【Ywbingh yungh daengz】

(1) Vuengzbiu mbaeq hwngq: Gaeubwnhgauh ndip 62～93 gwz, vangzbwz 10 gwz, godumhvaiz 20 gwz, cienq raemx gwn, moix ngoenz 3 baez.

(2) Hwnjnwnj: Gaeubwnhgauh 62 gwz, godaihmaz 10 gwz, maenzgya 20 gwz, cienq raemx gwn, moix ngoenz 3 baez.

(3) Bwzdai daiq lai: Gaeubwnhgauh 62 gwz, govuengzngoh 50 gwz, cienq raemx gwn, moix ngoenz 3 baez.

Linghvaih haeujsim: Gwn gij yw liengh daiq lai ndaej hawj conghhoz remj ndat caeuq dungxfan、rueg、daraiz, ceh da ndaem sanqhung, mwh doeksaet le nohsaen yindung doengzseiz okyienh daengx ndang bienq nyieg.

262. Varibfwngz

【Coh'wnq】 Varibfwngz, douguzcauj, gizsingswj.

【Goekgaen】 Goyw neix dwg gij ganj nye、ceh、va govaribfwngz dwg doenghgo varibfwngz loih.

【Yienghceij goyw】 Go'nywj maj bi ndeu, sang 60～80 lizmij, ganj conoengq, lumj noh, ciengzseiz daiq saek hoengz, hoh loq bongz hung. Mbaw doxcax ok, gwnz gaeb laj gvangq, raez 6～15 lizmij, gvangq 1.5～2.3 lizmij, byai raez cugciemh soem, giz goek yiengh dingdok, henz miz nyazgawq raeh; gaenzmbaw miz aen sienq, va mbouj doxcingq. Duj

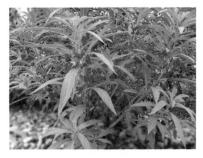

Varibfwngz

dog roxnaeuz lai duj doxcomz maj youq laj mbaw, miz bwn'unq dinj nanwt, saek hoengzmaeq、saek hoengz、saek hoengzaeuj roxnaeuz saek hau; limq iemj 3 limq, mbiengj baihlaeng hung, yiengh limq va, yiengq baihlaeng iet baenz fueng; limq va 5 limq, limq henz doxnem ok, mbouj doxdoengz hung; simboux 5 aen, ywva doxnem youq; fuengzlwg youq donh baih gwnz, 5 fuengz. Makcehlai miz bwn-yungz nanwt, cug le danz dek. Ceh luenz, saek hoengzgeq henj. Geizva 6～8 nyied, geizmak 9 nyied.

【Diegmaj】 Daengx guek gak dieg miz vunz ndaem. Faenbouh youq daengx guek gak sengj gih.

【Gipyaeb gyagoeng】 Seizhah、seizcou gipsou ganj nye, cawz bae rag mbaw caeuq va mak, dak hawq, roxnaeuz romx gvaq raemxgoenj ronq limq dak hawq, caemh ndaej yungh ndip. 8～9 nyied gipsou cug aen mak mbouj dek dak hawq, nuz ok gij ceh.

【Seizneix yenzgiu】 Fuk raemxcimq ndaej gikrengz swjgungh liz ndang.

【Singqfeih goengyungh】 Feih manh, sug raeuj, mizdi doeg. Cawz fungheiq、doeng lwed siu gux, siu foeg dingz in, siu heiq sanq gux.

【Cujyau yw】 Fungheiq ndok in, dwk laemx deng sieng, lwed gux foeg in, boux mehmbwk dawzsaeg mbouj daeuj, nengz doeg、ngwz doeg hab sieng, baez ok nong, fwngz sienj, ribfwngz mong, mbiengj ndang mbouj ndaej doengh, genx saek, ndok gaz hoz.

【Yunghfap yunghliengh】 Daengx go 3～9 gwz roxnaeuz gij ceh 3～9 gwz, cienq raemx gwn. Mehmizndang geih gwn.

【Ywbingh yungh daengz】

（1） Fungheiq ndokin: Daengx go varibfwngz 9 gwz, go'nguxcauj 10 gwz, gaeunyangj 15 gwz, cienq raemx gwn, moix ngoenz 3 baez.

（2） Ribfwngz mong: Daengx go varibfwngz 15 gwz, vaguthenjcwx 15 gwz, cienq raemx cimq mbaeq giz in, moix baez buenq diemjcung, moix ngoenz 3 baez, laebdaeb yungh 7 ngoenz.

（3） Mbiengj ndang mbouj ndaej doengh: Varibfwngz 3～6 gwz, cienq raemx gwn, moix ngoenz 3 baez. Ndaej boiq yungh gizyawz yw.

（4） Ndok gaz hoz: Daengx go varibfwngz 6～9 gwz, cienq raemx, hoed habliengh meiq menh hamz youq conghhoz le gyan roengz.

263. Gaeundiengq

【Coh'wnq】 Oenginhgangh, gaeuginhgangh, giujniuzliz.

【Goekgaen】 Goyw neix dwg gij rag ganj gaeundiengq dwg doenghgo bwzhoz loih.

【Yienghceij goyw】 Cazfaex loenq mbaw banraih, rag ganj maj vang, genq ndangj, lumj faex. Ganj saeq raez genq ndangj, miz oen mbang. Mbaw doxcax ok, lumj naeng roxnaeuz lumj ceij, miz rongh, lumj gyaeq luenz roxnaeuz luenzbomj, raez 2.5 ～ 13 lizmij, gvangq 2.1～10 lizmij, byai luenz roxnaeuz miz gyaeuj doed, giz goek luenz roxnaeuz yiengh sim feuz,

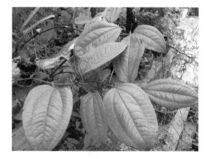
Gaeundiengq

baihlaj loq saek hau, 3～5 diuz sai; gaenzmbaw raez 5～15 hauzmij, diemj loenq youq donh cungqgyang doxhwnj, song mbiengj miz mumh gienj, donh baihlaj baenz lumj buengz. Foekva lumj liengj ok youq laj mbaw; va singqdog, mehboux mbouj doengz go, limqva 6 mbaw, saek heuhenj; simboux 6 aen; vameh miz simboux mbouj fat 6 aen, fuengzlwg youq donh gwnz, 3 fuengz, gyaeuj saeu dek 3 dek, loq ngaeu dauqfanj. Makciengh lumj giuz, seiz cug saek hoengzmaeq. Geizva youq seizcin yaek sat seizhah codaeuz, geizmak seizcou、seizdoeng.

【Diegmaj】Maj youq gwnz ndoi laj faex caeuq diegnywj diegfwz. Faenbouh youq Gvangjsih、Gvangjdungh、vazdungh、Huznanz、Huzbwz、Hoznanz daengj dieg.

【Gipyaeb gyagoeng】Daengx bi ndaej gip rag ganj, swiq cingh, dak hawq bwhyungh; roxnaeuz ronq limq aeu raemx gyu cimq geij diemjcung naengj cug dak hawq bwhyungh.

【Seizneix yenzgiu】Ndaej nyaenxhaed baez noh、baez gyaeuj, yungh youq yw aizmamx、aizmbei、aizdaep、aizdungx、aizsaej、aizndaeng.

【Singqfeih goengyungh】Feih gam、soemj, sug bingz. Cawz heiq cawz mbaeq, gaij doeg sanq gux.

【Cujyau yw】Nyouh niuj, fungheiq hohndok in, dwk laemx deng sieng, okleih, fungh'oh cujcizyenz, baeznou gaenjgip, baez doeg baez foeg, saejdungx fazyenz, sieng feiz ruemx, oknyouh hau, nyouhdanbwz, ae nyeq, aiz.

【Yunghfap yunghliengh】15～100 gwz （yunghliengh hung ndaej daengz 750 gwz）, cienq raemx gwn.

【Ywbingh yungh daengz】

（1）Nyouhniuj：Rag gaeundiengq 15～100 gwz, gomumhmeuz 15 gwz, cienq raemx gwn, moix ngoenz 3 baez.

（2）Aizsaihoz：Ganjrag gaeundiengq 750 gwz, gya raemx 3.5 ciengwz, cimq diemjcung ndeu le, aeu feiz menh cienq 3 diemjcung, vit nyaq dwk nohbiz 100 gwz, caiq cienq aeu gij raemx noengz 500 hauzswngh, ngoenz ndeu gwn liux, ndaej boiq yungh yw wnq.

264. Gofaexdiet

【Coh'wnq】Fungveijsungh, faexdiet.

【Goekgaen】Goyw neix dwg gij mbaw caeuq gij ceh gofaexdiet dwg doenghgo faexdiet loih.

【Yienghceij goyw】Gofaex iq ciengzseiz heu roxnaeuz cazfaex, mbouj faen nga, lumj saeuluenz, miz riz mbaw gig ronghcingx. Mbaw hung yiengh fwed, baenz caz maj youq dingj ganj, raez 1～2 mij, mbaw fwed yiengh sienq, lumj naeng, saek heugeq, miz rongh, raez 9～18 lizmij, gvangq 4～6 hauzmij, byai soemraeh, henz genj doxdauq, gaenzmbaw song mbiengj miz oen dinj. Meh boux mbouj doengz go, vaboux lumj giuz saeuluenz, mbaw bauhswj iq gaeb yiengh raez fueng lumj dingdok, mbiengj baihlaj dox nem

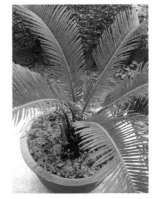

Gofaexdiet

ok lai aen nangzbauhswj iq; mbaw bauhswj hung bej bingz, donh gwnz lumj luenzgyaeq, yiengh fwed dek hai, miz bwnyungz saek henj nanwt, donh laj gip suk baenz gaenz, song mbiengj ok 2～6 aen beihcuh. Ceh lumj gyaeq dauqdingq, raez 2～4 lizmij, mwh cug saek hoengzndaem. Geizva seizhah、seizcou.

【Diegmaj】 Maj youq cangzgyangh baihnamz gak dieg, vunz ndaem daeuj yawj lai. Faenbouh youq Gvangjsih、Gvangjdungh、fuzgen Swconh daengj dieg.

【Gipyaeb gyagoeng】 Daengx bi ndaej gipsou mbaw, yungh ndip roxnaeuz dak hawq bwhyungh; seizhah、seizcou gipsou ceh.

【Seizneix yenzgiu】 Youq rog ndang sawqniemh doiq sibauh aizdungx roxnyinh.

【Singqfeih goengyungh】 Mbaw: Feih gam, sug raeuj. Sousuk dingz lwed, dingz in. Ceh: Miz doeg. Maenh cingh dingh bwzdai. Rag: Feih gam、loq saep, sugbingz. Soeng nyinz dingz in.

【Cujyau yw】 Nginzndok indot, fungheiq mazmwnh, makhaw heuj in, hwet in, dungx in, hohndok innumh, cinghrod, bwzdai mbouj doengz bingzciengz, gak cungj bingh ok lwed, okleih, aiz.

【Yunghfap yunghliengh】 Mbaw 10～50 gwz (ceh 1～2 ceh roxnaeuz rag 9～15 gwz), cienq raemx gwn.

【Ywbingh yungh daengz】

(1) Mak haw heuj in: Rag gofaexdiet 9～15 gwz, gogutsae 15 gwz, gofwngzmaxlouz 20 gwz, cienq raemx gwn, moix ngoenz 3 baez.

(2) Gak cungj bingh ok lwed: Mbaw gofaexdiet 15 gwz, godumhvaiz 20 gwz, gomijrek 15 gwz, raghazdaij 20 gwz, cienq raemx gwn, moix ngoenz 3 baez.

(3) Bwzdai mbouj doengz bingzciengz: Ceh gofaexdiet 1 ceh, rumsambeg 20 gwz, ceh makvengj 15 gwz, cienq raemx gwn, moix ngoenz 3 baez.

265. Faexceizreiz

【Coh'wnq】 Cenhcanghsu, suijdungzsu, hanlenzmuz.

【Goekgaen】 Goyw neix dwg gij rag、mak caeuq naengfaex、nyefaex、mbaw faexceizreiz dwg doenghgo hanlenz hungzdungz loih.

【Yienghceij goyw】 Gofaex loenq mbaw, sang daengz 30 mij. Naeng faex saek mong'oiq. Mbaw doxcax ok, lumj ceij, yiengh gyaeq luenzbomj roxnaeuz luenzbomj raez, raez 10 ～ 25 lizmij, gvangq 6～12 lizmij, byai dinj cugciemh soem, giz goek lumj dingdok gvangq, daengx mbaw caezcingj,

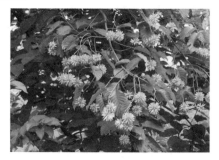

Foexceizreiz

roxnaeuz baenz lumj raemxlangh, mbiengj gwnz saek heugeq miz rongh, mbiengj laj miz bwn'unq dinj mbang, gwnz sai haemq deih; gaenzmbaw raez 1.5 lizmij hwnjroengz. Va singqdog, vameh vaboux doxdoengz go, saek hauheu, mbouj miz gaenz, lai duj baiz baenz foekva yiengh gyaeuj lumj giuz, cizging 4 lizmij, roxnaeuz lai foekva baiz baenz foekva hung, cungqgyang miz duj dog ok youq laj mbaw dingj nye; vameh lumj giuz ok youq gwnz dingj, vaboux lumj giuz ok youq laj mbaw. Mbawgyaj 3 mbaw, song mbiengj miz bwn'unq dinj; iemj lumj aen cenj, nyaz iemj 5 nyaz; limq va 5 limq, saek heuoiq, mbiengj baihrog miz bwn'unq dinj nanwt; vaboux miz sim 10 aen, 2 gvaengx, gvaengx rog haemq raez; fuengzlwg va meh donh laj, saeuva dek 2~3 limq. Makbyom yiengh luenz fueng gaeb, raez 2~2. 5 lizmij, gwnz dingj miz saeuva mbouj loenq, song mbiengj miz fwed gaeb, saek hoengzgeq. Geizva 7~8 nyied, geizmak 11~12 nyied.

【Diegmaj】 Ndaem youq henz loh roxnaeuz ndaw suen lai. Faenbouh youq Gyanghsih、 Cezgyangh、Huznanz、Huzbwz、Swconh、Yinznanz、Gveicouh、Gvangjsih、Gvangjdungh daengj dieg.

【Gipyaeb gyagoeng】 Seizcou seizdoeng sou mak, dak hawq bwhyungh; daengx bi ndaej gip rag、naengfaex、nyefaex、swiq cingh, dak hawq bwhyungh; seizcin daengz seizcou cungj ndaej gip mbaw, yungh ndip roxnaeuz dak hawq bwhyungh.

【Seizneix yenzgiu】 Miz yungh cwngzfwn dwg genj faexceizreiz. ① Fuengz hwnj baez. ② Nyaenxhaed menjyiz. ③ Doiq binghdoeg baezngwz ndaej nyaenxhaed yienhda.

【Singqfeih goengyungh】 Feih loq haemz saep, sug liengz. Fuengz aiz, sanq duq.

【 Cujyau yw 】 Aizdungx, genzcangzaiz, cizcangzaiz, aiz rongzngouh, mansing lizsibauhsing bwzhezbing, linzbahsibauhsing bwzhezbing gaenjgip. Yungh rog yw binghhnaengvaiz.

【Yunghfap yunghliengh】 Gwn ndaw: Naeng rag 9~15 gwz roxnaeuz ceh mak 3~9 gwz, cienq raemx gwn; roxnaeuz muz mba mienz gyan gwn, roxnaeuz guh baenz fuk dajcim、fuk ywnaed.

【Ywbingh yungh daengz】

（1）Binghhnaengvaiz: Naeng faexceizreiz（roxnaeuz nyefaex）ronq mienz, cienq raemx daengz noengz, doeklaeng gya lauzyiengz、fanzswlinz, hoed baenz 10%~20% youzgau cat rog. Lingh aeu naeng faex roxnaeuz nye faex 9~15 gwz, cienq raemx gwn, moix ngoenz 1 fuk. Caemh ndaej aeu mbaw gya raemx cienq daengz noengz le, swiq rog giz in, moix ngoenz 2 baez.

（2）Aizdungx, gezcangzaiz, cizcangzaiz, aiz rongzngouh, mansing lizsibauhsing bwzhezbing, linzbahsibauhsing bwzhezbing gaenjgip: Aeu genj faexceizreiz dajcim haeuj ndaw noh, moix ngoenz 10~20 hauzgwz.

266. Nomjsoemzsaeh

【Coh'wnq】 Hanzsincauj mbaw gaeb, yazsazcauj, bingdouzlenz, bingdouzcauj, swfanghmajlanz.

【Goekgaen】 Goyw neix dwg daengx go hawq nomjsoemzsaeh dwg doenghgo lumj vengq bak loih.

【Yienghceij goyw】 Raez 15～35 lizmij, mbouj miz bwn roxnaeuz gwnz ganj va miz bwn mbang. Rag saeq. Ganj doxcomz ok, loq saeq, yiengh saeu seiq fueng; mbiengj gwnz saek aeujndaem roxnaeuz saek daepheu. Mbaw doxdoiq ok, miz gaenz dinj; limq mbaw nyaeuq suk lai, mbe bingz le baenz yiengh gyaeq samgak roxnaeuz gwnz gaeb laj gvangq,

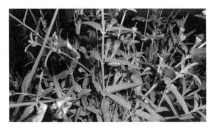

Nomjsoemzsaeh

raez 1.5～3 lizmij, gvangq 0.5～1 lizmij; byai du, giz goek lumj dingdok gvangq, daengx mbaw caezcingj roxnaeuz miz nyaz du noix mbouj ronghcingx; mbiengj baihgwnz saek heu laep, mbiengj baihlaj saek mongheu. Va dog maj youq laj mbaw donh gwnz ganj nye, limq iemj du roxnaeuz loq luenz; dujva yiengh song vengq bak, saek daephenj roxnaeuz saek aeujo oiq, raez daih'iek 1.2 lizmij, miz bwn. Mak yiengh giuz bej, saek daepoiq.

【Diegmaj】 Maj youq henz daemz、henz naz、roxnaeuz henz loh giz mbaeq cumx. Youq Cungguek cunghbu、nanzbu faenbouh haemq gvangq, cujyau canj youq Gyanghsuh、Gyanghsih、Fuzgen、Gvangjdungh、Gvangjsih daengj dieg.

【Gipyaeb gyagoengz】 Seizhah、seizcou mwh ganj mbaw mwn gip vat, swiq cingh, dak hawq bwhyungh.

【Seizneix yenzgiu】 ①Haed nengz. ②Gaij genj cawz myaiz. ③Haed baez. ④Menjyiz diuzcez.

【Singqfeih goengyungh】 Feih loq haemz, sug liengz. Gaijhuj gaij doeg, doeng lwed cawz gux, siu foeg dingz in.

【Cujyau yw】 Baez ok nong, conghhoz foeg in, ngwz doeg haeb sieng, dwk laemx sieng in, raengz, vuengzbiu.

【Yunghfap yunghliengh】 15～30 gwz (yw ndip 30～60 gwz), cienq raemx gwn. Yw ndip yungh rog habliengh, dub oep giz in.

【Ywbingh yungh daengz】

(1) Daep fazyenz: Nomjsoemzsaeh ndip 50 gwz, makcauj 10 aen, cienq raemx gwn, moix ngoenz 2 baez.

(2) Conghhoz in、benjdauzdij fazyenz: Nomjsoemzsaeh、luzyungzcauj、vaguthenjcwx gak 10 gwz, cienq raemx gwn, moix ngoenz 2 baez.

(3) Aiz: Nomjsoemzsaeh、rag gomakitcwx gak 30 gwz, rag gomizhouzdauz 120 gwz, rag suijyangzmeiz 60 gwz, raghazranz、goriengroeggae、byaeknda gak 15 gwz, cienq raemx gwn, moix ngoenz 2 baez.

Linghvaih haeujsim: Boux lwed haw mbouj hab yungh, mehmizndang siujsim gwn.

267. Lwgheuj

【Coh'wnq】 Lwgheuj bwn, mauzswzguh, binghgiuzswj, nizbinhswj.

【Goekgaen】 Goyw neix dwg gij ganj gyaep gyaj go dugenhlanz roxnaeuz duzsonlanz dwg doenghgo lanz loih.

【Yienghceij goyw】

（1） Dugenhlanz： Doenghgo youq gwnz namh maj. Ganj gyaep gyaj doxcomz ok，ca mbouj lai lumj giuz，co 1～3 lizmij. Gwnz dingz ok mbaw dog，gig noix miz 2 mbaw；limq mbaw luenzbomj，raez daengz 45 lizmij，gvangq 4～8 lizmij，byai soemsat，giz goek sou gaeb baenz gaenz. Ganj foekva mbouj

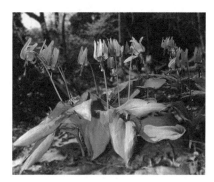

Lwgheuj

miz mbaw ok youq gwnz dingj henz ganj gyaep gyaj，sohdaengj，conoengq，bingzciengz sang gvaq mbaw，2 mbaw buengz lumj doengz ok mbang；foekva hung ok lai duj va mbang；va mbat yiengq mbiengj ndeu，saek aeujhoengz；mbawgyaj gwnz gaeb laj gvangq，doxdoengz raez roxnaeuz dinj gvaq ganj va （lienz fuengzlwg）；dujva lumj doengz，byai haemq mbehai；limq iemj caeuq limqva ca mbouj lai doxdoengz raez，gwn gvangq laj gaeb，raez 3.5 lizmij hwnjroengz，donh cungqgyangh doxhwnj gvangq daih'iek 4 hauzmij，byai soemsat；limq bak lumj aen biuzgeng，caeuq limq iemj ca mbouj lai doxdoengz raez，giz goek lumj deih feuz，song mbiengj henz loq yiengq gwnz boeb doxdauq，giz byai bienq hung caiq dek baenz 3 limq，limq dek henz gaeb iq，limq dek cungqgyang lumj luenz raez，giz goek miz aen doxgaiq nem gaenj roxnaeuz loq noix doxfaen；saeu simva doxcomz saeq iq，loq dinj gvaq limq iemj. Geizva 6～8 nyied.

（2） Suenqlanz ceh dog： Doenghgo youq gwnz namh maj，sang 15～25 lizmij. Ganj gyaep gyaj lumj gyaeq gaeb roxnaeuz lumq aen hozbingz，raez 1～2 lizmij，gwnz dingj ok 1 mbaw，mbaw loenq le miz gvaengx ndeu lumj heuj. Mbaw caeuq va doxdoengz ok，yiengh luenzbomj gwnz gaeb laj gvangq，raez 10～25 lizmij，gvangq 2～5 lizmij，byai haemq du roxnaeuz cugciemh soem，giz goek sou gaeb baenz gaenz lomx foekva mbouj miz mbaw. Gwnz dingj foekva mbouj miz mbaw ok duj va ndeu. Va mbawgyaj yiengh luenz raez，ca mbouj lai gip soem，doxdoengz roxnaeuz raez gvaq fuengzlwg；va aeujoiq roxnaeuz hoengzmaeq；limq iemj sohdaengj，gwnz gaeb laj gvangq，raez 4 lizmij，gvangq 5～7 hauzmij，byai gip soem；giz goek vengq bak lumj dingdok，byai mboep mbanq roxnaeuz ca mbouj lai mbouj mboep mbanq，henz miz nyazgawq mbouj cingjcaez，mbiengj ndaw miz 3～5 vengq nyaeuq lumj raemxlangh roxnaeuz ca mbouj lai sohdaengj. Geizva 4～5 nyied，geizmak 7 nyied.

【Diegmaj】 Faenbouh youq Cungguek dieg vazdungh、cungnamz、saenamz caeuq Sanjsih、Ganhsuz daengj dieg.

【Gipyaeb gyagoengz】 Seizhah、seizcou gip vat，cawz bae bouhfaenh gwnznamh caeuq naezsa cuengq ndaw rek raemx goenj cawj cug daengz sim，dak hawq.

【Seizneix yenzgiu】 Ndaej fuengz aiz.

【Singqfeih goengyungh】 Feih manh、loq haemz, sug raeuj; miz di doeg. Cawz heiq dingz in, sanq gux siu foeg.

【Cujyau yw】 Aizsaicij, baez foeg baez doeg, linzbahgez gezhwz, nywz hab sieng daengj.

【Yunghfap yunghliengh】 3～10 gwz, gwn ndaw. Yungh rog habliengh, dub yungz roxnaeuz heuz meiq cat giz in.

【Ywbingh yungh daengz】

（1）Baez ok nong、baez doeg、vuengzbiu: Lwgheuj、gomakmou gak 10 gwz, dub yungz, aeu laeuj soengq gwn.

（2）Aizsaicij: Lwgheuj 200 gwz, byak baeu 100 gwz, cauj baeu（daiq cauj soem）100 gwz, itheij muz mba mienz, lienz dangz guh naed, moix naed naek 10 gwz, moix ngoenz 3 baez, moix baez 1～2 naed, gwn haeux gvaq gwn.

Linghvaih haeujsim: Boux cingq ndang haw nyieg siujsim gwn.

268. Fouxndoengz

【Coh'wnq】 Dicwzbwz, sohlozcauj, disohloz, ginhlungzcauj, lungzlinzcauj.

【Goekgaen】 Goyw neix dwg daengx go gogenjbwz saek heugeq dwg doenghgo genjbwz loih.

【Yienghceij goyw】 Go'nywj maj lai bi, sang 15 ～ 35 lizmij, goenq sohdaengj roxnaeuz mbat, miz limq, saek henjhaeux, ciengzseiz youq giz faennye maj ok diuz rag daix（daix rag）, lai baez lumj ca faennye. Mbaw song yiengh, mbaw henz caeuq

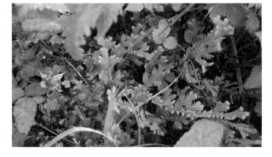
Fouxndoengz

mbaw cungqgyang gak 2 coij; mbaw henz youq gwnz nye iq lumj vax hoemj baiz dwk, yiengq song henz diuz nye ingndaet mbe mbat, yiengh gyaeq luenz raez, raez 3～5 hauzmij, gvangq 1.5～2 hauzmij, gyaeuj du, giz goek yiengh sim, henz mbaw mbieng ndaw baihlaj loq miz nyazgawq, mbiengj rog donh cungqgyang doxroengz ca mbouj lai daengx mbaw caezcingj, donh gwnz song mbiengj cungj miz nyazgawq mbang; mbaw loq hung 2 coij, song mbiengj cungj lumj vax hoemj doxcax baiz daengz dingj nye, yiengh gyaeq luenz raez, raez 2.2 ～ 2.5 hauzmij, gvangq 1 ～ 1.2 hauzmij, byai cugciemh soem miz gyaeuj oen dinj, giz goek lumj sim, henz mbaw miz nyazgawq, sai cungqgyang lumj ndok lungz coh gwnz doed hwnj, diuz sai mbaw loq hung baihnaj baihlaeng doxciep baenz lumj gizlungz gaeb. Riengz nangzbauhswj ciengzseiz dwg 2 aen doxcomz maj youq gwnz dingj nye iq, raez 3～8 hauzmij, yiengh seiq limq; mbaw bauhswj 4 coij, doxcax lumj vax hoemj baiz, yiengh samgak lumj gyaeq, raez daih'iek

1. 5 hauzmij, gvangq daih'iek 1 hauzmij, byai raez cugciemh soem, henz mbaw miz nyazgawq, lumj ndok lungz. Nangzbauhswj ca mbouj lai lumj giuz, nangzbauhswj hung maj youq donh laj rieng nangz, nangzbauhswj iq maj youq donh cungqgyang doxhwnj, roxnaeuz miz mbangj riengz nangz cungj dwg nangzbauhswj iq.

【Diegmaj】 Maj youq haijbaz 200 ～ 1000 mij giz dieg mbaeq laj faex, henz rij roxnaeuz gwnz rin. Faenbouh youq Cungguek saenamz digih caeuq Anhveih, Cezgyangh, Gyanghsih, Fuzgen, Daizvanh, Huznanz, Gvangjdungh, Gvangjsih, daengj dieg.

【Gipyaeb gyagoeng】 Daengx bi cungj ndaej gipsou, swiq cingh, yungh ndip roxnaeuz dak hawq bwhyungh.

【Singqfeih goengyungh】 Feih gam, sug bingz. Siu huj gaij doeg, fuengz aiz dingz lwed.

【Cujyau yw】 Aiz, bwt fazyenz, benjdauzdij fazyenz gaenjgip, da hwnj muengx, saicij fazyenz.

【Yunghfap yunghliengh】 10 ～ 30 gwz (go ndip 20 ～ 60 gwz), cienq raemx gwn. Yungh rog habliengh, muz mienz oep roxnaeuz yungh ndip dub oep giz in.

【Ywbingh yungh daengz】

(1) Aiz gwnz naeng yungzmauzmoz, aiz bwt, aiz hozgyoengx caeuq aiz siuhvadau: Daengx go fouxndoengz 15～30 gwz, gya nohcing 30～60 gwz caeuq makcauj lai aen, gya raemxsaw 8～9 vanj, cienq daengz 1 vanj hwnjroengz, gwn ndaw, moix ngoenz 1 fuk, laebdaeb gwn ngoenz ndeu daengz lai ngoenz.

(2) Ngamzbizyenh: Fouxndoengz 15 gwz, lwgheuj 10 gwz, denhgveizswj 10 gwz, cehfaet 8 gwz, gocwx'ien 20 gwz, caemhmbaemx 15 gwz, cienq raemx gwn, moix ngoenz 1 fuk.

Cieng Cibcaet　Yw Ngwz Nengz Haeb Sieng

Famzdwg cungj yw ndaej gaij huj cawz doeg ngwz, heuhguh yw ngwz nengz haeb sieng. Hab yungh youq yw gak cungj sieng ngwz doeg、nengz haeb daengj.

269. Caekdungjvaj

【Coh'wnq】Caekdungjvaj, saujyouh, caujhozceh, dezdwnghdaiz, liengjbajsanj.

【Goekgaen】Goyw neix dwg gij rag ganj caekdungjvaj roxnaeuz vazcaekdungjvaj dwg doenghgo bwzhoz loih.

【Yienghceij goyw】（1）Caekdungjvaj Yinznanz：Go'nywj maj lai bi, sang 50 lizmij, rag ganj maj vang, cungj dwg saek henjndaem, miz hoh gvaengx, ok miz lai diuz rag mumh, mbiengj gat saek hau, lumj mba. Ganj dog, giz goek ciengzseiz daiq miz buengz lumj i saek hau.

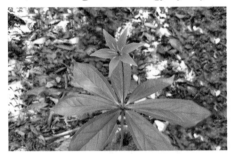

Caekdungjvaj

Mbaw bingzseiz 7 limq, gvaengx maj youq donh ganj gwnz, lumj ceij ndangj. Luenzbomj roxnaeuz yiengh luenz raez lumj gyaeq dauqdingq, raez 7～9 lizmij, gvangq 4～5 lizmij, daengx mbaw caezcingj; ganj mbaw saek hoengz. Va gag ok youq dingj ganj, dujva gvaengx rog miz 6～9 mbaw, yiengh mbaw, saek heu, dujva gvaengx ndaw yiengh diuz, gvangq 3～6 hauzmij, gij raez dwg limqva gvaengx rog 1/2 roxnaeuz ca mbouj lai doxdoengz raez; simboux dod ok raez 1～2 hauzmij. Makcehlai lumj makciengh saek henjndaem, ca mbouj lai lumj giuz. Geizva seizhah.

（2）Vacaekdungjvaj：Mbaw lumj ceij roxnaeuz lumj i; dujva gvaengx ndaw yiengh diuz gaeb, mizseiz donh gwnz gvangq daih'iek 1.5 hauzmij, dinj gvaq dujva gvaengx rog, gig noix doxdoengz raez; yw va raez 1.2～2 lizmij, raez dwg seiva 3～4 boix.

【Diegmaj】Maj youq laj faex gwnz ndoi caeuq henz rij ndaw lueg、ndawcaz giz raemhmbaeq, miz vunz ndaem. Caekdungjvaj Yinznanz faenbouh youq Yinznanz、Gvangjsih、Swconh、Gveicouh、Huznanz、Huzbwz、Fuzgen daengj dieg, vazcaekdungjvaj faenbouh youq Fuzgen、Gyanghsuh、Gyanghsih、Huzbwz、Huznanz、Gvangjsih daengj dieg.

【Gipyaeb gyagoeng】Seizcou gip vat rag ganj, swiq cingh, dak hawq bwhyungh roxnaeuz yungh ndip.

【Seizneix yenzgiu】① Fuengz binghdoeg, gaj nengz. ② Dingz baeg dingz ae. ③ Dingz lwed. ④Gaj cingh. ⑤Fuengz aiz.

【Singqfeih goengyungh】 Feih haemz, sug loq nit; mizdi doeg. Gaij huj gaij doeg, siu foeg sanq gux, dingh geuj.

【Cujyau yw】 Ngwz nengz hab sieng, hwngq huj baez foeg baez doeg, baeznou, ngvizndok fazyenz, conghhoz in gipgaenj, conghhoz foeg in, benjdauzdij fazyenz, bwzhouz, liuzhingzsing yizhingznaujyenz, mansing gi'gvanjyenz, naengnoh okcimj, saej rod.

【Yunghfap yunghliengh】 3～6 gwz, cienq raemx gwn. Yungh rog habliengh, muz mba, aeu meiq、laeuj, roxnaeuz raemx heuz oep giz in.

【Ywbingh yungh daengz】

(1) Mansing gi'gvanjyenz: Caekdungjvaj 6 gwz, gonoenh 31 gwz, duz ndwen 9 gwz, cienq raemx gwn, moix ngoenz 3 baez.

(2) Ngwz nengz habsieng: Caekdungjvaj 2 gwz, nyaij yungz roxnaeuz muz mienz aeu raemx goenj soengq gwn, boux binghmbaeu moix ngoenz 2 baez, boux binghhnaek moix ngoenz 3 baez; yungh rog aeu 10 gwz caekdungjvaj dub yungz oep bwzveihez (aeu cim caemz le oep) caeuq seiqhenz bak sieng.

Linghvaih haeujsim: Goyw neix mizdi doeg, gwn loek mauhgvaq liengh ndaej dengdoeg, yiengh dengdoeg dwg dungxfan, rueg, gyaeuj in, boux binghhnaek couh ngaiz hwnjgeuq. Gaijgouq fuengfap: Swiq dungx, caenh rueg, gwn hihsusonh; danghnaeuz hwnjgeuq couh yungh gaijginghci caeuq yawj bingh daeuj yw. Ndaw biengz canghyw ciengzseiz aeu gamcauj 15 gwz cienq raemx, caeuq meiqhaeux、raemx hing ndip 62 gwz doxgyaux, dingz ndeu hamz swiq bak, dingz ndeu gwn.

270. Lienzbatgak

【Coh'wnq】 Duzgyozlenz, duzyezyizcihvah, yezyavah, yizbajsanj.

【Goekgaen】 Goyw neix dwg gij ganj rag lienzbatgak dwg doenghgo siujbiz loih.

【Yienghceij goyw】 Go'nywj maj lai bi, sang 10～17 lizmij, rag ganj conoengq, lumj giet hoh, faennye noix. Ganj ciengzseiz ok 2 mbaw, yiengh fagdoenq, ca mbouj lai lumj aen luenz, raez 16～22 lizmij, gvangq 12～19 lizmij, 8～9 limq dek feuz, limq dek lumj gyaeq yiengh sam gak gvangq, henz miz nyazsaeq lumj fagcim; gaenzmbaw raez 10～15 lizmij. 5～8 duj va yup ok youq giz mbaw song diuz ganj doxca ok gaenz mbaw, buep doxroengz, ganj va raez 2.8 lizmij, limq iemj 6 limq; limq va 6 limq, saek hoengzaeuj; simboux 6 aen; simmeh 1 aen, fuengzlwg

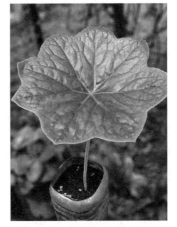

Lienzbatgak

youq donh gwnz. Makciengh ca mbouj lai lumj giuz. Geizva 5～6 nyied, geizmak 9～10 nyied.

【Diegmaj】Maj youq ndawlueg、gwnzbo giz dieg raemhcumx laj faexcab caeuq henz rinbya，caemh miz vunz ndaem. Faenbouh youq Gvangjsih、Gvangjdungh、Yinznanz、Gveicouh、Swconh、Huznanz、Gyanghsih、Fuzgen、Daizvanh.

【Gipyaeb gyagoeng】Seizhah、seizcou gip vat daengx go，swiq cingh，dak hawq bwhyungh roxnaeuz yungh ndip.

【Seizneix yenzgiu】Goyw neix hamz gveigiuduzsu ndaej laengz mwh gonq cibauh faenmbek caeuq daj geiz G2 haeuj ndaw faenmbek，ndaej nyaenxhaed lai cungj baez.

【Singqfeih goengyungh】Feih haemz，manh，sug raeuj；miz doeg. Gaij huj gaij doeg，sanq giet cawz gux.

【Cujyau yw】Dwk laemx deng sieng，fungheiq mazin，baeznou，gamxmou，gag foeg，huj doeg baez doeg，ngwz doeg haeb sieng，aen dungx caeuq saej gungz yag naeuh.

【Yunghfap yunghliengh】3～10 gwz，cienq raemx gwn. Yungh rog habliengh，dub oep giz in. mehmizndang geih gwn.

【Ywbing yungh daengz】

（1）Dwk laemx deng sieng，fungheih mazin：Rag lienzbatgak 3～9 gwz，cienq raemx，gyaux laeuj gwn，moix ngoenz 2 baez.

（2）Baeznou，gamxmou：Lienzbatgak 10 gwz，cawj laeuj muz aeu gij raemx oep rog giz in.

（3）Ngwz doeg haeb sieng：Lienzbatgak 10 gwz，caekdungjvaj 10 gwz，cienq raemx gwn；roxnaeuz gya laeuj muz aeu raemx，dub yungz oep rog giz seiqhenz bak sieng.

271. Gangzngwd

【Coh'wnq】Ngwzdaujlaeng，ngwzmboujgvaq，dungxguk.

【Goekgaen】Goyw neix dwg daengx go gangzngwd dwg doenghgo liu loih.

【Yienghceij goyw】Gogaeu lumj nywj maj lai bi. Ganj miz limq，saek hoengzndaem，miz oen ngaeu dauqdingq；mbaw doxcax ok，yienghceij samgak，gwnz sai mbiengj baihlaj caeuq gaenzmbaw miz oen ngaeu iq，mbawdaix lumj buengz yiengh luenz lomx ganj. Foekva lumj riengz dinj. Ok youq gwnz dingj roxnaeuz laj mbaw，va iq. Duj va 5 limq，saek hau

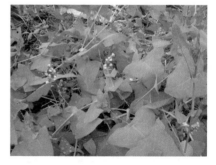

Gangzngwd

roxnaeuz saek hoengzoiq；simboux 8 aen，fuengzlwg youq donh gwnz. Makbyom lumj giuz，seiz cug daengx aen bau youq ndaw dujva raemx lai saeko. Geizva 6～9 nyied.

【Diegmaj】Maj youq dieg nywj mbaeqcumx，henz loh、caznywj henz mieng、roxnaeuz ndaw cazfaex. Faenbouh youq Cungguek gak dieg，cujyau youq Gvangjsih、

Gvangjdungh.

【Gipyaeb gyagoeng】Seizhah、seizcou gipsou daengx go，dak hawq bwhyungh roxnaeuz yungh ndip.

【Seizneix yenzgiu】Doiq baez doenghduz sawqniemh ndaej nyaenxhaed.

【Singqfeih goengyungh】Feih soemj，sug bingz. Doeng nyouh siu foeg，gaij huj gaij doeg.

【Cujyau yw】Aen mak fazyenz raengz，dungxin oksiq，benjdauzdij fazyenz gipgaenj，bwzdaih mbouj doengz bingzseiz，bwzyizgwz，ngwz doeg haeb sieng，baez ngwz，baezbopraemx，baez ok nong.

【Yunghfap yunghliengh】Daengx go 15～50 gwz，cienq raemx gwn.

【Ywbingh yungh daengz】

（1）Benjdauzdij fazyenz：Gangzngwd 15～20 gwz，gogimjlamz 6 gwz，gamhcauj 3 gwz，cienq raemx gwn，moix ngoenz 3 baez.

（2）Ngwz doeg haeb sieng：Mbaw gangzngwd ndip 200 gwz，dub yungz aeu raemx cung laeuj gwn. Aeu nyaq oep rog giz seiqhenz bak sieng.

（3）Baezngwz：Daengx go gangzngwd habliengh，dub yungz aeu raemx cat rog roxnaeuz cienq raemx swiq rog giz in.

（4）Mak fazyenz gipgaenj：Gangzngwd 50 gwz，gomumhmeuz 30 gwz，cienq raemx gwn，moix ngoenz 3 baez.

272. Godoenghmboengq

【Coh'wnq】Yaemyiengzlienz，dayezsezcungjgvanj，swjginhlungz.

【Goekgaen】Goyw neix dwg rag caeuq ganj rag godoenghmboengq dwg doenghgo liu loih.

【Yienghceij goyw】Go'nywj maj lai bi，sang 1～2 mij，ganj rag byaij vang，lumj faex，saek henj，henz laj miz geij diuz rag co mbat ok. Ganj daengjsoh，ndaw gyoeng，mbiengj rog sanq miz diemj raiz hoengz roxnaeuz aeujhoengz，hoh haemq bongz hung. Mbaw doxcax ok，lumj gyaeq gvangq roxnaeuz lumj gyaeq luenzbomj，raez 6～12 lizmij，gvangq 5～9 lizmij，byai dinj soem；buengz mbawdaix dinj，lumj i，loenq caeux. Va singqdog，boux meh mbouj doengz go，foekva lumj cuenq ok youq laj mbaw；dujva saek hau roxnaeuz

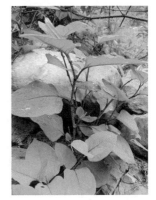
Godoenghmboengq

saek hoengz，5 limq dek laeg，gvaengx rog 3 mbaw. Gwnz gumq miz fwed；vaboux simboux 8 aen；fuengz lwg vameh lumj gyaeq，miz 3 limq，saeu va 3 aen. Makbyom yiengh samgak，saek daephoengz，ngaeuz rongh，bau youq ndaw dujva lumj fwed mbouj loenq. Geizva 6～7 nyied，geizmak 9～10 nyied.

【Diegmaj】Maj youq cauzlueg、henz dah、henz mieng、giz dieg mbaeq raemh laj faex. Cujyau ok youq Sanjsih、Ganhsuz、Sanhdungh、Yinznanz、Gveihcouh caeuq Cungguek vazdungh、vaznanz daengj dieg.

【Gipyaeb gyagoeng】 Seizcin、seizcou vat gip ganj caeuq rag, swiq cingh dak hawq bwhyungh. Go vunz ndaem aeu gij ganj rag roxnaeuz aeu gij ganj daeuj ndaem bi daihngeih gipsou, go aeu ceh ndaem bi daihsam gip sou.

【Seizneix yenzgiu】 ①Doekdaemq hezcih. ②Doiq lai cungj binghdoeg、nengz dwk bingh ndaej nyaenxhaed, ndaej gaj cawz gouhdonh lozsenzdij. ③Dingz ae、bingz baeg. ④Doiq goengnaengz loh dungx saej ndaej diuzcez. ⑤Ndaej yw yizganh. ⑥Doekdaemq hezyaz. ⑦Ndaej gya gij soqliengh bwzsibau caeuq hezsiujbanj.

【Singqfeih goengyungh】 Feih loq haemz, sug raeuj. Gaij huj cawz mbaeq, doeng lwed doeng sai.

【Cujyau yw】 Daep fazyen, dayezsing bwt fazyenz, fungheiq hohndok in, dwk laemx deng sieng, nyinzndok inndot, cihgi'gvanjyenz, hezcih sang, mbei gietrin, loh oknyouh gietrin, dawzsaeg mbouj daeuj, sieng rog ok lwed, bingh gojlizbwzsibau gemjnoix, ngwz haeb sieng, sieng feiz log, nencuhgin yinhdauyenz.

【Yunghfap yunghliengh】 9～50 gwz, cienq raemx gwn.

【Ywbingh yungh daengz】

（1）Daep fazyenz cungj ndaej banhlah: Godoenghmboengq 50 gwz, gogutboiz 100 gwz, rag gohungh 10 gwz, cienq raemx gwn, moix ngoenz 3 baez.

（2）Dayezsing bwt fazyenz: Godoenghmboengq 50 gwz, goloemq 50 gwz, mbaw bizbaz 15 gwz（vit bwn）, cienq raemx gwn, moix ngoenz 3 baez.

（3）Fungheiq hohndok in, dwk laemx deng sieng: Laeuj godoenghmboengq （godoenghmboengq 250 gwz, gya laeuj 2000 gwz, naengj roxnaeuz cimq 15 ngoenz） moix baez gwn 50 hauzswngh, moix ngoenz 3 baez.

273. Go byaeknda

【Coh'wnq】 Buenbienhva, gizgaijsoz.

【Goekgaen】 Goyw neix dwg daengx go gobyaeknda dwg doenghgo gezgwngj loih.

【Yienghceij goyw】 Go'nywj iq maj lai bi, sang daih'iek 50 lizmij, daengx go hamzmiz mokhau. Ganj saeq iq, miz 2 diuz limq daengj, gaenh giz goek banraih, gij hoh deng namh couh ok rag. Mbaw doxcax ok, gwnz gaeb laj gvangq daengz lumj diuz sienq, raez 0.7～2 lizmij, gvangq 3～7 hauzmij, daengx mbaw caezcingj roxnaeuz miz nyaz saeq mbang; miz gaenz dinj roxnaeuz ca mbouj lai mbouj miz gaenz. Va duj dog ok youq laj mbaw, ganj va raez 2～

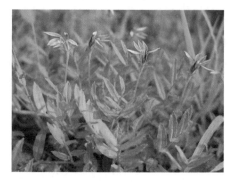

Go byaeknda

3 lizmij; doengz iemj lumj lahbah, byai dek 5 limq; dujva saek hoengzoiq roxnaeuz saek aeujoiq, byai dek 5 limq, limq dek gwnz gaeb laj gvangq, raez 8～10 hauzmij, cungj ngeng gvaq mbiengj ndeu; simboux 5 aen, yw doxcomz, giz goek seiva doxliz; fuengzlwg youq donh laj, 2 fuengz. Nizgoj lumj cuenq dauqdingq. Ceh lai, saeq iq, luenzbomj, saek hoengzndaem. Geizva 5～8 nyied, geizmak 8～10 nyied.

【Diegmaj】 Maj youq dieg mbaeqcumx henz naz、henz mieng、henz loh daengj, miz vunz ndaem. Faenbouh youq Cangzgyangh baihnamz gak sengj gih.

【Gipyaeb gyagoeng】 Seizcin、seizhah gipsou daengx go, swiq cingh, yungh ndip roxnaeuz dak hwq bwhyungh.

【Seizneix yenzgiu】 ①Gaj bingyenzgin. ②Gaij doeg ngwz. ③Gikrengz diemheiq. ④ Doeng mbei, doeng nyouh. ⑤Doekdaemq hezyaz.

【Singqfeih goengyungh】 Feih manh, sug bingz. Siu huj gaij doeg, doeng nyouh siu foeg.

【Cujyau yw】 Sieng nywz haeb, bingh hezgizcungz dungx foeg raemx, daep geng dungx foeg raemx, mak fazyenz raeng, benjdauzdij fazyenz, saejgungz fazyenz, dungx in oksiq, baez doeg baez foeg, aiz.

【Yunghfap yunghliengh】 Yw hawq 15～31 gwz, cienq raemx gwn. Yungh rog habliengh.

【Ywbingh yungh daengz】

（1）Sieng ngwz doeg haeb: Byaeknda ndip 120 gwz, cienq raemx gwn. Roxnaeuz aeu gobyaeknda dub yungz aeu gij raemx, gya laeujdiemz 30 gwz heuz gwn, yienzhaeuh goeb denz ninz daengz okhanh, boux deng doeg naek moix ngoenz 2 fuk. Caiq aeu mbaw ndip dub yungz, gya di gyu, oep rog giz seiqhenz bak sieng caeuq bwzveihez, aeu cim caemz naeng noh ok lwed le oep yw.

（2）Gwn lenmeizsu yinxhwnj rwzokrumz: Gobyaeknda 30 gwz, gofwngzmaxlouz 15 gwz, cehraggiq 31 gwz, swjvahdidingh 21 gwz, gomijrek 15 gwz, gomaxdaez 21 gwz, cienq raemx gwn, moix ngoenz 3 baez.

274. Baklaghomj

【Coh'wnq】 Liujdiuhcuz, doiqyezcauj, nywjragmumh.

【Goekgaen】 Goyw neix dwg gij rag roxnaeuz daengx go baklaghomj dwg doenghgo lozmoh loih.

【Yienghceij goyw】 Goyw maj lai bi, sang daengz 1 mij. Ganj rag dinj, miz rag mumh saek daepoiq lai, miz heihhom daegbied. Ganj daengjsoh, diuz dog, miz mokhau. Mbaw doxdoiq ok, yiengh diuz daengz gwnz gaeb laj gvangq, raez 5～12 lizmij, gvangq 5～15 lizmij, mbiengj baihgwnz miz bwn'unq mbang, henz miz bwndaraemx. Foekva lumj liengj yiengh cuenq maj youq laj mbaw gwnz dingj, raez daengz 7 lizmij, miz 10 lai dujva; iemjva 5 limq dek laeg, ndaw miz roxnaeuz mbouj miz aen sienq; dujva saek heuhenj ca mbouj lai sanq doxok; limq dek duj vabengx lumj ronghndwen moq, miz noh; gwnz dingz ywva miz limq i yiengh sam gak, ndaek vafaenj moix fuengz 1 ndaek, gyaeuj saeu buep doxroengz yiengh haj gak. Mak miz limq gag ok. Gwnz dingj ceh miz bwn sei saek hau. Geizva 7～8 nyied, geizmak 8～9 nyied.

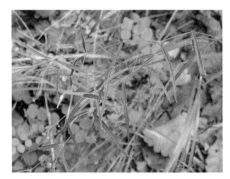

Baklaghomj

【Diegmaj】 Maj youq ndaw caznywj giz coh daengngoengz. Cungguek daih bouhfaenh digih cungj miz.

【Gipyaeb gyagoeng】 Seizcou gip vat gij rag, swiq cingh, dak hawq bwhyungh.

【Seizneix yenzgiu】 ①Doekdaemq hezcih, doekdaemq hezyaz. ②Haed nengz. ③Ndaej dingh in、dingh caem. ④Ndaej gaijndei aen sim daise, ndaej hoizgaij hawj aen sim mbouj miz lwed.

【Singqfeih goengyungh】 Feih manh, sug raeuj; miz doeg. Dingh caem dingz in.

【Cujyau yw】 Dungxin、saejin、oksiq、okleih、fungheiq hohndok in, fungheiq ndok in, dwk laemx foeg in, heuj in, soujsuz le in, dawzsaeg daeuj dungxin, hwnjnwnj、naeng noh humzndaenq, sinzginghsing bizyenz, naeng noh humz mbouj ndei, fatnit, ngwz doeg haeb sieng.

【Yunghfap yunghliengh】 Daengx go 6～12 gwz, cienq raemx gwn. Mehmizndang geih gwn.

【Ywbingh yungh daengz】

（1）Fungheiq ndok in, dwk laemx foeg in: Rag baklaghomj 3～9 gwz, cienq raemx gwn, moix ngoenz 3 baez. Ndaej boiqhab yw wnq yungh.

（2）Ngwz doeg haeb sieng: Daengx go baklaghomj habliengh, dub yungz aeu gij raemx heuz laeuj, gwn ndaw roxnaeuz oep rog giz seiq henz bak sieng. Gwn ndaw moix baez 10～15 hauzswngh, moix ngoenz 3 baez.

275. Duginghsanh

【Coh'wnq】 Yizcaijvah, ciyizdanj.

【Goekgaen】 Goyw neix dwg gij nye、mbaw duginghsanh dwg doenghgo swjginhniuz loih.

【Yienghceij goyw】 Cazfaex ciengzseiz heu, sang 1～3 mij, daengx go mbouj miz bwn. Mbaw dog doxcax ok, lumj luenzbomj, raez 5～12 lizmij, gvangq 2～5 lizmij, henz miz nyaz mbang, sai mbaw ronghcingx, youq gumq mbaw dod hwnj. Seizcin hai va hauhenj, foekva hung ok youq laj mbaw; doengz dujva raez gvaq limq dek 2～3 boix. Makciengh lumj giuz roxnaeuz lumj gyaeq, iemj caeuq saeu va mbouj loenq. Geizmak seizcou.

【Diegmaj】 Maj youq ndaw cazfaex gwnzndoi roxnaeuz laj faex mbang lai. Faenbouh youq Cangzgyang baihnamz gak dieg.

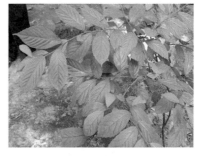

Duginghsanh

【Gipyaeb gyagoeng】 Daengx bi ndaej gip nye、 mbaw, yungh ndip roxnaeuz dak hawq bwhyungh.

【Singqfeih goengyungh】 Mbaw: Haemz, sug nit. Doeng heiq gaij huj, siu foeg dingz in.

【Cujyau yw】 Gamjmauq gyaeuj in、daraiz, sieng rog ok lwed, dwk laemx foeg in, ndok raek, baez doeg foeg in, sieng feiz log, baez yag baez naeuh, goenghnaengzsingq swjgungh ok lwed, ngwz doeg haeb sieng.

【Yunghfap yunghliengh】 6～15 gwz, cienq raemx gwn. Yungh rog habliengh, dub oep giz in.

【Ywbingh yungh daengz】

（1）Goengnaengzsingq swjgungh ok lwed: Duginghsanh 15 gwz, gomijrek 15 gwz, caeuq nohgaeq aeuq gwn, moix ngoenz 1 baez.

（2）Ngwz doeg haeb sieng: Mbaw duginghsanh habliengh, dub yungz oep rog giz seiqhenz bak sieng.

Linghvaih haeujsim: Caeuq go yw neix gij ywyungh doxlumj miz go vasimgyoeng, dujva caeuq limq dek ca mbouj lai doxdoengz raez, sai mbaw caeuq foekva、nye oiq cungj miz bwn'unq.

276. Gombungqmbaj

【Coh'wnq】 Gaeu mbungqmbaj mbaw va, sanghfeihhuzdezcauj, yauzswjcauj.

【Goekgaen】 Goyw neix dwg daengx go gombungqmbaj dwg doenghgo duh loih.

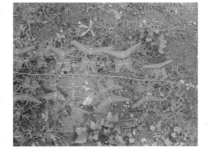

Gombungqmbaj

【Yienghceij goyw】 Goyw neix dwg gogaeu lumj nywj maj lai bi. Miz mumh gienj ok youq laj mbaw; rag lumj faex. Mbaw doxcax ok; gaenzmbaw gaenh giz goek miz 2 aen sienq hung. Limq mbaw ca mbouj lai lumj duzmbaj roxnaeuz vumzvauz, daj byai faen dek baenz 2 limq. Limq dek lumj gyaeq luenz raez roxnaeuz lumj gyaeq gwnz gaeb laj gvangq, giz goek lumj cied roxnaeuz ca mbouj lai lumj aen sim, baihgwnz saek heugeq, baihlaj saek heuoiq, miz diemj sienq 2～8 aen, daj goek ok 3 diuz sai, cig daengz dingj gyaeuj caeuq giz byai song mbiengj, sai iq doxbingz ok vang. Foekva lumj liengj ok youq laj mbaw, miz 5～20 duj va, limq va 5 limq; makciengh lumj giuz, cizging 1～1.5 lizmij, mbouj miz sai hau. Geizva seizcin, geizmak seizhah、seizcou.

【Diegmaj】 Maj youq dieg nywj gwnz ndoi roxnaeuz ndaw cazfaex. Faenbouh youq Gvangjsih、Gvangjdungh daengj dieg.

【Gipyaeb gyagoengz】 Seizcou vat aeu daengx go, swiq cingh, ronq limq, dak hwq bwhyungh.

【Singqfeih goengyungh】 Feih manh、gam, sug bingz. Siu huj liengz lwed, cawz heiq cawz mbaeq, gaij doeg ngwz.

【Cujyau yw】 Rueg lwed, okhaex lwed, senglwg ok lwed mbouj dingz, gunghnwngzsing swjgungh ok lwed, dungxin, fungheiq hohndok in, ngwz doeg haeb sieng.

【Yunghfap yunghliengh】 Muz mienz, 3～6 gwz, aeu raemxgoenj cung gwn. Yungh rog habliengh, muz mienz heuz oep giz in.

【Ywbingh yungh daengz】

(1) Rueg lwed, okhaex lwed, senglwg ok lwed mbouj dingz, gunghnwngzsing swjgungh ok lwed: Daengx go gombungqmbaj muz mba, moix baez aeu 3～6 gwz, gya begdiengz roxnaeuz binghdangz 15～30 gwz, yungh raemxgoenj cung gwn.

(2) Ngwz doeg haeb sieng: Mba yw gombungqmbaj 6 gwz, aeu di laeuj cung gwn; caiq aeu habliengh yw mba, heuz laeuj roxnaeuz meiq oep rog giz seiqhenz bak sieng.

(3) Fungheiq hohndok in: Mba yw gombungqmbaj moix baez 6 gwz, heuz di laeuj cung raemxgoenj gwn.

Cieng Cibbet　Yw Yungh Rog

Famzdwg gij yw doenggvaq oep giz in rogndang ndaej hawj bingh ndei，heuhguh yw yungh rog．Ndaej sousup dingz lwed、siu foeg gaij doeg、vit naeuh maj noh，baiz nong dingz in．Hab yungh youq bingh baez doeg baez foeg caeuq naeng noh humzndaenq daengj．Cungj yw neix cujyau dwg yungh rog，hoeng caemh miz mbangj di ndaej gwn ndaw.

Loih yw neix dingzlai dwg miz doeg lai，yungh mbouj siujsim（daegbied dwg seiz gwn ndaw），yungzheih deng doeg，miz yungyiemj．Itdingh yiemzgek yungh liengh，mbouj ndaej mauhgvaq liengh caeuq laebdaeb yungh，daeuj baujcingq yungh yw ancienz.

Yw yungh rog miz gij daegdiemj miz yungh vaiq、bienh、yungzheih guh、yungzheih doigvangq、sawjyungh ancienz、fucozyung noix daengj，hab yungh youq yw binghvaigoh、binghbizfuh、binghsieng ndok、binghvujgvanh、binghganghcangz daengj.

277. Mwnhdaxlaz

【Coh'wnq】Namzyangzgimva，nauyangzvah，vamwnhdaxlaz.

【Goekgaen】Goyw neix dwg gij mak、va、rag mwnhdaxlaz va hau dwg doenghgo gez loih.

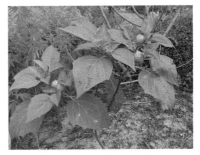

Mwnhdaxlaz

【Yienghceij goyw】Go'nywj conoengq maj bi ndeu，mbangjbaez baenz yiengh cazfaex，sang 0. 5～2 mij，daengx go mbouj miz bwn，goek ganj lumj faex，donh gwnz lumj ca faen nga．Mbaw doxcax ok，mbaw donh gwnz ca mbouj lai doxdoiq ok，lumj gyaeq daengz lumj gyaeq gvangq，raez 5～13 lizmij，gvangq 4～6 lizmij，giz goek lumj dingdok mbouj doxcingq，daengx mbaw caezcingj roxnaeuz miz nyaz yiengh raemxlangh；gaenzmbaw raez 2～3 lizmij，va duj dog；iemj lumj doengz，loq miz raiz limq，raez 4～6 lizmij，byai dek 5 limq；dujva saek hau，lumj vanlaeuh，youq ndaw valup doiqboeb caiq baenqluzsae，raez 12～17 lizmij，cizging 6～8 lizmij，donh doengzva cungqgyang doxroengz haemq iq，saek heuoiq，miz 5 limq，giz byai dek 5 limq；gak limq daengz giz byai limq dek，song mbiengj gak miz diuz sai daengj ndeu，doxbingz itcig daengz henz limq dek；simboux 5 aen，fuengzlwg lumj giuz，4 aen mbouj caez．Makcehlai maj youq gwnz ganj mak mbat ngeng，lumj giuz bej，cizging daih'iek 3 lizmij，baihrog miz oen dinj mbang，seiz cug limq dek，giz goek doengz iemj lumj aen buenz feuz mbouj loenq．Geizva、geizmak cungj dwg 7～11 nyied.

【Diegmaj】Dwg vunz ndaem lai. Faenbouh youq Gvangjsih、Gvangjdungh、Fuzgen daengj sengj gih.

【Gipyaeb gyagoeng】7～9 nyied youq seiz banhaet raemxraiz hawq le，faen buek yaeb dujva ngamq hai，dak hawq roxnaeuz aeu feiz menh gangq hawq bwhyungh.

【Seizneix yenzgiu】① Doiq cunghsuh sinzgingh hidungj ndaej gikrengz le caiq nyaenxhaed，ndaej gikrengz diemheiq caeuq simdiuq gyavaiq. ②Ndaej nyaenxhaed aen sienq fwnhmi，hawj bingzvazgih soeng，cehda ndaem sanq hung，swng sang yenjyaz daengj. ③Ndaej nyaenxhaed buzdauzgiuzgin henjgim. ④Daengx go miz doeg，ceh ceiq doeg.

【Singqfeih goengyungh】Feih manh，sug raeuj；miz doeg lai. Cawz myaiz dingz baeg，sanq gux siu foeg，maz dingz in.

【Cujyau yw】Ae'ngab，dungx saej geujin，ngvizndok ok nong，fungheiq ndokin，fatvangh，saejrod，ngwz haeb sieng，dwk laemx deng sieng，hwet ga in ndot.

【Yunghfap yunghliengh】0.3～0.9 gwz，cienq raemx gwn roxnaeuz guh baenz dinghci、gau cimq gwn ndaw. Yungh rog habliengh.

【Ywbingh yungh daeng】

(1) Ae'ngab：Duj va mwnhdaxlaz dingz ndeu ronq baenz sei caeuq sei ien gyaux yinz，gienj baenz diuz guh ien cit，moix ngoenz sup 2 baez. Roxnaeuz youq seiz fat bingh sup 2～3 gaemz，couh dingz. Goyw neix miz doeg，mbouj ndaej sup lai.

(2) Ngvizdok ok nong：Mwnhdaxlaz habliengh muz mba，gya mbamienh habliengh hoed yinz，guh baenz diuz yw cizging 2 hauzmij，ginggvaq gauhyaz siudoeg le bwhyungh. Seiz yungh swiq cingh giz in，doeklaeng dawz diuz yw cuengq haeuj ndaw conghmbongq，gyuem baengz sa，moix 2 ngoenz vuenh yw 1 baez.

(3) Ngwz doeg haeb sieng：Mak caeuq mbaw mwnhdaxlaz habliengh，dub yungz oep rog giz seiqhenz bak sieng.

Linghvaih haeujsim：Hab cujyau yungh rog，gwn ndaw hab youq canghyw conhyez sonyinx cij ndaej yungh yw.

278. Vujswzva

【Coh'wnq】Hajsaekmeiz，nywjhaeu，vayuzyi，gaihcaijvah.

【Goekgaen】Goyw neix dwg gij rag、mbaw、va vujswzva dwg doenghgo gobienmax loih.

【Yienghceij goyw】Cazfaex ciengzseiz heu，sang 2 mij，miz heiq haeu. Ganj yiengh seiq fueng，ciengzseiz miz oen ngaeuvan doxroengz. Mbaw doxdoiq ok，lumj gyaeq daengz yiengh gyaeq luenz dinj，raez 3～9 lizmij，gvangq 1.5～5 lizmij，henz mbaw miz nyazgawq；song mbiengj cungj miz bwn ndangj，foekva lumj gyaeuj ok youq laj mbaw，ganj foekva beij gaenzmbaw raez 1～3 boix；mbawgyaj gwnz gaeb laj gvangq，miz bwn dinj；iemj dinj iq，byai loq miz nyazdu；dujva saek hoengzmaeq、saek hoengz、saek

henj roxnaeuz saek hoengzhenj, doengz dujva
saeq raez, byai dek 4∼5 limq, ca mbouj lai lumj
2 vengq bak, vaboux 4 aen, nem maj youq
cungqgyang ndaw doengz va, fuengzlwg 2 aen,
ganj va dinj, gyaeuj ganj ngeng gvaq mbiengj
ndeu. Ceh mak lumj giuz, miz noh, seiz cug
saek ndaemaeuj. Geizva、geizmak cungj dwg
daengx bi.

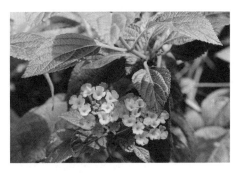

Vujswzva

【Diegmaj】 Codaeuz maj youq yezdai
Meijcouh, guek raeuz ndaw suen miz vunz ndaem, Gvangjsih、Gvangjdungh、Fuzgen
daengj dieg miz go gag hwnj.

【Gipyaeb gyagoeng】 Daengx bi ndaej gip, yungh ndip roxnaeuz dak hawq
bwhyungh.

【Seizneix yenzgiu】 Ndaej nyaenxhaed sanghhanz ganjgin、liciz ganjgin、
buzdauzgiuzgin henjgim.

【Singqfeih goengyungh】 Rag: Feih gam、haemz, sug nit. Doiq ndat. Mbaw: Feih
manh, sug liengz, mizdi doeg. Siu foeg doeg、dingz humz. Va: Feih gam, cit. Sug
liengz. Dingz lwed.

【Cujyau yw】 Gamjmauq, gamxmou, fatndat mbouj doiq, ae'nyeq ae ok lwed,
naeng hwnj nengz, okcimj, humzndaenq, dwk laemx deng sieng, fungheiq mazin.

【Yunghfap yunghliengh】 Rag 50∼100 gwz roxnaeuz va 6∼10 gwz, cienq raemx
gwn; mbaw oep rog giz in roxnaeuz cienq raemx swiq rog giz in.

【Ywbingh yungh daengz】

（1）Fungheiq mazin: Rag vujswzva 50∼100 gwz, caeuq ndokmou aeuq gwn, moix
ngoenz 3 baez; roxnaeuz yungh mbaw vujswzva habliengh dub yungz oep rog giz in.

（2）Ae'nyeq ae ok lwed: Va vujswzva 6∼9 gwz, bwzgiz 10 gwz, godumhvaiz 10
gwz, gomijrek 10 gwz, cienq raemx gwn, moix ngoenz 3 baez.

279. Biekfangz

【Coh'wnq】 Vaganj nanzsingh.

【Goekgaen】 Goyw neix dwg ndaek ganj biekfangz dwg doenghgo nanzsingh loih.

【Yienghceij goyw】 Go'nywj maj lai bi. Sang 30∼100 lizmij, ndaek ganj bej luenz,
cizging daengz 25 lizmij. Va gonq mbaw laeng, mbaw dog, miz 3 mbaw mbawiq,
mbawiq song nga faenca, limq dek lumj fwed dek laeg, limq dek iq luenzbomj, giz goek
iet roengz caeuq ganj mbaw lienz baenz yiengh fwed; gaenzmbaw saek heu, miz raiz ban
saek aeujndaem roxnaeuz saek hau. Mbawgyaj yiengh feizmbaw raez 20∼30 lizmij,
baihrog saek heu, miz diemj ban saek heundaem, henz caeuq mbiengj ndaw saek
heuaeuj, foekva riengz noh raez ca mbouj lai daengz 2 boix mbawgyaj yiengh feizmbaw,

donh gwnz vaboux maj deih, vameh donh laj; gij doxgaiq nem yiengh saeuluenz, raez daengz 25 lizmij; ganj va caeuq fuengzlwg doxdoengz raez, daih'iek raez 2 hauzmij. Makciengh lumj giuz, seiz cug saek heuhenj. Geizva 4 ~ 6 nyied, geizmak 6~8 nyied.

【Diegmaj】 Maj youq laj faex dieg namhbiz、 gwnz ndoi caeuq henz ranz, miz vunz ndaem. Faenbouh youq Sanjsih、 Ganhsuz、 Ningzya、 Gvangjsih、 Gyanghsuh、 Cezgyangh、 Daizvanh、 Fuzgen daengj dieg.

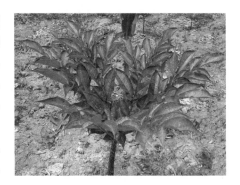

Biekfangz

【Gipyaeb gyagoeng】 Seizhah、 seizcou gip vat, vit bae ganj gwnz namh, mbaw caeuq rag mumh, swiq cingh, cuengq youq dieg raemh liengz dak hawq bwhyungh.

【Seizneix yenzgiu】 Dangzgamlu biekfangz ndaej nyauxluenh daise sibau, yw gominj sawqniemh doiq sibauh bwnhmwnz aiz、 gezcangzaiz minjganj.

【Singqfeih goengyungh】 Feih manh, sug nit; miz doeg. Siu foeg sanq gux, gaij doeg dingz in.

【Cujyau yw】 Baez doeg ok nong, danhduz, baeznou, ngwz doeg haeb sieng, liuzhingzsing gamxmou.

【Yunghfap yunghliengh】 9~15 gwz, yunghliengh lai ndaej yungh 50 gwz, (itdingh aeu cienq 3 diemjcung le cij ndaej gwn), cienq raemx gwn. Yungh rog: Habliengh, dub yungz oep rog giz in.

【Ywbingh yungh daeng】

（1）Baeznou: Biekfangz 9~15 gwz, gya raemx cienq 3 diemjcung doxhwnj, vit nyaq aeu gij raemx gwn, moix ngoenz 3 baez. Linghvaih, aeu biekfangz 10 gwz, dub yungz gya gyu oep rog giz in, moix ngoenz 1 baez.

（2）Ngwz doeg haeb sieng: Biekfangz ndip、 cinghmuzyangh、 byaeknda gak doxdoengz liengh. Dub yungz oep rog seiqhenz bak sieng caeuq giz foed in.

Linghvaih haeujsim: Goyw neix miz doeg, gwn loek daiq lai ndaej dengdoeg, yienghbingh cujyau dwg diuz linx maz ndat byangj, humz in、 foeg doeg. Gaijgouq fuengfap: Naeng noh dengdoeg ndaej aeu raemx roxnaeuz meiq saw、 youzsonh swiq; gwn loek dengdoeg, gwn meiq saw、 youzsonh roxnaeuz caz noengz、 hauxgyaeq daengj. Fukyw ndawbiengz: Meiq 31~62 gwz, gya di raemx hing, gwn roxnaeuz hamz swiq bak; roxnaeuz aeu hing 31 gwz, godaihmaz 62 gwz, gamcauj 15 gwz, raemxsaw 4 vanj cawj baenz 2 vanj. Sien hamz swiq bak dingz ndeu, doeklaeng gwn dingz ndeu.

280. Gofangzlengj

【Coh'wnq】 Langzdoeg, gofaengh, duzgyozlienz.

【Goekgaen】 Goyw neix dwg rag ganj gofangzlengj dwg doenghgo denhnanzsingh loih.

【Yienghceij goyw】 Go'nywj maj lai bi, sang 1～3 mij. Rag ganj co hung, hoh ronghcingx, baihrog miz limq gyaep saek hoengzndaem myox, ganj miz noh co hung, naeng saek hoengzndaem geq, miz riz mbaw yiengh vaenx, ieng niu lai. Mbaw lumj fag doenq nem maj youq dingj ganj, yiengh gyaeq gvangq, raez 30～90 lizmij, gvangq 20～60 lizmij, byai dinj soem, giz goek yiengh naq lumj sim gvangq, limq dek raez dai'iek 7 lizmij, gaenh giz gaenzmbaw doxhab ok, sai henz 9～12 doiq; gaenzmbaw co hung, raez daeng 1 mij, giz goek

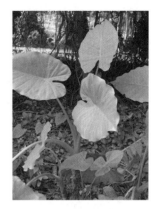

Gofangzlengj

bienq hung caiq lomx ganj. Ganj va hung baenz doiq daj ndaw buengz mbaw caeu ok, raez 15～30 lizmij; guenj mbaw gyaj yiengh feiz mbaw raez 3～4 lizmij, saek heumaeq, donh gwnz lumj ruz raez 10～14 lizmij, gvangq 4～5 lizmij, saek heuhenj, giz byai soemswt; foekva lumj riengz noh dinj gvaq mbawgyaj yiengh feiz mbaw, mizmbangj vameh raez 2～2.5 lizmij; mizmbangj va cunghsing raez 2.5～3.5 lizmij, mizmbangj vaboux raez 3 lizmij, gij doxgaiq nem yiengh cuenqluenz, miz lueng raiz lumj vangx. Mak hoengzoiq. Geizva youq seizcin yaek sat seizhah codaeuz.

【Diegmaj】 Maj youq giz dieg mbaeq henz mbanj、cauzlueg、henz rij daengj. Faenbouh youq Gvangjsih、Gvangjdungh、Yinznanz、Gveicouh daengj sengj gih.

【Gipyaeb gyagoeng】 Daengx bi ndaej gip vat rag ganj, vit bae naeng ronq limq (go yw neix miz doeg, ronq limq le aeu raemx cingh cimq swiq 5～7 ngoenz) dak hwq bwhyungh; roxnaeuz caeuq haeux itheij ceuj daengz remj le, caiq gya raemx cawj daengz yungz, vit ngaq gwn raemx. Haeujsim, mwh gyagoeng rag ganj ndip mbouj ndaej aeu fwngz cigciep dawz, aeu daiq madfwngz roxnaeuz aeu baengz roxnaeuz ceij demh le caiq gyagoeng.

【Singqfeih goengyungh】 Feih cit, sug nit; miz doeg lai. Gaij huj gung doeg, cawz heiq siuyiemz.

【Cujyau yw】 Gamjmauq liuzhingz, saej sanghhanz fatndat, bwt gezhwz, baez foeg doeg, ngwz nengz haeb sieng.

【Yunghfap yunghliengh】 Gofangzlengj 6～15 gwz, gya raemx cawj nanz, cimq raemx swiq vit doeg le gwn. Yungh rog habliengh.

【Ywbingh yungh daengz】

(1) Baez foeg doeg: Rag ganj gofangzlengj habliengh, dub yungz oep rog giz in.

(2) Sieng ngwz nengz haeb: Gofangzlengj habliengh, dub yungz oep rog giz seiq henz bak sieng. (aeu louz bak sieng baiz doeg).

Linghvaih haeujsim: Goyw neix doeg lai, naeng noh bungq deng ieng couh humzhaenz; cehda deng ieng cix dafangz. Loek gwn gij ganj caeuq mbaw ndaej hawj diuzlinx、hoz humz、foeg、myaiz rih、saej dungx byangjin、dungxfan rueg、ok siq、ok han、doksaet, boux bingh naek vih neix mbaetheiq, simdaeuz dingz diuq cix dai. Gaijgouq fuengfap: Naengnoh deng doeg ndaej aeu meiqsoemj roxnaeuz meiq swiq, boux loek gwn deng doeg aeu hauxgyaeq、gienghmienh gwn, gwn haujlai raemxdangz roxnaeuz diuqcim buzdauzdangz raemxgyu, okyienh doeksaet aeu daj ywcimdingh, ciep dwk gwn couvagyaz roxnaeuz sup yizmiz. Cungj yw ndawbiengz: Ciengzseiz aeu meiq gya di raemx hing itheij cawj, gwn ndaw roxnaeuz hamz ndaw bak swiq bak.

281. Gobakcae

【Coh'wnq】Gyaeujcaesoem, gyaeujcae buenqyaq, sanhswguh.

【Goekgaen】Goyw neix dwg ndaek ganj gobakcae dwg daenghgo denhnanzsingh loih.

【Yienghceij goyw】Go'nywj maj lai bi. Sang 10～30 lizmij. Mbaw dog daj goenq ok, yiengh fagnangx roxnaeuz yiengh gyaeujcae, henz mbaw loq lumj raemxlangh, foekva daj rag ganj ok, rog miz aen mbawgyaj hung lumj doengz raez (mbawgyaj yiengh feiz mbaw), byai saeq iet, maj baenz lumj diuz rieng, ndaek ganj 1～3 ndaek, ca mbouj lai lumj giuz, lumj mba saek hau.

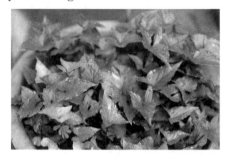
Gobakcae

【Diegmaj】Maj youq naj ranz caeuq laeng ranz、henz loh、henz cauzlueg giz mbaeq cumx. Faenbouh youq Gvangjsih、Gvangjdungh、Yinznanz、Huznanz daengj sengj gih.

【Gipyaeb gyagoeng】Seizhah、seizcou gip sou ndaek ganj, swiq cingh, yungh ndip roxnaeuz dak hawq bwhyungh.

【Singqfeih goengyungh】Feih manh、maz, sug raeuj; miz doeg lai. Gaij doeg siu doeg, cawz mbaeq dingz in.

【Cujyau yw】Baez doeg ok nong, baeznou, baez sailwed, naengnoh gyak, ngwz doeg haeb sieng, dwk laemx deng sieng, sieng rog ok lwed, dungxin, dungxyag.

【Yunghfap yunghliengh】Mba hawq 0.4～1 gwz, aeu raemxgoenj roxnaeuz laeuj soengq gwn. Yungh rog: Dub yungz oep rog roxnaeuz vanq mba hawq duk giz in.

【Ywbingh yungh daengz】

(1) Baez nou: Ndaek ganj gobakcae ndip gya di gyundip, dub yungz oep rog giz in.

(2) Baez sailwed: Ndaek ganj ndip gobakcae caeuq laeujsamva muz aeu gij raemx cat rog, moix ngoenz 3 baez.

(3) Ngwz doeg haeb sieng: Ndaek ganj ndip gobakcae 1～2 gwz, dub yungz aeu gij raemx caeuq raemxgoenj cung gwn, caiq dub yungz oep rog seiqhenz bak sieng.

Linghvaih haeujsim: Goyw neix miz doeg lai, seiz yungh aeu haeujsim, gwn ndaw mbouj ndaej mauh gvaq liengh. Itbuen yungh rog, gig noix gwn ndaw.

282. Godaebcienz

【Coh'wnq】 Cizdaguh, mauzsuenqbuenz, mauzcizgungh, songmbiengjbwn.

【Goekgaen】 Goyw neix dwg rag、mbaw godaebcienz dwg doenghgo fungbajaek loih.

【Yienghceij goyw】 Cazfaex mbaw loenq, sang 2～3 mij. Nye miz bwn'unq raez saek va nanwt; mbaw doxcax ok, yiengh gyaeq roxnaeuz lumj gyaeq gwnz gaeb laj gvangq, raez 4～7 lizmij, gvangq 1.5～4 lizmij, byai cugciemh soem, giz goek luenz roxnaeuz lumj dingdok gvangq, daengx mbaw caezcingj, song

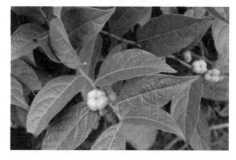

Godaebcienz

mbiengj cungj miz bwn'unq raez; mbaw daix yiengh cuenq. Vaboux baenz foengq ok youq laj mbaw, miz gaenz dinj, mbaw iemj 6 limq, rog miz bwn'unq mbang, va simboux 3 aen; va meh mbouj miz gaenz, bingzciengz gag ok, mbaw iemj 6 limq, 3 limq loq gaeb, song mbiengq cungj miz bwn, fuengzlwg 5 aen, bwn'unq nanwt, saeuva doxnem maj baenz yiengh luenzsaeu, gwnz dingj dek 5 limq. Makcehlai lumj giuz bej, miz 5 diuz lueng daengj, bwn'unq raez nanwt, saeuva mbouj loenq. Geizva 4 nyied.

【Diegmaj】 Maj youq gwnzndoi、dieg bo、rog ndoi、caeuq henz loh. Faenbouh youq Gvangjsih、Gvangjdungh、Yinznanz、Gveicouh、Daizvanh daengj dieg.

【Gipyaeb gyagoeng】 Daengx bi cungj ndaej gip rag, swiq cingh, ronq limq, dak hawq bwhyungh; seizhah、seizcou gip mbaw, yungh ndip lai.

【Seizneix yenzgiu】 Ndaej nyaenxhaed buzdauzgiuzgin henjgim、luznungz ganjgin.

【Singqfeih goengyungh】 Feih cit、saep, sug bingz. Gaij huj cawz mbaeq, doeng nyinz doeng sai、gaij doeg caet.

【Cujyau yw】 Fungheiq hohndok in, saej fazyenz, okleih, heujin, hozin, saicij fazyenz, bwzdai mbouj doengz bingzciengz, dawzsaeg daiq lai, saej rod, faexcaet gominj, nengznyangj, naeng noh humzndaenq, naeng noh hwnj nengz naeng bok loenq, hwnj nwnj, sieng feiz log.

【Yunghfap yunghliengh】 Rag 15～50 gwz, cienq raemx gwn. Mbaw ndip habliengh, cienq raemx swiq rog.

【Ywbingh yungh daengz】

（1） Naengnoh hwnj nengz naeng bokloenq：Mbaw godaebcienz ndip roxnaeuz mbaw hawq habliengh, cienq raemx swiq rog giz in.

（2） Fungheiq hohndok in：Rag godaebcienz 15～50 gwz, cienq raemx gwn, moix ngoenz 3 baez. Linghvaih, mbaw godaebcienz、mbaw mwnhdaxlaz habliengh, dub yungz oep rog giz in.

283. Gogokyiengz

【Coh'wnq】Goyiengzgok.

【Goekgaen】Goyw neix dwg ceh roxnaeuz mbaw gogokyiengz dwg doenghgo gyazcuzdauz loih.

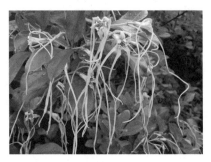

Gogokyiengz

【Yienghceij goyw】Gogaeu daengjsoh roxnaeuz banraih, sang daengz 2 mij, miz mok saek hau. Ganj、nye saek daepgeq, miz congh naeng saek hau deihdeih. Mbaw doxdoiq ok. Lumj luenzbomj raez roxnaeuz luenzdinj yiengh luenzbomj. Raez 4～10 lizmij, gvangq 1.5～5 lizmij, foekva lumj liengj youq gwnz dingj ok; mbaw iemj 5 limq, ndaw miz aen sienq; dujva saek henj, lumj vanlaeuh, dek 5 limq, byai limq dek iet raez baenz diuz sai rieng raez, raez daengz 10 lizmij, giz hoz dujva miz 10 ceh limq gyaep yiengh linx; simboux 5 aen; mbaw mbouj fat 2 caengz, faenbiek maj. Mak miz limq ok mbang. Byai ceh miz bwn sei saek hau. Geizva 3～4 nyied，geizmak 8～9 nyied.

【Diegmaj】Maj youq gwnzndoi henz loh、dieg mbaeq faex mbang、ndaw cazfaex. Faenbouh youq guek raeuz dieg vaznamz caeuq saenamz.

【Gipyaeb gyagoeng】Seiqgeiq ndaej gipyaeb ganj、mbaw，seizcou、seizdoeng gip sou ceh.

【Seizneix yenzgiu】①Ndaej hawj sim rengz, hoeng boux miz bingh simdaeuz naek haeujsim yungh. ②Hawj mehsenglwg seng haemq vaiq.

【Singqfeih goengyungh】Feih haemz, sug nit; miz doeg lai. Rengz sim、siu foeg、gaj nengz、dingz humz.

【Cujyau yw】Fungheiq in、lwgnyez mazbihhouyizcwng、nong foeg fat lai、dwk laemx deng sieng、ndok raek、gensiuhyenz、ngwz doeg haeb sieng、naengnoh hwnj nyan sienj、naengnoh okcimj、bingh humzndaenq.

【Yunghfap yunghliengh】Daengx go dub yungz oep rog，geih gwn ndaw.

【Ywbingh yungh daengz】

（1）Hwnj nyan sienj、naengnoh humzndaenq：Daengx go gogokyiengz 200 gwz, cienq raemx swiq rog; roxnaeuz aeu mak 150 gwz, cimq meiq 500 hauzswngh, 20 ngoenz le vit nyaq, aeu raemx yw cat rog giz in.

（2）Dwk laemx deng sieng：Mbaw gogokyiengz habliengh, dub yungz oep rog, moix ngoenz vuenh yw roxnaeuz gek ngoenz vuenh yw 1 baez.

Linghvaih haeujsim：Goyw neix mwh deng doeg sien gyaeuj in、gyaeujngunh、dungxfan、rueg、dungxin、oksiq、fanz、gangjmoengx、doeklaeng le fwngz ga nitcaep caemhcaiq okhanh、saek naj hau、diuz meg mbouj dingh、cehda'ndaem sanq hung、doiq rongh mbouj rox、ciepdwk sousuk、maez、simdiuq dingz cix dai. Gaijgouq fuengfap：

Seiz gij haemz doeg mbouj caengz rueg okdaeuj ndaej caenh rueg, swiq dungx, seiz haemqlaeng couh aeu caenh siq, gwn hauxgyaeq、veizswnghsu C, ndoet haujlai raemxcaz noengz, dajcim ahdozbinj haeuj ndaw noh, diuqcim raemx buzdauzdangz, baujciz ndang raeuj cingqciengz, ciuq bingh daeuj yw, doiq boux fanzcauj mbouj dingh roxnaeuz boux sousuk hawj gwn cindingci daengj.

284. Goroetmaxhoengz

【Coh'wnq】Dacazyoz, goyinzsinhmou, gouhvwnj.

【Goekgaen】Goyw neix dwg rag、ganj caeuq mbaw goroetmaxhoengz dwg doenghgo majcenz loih.

【Yienghceij goyw】Gogaeu goenjgeuj ciengzseiz heu, ganj yiengh luenzsaeu, ngaeuzrongh, nye iq miz raiz daengj saeq. Mbaw doxdoiq ok, lumj gyaeq daengz yiengh gyaeq gwnz gaeb laj gvaq, raez 5～12 lizmij, gvangq 2～6 lizmij, giz byai cugciemh soem, giz goek lumj dingdok roxnaeuz ca mbaw lai luenz, daengx mbaw caezcingj. Foekva lumj liengj sam nga ok

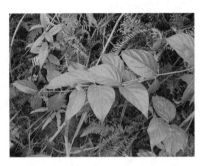

Goroetmaxhoengz

youq gwnz dingj roxnaeuz ok youq laj mbaw, mbawgyaj gaeb iq; limq iemj 5 limq; dujva saek henj, lumj vanlaeuh, giz byai dek 5 limq, baih ndaw miz diemj ban saek hoengzoiq; simboux 5 aen, nem maj youq goek doengz dujva; fuengzlwg 2 fuengz, saeu va lumj sei, gyaeuj saeu dek 4 limq feuz. Makcehlai lumj gyaeq, dek baenz 2 aen miz song limq mak, mbaw iemj mbouj loenq. Ceh miz fwed lumj i. Geizva 8～11 nyied, geizmak 12 nyied daengz bi daihngeih 2 nyied.

【Diegmaj】Maj youq gwnz ndoi、dieg bo、caznywj henz loh roxnaeuz ndaw cazfaex. Faenbouh youq Gvangjsih、Gvangjdungh、Fuzgen、Cezgyangh、Yinznanz、Gveicouh.

【Gipyaeb gyagoeng】Daengx bi ndaej yaeb, yungh ndip lai.

【Seizneix yenzgiu】①Ndaej gikrengz hidungj sinzgingh cunghcuh. ②Daj cim haeuj naeng duzdouq ndaej dai liengh seiq noix dwg (MLD) 0.1 hauzgwz/ciengwz.

【Singqfeih goengyungh】Feih haemz、manh, sug raeuj; miz doeg lai. Siu foeg cawz doeg, sanq gux dingz in, gaj nengz dingz humz.

【Cujyau yw】Baez doeg ok nong, dwk laemx deng sieng, fungheiq hohndok in, hwnj nyan. Ndaej gaj non nengz.

【Yunghfap yunghliengh】10～15 gwz, dub yungz oep rog roxnaeuz cienq raemx swiq rog giz in, roxnaeuz cimq laeuj cat rog giz in. Geih gwn.

【Ywbingh yungh daengz】

Fungheiq hohdoek in: Rag goroetmaxhoengz 10 gwz, liujdiuhbang 20 gwz, gosamlimq 20 gwz, cimq laeuj cat rog giz in.

Linghvaih haeujsim: Goyw neix miz doeg lai, cij ndaej yungh rog, mbouj ndaej gwn ndaw. Gij yiengh deng doeg: Rueg, daraiz, cehda'ndaem bienq hung, diemheiq mbouj ndaej, daengx ndang noh soeng, dungxin haenq, loh dungxsaej ok lwed. Gaijgouq fuengfap: Aeu sikhaek doxcaeuh yw, seiz ngamq dengdoeg aeu swiq dungx, baujciz ndang raeuj lumj bingzciengz, aeu vunz bang diemheiq, yungh yw gikrengz caeuq gizyawz ciuq bingh daeuj yw. Gaengawq geij bi daeuj linzcangz baugau, ndaej yungh haujlai sinhswhdizmingz daeuj gouq. Fuengfap ndawbiengz: Sikhaek guenq haujlai lwed ndip doenghduz, lumj yiengz、mou、bit、roegbeggap daengj.

285. Godanbeiz

【Coh'wnq】 Mauxdanhoengz, faexvahoengz, faexvahau.

【Goekgaen】 Goyw neix dwg naeng ganj caeuq naeng rag godanbeiz dwg doenghgo ginjgveiz loih.

【Yienghceij goyw】 Cazfaex loenq mbaw, sang ndaej daengz 3 mij. Ganj faennga lai, nye iq miz bwn lumj ndaundeiq saek henj caeuq bwnyungz nanwt. Mbaw doxcax ok, lumj gyaeq roz roxnaeuz lumj gyaeq, raez 5 ～ 10 lizmij, gvangq 2～4 lizmij, ciengzseiz miz 3 limq dek laeg feuz mbouj doengz, byai soem gaenj, hezz mbaw miz ngaz hung mbang, ok 3 diuz sai, song

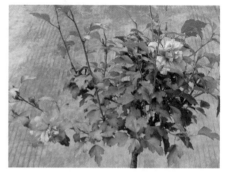

Godanbeiz

mbiengj miz bwn lumj ndaundeiq mbang. Va gag youh laj mbaw ok, mbawgyaj 6～7 mbw, yiengh sienq, miz bwn lumj ndaundeiq; mbaw iemj lumj cung, dek 5 limq, miz bwn, limqva 5 limq, saek hoengz, saek aeujo roxnaeuz saek hau. Makcehlai luenz raez, byai bak miz bak soem, miz bwnyungz lumj ndaundeiq nanwt, seiz cug dek 5 limq. Geizva 7～10 nyied, geizmak 9～10 nyied.

【Diegmaj】 Cungguek gak dieg miz vunz ndaem, baihnamz miz go gag hwnj.

【Gipyaeb gyagoeng】 Seizcin、seizhah bok naeng ganj, seizhah bok naeng rag dak hawq bwhyungh.

【Seizneix yenzgiu】 Ganj caeuq rag godanbeiz ndaej nyaenxhaed gwzlanzsi yangzsinggin、liciz ganjgin caeuq sanghhanz ganjgin.

【Singqfeih goengyungh】 Feih gam, sug bingz. Gaj nengz, dingz humz, dingz lwed.

【Cujyau yw】 Oklei, bwzdai, saej rod, baez hangx, caeuzhoem, baez foeg, ndang hwnj sienj. Ndok gaz hoz.

【Yunghfap yunghliengh】 Va 15～50 gwz roxnaeuz rag 15～50 gwz, cienq raemx gwn roxnaeuz yungh rog oep giz in.

【Ywbingh yungh daengz】

(1) Okleih: Va godanbeiz 15～20 gwz, cienq raemx cung dangzhoengz gwn.

(2) Saejrod: Va godanbeiz 20 gwz, naeng rag gomauxdan 15 gwz, rag makvengj

20 gwz, ceuj laeuj le cang haeuj ndaw saej mou laux, aeu sienq haed song gyaeuj, gya raemx aeuq, gwn dang caeuq noh.

(3) Ndang hwnj sienj: Naeng godanbeiz ndip habliengh, dub yungz aeu raemx hoed meiq cat rog giz in.

286. Cehmoegbiet

【Coh'wnq】 Loulingzswj.

【Goekgaen】 Goyw neix dwg gij ceh gomoegbiet dwg doenghgo huzluz loih.

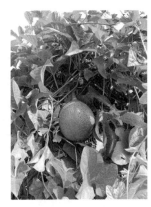

Cehmoegbiet

【Yienghceij Doenggo】 Gogaeu lumj nywj maj lai bi. Rag baenz ndaek. Ganj miz limq, mbouj miz bwn, mumh gienj diuz doeg, caeuq mbaw doxdoiq ok. Mbaw doxcax ok, yiengh sim luenz, cizging 7 ～ 14 lizmij, dek 3 ～ 5 limq cungbouh roxnaeuz dek laeg, mbangjbaez miz dek 7 limq, limq dek lumj gyaeq roxnaeuz gyaeq raez, byai soemsat, henz loq miz ngaz roxnaeuz noix daengx mbaw caezcingj; giz byai gaenzmbaw roxnaeuz goek mbaw miz 2～5 aen sienq. Va singqdog, meh boux doengz go, gag maj youq laj mbaw; ganj vaboux saeq raez, moix dujva miz mbawgyaj hung ndeu, mbaw iemj saek hoengzndaem, miz diemj ban saek hauhenj, dujva saek hau henj oiq, giz goek baihrog 2 limq miz aen sienq saek hauhenj, giz goek baihndaw 3 limq miz ban ndaem, simboux 5 aen, 4 aen baenz doiq doxciep, aen ndeu faenhai; ganj vameh dinj, mbawgyaj haemq iq, fuengzlwg youq donh laj, gyaeuj saeu dek 3 limq. Mak miz noh yiengh luenzbomj raez, raez 9～15 lizmij, seiz cug saek hoengz. Baihrog miz oen'unq doed ok. Gij ceh saek ndaemlaep, lumj gyaeq bej, giz henz lumj raemxlangh loq dek. Geizva 6～8 nyied, geizmak 8～11 nyied.

【Diegmaj】 Maj youq gwnzndoi、lajfaex roxnaeuz ndaw cazfaex, miz vunz ndaem. Faenbouh youq Cungguek cungnamz digih、saenamz digih caeuq Anhveih、Cezgyangh、Fuzgen daengj dieg.

【Gipyaeb gyagoeng】 10～11 nyied gipyaeb gij mak cug, buq hai dak hawq, bok aeu gij ceh; roxnaeuz gyaux daeuh, sup gij raemx mak le bok aeu gij ceh, swiq cingh dak hawq.

【Seizneix yenzgiu】 Ndaej fuengz hwnj nengz、yungz lwed.

【Singqfeih goengyungh】 Feih haemz、loq gam, sug raeuj. Miz doeg. Gaij doeg maj noh, siu foeg dingz in.

【Cujyau yw】 Bingh fazyenz ok nong, saicij fazyenz, baeznou, baezhangx, ga foeg, hwnj caeuz, naj hwnj ban.

【Yunghfap yunghliengh】 Mbaw 50 gwz, cienq raemx gwn. Rag ndip roxnaeuz mbaw, gya di gyu dub yungz oep rog, roxnaeuz aeu gij ceh caeuq meiq muh cat rog. Yungh rog lai, gwn ndaw aeu siujsim.

【Ywbingh yungh daengz】

（1）Gamxmou, saicij fazyenz：Cehmoegbiet 5 ceh, dub yungz, gya meiq haeux、mba mienh habliengh heuz baenz gyiengh cat rog giz in.

（2）Hwnj caeuz, naj hwnj ban：Cehmoegbiet habliengh, caeuq meiq muh cat rog giz in.

287. Feihgihcauj

【Coh'wnq】Yanghcwzlanz.

【Goekgaen】Goyw neix dwg daengx go feihgihcauj dwg doenghgo gut loih.

【Yienghceij Doenggo】Goyw lumj cazfaex ciengseiz heu maj lai bi, sang 1～3 mij, daengx go miz bwn. Ganj saek henjheu roxnaeuz saek hoengzndaem, ganj geq saek henjmong, ganj oiq saek heu, miz bwnyungz henj nanwt, caemhcaiq ciengzseiz miz diemj sienq. Mbaw doxdoiq ok, yiengh samgak roxnaeuz yiengh samgak lumj gyaeq, raez 3～10 lizmij, gvangq 3～6 lizmij,

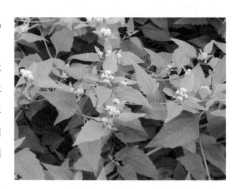

Feihgihcauj

henz mbaw donh cungqgyang doxroengz miz nyaz mbang, goek ok sam diuz sai, song mbieng miz bwnyungz, nu yungz miz heiq hom. Foekva lumj gyaeuj baiz baenz mienh lumj ranz liengj; mbawgyaj hung luenzsaeu, mba gyaj hung miz diuz raiz daengj saek hoengzgeq; va lumj doengz, saek maeq, bwn va beij dujva haemq raez. Makbyom mbouj miz bwn caeuq diemj sienq; bwnva yiengh bwn'oen. Geizva 10～12 nyied, geizmak 12 nyied daengz bi daihngeih 2 nyied.

【Diegmaj】Maj youq gwnzndoi、rog naz、henz loh, haidaeuz maj youq Nanzmeij. Faenbouh youq Gvangjsih、Gvangjdungh、Yinznanz daengj dieg.

【Gipyaeb gyagoeng】Seizcin、seizhah gipsou daengx go, lai dwg yungh ndip.

【Seizneix yenzgiu】①Daengx go yw ndaej fuengz goudonhlozsenzdij. ②Mbaw miz doeg, gwn loek ndaej gyaeujngunh、dungxfan、rueg.

【Singqfeih goengyungh】Feih manh、hom, sug raeuj, miz doeg. Gaj nengz、dingz humz, dingz lwed.

【Cujyau yw】Bingrengx haeb ok lwed mbouj dingz, dwk laemx deng sieng, sieng rog ok lwed、naengnoh okcimj, nengznyangj, nyan sienj, bingh gouhdonhlozsenzdij.

【Yunghfap yunghliengh】Goyw neix lai dwg yungh rog, cienq raemx swiq rog roxnaeuz dub yungz oep rog giz in.

【Ywbingh yungh daengz】

（1）Gaj cawz gouhdonhlozsenzdij: Daengx go feihgihcauj ronq mienz vanq haeuj ndaw naz, oep 1～2 ngoenz couh ndaej gaj cawz.

（2）Naengnoh okcimj, hwnj nyan sienj: Feihgihcauj 250 gwz, mbaw hajsaekmeiz 200 gwz, cienq raemx swiq giz in, moix ngoenz 2 baez.

288. Gofaiqfangz

【Coh'wnq】Vafuzyungz, vasambienq, fuzyungzbya.

【Goekgaen】Goyw neix dwg va、mbaw roxnaeuz rag gofaiqfangz dwg doenghgo ginjgveiz loih.

【Yienghceij Doenggo】Cazfaex loenq mbaw roxnaeuz gofaex iq, daengx go miz bwn lumj ndaundeiq saek mong, daegbied laeng mbaw haemq lai. Naeng rag saek hauhenj. Mbaw doxcax ok, yiengh sim lumj gyaeq luenz, raez 6～16 lizmij, gvangq 7～18 lizmij, lumj fwngz dek 3～5 limq feuz, limq dek sam gak, byai cugciemh soem, henz miz nyaz du; gaenz raez. Va hung, gag maj ok youq byai ganj roxnaeuz laj mbaw, saeu simva caeuq gaenz mbaw doxdoengz raez roxnaeuz haemq raez; mbawgyaj iq 8 mbaw: Mbaw iemj dek 5 mbaw;

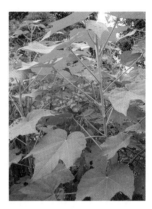

Gofaiqfangz

limqva 5 limq roxnaeuz limq doxdaeb, saek hau roxnaeuz hoengzmaeq, gij laeng dwg hoengzgeq, giz goek caeuq saeu vaboux doxhab maj; fuengzlwg 5 fuengz. Makcehlai lumj giuz, miz bwn nanwt. Ceh lumj aen mak vunz, miz bwn raez. Geizva 8～10 nyied.

【Diegmaj】Cungguek gak dieg miz vunz ndaem.

【Gipyaeb gyagoeng】Seizhah、seizcou yaeb sou, va、mbaw yungh ndip roxnaeuz youq laj raemh dak hawq bwhyungh, rag youq lajraemh dak hawq bwhyungh.

【Seizneix yenzgiu】①Doiq sibauh aizdungx minjganj. ②Gaj nengz.

【Singqfeih goengyungh】Feih loq manh, sug bingz. Siu huj gaij doeg, sanq gux dingz lwed, siu foeg baiz nong.

【Cujyau yw】Baez doeg ok nong, saicij fazyenz, baezngwz, naengnoh hwnj sienj, raemx feiz log sieng, ae'nyeq ae ok lwed, dawzsaeg daiq lai, bwzdai mbouj doengz bingzseiz.

【Yunghfap yunghliengh】10～20 gwz, cienq raemx gwn. Yungh rog habliengh, oep rog giz in.

【Ywbingh yungh daengz】

（1）Saicij fazyenz, gamxmou: Mbaw gofaiqfangz muz mba gya fanzswlinz hoed baenz gau unq oep rog giz in, roxnaeuz yungh mbaw ndip dub yungz oep rog giz in.

（2）Ae'nyeq ae ok lwed: Va gofaiqfangz 9～15 gwz, cienq raemx cung dangzrwi gwn, moix ngoenz 3 baez.

（3）Dawzsaeg daiq lai, bwzdai mbouj doengz bingzseiz: Va gofaiqfangz 10～20 gwz, cienq raemx cung dangzhoengz gwn, moix ngoenz 2 baez.

289. Gociengzseng

【Coh'wnq】Godwkmboujdai, godakmboujdai, goragsengmbaw.

【Goekgaen 】Goyw neix dwg doengx go gociengzseng dwg doenghgo gingjdenh loih.

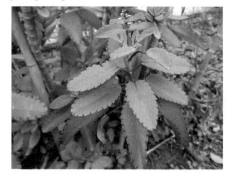

Gociengzseng

【Yienghceij goyw】Go'nywj lumj noh maj lai bi, sang 0.5～2 mij, ganj luenzsaeu, ndaw ganj gyoeng, miz hoh ronghcingx, mbaw miz gaenz dinj, doxdoiq ok, mbaw dog roxnaeuz song mbaw lumj fwed, mbaw iq 3～5 mbaw, limq mbaw na, yiengh luenz miz noh daengz luenzbomj, raez 5～10 lizmij, henz miz nyaz luenz co, lajdaej nyaz luenz yungzheih dok ngaz, ngaz maj hung le loenq daengz gwnz namh cix baenz go lwg, foekva lumj cuenq ok youq gwnz dingj, raez 10～40 lizmij, va buep doxroengz, mbaw iemj lumj cung, lumj i, saek heuoiq、henjoiq roxnaeuz aeujoiq, dek 4 limq, dujva yiengh doengz, giz goek loq bongzhung, maj youq goek dujva, mbaw mbouj fat 4 caengz, mak miz limq 4 aen, bau youq ndaw iemj va caeuq dujva. Ceh lai. Geizva seizdoeng、seizcin.

【Diegmaj】Maj youq gwnz ndoi、cauz lueg、dieg nywj mbaeq henz loh, miz vunz ndaem. Faenbouh youq Gvangjsih、Gvangjdungh、Yinznanz、Gveicouh、Fuzgen、Daizvanh daengj dieg.

【Gipyaeb gyagoeng】Daengx bi ndaej gip, yungh ndip lai.

【Seizneix yenzgiu】Mbaw、ganj ndaej nyaenxhaed bwzhouz ganjgin.

【Singqfeih goengyungh】Feih cit、soemj、saep, sug nit. Hob sup siu foeg, cawz doeg maj noh.

【Cujyau yw】Dwk laemx ndok raek, sieng ok lwed, baez yag foeg doeg, conghhoz in, rwznum, sieng raemx feiz log.

【Yunghfap yunghliengh】Mbaw ndip habliengh, dub yungz oep rog roxnaeuz aeu gij raemx cat giz in.

【Ywbingh yungh daengz】

（1）Rwznum: Mbaw gociengzseng ndip habliengh, dub yungz aeu gij raemx ndik rwz. Moix ngoenz 3 baez.

（2）Baez yag foeg doeg: Mbaw gociengzseng ndip 50 gwz, rag gondaijcwx 50 gwz, dub yungz oep rog giz in, moix ngoenz vuenh yw baez deu.

（3）Ndok raek: Mbaw gociengzseng ndip 50～100 gwz, mbaw nguxcauj、naeng cigojdwngz gak 50 gwz, dub yungz oep rog giz in, aeu faexsamoeg dingh maenh. Gek ngoenz vuenh yw 1 baez.

290. Go'gyakhung

【Coh'wnq】Naijmujcauj, cezcezvah, cuihyujcauj.

【Goekgaen 】 Goyw neix dwg doengh go go'gyakhung dwg doenghgo fungbajaek loih.

【Yienghceij goyw 】 Go'nywj maj bi ndeu, daengx go miz bwn, miz mok hau, ganj banraih roxnaeuz mbat ngeng, faen nye lai, giz goek saek hoengzaeuj, donh gwnz saek heu, mbaw doxdoiq ok, yiengh gyaeq daengz luenz fueng, raez 1.5~5 lizmij, gvangq 0.6~1.5 lizmij, byai soemsat, goek luenz caih mbat ngeng, henz miz ngazgawq saeq,

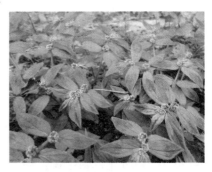

Go'gyakhung

cungqgyang ciengzseiz ban aeuj, song mbiengj miz bwn'unq dinj, baihlaj haemq deih, foekva lumj liengj yiengh cenj lai duj comz baenz yiengh gyaeuj; mbawgyaj hung lumj cung, baihrog miz bwn'unq dinj, gwnz dingj dek 5 limq; aen sienq 4 aen, lumj vanlaeuh, miz gij doxgaiq gaenz dinj caeuq limq va hau nem dwk. Makcehlai lumj gyaeq yiengh sam limq, miz bwn'unq dinj. Ceh seiq limq lumj gyaeq. Geizva, geizmak cungj dwg 4~11 nyied.

【Diegmaj】Maj youq rog naz, dieg fwz, henz loh roxnaeuz henz mbanj. Faenbouh youq Gvangjsih, Gvangjdungh, Yinznanz, Gveicouh, Huznanz, Gyanghsih, Daizvanh daengj dieg.

【Gipyaeb gyagoeng】Seizhah, seizcou gip sou daengx go, swiq cingh, dak hawq bwhyungh roxnaeuz yungh ndip.

【Seizneix yenzgiu】①Ndaej nyaenxhaed buzdauzgiuzgin henjgim, dacangz ganjgin, luznungz ganjgin. ②Ndaej doeng nyouh caeuq cungdoh caenh siq.

【Singqfeih goengyungh】Feih loq manh, soemj, sug loq liengz. Gaij huj gaij doeg, cawz heiq dingz humz, doeng raemx cij.

【Cujyau yw】Oksiq gipgaenj, okleih, naengnoh hwnjhumz, hwnjcimj, naengnoh humzndaenq, ga sienj, nyouhndaenq, oknyouh miz lwed, seng lwg le raemx cij mbouj cuk.

【Yunghfap yunghliengh】Doengx go 20~50 gwz, cienq raemx gwn. Yungh rog aeu ndip cienq raemx daeuj swiq roxnaeuz dub yungz aeu raemx cat rog giz in.

【Ywbingh yungh daengz】

(1) Oksiq gipgaenj: Daengx go go'gyakhung 50 gwz, vuhgiuj ndip 15 gwz, cienq raemx gwn, moix ngoenz 3 baez.

(2) Naengnoh hwnj humz, ga hwnj sienj: Go'gyakhung ndip habliengh, cienq raemx swiq rog. Lingh fuk yw: Gogyakhung 50 gwz, hwzmensinz 150 gwz, seyanghdoj

150 gwz, cienq raemx mbaeq oep roxnaeuz cat rog giz in.

291. Go'gyakiq

【Coh'wnq】 Go'iengcij, go'gyak mbaw iq.

【Goekgaen】 Goyw neix dwg daengx go go'gyak iq dwg doenghgo fungbajaek loih.

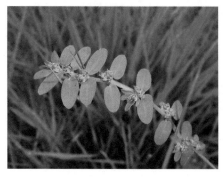

Go'gyakiq

【Yienghceij goyw】 Go'nywj maj bi ndeu, miz raemx cij, ganj faen nye lai, ninz bingz, loq miz bwn, bingzciengz saek hoengz. Mbaw doxdoiq ok, yiengh luenzbomj daengz yiengh gyaeq dauqdingq, raez 4 ~ 8 hauzmij, gvangq 3 ~ 4 hauzmij, byai du, giz goek ngeng cix lumj gyaeuj cied, henz miz ngazgawq saeq. Foekva lumj liengj yiengh cenj gag ok roxnaeuz doxcomz ok youq laj mbaw; mbawgyaj hung lumj aen gyangq, byai dek 5 limq, baihndaw miz bwn dinj; 4 aen sienq, lumj vanlaeuh, miz doenghyiengh gaenz dinj caeuq limq va hau gig iq nem dwk. Makcehlai yiengh gyaeq lumj sam gak, miz bwn. Ceh miz 5 ~ 6 diuz raiz lueng daengj, geizva、geizmak cungj dwg seizhah、seizcou.

【Diegmaj】 Maj youq rognaz, diegnywj、henz naz、henz loh. Faenbouh youq cunghnanz digih caeuq Fuzgen、Gvangjsih、Yinznanz、Daizvanh daengj dieg.

【Gipyaeb gyagoeng】 Seizhah、seizcou gip sou daengx go, swiq cingh, dak hawq bwhyungh.

【Singqfeih goengyungh】 Feih loq soemj, sug liengz. Gaij huj cawz mbaeq, dingz humz.

【Cujyau yw】 Oksiq, okleih, go'minjsing naengnoh humz, okcimj, naengnoh humzndaenq, raemx cij mbouj cuk.

【Yunghfap yunghliengh】 Daengx go 10 ~ 52 gwz, cienq raemx gwn. Yungh rog habliengh.

【Ywbingh yungh daengz】

(1) Bingh naengnoh humzndaenq: Daengx go go'gyakiq 50~100 gwz, cienq raemx swiq rog giz in, ndaej boiq yw wnq yungh.

(2) Raemx cij mbouj cuk: Daengx go go'gyakiq 52 gwz, dangjsinh 10 gwz, cienq raemx gwn, moix ngoenz 2 baez.

292. Goluengzgoet

【Coh'wnq】 Bavujbenh, yiengz mbouj gwn, hojyen, gimgangcuenq.

【Goekgaen】 Goyw neix dwg ganj mbaw goluengzgoet dwg doenghgo fungbajaek loih.

【Yienghceij goyw】 Cazfaex ciengzseiz heu, sang 1 mij, lumj noh, miz mok, ganj geq yiengh luenzsaeu, miz 3 ～ 6 limq mbouj ronghcingx, nye iq saek heu, bej bingz roxnaeuz miz 3～5 diuz limq lumj fwed. Mbaw yiengh gyaeq dauqdingq、yiengh luenz raez lumj gyaeq roxnaeuz lumj aen beuzgeng, raez 4 ～ 6 lizmij, gvangq 1.5～2 lizmij, byai luenz du caemhcaiq miz soem iq doed, giz goek cugciemh gaeb; naeng mbawdaix lumj oen, mbouj loenq, genq ndangj. Foekva lumj liengj yiengh cenj gag ok roxnaeuz 3

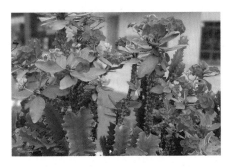

Goluengzgoet

aen doxcomz ok, ganj va hung dinj caemhcaiq noengq hung; mbawgyaj hung lumj giuz mbiengj, dek 5 limq feuz, henz limq dek leg; aen sienq mbawgyaj 4 aen, lumj song vengq bak, vengq gwnz hung, lumj gyaeq dauqdingq gvangq. Makcehlai saek hoengz. Ceh saek mong hau, miz raizban saek ndaem, geizva seizcin、seizcou.

【Diegmaj】Haujlai dwg vunz ndaem ma guh gij led, caemh miz gag hwnj. Faenbouh youq Gvangjsih、Yinznanz、Gveicouh、Daizvanh、Fuzgen daengj dieg.

【Gipyaeb gyagoeng】Daengx bi ndaej gipsou ganj mbaw, yungh ndip.

【Singqfeih goengyungh】Feih haemz, sug nit; miz di doeg. Gaij mbaeq huj, siu foeg doeg, gaj nengz dingz humz.

【Cujyau yw】Baez doeg foeg doeg, nyan sienj.

【Yunghfap yunghliengh】Ganj ndip habliengh, dub yungz cat rog roxnaeuz duz rog giz in.

【Ywbingh yungh daengz】

（1）Baez doeg foeg in: Ganj goluengzgoet habliengh dub yungz oep rog giz in.

（2）Hwnj nyan sienj: Ganj goluengzgoet caeuq meiq muz aeu raemx gwd duz giz in.

Linghvaih haeujsim: Goyw neix gij ieng deng naengnoh, gojnaengz ndaej yinxhwnj naeng humz、ok bop, ieng faex haeuj da ndaej hwnj da fangz; gwn loek di ndeu, ndaej yinxhwnj ok siq, gwn daiq lai couh gik nenhmoz aen bak, yinxhwnj rueg、gyaeuj ngunh、maez、nohsaen saenzdoengh. Gaijgouq fuengfap: Seiz naengnoh fazyenz roxnaeuz ok bop ndaej aeu raemx saw swiq roxnaeuz hawj dwk ywraemx dingzin; loek gwn ndaej gwn hauxgyaeqgaeq、niuznaij、giengh mienh, aeu haeujsim baujhoh caeuq swiq cingh baj bak, hawj cingmwz diuq cim buzdauzdangz raemxgyu caeuq ciuq bingh daeuj yw.

293. Goyouzcoeng

【Coh'wnq】Youzcoeng, nywj youzcoeng.

【Goekgaen】Goyw neix dwg daengx go goyouzcoeng dwg doenghgo bwzhoz loih.

【Yienghceij goyw】Go'nywj miz noh maj lai bi, miz ganj dinj roxnaeux ca mbouj lai mbouj miz ganj mbaw lumj baenq daeb, ngeng hwnj roxnaeux daengjsoh, miz noh, biz na, raemj raek miz ieng niu lae okdaeuj, gwnz gaeb laj gvangq, raez daih'iek 30 lizmij, gvangq daih'iek 4 lizmij, giz byai cugciemh soem, giz goek gvangq, saek heumaeq, henz miz nyaz iq lumj oen. Seizhah seizcou hai va hoengzsien, va ganj dog roxnaeuz loq faen nga, sang 60 ~ 90 lizmij, foekva hung sanq mbang, buep doxroengz, dujva lumj doengz, dek 6 limq, limq dek loq van ok rog. Makcehlai yiengh samgak.

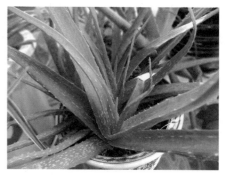

Goyouzcoeng

【Diegmaj】 Miz vunz ndaem. Faenbouh youq daengx guek gak dieg.

【Gipyaeb gyagoeng】 Daengx bi ndaej gip sou rag、mbaw, yungh ndip roxnaeuz dak hawq bwhyungh, seizhah、seizcou sou va, youq laj raemh dak hawq bwhyungh.

【Seizneix yenzgiu】 ①Ndaej siq. ②Yw sieng. ③Fuengz aiz. ④Gaj nengz.

【Singqfeih goengyungh】 Rag、va: Feih gam、cit, sug liengz; miz doeg. Gaij huj cawz mbaeq, cangq dungx. Mbaw: Feih haemz, sug nit, miz doeg. Siu foeg cawz doeg.

【Cujyau yw】 Cihgi'gvanjyenz, ae'ngab ae ok lwed, rueg lwed, ok haex ndangj, nyouh ndaenq. Yungh rog yw baez doeg baez foeg, heuj miz non, sieng feiz log, doq ndat sieng, hwnj cimj.

【Yunghfap yunghliengh】 Va 6~9 gwz (rag 9~30 gwz roxnaeuz mbaw 20~50 gwz), cienq raemx gwn. Mehmizndang geih gwn.

【Ywbingh yungh daengz】

(1) Nyouh ndaenq: Rag youzcoeng 15 gwz, cienq raemx gwn, moix ngoenz 3 baez.

(2) Ndaw dungx mbaeq huj lai, okhaex mbouj ndaej: Mbaw youzcoeng 50 gwz, naeng rag gogoux 10 gwz, godaihcing 15 gwz, cienq raemx gwn, moix ngoenz 2 baez.

(3) Hwnj cimj: Youzcoeng hawq 30 gwz, gamcauj iengj 15 gwz, muz mienz, aeu habliengh oep rog giz in.

294. Gomakhou

【Coh'wnq】 Gomakhou, mazfunghswj.

【Goekgaen】 Goyw neix dwg gij ceh cug gomakhou dwg doenghgo gomakhou loih.

【Yienghceij goyw】 Gofaex ciengzseiz heu. Mbaw dog doxcax ok; lumj naeng; gaenzmbaw raez 1.2~1.5 lizmij, mbaw lumj diuz sienq gwnz gaeb laj gvangq, raez 10~30 lizmij, gvangq 3~7 lizmij, byai soem, giz goek du luenz, daengx mbaw caezcingj, mbiengj baihgwnz saek heundaem, mbiengj baihlaj saek heuhenj, sai henz 8~10 doiq. Va cab singq roxnaeuz singqdog, duj dog daengz lai duj doxcomz ok; ganj va miz bwn'unq dinj; limq iemj vaboux 5 limq, lumj gyaeq, giz goek loq doxnem, song mbiengj miz bwn'unq raez; limqva 5 limq, lumj gyaeq, saek hoengz roxnaeuz hoengzmaeq; simboux mbouj fat yiengh limq gyaep, lumj sien, nem maj youq gwz limq, henz ndaw miz bwndaraemx, gaenh giz byai miz bwn'unq; simboux 5 aen, yw va yiengq rog, yiengh luenz raez, giz goek seiva co na; fuengzlwg mbouj fat yiengh luenzsaeu, miz bwn ndangj raez; mbaw

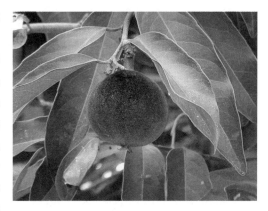

Gomakhou

iemj, limqva vameh cungj caeuq vaboux doxdoengz; simboux mbouj fat lumj aen fangjcuiz ndeu; fuengzlwg lumj gyaeq roxnaeuz lumj gyaeq dauqdingq, miz bwn ndangj raez, 1 fuengz, henz miz 5 aen mozdaihco mbat, beihcuh lai aen, saeuva co dinj, miz bwn'unq, gyaeujsaeu dek 5 limq, gienj doxdauq. Makciengh lumj giuz, cizging 6∼8 lizmij, naeng mak genq. Gij ceh 30∼40 ceh, loq baenz yiengh lai gok, naeng ceh rog lumj gok, raemx mok beihdaih lai. Geizva 1∼3 nyied.

【Diegmaj】 Faenbouh   youq   Yeznanz、Genjbujsai、Daigoz、Majlaizsihya、Yindunizsihya、Yindu caeuq dunghnanzya gizyawz digih. Cungguek cujyau faenbouh youq Yinznanz digih, Daizvanh、Gvangjsih miz vunz ndaem.

【Gipyaeb gyagoeng】 4∼6 nyied gip yaeb mak cug, cawz bae gij naeng, aeu gij ceh, dak hawq bwhyungh.

【Seizneix yenzgiu】 Ndaej gaj nengz gezhwz ganjgin caeuq gizyawz gangsonh ganjgin loq rengz.

【Singqfeih goengyungh】 Feih manh, sug raeuj, miz doeg. Cawz heiq hawq mbaeq, gung doeg gaj nengz.

【Cujyau yw】 Binghmazfung, baezyangzmeiz, nyansienj, hwnjcaeuz.

【Yunghfap yunghliengh】 1.5∼3 gwz, cienq raemx gwn; roxnaeuz guh naed si. Yungh rog habliengh, dub oep roxnaeuz iengj feiz gvaq muz mienz heuz oep giz in.

【Ywbingh yungh daengz】

（1）Binghmazfung: Noh gomakhou 900 gwz, godaihmaz、conhyungh gak 300 gwz, byuk duzbid、gyanghhoz、sisinh、soujvuh、duzhoz、caemhgumh、danghgveih、godauqrod、duznap、vangzgiz、bozhoz gak 60 gwz, bwzcij、gogatgieng、niuzvangz、hezgez gak 15 gwz. Gij yw gwnz neix itheij muz mienz, guh naed haeuxgiengh lumj cehdoengz hung, moix baez gwn 15 naed, gwn haeux gonq aeu raemx caz soengq gwn, moix ngoenz 3 baez.

（2）Hwnjnwnj: Gomakhou 30 gwz, ceh suenq 15 gwz, dub yungz, gya raemx 100 hauzswngh, cawj goenj 5 faencung, duz cat giz in.

（3）Gak cungj gyaksienj: Noh gomakhou 9 gwz, liuz vuengzcungq 6 gwz, guhfanz 3 gw, yungzvuengz 6 gwz, itheij muz mienz, heuz youz lwgraz cat rog giz in, moix ngoenz 2 baez.

Linghvaih haeujsim: Goyw neix miz doeg, gwn ndaw、yungh rog ciengzseiz ndaej dungxfan、rueg、aek dungx in, bouxbingh naek ndaej yungzlwed、aen mak fazyenz、lauzdaep bienqsingq daengj. Gaijgouq fuengfap: Swiq dungx, caenh rueg、gwn hozsingdan. Boux aek dungx in, ndaej yungh cindungci, boux yungzlwed ndaej gwn liuzsonhdihdenz caeuq daj cim gajgujdidez, mwh gaenjgip soengqlwed.

Bienlaj Danyw Fuengzbingh Ywbingh Ndawbiengz

Cieng Daih'it   Danyw Fuengzre Binghlah

It、 Danyw fuengzre dwgliengz

1. Raemxyw samnga fungngaih

Danyw dem yunghfap： Mbaw samnga haemz 1.5 ciengwz， mbaw ngaihhung 1.5 ciengwz. Dwk raemx 50 ciengwz， cienq baenz 30 ciengwz， gung 100 vunz gwn mbat ndeu， ngoenz gwn mbat ndeu.

2. Raemxyw makmoed faexnganqciq mbaw hung

Danyw dem yunghfap： Mbaw makmoed 2 ciengwz， mbaw faexnganqciq mbaw hung 1.5 ciengwz. Dwk raemx 50 ciengwz， cienq baenz 30 ciengwz. Gung 100 vunz mbat ndeu gwn， ngoenz gwn mbat ndeu.

3. Raemxyw gutndoi makmoed maknganx

Danyw dem yunghfap： Govagut ndoi 2 ciengwz， mbaw makmoed 2 ciengwz， mbaw maknganx 2 ciengwz. Dwk raemx 50 ciengwz， cienq baenz 30 ciengwz， gung 100 vunz gwn mbat ndeu， ngoenz gwn mbat ndeu.

4. Raemxyw guenqvangzbizanq

Danyw dem yunghfap： Guenqcungq 5 ciengwz， mbaw faexnganqciq mbaw hung 1.5 ciengwz， mbaw makmoed 2.5 ciengwz. Dwk raemx 50 ciengwz， cienq baenz 30 ciengwz. Gung 100 vunz gwn mbat ndeu， ngoenz gwn mbat ndeu.

5. Raemxyw banjguenqginhmaz

Danyw dem yunghfap： Banjlanzgwnh 2.5 ciengwz， guenqcungq 4 ciengwz， rag makvengj 3 ciengwz， cwxlwgraz 1.5 ciengwz. Dwk raemx 50 ciengwz， cienq baenz 30 ciengwz， gung 100 vunz gwn mbat ndeu， ngoenz gwn mbat ndeu.

6. Raemxyw yinzyi gangqganj

Danyw dem yunghfap： Vangaenz 1.5 ciengwz， vagim yiyez 1.5 ciengwz， nanzsezmiuz 1.75 ciengwz， gogut henz roen 1.5 ciengwz， guenqcungq 750 gwz. Dwk raemx 30 ciengwz， cienq baenz 22.5 ciengwz. Gung 50 vunz gwn mbat ndeu， ngoenz gwn 2 mbat.

Ngeih、 Danyw fuengzre binghlah naujcizsuiz mozyenz

1. Raemxyw samngayinzlu

Danyw dem yunghfap： Vagimngaenz 1.5 ciengwz， vagut henz roen 1.5 ciengwz， samngahaemz 2 ciengwz. Dwk raemx 50 ciengwz， ciengq daengz 30 ciengwz. Gung 100 vunz gwn mbat ndeu, mbat 10~15 hauzswngh, ngoenz gwn 2 mbat.

2. Raemxyw guenqcungq banjlanz yeznganh

Danyw dem yunghfap: Guenqcungq 2.5 ciengwz, banjlanzgwnh 1.5 ciengwz, mbaw faexnganqciq mbaw hung 2.5 ciengwz. Dwk raemx 50 ciengwz, cienq daengz 30 ciengwz. Gung 100 vunz gwn mbat ndeu, mbat 15 ~ 30 hauzswngh, ngoenz gwn 2 mbat.

3. Raemxyw lungzvangzgizanhganh

Danyw dem yunghfap: Mbaw maknganx 2.5 ciengwz, mbaw makmoed 2.5 ciengwz, vagut ndoi 1.5 ciengwz, mbaw faexnganqciq mbaw hung 1.5 ciengwz, gamcauj 250 gwz. Dwk raemx 50 ciengwz, cienq daengz 30 ciengwz. Gung 100 vunz gwn mbat ndeu, mbat 10~20 hauzswng, ngoenz gwn 3 mbat.

4. Raemxyw gvanganhniuzginh

Danyw dem yunghfap: Guenqcungq 4 ciengwz, gamcauj 1 ciengwz, niuzginhguz 2.5 ciengwz. Dwk raemx 50 ciengwz, cienq daengz 30 ciengwz. Gung 100 vunz gwn mbat ndeu, mbat 15~20 hauzswngh, ngoenz gwn 3 mbat.

Sam、 Danyw fuengzre dungxnaet

1. Raemxyw riengfungh goenglauz nimsaeq

Danyw dem yunghfap: Goriengfungh 20 gwz, cibdaih goenglauz 20 gwz, rag maknimsaeq 50 gwz. Cienq raemx gwn, mbat 15~20 hauzswngh, ngoenz 3 mbat.

2. Raemxyw riengfungh moedlwngj cazbou dan

Danyw dem yunghfap: Go riengfungh 50 gwz, aenmoedlwngj 15 gwz, cazbou 15 gwz, siuhyejmujdanh 15 gwz. Cienq raemx gwn, mbat 15 hauzswngh, ngoenz gwn 3 mbat.

3. Raemxyw cazbou maexdeihmeij

Danyw dem yunghfap: Cazbou 3 ciengwz, maexdeihmeij 500 gwz, gaujliengzgyangh 250 gwz, sanhcanghgwnh 250 gwz, naeng gveiqbeiz iq 200 gwz. Dwk raemx 50 ciengwz, cienq baenz 30 ciengwz. Gung 100 vunz 1 ngoenz gwn, mbat 20 hauzswngh, ngoenz gwn 3 mbat.

4. Raemxyw riengfungh yinjdungh

Danyw dem yunghfap: Hojdanmuj 1 ciengwz, goriengfungh 1 ciengwz, mbaw sigloux 1 ciengwz, lazcauj 1 ciengwz, byaekroemcwx 1.5 ciengwz. Dwk raemx 50 ciengwz, cienq baenz 30 ciengwz. Gung 100 vunz gwn mbat ndeu, mbat 20 hauzswngh, ngoenz gwn 3 mbat.

Seiq、 Danyw fuengzre fatnit

1. Raemxyw fuengz nit ithauh

Danyw dem yunghfap: Go'ngaihhung 10 gwz, mbaw makmoed 10 gwz, sijsu 9 gwz, rag godungxmou 9 gwz, hazgimsei 6 gwz, rag dacinghyez（gomen）9 gwz. Cienq raemx gwn, aen singhgiz 2 mbat.

2. Raemxyw fuengznit ngeihhauh

Danyw dem yunghfap：Samveng 2. 5 ciengwz, gosamlimj 1. 5 ciengwz, gobienmax 1 ciengwz, gomoeggyej（go'nyaebnyi/go'nyaebnyaez）750 gwz. Dwk raemx 30 ciengwz, cienq baenz 17. 5 ciengwz. Gung 42 vunz ngoenz ndeu gwn, mbat 20 hauzswngh, ngoenz gwn 2 mbat.

3. Raemxyw yw fatnit ithauh

Danyw dem yunghfap：Godauqrod 24 gwz, gobienmax 15 gwz, cazbou 10 gwz. Cienq raemx gwn, ngoenz 3 mbat, lienzdaemh gwn 3 ngoenz.

4. Raemxyw yw fatnit ngeihhauh

Danyw dem yunghfap：Gosamlimj 1 ciengwz, cinghhauh 750 gwz, godauqrod 1 ciengwz, dwk raemx 30 ciengwz, cienq baenz 17. 5 ciengwz. Gung 40 vunz 1 ngoenz gwn, mbat 20 hauzswngh, ngoenz gwn 3 mbat.

Haj、Danyw fuengzre binghlah ganhyenz

1. Raemxyw fuengzre ganhyenz ithauh

Danyw dem yunghfap：Goyexndok 50 gwz, gomijrek 50 gwz, cazbou 50 gwz, sizliengjyez 50 gwz, denzgihvangz 50 gwz, senhhozcauj 50 gwz, gamcauj 10 gwz. Cienq raemx gwn, mbat 15～20 hauzswngh, ngoenz 3 mbat, lienzdaemh gwn 10 ngoenz guh aen liuzcwngz ndeu.

2. Raemxyw yw ganhyenz conjanhmeiz

Danyw dem yunghfap：Banjlanzgwnh 50 gwz, lenzgyau 30 gwz, gogimzgungq （gocemqngemh）100 gwz, faiqvahenj 100 gwz. Cienq raemx gwn, mbat 15 hauzswngh, ngoenz 3 mbat, lienzdaemh gwn 10 ngoenz guh aen liuzcwngz ndeu.

3. Raemxyw fuengzre ganhyenz ngeihhauh

Danyw dem yunghfap：Golailoj 50 gwz, gohauxgyaeq（gogimsienq）50 gwz, rag vagimngaenz 50 gwz, nanzbanjlanzgwnh 25 gwz. Cienq raemx gwn, mbat 10～15 hauzswngh, ngoenz 3 mbat, lienzdaemh gwn 10 ngoenz guh aen liuzcwngz ndeu.

4. Raemxyw cienmonz yw ganhyenz

Danyw dem yunghfap：Rag hazranz 50 gwz, sizliengjyez 50 gwz, dujvangzbwz 20 gwz, seganh 15 gwz, faexgoenglauz 20 gwz, mbaw cazcwzhenj 20 gwz. Cienq raemx gwn, mbat 15～20 hauzswngh, ngoenz 3 mbat, lienzdaemh gwn 10 ngoenz guh aen liuzcwngz ndeu.

Roek、Danyw fuengzre aebakngoenz

1. Raemxyw gaeubeizhau gaeugvaqngaeu

Danyw dem yunghfap：Gaeubeizhau 5 gwz, gaeugvaqngaeu 10 gwz, gutduhbaeu 6 gwz, gaeu vagimngaenz 9 gwz, yizsinghcauj (gosinghaux) 9 gwz, gamcauj 5 gwz. Cienq raemx gwn mbat 5~10 hauzswngh, ngoenz 3 mbat, lienzdaemh gwn 7 ngoenz.

2. Raemxyw yiz giuz yiz cungj ganh

Danyw dem yunghfap: Yizsinghcauj (gosinghaux) 15 gwz, cungjcezfungh 10 gwz, gosamlimj 10 gwz, binghdangz 30 gwz. Cienq raemx gwn, mbat 15 hauzswngh, ngoenz 3 mbat, lienzdaemh gwn 5 ngoenz.

3. Raemxyw yiz yi biz bingh

Danyw dem yunghfap: Mbaw bizbaz (cawz bwn) 30 gwz, gamcaujdoj 10 gwz, gaeubeizhau 50 gwz, go'iethoh 50 gwz. Cienq raemx gwn, ngoenz 3 mbat, lienzdaemh gwn 7 ngoenz.

Caet、 Danyw fuengzre ngunhndit

1. Raemxyw ginhgiz ganghluj

Danyw dem yunghfap: Vagimngaenz 50 gwz, va'gut ndoi 50 gwz, mbaw gangjmeiz (laekcaengh) 50 gwz, lujdigiz 30 gwz. Cienq raemx guh caz gwn.

2. Raemxyw huzmauz niuzcaz senhsah

Danyw dem yunghfap: Mbaw gyoh 50 gwz, rag hazranz 30 gwz, senhhozcauj 50 gwz, naeng faexsaceij 30 gwz. Cienq raemx guh caz gwn.

3. Raemxyw giu biz

Danyw dem yunghfap: Nyanetdeih 20 gwz, byaeknok 50 gwz, maexdeihmeij 20 gwz, rag laekcaengh 20 gwz, gamcauj 5 gwz. Cienq raemx guh caz gwn.

Bet、 Danyw fuengzre binghlah hangzgauqmou

1. Raemxyw banjlanz lenz ginh guenqcunq

Danyw dem yunghfap: Banjlanzgwnh 15 gwz, lenzgyau 15 gwz, makvengj 20 gwz, guenqcungq 15 gwz. Cienq raemx gwn, mbat 15~20 hauzswngh, ngoenz 2 mbat.

2. Raemxyw samveng nanzbanj yinz cinzganh

Danyw dem yunghfap: Samveng 15 gwz, nanzbanjlanzgwnh 15 gwz, vagimngaenz 20 gwz, vangzcinz 10 gwz, gamcauj 10 gwz. Cienq raemx guh caz gwn.

Gouj、 Danyw fuengzre binghlah gezmozyenz

1. Raemxyw gamcaujdoj

Danyw dem yunghfap: Gamcaujdoj ndip 100 gwz, cienq raemx gwn, ngoez 2 mbat.

2. Raemxyw yejgiz binghcaujcez

Danyw dem yunghfap: Vagutcwx 50 gwz, gamcaujdoj 50 gwz, godabdoengz 10 gwz. Cienq raemx gwn, ngoenz 2 mbat.

3. Raemxyw giujlij gaekboux

Danyw dem yunghfap: Gogaekboux 50 gwz, faexgoenglauz 15 gwz, giujlijmingz 50 gwz. Cienq raemx gwn, ngoenz 3 mbat.

Cib、Danyw fuengzre nengznyouhmou

1. Raemxyw liuzhaeu iendoj guj feih

Danyw dem yunghfap: Goliuzhaeu 50 gwz, mbaw faexrenh 50 gwz, mhaw iendoj (mbaw ien gyaj) 50 gwz, feihgihcauj 50 gwz. Cienq raemx, bae roengz naz guhhong gonq caeuq sou hong le, aeu raemxyw cimq din fwngz 3～5 faencung cix ndaej.

2. Raemxyw feihgih mbaw ien

Danyw dem yunghfap: Feihgihcauj 100 gwz, mbaw ien 50 gwz. Cienq raemx swiq din fwngz, roxnaeuz aeu go ndip dub yungz cat din fwngz caeuq dungxhengh.

Cieng Daihngeih   Danyw Yw Binghlah

It、Dwgliengz

1. Raemxyw dingz ae cawz myaiz

Danyw dem yunghfap: Cwxlwgraz 15 gwz, mbaw bizbaz 15 gwz (cawz bwn), faexnganqciq mbaw hung 20 gwz, yizsinghcauj (gosinghaux) 20 gwz, begboiq 9 gwz, gamcauj 6 gwz. Cienq raemx gwn, ngoenz 3 mbat.

2. Raemxyw siu ndat re dwgliengz ithauh

Danyw dem yunghfap: Cwxlwgraz 20 gwz, cinghhauh 9 gwz, gamcauj 3 gwz, nanzbanjlanzgwnh 9 gwz. Cienq raemx gwn, ngoenz 3 mbat.

3. Raemxyw siu ndat cawz myaiz

Danyw dem yunghfap: Mbaw makmoed 10 gwz, cwxlwgraz 50 gwz, gamcauj 6 gwz, gamcaujdoj 10 gwz. Cienq raemx gwn, mbat 15~20 hauzswngh, ngoenz 3 mbat.

4. Raemxyw fuengzre dwgliengz

Danyw dem yunghfap: Faexnganqciq mbaw hung 20 gwz, samveng 15 gwz, lenzgyau 20 gwz, guenqcungq 15 gwz, gamcauj 9 gwz. Cienq raemx gwn, ngoenz 3 mbat.

5. Raemxyw fuengzre binghlah dwgliengz

Danyw dem yunghfap: Banjlanzgwnh 30 gwz, guenqcungq 20 gwz, gaeubeizhau 30 gwz. Cienq raemx gwn, ngoenz 3 mbat.

6. Raemxyw siu ndat re dwgliengz ngeihhauh

Danyw dem yunghfap: Guenqcungq 50 gwz, gobienmax 15 gwz, gamcauj 9 gwz, cungjcezfungh 50 gwz, go'iethoh 50 gwz. Cienq raemx gwn, ngoenz 3 mbat.

Ngeih、Binghlah yizhingz naujyenz

1. Raemxyw banj an guenq suenq

Danyw dem yunghfap: Banjlanzgwnh 25 gwz, faexnganqciq mbaw hung 20 gwz, guenqcungq 15 gwz, gyaeujsuenq 50 gwz. Cienq raemx gwn, ngoenz 3 mbat.

2. Raemxyw yinz lenz banj ya

Danyw dem yunghfap: Banjlanzgwnh 20 gwz, lenzgyau 15 gwz, gamcauj 10 gwz, vagimngaenz 20 gwz, nyayazgyae 15 gwz. Cienq raemx gwn, ngoenz 3 mbat.

3. Raemxyw niuzginh yinz giz cahguj

Danyw dem yunghfap: Gonginzvaiz 20 gwz, vagimngaenz 15 gwz, va'gut henz roen

20 gwz，samveng 20 gwz。Cienq raemx gwn，ngoenz 3 mbat。

Sam、Binghmazbi lwgnyez（cizsuiz veihcizyenz）

1. Raemxyw vujcij dibwzsangh

Danyw dem yunghfap：Rag gocijcwz 15 gwz，bwzsauz 12 gwz，duzndwen hawq 12 gwz，nye sangh 12 gwz，makcauj 10 aen，vuhsez 9 gwz，hinghenj 5 gwz，danghgveih 6 gwz，hing ndip 3 dip，gogviq 5 gwz。Cienq raemx gwn，ngoenz 3 mbat，lienzdaemh gwn 7 ngoenz guh aen liuzcwngz ndeu。

2. Raemxyw maexcihmbe gamcauj

Danyw dem yunghfap：Maexcihmbe 50 gwz，gamcauj 5 gwz。Dwk raemx 2.5 ciengwz，cienq baenz 1 ciengwz。Ngoenz 3 mbat，lienzdaemh gwn 15 ngoenz guh aen liuzcwngz ndeu。

Seiq、Binghlah ganhyenz

1. Raemxyw baiz hih

Danyw dem yunghfap：Rag godaebcienz 50 gwz，golailoj 50 gwz，go'ngaizndingj 20 gwz，gamcauj 6 gwz，gohauxgyaeq（gogimsienq）30 gwz，nanzbanjlanzgwnh 15 gwz。Cienq raemx gwn，ngoenz 3 mbat，lienzdaemh gwn 15 ngoenz guh aen liuzcwngz ndeu。

2. Raemxyw banjlanz gaeu vagimngaenz hauxgyaeq

Danyw dem yunghfap：Nanzbanjlanzgwnh 15 gwz，gaeu vagimngaenz 30 gwz，gohauxgyaeq（gogimsienq）20 gwz。Cienq raemx gwn，ngoenz 3 mbat。

3. Raemxyw senhhoz golailoj

Danyw dem yunghfap：Senhhozcauj 50 gwz，golailoj 50 gwz，gamcauj 10 gwz。Cienq raemx gwn，ngoenz 3 mbat。

4. Raemxyw mi maj sai ganh

Danyw dem yunghfap：Gobienmax 15 gwz，va'mai 20 gwz，baiciengcauj va'henj 30 gwz，faiqvahenj 50 gwz，gamcauj 9 gwz，rag hazranz 30 gwz。Cienq raemx gwn，ngoenz 3 mbat。

5. Raemxyw goenglauz gveij huj sanh banj

Danyw dem yunghfap：Faexgoenglauz 24 gwz，gogimzgungq（gocemqngemh）50 gwz，hujcang 20 gwz，vuengzgae 15 gwz。Cienq raemx gwn，ngoenz 3 mbat。

6. Raemxyw ginh yiz sanh hih

Danyw dem yunghfap：Yizsinghcauj（gosinghaux）50 gwz，gohihciem 15 gwz，vuengzgae 10 gwz，godinmax 15 gwz。Cienq raemx gwn，ngoenz 3 mbat。

7. Raemxyw mbawfaex mienhdiuz

Danyw dem yunghfap：Mbawfaex gofaexmienhdiuz 100 gwz。Cienq raemx gwn，ngoenz 3 mbat。

8. Raemxyw dezbauh goenglauz faiqvahenj

Danyw dem yunghfap: Faexgoenglauz 50 gwz, faiqvahenj 50 gwz, gaeuhouznou 50 gwz. Cienq raemx gwn, ngoenz 3 mbat.

9. Raemxyw denz huj niengz goenglauz

Danyw dem yunghfap: Denzgihvangz 50 gwz, hujcangq 12 gwz, faexgoenglauz 15 gwz, rag maknimsaeq 50 gwz, gamcauj 6 gwz. Cienq raemx gwn, ngoenz 3 mbat.

10. Raemxyw senh huj goenglauz gih gveij cazbou

Danyw dem yunghfap: Hujcangq 15 gwz, faexgoenglauz 15 gwz, gihguzcauj （goyexndoeng） 50 gwz, gogimzgungq （gocemqngemh） 50 gwz, cazbou 20 gwz, byaekvahenj （byaekginhcaiq, byaekginhcinh） 50 gwz. Cienq raemx gwn, ngoenz 3 mbat.

11. Raemxyw vahoengz binghdangz

Danyw dem yunghfap: Makcaujcij hung 75 gwz, duhdoem 75 gwz, dangzrin 75 gwz. Aeuq duhdoem gonq, menh dwk makcaujcij hung, liux le dwk dangzrin, ninz gonq gwn, ngoenz 3 mbat, lienzdaemh gwn 15 ngoenz guh aen liuzcwngz ndeu.

12. Raemxyw vangzboz senhcauj

Danyw dem yunghfap: Dujvangzbwz 50 gwz, rag byaekvahenj （byaekginhcaiq, byaekginhcinh) 20 gwz, gamcauj 10 gwz. Cienq raemx gwn, ngoenz 3 mbat.

Haj、Aebakngoenz

1. Raemxyw go'moeggyej

Danyw dem yunghfap: Go'moeggyej （go'nyaebnyi, go'nyaebnyaez） 10 gwz, yizsinghcauj （gosinghaux） 15 gwz, gosamlimj 10 gwz, gamcauj 6 gwz. Cienq raemx gwn, mbat 5~10 hauzswngh, ngoenz 3 mbat.

2. Raemxyw siu ndat dingz ae cawz myaiz

Danyw dem yunghfap: Begboiq 6 gwz, mbaw bizbaz （cawz bwn) 10 gwz, gamcauj 6 gwz, cungjcezfungh 20 gwz, gamcaujdoj 10 gwz. Cienq raemx gwn, mbat 5～15 gwz, ngoenz 3 mbat.

Roek、Feigezhwz

1. Raemxyw ganggezhwz ithauh

Danyw dem yunghfap: Faexgoenglauz 20 gwz, gooenciq 15 gwz, dietbaugim （gosaejgaeq) 15 gwz, sahsinh 10 gwz, begboiq 10 gwz, nijcinhswj 9 gwz, hingndip 5 dip, gamcauj 6 gwz, byaeksizyouz 10 gwz. Cienq raemx gwn, ngoenz 2 mbat, 15 ngoenz guh aen liuzcwngz ndeu.

2. Raemxyw ganggezhwz ngeihhauh

Danyw dem yunghfap: Sahsinh 10 gwz, bwzgiz 10 gwz, gaeuhouznou 15 gwz, ciganhcauj 9 gwz, gooenciq 15 gwz, bucuzlinz （goliengjdaemq） 20 gwz. Cienq raemx gwn, ngoenz 3 mbat.

Caet、Siginsing dungxnaet

1. Raemxyw haznajnyaeuq riengfungh

Danyw dem yunghfap: Haznajnyaeuq 100 gwz, rumriengfungh 50 gwz. Cienq raemx gwn, ngoenz 3 mbat.

2. Raemxyw moedlwngj iethoh

Danyw dem yunghfap: Mbaw gomoedlwngj mbouj miz bwn 10 gwz, go'iethoh 50 gwz. Cienq raemx gwn, ngoenz 3 mbat.

3. Raemxyw goenglauz nimsaeq riengfungh

Danyw dem yunghfap: Faexgoenglauz 15 gwz, rag maknimsaeq 50 gwz, rumriengfungh 15 gwz. Cienq raemx gwn, ngoenz 3 mbat.

4. Raemxyw bizbaz danmuj

Danyw dem yunghfap: Bizbazdeih （sienghbohhuj） 50 gwz, hojdanmuj 50 gwz. Cienq raemx gwn, ngoenz 2 mbat.

Bet、Ahmijbah okleih

1. Raemxyw haznajnyaeuq riengfungh

Danyw dem yunghfap: Rumriengfungh 50 gwz, rag moedlwngj 15 gwz, cazbou 15 gwz, haznajnyaeuq 30 gwz, siuhyejmujdanh 15 gwz. Cienq raemx gwn, ngoenz 3 mbat.

2. Raemxyw begboiq mijrek

Danyw dem yunghfap: Begboiq 9 gwz, hanlenzcauj （gomijrek） 50 gwz. Cienq raemx gwn, ngoenz 2 mbat.

Gouj、Bingh nonhezgizcungz

1. Raemxyw liuzhaeu gamcauj

Danyw dem yunghfap: Mbaw liuzhaeu ndip 150 gwz, gamcauj 6 gwz. Cienq raemx gwn, dwk dangznding diuz feih, ngoenz 2 mbat, 15 ngoenz guh aen liuzcwngz ndeu.

2. Ywyienz liuzhaeu mizlen

Danyw dem yunghfap: Mbaw liuzhaeu habliengh muz mba, cienq dangzrwi guh yienz, yienz 6 gwz, mbat 1 yienz, ngoenz 3 mbat, lienzdaemh gwn 20 ngoenz guh aen liuzcwngz ndeu.

Cieng Daihsam Danyw Yw'gaijbiuj

Yw'gaijbiuj miz gij yunghcawq ndaej fathanh gaijbiuj he, hab aeu daeuj yw gij rwixrog haeuj naengnoh liux le, yinxhwnj nohndat fatnit dem miz mbangj binghlah cauxnduj.

Ciuq gij yauqyungh de ndaej faen guh yw'gaijbiuj manhraeuj dem yw'gaijbiuj manhliengz song cungj. Yw'gaijbiuj manhraeuj hab aeu daeuj yw nohndat mbaeu, fatnit naek, hoz mbouj hawq, miz hanh roxnaeuz mbouj miz hanh, ngawhlinx mbang hau, meg fouzgaenj doengh gij biujcwng fungnit neix; yw'gaijbiuj manhliengz hab aeu daeuj yw nohndat naek, fatnit mbaeu, hozhawq, ngawhlinx mbang hau roxnaeuz mizdi henj, meg fouzsuq doengh gij biujcwng fungndat neix.

Ciuq gij bingh bouxbingh, youq mwh yungh de ciengz caeuq gij yw wnq doxboiq. Lumj boux giem ae gag myaiz de, boiq yw siu myaiz dingz ae; boux giem ndathuj de, boiq yw siu ndat; boux giem heiq gaz aek ndaet de, boiq yw diuz heiq soeng aek doengh gij neix. Yw'gaijbiuj dingzlai gij heiq homrang, vihliux mbouj hawj gij yw gvaqheiq, goencienq mbouj hab nanz lai. Ciengz yungh danyw lumj lajneix.

1. Raemxyw banjlanzgwnh gvan

Danyw: Sijsu 10 gwz, vagimngaenz 10 gwz, banjlanzgwnh 15 gwz, mbawsangh deng mwi 10 gwz, guenqcungq 15 gwz, mazvangzbya 10 gwz, mbaw bizbaz (cawz bwn) 10 gwz, hing ndip 3 gip, coenghau 3 go, gamcauj 10 gwz.

Goengyungh: Suhfungh gaijbiuj, soeng bwt dingz ae.

Cujyau yw: Ngamq dwgliengz, mizdi nohndat, ae.

Yunghfap: Cienq raemx gwn, ngoenz 3 mbat.

2. Raemxyw hazrang

Danyw: Hazrang 10 gwz, duhbejhau、houbuj gak 5 gwz.

Goengyungh: Gaijbiuj sanq nit, cawz caep huz cung.

Gujyau yw: Rog dwgliengz、ndaw deng caep le nohndat fatnit, gyaeuj naek gyaeuj in, mbouj miz hanh aek ndaet, seiqguengq naetnaiq, dungx in rueg siq doengh gij neix.

Yunghfap: Cienq raemx gwn, ngoenz 3 mbat.

3. Haeuxcuk ginghgai hing ndip

Danyw: Ginghgai ndip 8 gwz (ginghgai hawq 5 gwz), douxseih cwt 6 gwz, boqoh 3 gwz, haeuxsuen 70 gwz, hing ndip 10 gwz.

Goengyungh: Doeng rumz sanq nit.

Cujyau yw: Deng nit dwgliengz, lau nit, mizdi nohndat, mugsaw rih.

Yunghfap: Cawj cuk gwn, ngoenz 3 mbat.

4. Raemxyw giugiz sanghcij sanhcih

Danyw: Va'gut ndoi 6 gwz, mbawsangh deng mwi 10 gwz, bwzcij 10 gwz, maexdeihmei 10 gwz, lwgrazbya 10 gwz.

Goengyungh: Suhfungh siu ndat.

Cujyau yw: Fungndat dwgliengz, nohndat, gyaeuj dot, mughoemz rih.

Yunghfap: Cienq raemx gwn, ngoenz 3 mbat.

5. Raemxyw cinghmajganh

Danyw: Cinghhauh 10 gwz, gobienmax 10 gwz, gamcauj 6 gwz.

Goengyungh: Siu ndat gaijbiuj.

Cujyau yw: Dwgliengz nohndat, ae, hangzgauq in, fatnit.

Yunghfap: Cienq raemx gwn, ngoenz 3 mbat.

6. Raemxyw sanhcuz hozyez giu bwz cauj

Danyw: Lwgrazbya 20 gwz, maexdeihmeij 20 gwz, gogaekboux 15 gwz, rag hazranz 50 gwz, mbaw boqoh 10 gwz, gamcauj 6 gwz.

Goengyungh: Siu ndat gaijbiuj, dingz ae.

Cujyau yw: Binghlah dwgliengz, dungx in, bak ho, ae.

Yunghfap: Cienq raemx gwn, ngoenz 3 mbat.

7. Caz boqoh vagimngaenz

Danyw: Boqoh 10 gwz, vagimngaenz 15 gwz.

Goengyungh: Suhsanq fungndat, leih hozgyoengx.

Cujyau yw: Fungndat dwgliengz, nohndat lau rumz, gyaeuj dot, conghhoz in.

Yunghfap: Raemxgoenj cimq, guh caz gwn.

8. Raemxyw loz dunghcingh

Danyw: Gogaeurenz 20 gwz, mbaw dunghcingh 20 gwz, dangznding di ndeu.

Goengyungh: Siu ndat gaijbiuj, cawz fung dingz in, fungheiq in.

Cujyau yw: Dwgliengz nohndat, gyaeuj dot, daengx ndang indot.

Yunghfap: Cienq raemx gwn, ngoenz 3 mbat.

Cieng Daihseiq   Danyw Siu Huj Gaij Doeg

Danyw siu huj gaij doeg dwg aeu gij yw singqfeih nitliengz de daeuj guh cawj、siucawz ndatdoeg，ndaej siu huj gaij doeg、gaij huj liengz lwed、caephwngq、gaij hwngq gij yunghcawq neix. Hab aeu daeuj yw binghndat rogdeng、baenzbaez gawhfoeg、ngwz non haeb sieng、gawhfoeg、fathuj、dungxnaet doengh gij ndatcwngq ndaw daepbwt neix. Ciengz yungh danyw lumj lajneix.

1. Raemxyw yiz ya vangzmaz gingq sig cungj gam

Danyw：Yizsinghcauj（gosinghaux）30 gwz，nyayazgyae 30 gwz，vangzcinz 10 gwz，sanhmazvangz 10 gwz，ceh makgingq（ceh makbaeng）10 gwz，siggau 30 gwz，gamcauj 10 gwz，cungjcezfungh 50 gwz.

Goengyungh：Siu huj soeng bwt，cawz myaiz dingz wk.

Cujyau yw：Feiyenz，cihgigvanjyenz，bwt nong naeuh，doengh gij neix.

Yunghfap：Cienq raemx gwn，ngoenz 3 mbat.

2. Caz vagut cehmbeqyiengz

Danyw：Goujgij 10 gwz，vagut 3 gwz，cehmbeqyieng 20 gwz.

Goengyungh：Cing daep siu huj，ciengx yaem rongh da，gyangq hezyaz、gyangq hezcih.

Cujyau yw：Aeu daeuj yw daephoj yangzgangqhingz binghrieng mauhfung，baenz bingh le ndangdaej seiqguengq mazmwd，gyaeuj ngunh daraiz，gyaeuj naek ga fouz，gwnz naj hwngqndat，nyapnyuk haengj hujheiq，hezyaz lai sang，diuzlinx loq hoengz，gwnz linx henj，meg senz.

Yunghfap：Dingzlai ndaej cimq 3～5 mbat，guh caz deihdeih gwn.

3. Raemxyw nganz lungz

Danyw：Ngumxlienz、lungzdanjcauj gak 3 gwz，sangmeizben 19 gwz.

Goengyungh：Cing daep siu huj，rongh da doiq mueg.

Cujyau yw：Daok，damueg.

Yunghfap：Doengzcaez nienj mba，dwk roengz ndaw cenjvax bae naengj cug，aeu daengcauj caemj yw le ndik haeuj ndaw da bae.

4. Raemxyw gujsinh rag hazranz

Danyw：Gujsinh 15 gwz，fouxdinh 10 gwz，siujgi 20 gwz，rag hazranz 25 gwz.

Goengyungh：Siu huj liengz lwed，leih nyouh doeng nyouh.

Cujyau yw：Nyouh henj，nyouh niuj.

Yunghfap：Cienq raemx gwn，ngoenz 1 fuk.

5. Raemxyw giubiz cuh lenz cauj

Danyw：Maexdeihmeij 15 gwz，cuhsahlenz 3 gwz，lienzbatgak 6 gwz，gamcauj 3 gwz.

Goengyungh：Siu huj gaij doeg.

Cujyau yw：Ndaw caep hwngq，dungx ndat in，saej in oksiq，saejgungz in.

Yunghfap：Cienq raemx gwn roxnaeuz guh baenz mba gwn，mbat 3～5 gwz，cung raemxgoenj gwn，ngoenz 3 mbat.

6. Raemxyw dicuh

Danyw：Nyanetdeih 30 gwz，nya'gvanjdouj （golwgluengh）、gaeubenzciengz、duwjfungh gak 15 gwz.

Goengyungh：Siu huj dingz in.

Cujyau yw：Gak cungj bingh ndat in （oksiq、dwgliengz、benjdauzdij fazyenz、conghhoz in、siqsa、nyouh niuj、gezmozyenz daengj）.

Yunghfap：Cienq raemx gwn，ngoenz 3 mbat.

7. Raemxyw yiz maj iethoh cungjcez

Danyw：Cungjcezfungh 50 gwz，go'iethoh 50 gwz，gobienmax 15 gwz，yizsinghcauj （gosinghaux） 20 gwz.

Goengyungh：Siu huj gaij doeg，dingz in.

Cujyau yw：Feiyenz ae，cihgi'gvanjyenz，dwgliengz nohndat doengh gij neix.

Yunghfap：Cienq raemx gwn，ngoenz 3 mbat.

8. Raemxyw bwzdouzungh vangzbwz

Danyw：Bwzdouzungh、vangzbwz gak 30 gwz，hujcang、mbawngaih、gamcauj gak 20 gwz，vahoengz 9 gwz，go'gviq 6 gwz.

Goengyungh：Siu huj liengz lwed，siu yiemz dingz in.

Cujyau yw：Baezhangx.

Yunghfap：Dan baihgwnz dwk 1000 hauzswngh raemx cienq yw，deq raeuj le naengh swiq，mbat 30 faencung，ngoenz 2 mbat，aen singhgiz guh aen liuzcwngz ndeu.

9. Raemxyw cing daep

Danyw：Denzgihvangz ndip 60～90 gwz，godinmax （gogimcienz） ndip 50 gwz，va'gut ndoi 50～60 gwz，go'iethoh 40 gwz，raetcukvuengz 40 gwz.

Goengyungh：Siu ndat liengz lwed，siu yiemz dingz in.

Cujyau yw：Ganhyenz.

Yunghfap：Cienq raemx guh caz gwn.

10. Raemxyw yungzrin ithauh

Danyw：Rummumhmeuz 30 gwz，ciepndoksiu、rumseidiet gak 15 gwz，fouxdinh 25 gwz.

Goengyungh：Siu huj leih nyouh，yungz rin doeng nyouh.

Cujyau yw: Sainyouh dawz rin.

Yunghfap: Cienq raemx gwn, ngoenz 3 mbat.

11. Raemxyw yungzrin ngeihhauh

Danyw: Rumdaengloengz 30 gwz, gyaux sietgva soiq habliengh, cienq raemx gwn. Yw binghlah hangzgauqmou: Rumdaengloengz ndip 100 gwz, gomen (byaekmen, godaicingh) 30 gwz.

Goengyungh: Siu huj siu hwngq, siu foeg dingz in.

Cujyau yw: Hangzgauqmou.

Yunghfap: Dangzrin habliengh, cienq raemx gwn, ngoenz 3 mbat.

12. Raemxyw gaeugawq

Danyw: Gaeugawq ndip 500 gwz.

Goengyungh: Leih raemx dingz siq, ciengx mamx.

Cujyau yw: Lwgnyez oksiq.

Yunghfap: Dawz gaeugawq roenq soiq, dwk raemx 2000 hauzswngh, cienq goenj 15~20 faencung, daih nyaq deuz, oenq song aidin gonq, deq dang loq caep le cimq song ga, mbat oenqswiq 10~20 faencung, ngoenz 2~4 mbat.

13. Raemxyw faenzlenz iethoh gam gouj

Danyw: Nyafaenzlenz 10 gwz, go'iethoh 50 gwz, gamcauj 10 gwz, cazgoujcez 50 gwz.

Goengyungh: Siu huj gaij doeg.

Cujyau yw: Yw gak cungj bingh ndatin, baezfoeg gawh in.

Yunghfap: Cienq raemx gwn, ngoenz 3 mbat.

14. Raemxyw gwnhgwnh

Danyw: Banjlanzgwnh、dougwnh (gvangjdougwnh)、raghazranz gak 15 gwz.

Goengyungh: Siu huj gaij doeg, siuyiemz.

Cujyau yw: Conghhoz in、benjdauzdij fazyenz、hozgyoengj in, daegbied hab yw conghhoz sawqmwh in.

Yunghfap: Cienq raemx 2 mbat, doxgyaux le haet haemh faen gwn.

15. Raemxyw samveng

Danyw: Rag samveng 30 gwz, yizsaujgvangh (go'nyaenhhenj) 30 gwz, yizsinghcauj (gosinghaux) 15 gwz, sezgwnhcauj 15 gwz.

Goengyungh: Siu huj gaij doeg, siuyiemz baiz nong.

Cujyau yw: Bwt nonggawh.

Yunghfap: Cienq raemx gwn, ngoenz 3 mbat.

16. Raemxyw goen cenhlijgvangh

Danyw: Go'nyaenhhenj、godabdoengz gak 9 gwz, gimngaenzva、mbawngaih gaeuq gak 6 gwz, vaceu 10 naed.

Goengyungh: Siu huj gaij doeg, liengz lwed siuyiemz.

Cujyau yw: Binghgaenj gezmozyenz.

Yunghfap: Caeuq danyw baihgwnz doxgyaux, cienq raemx 2 mbat, doxgyaux le faen banngaiz banringz gvaq gwn, ngoenz 1 fuk. Caemh ndaej yungh danyw baihgwnz dwk raemx 800 hauzswngh, cienq goenj, swnh ndat raix roengz ndaw nonjhuz bae, cehda daep bakbingz, aeu fwi yw ndat daeuj roemzoenq, deq raemxyw loq raeuj le, aeu faiq siudoeg roxnaeuz baengzsa caemj swiq cehda. Ngoenz 2 mbat, mbat yaek 10 faencung.

17. Raemxyw faexgoenglauz

Danyw: Faexgoenglauz 15 gwz, golinzgaeq 15 gwz, goyexndoeng 20 gwz, mbawcibliengx 20 gwz, nanzbanjlanzgwnh 15 gwz.

Goengyungh: Siu huj gaij doeg, leih caep doiq henj.

Cujyau yw: Binghgaenj vangzdanj ganhyenz

Yunghfap: Goenraemx gwn, ngoenz 3 mbat.

18. Raemxyw goenglauz begboiq biz ganh

Danyw: Begboiq 2 ciengwz, ganj faexgoenglauz 2.5 ciengwz, mbaw bizbaz (cawz bwn) 1.5 ciengwz, gamcauj 750 gwz, gya raemx 20 ciengwz, cienq daengz 10 ciengwz, daih gvaq, dwk habliengh dangzhenj le cienq goenj dawz ok, langh caep le caeux roengz ndaw bingz seuq bae bwhyungh.

Goengyungh: Siu huj gaij doeg, soeng bwt, dingz ae.

Cujyau yw: Feiyenz, cihgi'gvanjyenz, ae, ae bak ngoenz.

Yunghfap: Mbat 10 ～ 20 hauzswngh (lwgnyez habliengh gemjnoix), ngoenz 2 mbat.

19. Raemxyw golinzgaeq gamjmauq

Danyw: Golinzgaeq 30 gwz, fangzfungh、ginghgaiq gak 10 gwz, godaihcing (gomen, byaekmen) 15 gwz.

Goengyungh: Siu huj gaij doeg, suhfungh seuq bwt.

Cujyau yw: Dwgliengz gamjmauq.

Yunghfap: Cienq raemx gwn, ngoenz 3 mbat.

20. Raemxyw ginh sanh maj cauj

Danyw: Ginhgojlanj 6 gwz, sanhdouqgwnh 3 gwz, gobienmax 15 gwz, gamcauj 6 gwz.

Goengyungh: Siu huj gaij doeg, leih conghhoz.

Cujyau yw: Gizsingq yenhhouzyenz, benjdauzdij fazyenz, nohheuj in.

Yunghfap: Cienq raemx gwn, ngoenz 3 mbat.

21. Raemxyw hojdanmuj

Danyw: Hojdanmuj 100 gwz, rag byaekroemoen 200 gwz.

Goengyungh: Siu huj, liengz lwed, dingz lwed.

Cujyau yw: Okhaex doek lwed.

Yunghfap: Raemxsaw 6 vanj, cienq baenz vanj buenq, guh 2 mbat gwn.

22. Raemxyw makyid gamjmauq

Danyw: Makyid 20 aen, rag laekcaengh 30 gwz, vagimngaenz 30 gwz, lenzgyau 30 gwz.

Goengyungh: Siu huj gaij doeg, siuhyenz dingz in.

Cujyau yw: Nohndat, conghhoz in.

Yunghfap: Cienq raemx gwn, ngoenz 2 mbat.

23. Raemxyw lwggazbyaj gamjmauq

Danyw: Lwggazbyaj 3 gwz, yokhanzlenz 3 gwz, gogoeg 3 gwz.

Goengyungh: Siu bwt ndat, leih conghhoz.

Cujyau yw: Cihgi'gvanjyenz, ae, conghhoz gawh in, hangzgauq in.

Yunghfap: Aeu raemxgoenj cung cimq, dwk dangzrin diuz feih, mbouj goeb fa, deq lwggazbyaj cimq unq le cix ndaej, guh caz gwn.

24. Raemxyw rag hazranz

Danyw: Rag hazranz 30 gwz, godaezmax 20 gwz, godinmax 30 gwz, daihvuengz 6 gwz, gamcauj 10 gwz, sizdiuqlanz 10 gwz.

Goengyungh: Siu huj gaij doeg, leih nyouh siu gawh.

Cujyau yw: Gizsing sinyenz.

Yunghfap: Cienq raemx gwn, ngoenz 3 mbat.

25. Raemxyw yi bwz dwngh muz sincaz

Danyw: Mumh haeuxmaex 10 gwz, rag hazranz 15 gwz, muzdungh 6 gwz, daengcauj 10 gwz, gomumhmeuz 15 gwz.

Goengyungh: Siu huj leih caep, leih nyouh siu foeg.

Cujyau yw: Gizsing sinyenz.

Yunghfap: Cienq raemx gwn, ngoenz 3 mbat.

26. Raemxyw riengfung yinz muz ceh dungh

Danyw: Rumriengfung 15 gwz, vagimngaenz 20 gwz, muzdungh 6 gwz, godabdoengz 10 gwz, godaezmax 15 gwz.

Goengyungh: Siu huj gaij doeg, doeng nyouh.

Cujyau yw: Nyouh lai, nyouh gaenj, nyouh niuj, gietrin.

Yunghfap: Cienq raemx gwn, ngoenz 3 mbat.

Cieng Daihhaj   Danyw Laemx Dub Deng Sieng Fungheiq

Yw laemx dub deng sieng fungheiq miz doeng sailwed、siu lweddai gij yunghcawq neix、hab aeu ma yw lwed byaij mbouj rengz、lwed cwk saekgaz doenghgij bingh neix、lumj laemx dub deng sieng、ndok raek、naengnoh oklwed、lwed cwk gawh in、aek buenzleq in、niuj sieng in dot、binghnaiq gveiyangz、feiz raemx log sieng、fungheiq singq gvanhcezyenz、fungheiq mazin doengh gij bingh neix. Ciengz yungh danyw lumj lajneix.

1. Danyw hanq ngoz dungh gyangh

Danyw：Gomijrek ndip、gomoeggyej （go'nyaebnyi/go'nyaebnyaez）、mbaw dunghcingh ndip、hing ndip gak habliengh.

Goengyungh：Sanq cwk siu foeg.

Cujyau yw：Gvanhcez niuj sieng，lwed cwk in'dot.

Yunghfap：Aeu gij yw gwnz neix caez dub yungz，dwk laeujbieg habliengh gyaux yinz oep giz sieng giz in.

2. Danyw boz guz

Danyw：Mbaw ciepndokhung、mbaw ciepndokiq、mbaw swzlanz、mbaw cijcwz、mbaw ginzdai、douqguzsiuhndip gak 50 gwz.

Goengyungh：Doeng lwed siu cwk，siu gawh dingz in，ciep ndok.

Cujyau yw：Laemx dub deng sieng，ndok raek，lwedcwk foeg in.

Yunghfap：Gij yw gwnz neix caez dub yungz，aeu laeuj ceuj ndat oep giz sieng，ndok raek yaek coih cingq ndei，aeu benj gap dingh le，menh oep yw，ngoenz vuenh yw 1 mbat.

3. Danyw giujlij doulu bozguz

Danyw：Mbaw giujlijyangh 250 gwz，douguzsiuh 500 gwz，go va'gut henz roen 500 gwz，mbaw gociepndokhung 500 gwz.

Goengyungh：Sanq cwk，siu gawh，dingz in.

Cujyau yw：Laemx dub deng sieng，gvanhcez niuj sieng，cwk lwed foeg in.

Yunghfap：Aeu 75% ciujcingh roxnaeuz mijsanghciuj cimq dumx gij yw，15 ngoenz le ndaej yungh. Cat giz sieng baihrog.

4. Danyw foeg gorungz mbaw hung mbaw iq dousiuh

Danyw：Gociepndokhung ndip、gociepndokiq ndip、ragsei faexrungz roxnaeuz mbaw、douguzsiuh、cungjsiuh gak habliengh.

Goengyungh：Ciep ndok，siu gawh，dingz in.

Cujyau yw: Gvanhcez niuj sieng, lwed cwk gawh in.

Yunghfap: Dawz gij yw gwnz neix dub yungz, ceuj laeuj oep ndat giz sieng.

5. Danyw giujdin in

Danyw: Raglingzsien 60 gwz, moizoepndaem、gosipraemx gak 30 gwz, mbaw ngaih、duzhoz、gyanghhoz gak 20 gwz, vahoengz 15 gwz.

Goengyungh: Siu fung cawz caep, doeng lwed dingz in.

Cujyau yw: Giujdin in.

Yunghfap: Cienq raemx cimq din.

6. Danyw genhcouhyenz

Danyw: Conhvuh、caujvuh、canghnauj gak 90 gwz.

Goengyungh: Cawz fungheiq, dingz in.

Cujyau yw: Genhcouhyenz.

Yunghfap: Caez nienj mba, caeux bingz bwhyungh. Yawj mwnq in hung'iq aeu mbayw habliengh, gyaux meiqgeq roxnaeuz meiqgwn baenz cuk, oep yinz giz naenx in de, na 0.5 lizmij, rog duk baengzsa, lij aeu daehraemxndat oep 30 faencung. Ngoenz 1 mbat, dingzlai 3 mbat cix raen lai ndei lo.

7. Danyw gohihciem

Danyw: Gohihciem 30 gwz, naeng haijdungz 20 gwz, gaeu govagimngaenz 30 gwz.

Goengyungh: Siu fung cawz caep, doeng meg dingz in.

Cujyau yw: Leifunghcizsing gvanhcezyenz.

Yunghfap: Cienq raemx gwn, ngoenz 1 fuk.

8. Danyw ndokhangx in

Danyw: Baihdoh、caujgoj、gofunghlwed gak 450 gwz.

Goengyungh: Siu fung cawz caep, doeng meg dingz in.

Cujyau yw: Ndokhangx in.

Yunghfap: Dwk laeujhaeux 750 gwz, cimq 7 ngoenz le, ngoenz faen haet haemh habliengh gwn.

9. Danyw swveih fungheiq

Danyw: Civujgyah 25 gwz, raglingzsien 15 gwz.

Goengyungh: Doeng heiq doeng lwed, soeng nyinz doeng meg.

Cujyau yw: Fungheiqsingq dem leifungheiqsingq ndok in.

Yunghfap: Laeujhenj goen gwn, ngoenz 1 fuk, ngoenz 2 mbat.

10. Raemxyw lungz yingh

Danyw: Ganj mbaw yiuhmboujcoemj、mbaw yoeklungzcenz vahoengz、mbaw caujgaeq (caujyiuhgyaj)、bazsanhhuj gak 50 gwz.

Goengyungh: Siu fung cawz caep, doeng lwed dingz in.

Cujyau yw: Fungheiq ndok in.

Yunghfap: Cienq raemx swiq giz in.

11. Raemxyw (laeuj) maexlaeulej

Danyw: Naeng ganj maexlaeulej 500 gwz, roenq limq cimq laeuj 2500 gwz, 10 ngoenz le daih gvaq cix ndaej laeuj maexlaeulej.

Goengyungh: Siu fung cawz caep, siu gawh dingz in.

Gujyau gw: Fungheiqsingq hwet ga in, gvanhcezyenz gawh in, miz lwgnyez le fungheiq ndok in, hwet naet hwet in.

Yunghfap: Ngoenz 3 mbat, mbat gwn 15~30 hauzswngh, lij aeu laeujyw cat giz in.

12. Raemxyw gaeumong duhdoem duhhau (duhgaeujhau) caujgaeq

Danyw: Gaeumong ndip 300 gwz, duhdoem 60 gwz, duhhau (duhgaeujhau) 120 gwz, gizlungzmou 300 gwz, caujgaeq 10 gaiq, makcauj 10 aen, naeng makgam 5 gwz. Gaeumong ndip swiq seuq cawz naeng roenq gip; duhdoem lienz i swiq seuq; gizlungzmou ga'gaeq cung raemx swiq bwhyungh. Aen aen vaxbou sang dwk raemxsaw habliengh (riengz bouxgwn de dwk) cienq goenj, dwk doxgaiq roengzbae (naeng makgam swnh raemxcaep dwk), aeu feizrwnh aeuq daihgaiq 2.5 diemj cung. Dwk gyu diuz feih le cix ndaej gwn.

Goengyungh: Soeng nyinz doeng meg.

Cujyau yw: Ga unqnaiq mbouj miz rengz.

Yunghfap: Ngoenz gwn 2～3 mbat, mbat gwn 2 vanj raemxyw. Duhdoem ndokmou、caujgaeq ndaej gwn cix caenhliengh gwn. Aeu 5 ngoenz guh aen liuzcwngz ndeu. Mbat ndeu le raen haemq ndei, yawj gijbingh naek mbaeu, cix laebdaeb gwn.

13. Danyw yw ndoknyinz cou in

Danyw: Gaeucukdwngx、gobidhaeu、doucijgyangh gak 15 gwz.

Goengyungh: Soeng nyinz doeng meg, doeng lwed cawz fungheiq.

Cujyau yw: Ga naetnaiq mbouj miz rengz.

Yunghfap: Dwk raemxsaw 5 vanj, cienq baenz 1 vanj. Roxnaeuz dwk nyinz ga'mou、ga'mou caez cienq gwn.

14. Laeuj gogaeurenz

Danyw: Gogaeurenz 60 gwz, gohazsien 15 gwz, conhbisenj 15 gwz, gofwngzmaxlauz 60 gwz, guthwetma 30 gwz, swnghdiq hung 30 gwz, ndangdanghgveih hung 30 gwz, haeuxroeg (haeuxlidlu) 30 gwz, bwzsu 15 gwz, vangzgiz 15 gwz, yiuz 15 gwz, goujgij 15 gwz, sanhyizyuz 15 gwz, bwzsauz 15 gwz, moeggva 15 gwz, vahoengz 15 gwz, baihdoh 15 gwz, conhcuzduenq 15 gwz, goseigyau 15 gwz. Dawz gij baihgwnz neix roenq baenz gip, caeux roengz daehbaengzsei, cimq laeujhenj 500 gwz, bak bingzguenq fung ndaet, gek raemx cawj ndat 30 faencung le, dingh cuengq geij ngoenz, laeujyw cix guh baenz lo.

Goengyungh: Bouj daep mak, ik heiqlwed, cawz fungheiq, soeng gingmeg.

Cujyau yw: Daepmak mbouj cuk, mamx haw lwed nyieg, seiqguengq gap miz fungheiq mazmwd, in'dot, hwet ga unqnaiq, ndang naiq ndang naek doengh gij neix.

Yunghfap: Yawj bouxvunz ndaej gwn geijlai laeuj, ngoenz gwn saek song cenj iq, mbouj ndaej gwn lai. Gij nyaqyw ndaej ei baihgwnz bae guh dauq cimq mbat ndeu.

Saeh yaek haeujsim: Gohazsien mizdi doeg, hab haeujsim yawj yungh lainoix.

15. Laeuj haijmaj go'gaeucah

Danyw: Haijmaj、go'ngaeucah、duzndwen、danghgveih、conhyungh、dienzcaet、swyenz doengz、gyaeqdaekmax、swjcauj、gofwngzmaxlauz、goietnyinz、haijfunghdwngz gak 10 gwz, gaeulwedgaeq 30 gwz, gocijcwz、hing ndip gak 90 gwz, ciconh、caujvuh gak 8 gwz. Gij yw gwnz neix aeu 60 doh laeujbieg 2500 gwz cimq aen singhgiz ndeu.

Goengyungh: Cawz fung sanq nit, doeng heiq cawz caep, doeng ging doeng meg dingz in.

Cujyau yw: Ndokhangx in.

Yunghfap: Mbat gwn 15 hauzswngh, ngoenz gwn 2 mbat.

16. Danyw ciep ndok

Danyw: Mbaw cijcwz、duhdoemcwx、mbaw lenzcaetmbaw、douqguzsiuh gak habliengh, gaeqlwg 1 duz (roxnaeuz baeu 3 duz).

Goengyungh: Swnj nyinz ciep ndok, siu gawh dingz in.

Cujyau yw: Ndok raek.

Yunghfap: Dawz gij yw baihgwnz caeuq gaeqlwg doengzcaez dub yungz, dwk laeujhaeux get gyaux yinz oep giz sieng (ndok raek sien coih cingq gonq, aeu benj gap dingh, liux le menh oep yw), ngoenz vuenh yw 1 mbat.

17. Danyw roek go ywndip

Danyw: Gomoeggyej (go'nyaebnyi/go'nyaebnyaez) ndip、soemjmeiqhoengz ndip、gyaeuj coenggemq ndip、mbaw dunghcingh ndip、gomijrek ndip、mbaw swzlanz ndip gak 50 gwz.

Goengyungh: Doeng lwed siu cwk, siu gawh dingz in.

Cujyau yw: Laemx dub deng sieng, lwed cwk gawh in, gvanhcez niuj sieng.

Yunghfap: Doengzcaez dub yungz, aeu laeuj ceuj ndat oep mwnq sieng, ngoenz vuenh yw 1 mbat.

18. Danyw dasiuj ngozcucaujfangh

Danyw: Gogyakhung ndip、gogyakiq ndip、gomoeggyej ndip、go soemjmeiq ndip gak habliengh.

Goengyungh: Sanq cwk siu gawh dingz in.

Cujyau yw: Laemx dub deng sieng, niuj sieng.

Yunghfap: Caez dub yungz, dwk habliengh 65% ciujcingh roxnaeuz mijsanghciuj gyaux yinz, oep rog sieng.

19. Raemxyw dilingz diuhbang

Danyw: Gaeugaeujcaengz 20 gwz, gaeusammbaw 50 gwz, yangh'ainaz 50 gwz, hungzyizyenj 20 gwz diuhliujbang 25 gwz.

Goengyungh: Siu fung cawz caep.

Cujyau yw: Fungheiqsingq gvanhcezyenz, leifunghcizsing gvanhcezyenz, hwet ga in.

Yunghfap: Cienq raemx gwn, ngoenz 3 mbat; roxnaeuz cimq laeuj gwn, mbat 10~20 hauzswngh.

20. Raemxyw vujdwngz cenhginh

Danyw: Gaeulwedgaeq 15 gwz, goragdingh (godaemxcae) 20 gwz, gaeuhohdu mbaw saeq 15 gwz, gaeugiujlungz 12 gwz, gaeuseigyau 12 gwz, gaeu gogangjlungz 12 gwz, gamcauj 9 gwz.

Goengyungh: Doeng lwed siu gawh, cawz fungheiq.

Cujyau yw: Hwet ga in, hwet geng, funghcizsing gvanhcezyenz.

Yunghfap: Cienq raemx gwn, ngoenz 3 mbat.

21. Raemxyw cijyeznizvahcauj

Danyw: Cijyeznizvahcauj ndip 50 gwz, liujdiuhcuz 25 gwz, diuhliujbang 20 gwz.

Goengyungh: Soeng nyinz doeng meg, cawz fung dingz in.

Cujyau yw: Ndokhangx in, funghcizsing gvanhcezyenz.

Yunghfap: Cienq raemx gwn, ngoenz 3 mbat.

22. Raemxyw majyinghdanh

Danyw: Rag majyinghdanh 50~100 gwz, ndokmou 500 gwz.

Goengyungh: Siu fung cawz caep, genq ndok nyinz.

Cujyau yw: Funghcizsing gvanhcezyenz, ndangnoh fungheiq in'dot.

Yunghfap: Aeu gij yw gwnz neix caeuq ndokmou aeuq 1 diemjcung, ngoenz 2 mbat, lienzdaemh gwn 7 ngoenz.

23. Raemxyw godongzhaeu

Danyw: Rag godongzhaeu 50 gwz, nohmoubiz 100 gwz.

Goengyungh: Siu fung cawz caep.

Cujyau yw: Funghcizsing gvanhcezyenz.

Yunghfap: Aeu gij yw gwnz neix caeuq nohmoubiz caez cawj 1 diemjcung, ngoenz 3 mbat, lienzdaemh gwn 7 ngoenz.

Cieng Daihroek　Danyw Cawz Caep

Famzdwg gij yw ndaej siucawz caeprwix de, cungj heuh guh yw cawzcaep. Yawj caepdoeg youq gizlawz dem gij yunghcawq yw mbouj doengz, faen miz ywvaqcaep homrang、ywiemqcaep leihraemx song cungj.

Ywvaqcaep homrang, dingzlai gij heiq homrang, loq hwngqhuj, ndaej siucawz mamxdungx caepdoeg, dingzlai aeu daeuj yw mamxdungx caep gyaeng、dungxraeng doenghgij bingh neix.

Ywiemqcaep leihraemx, dingzlai feih cwt heiq bingz, dwg doxgaiq cwtiemq leihcaep, hab aeu daeuj yw caepraemx dingzcwk ndaw ndang, roxnaeuz caepraemx caeuq ndathwngq doxgyonj, roxnaeuz caepraemx caeuq nit doxgyaux le miz lai cungj bingh de. Ciengz yungh danyw lumj lajneix.

1. Raemxyw hozyangh riengfung

Danyw: Hozyangh 10 gwz, fazbanqyaq 10 gwz, beilanz 10 gwz, davangz 6 gwz, godaezmax 10 gwz, canghsuz 10 gwz, rumriengfungh 50 gwz.

Goengyungh: Homrang cawz caep, cawz ndat leih caep.

Cujyau yw: Gizsing cangzveiyenz.

Yunghfap: Cienq raemx gwn, ngoenz 3 mbat.

2. Raemxyw siudungx dungxraeng

Danyw: Sanhcah 15 gwz, sinzgiz 15 gwz, i'dawgaeq 10 gwz, ceh lauxbaeg 10 gwz, fazbuenqyaq 10 gwz, houbuj 10 gwz, naeng makgam 6 gwz, makdoengj oiq hawq 10 gwz, bazbusiuh 10 gwz.

Goengyungh: Siudungx doeng cwk, diuzhoz dungxsaej.

Cujyau yw: Gizsing cangzveiyenz, famhdungx rem in.

Yunghfap: Cienq raemx gwn, ngoenz 3 mbat.

3. Raemxyw siu imq

Danyw: Youzcaiqcwx 20 gwz, byaekiemjsae 30 gwz, hujcangq 10 gwz, sanhcah 15 gwz, sinzgiz 15 gwz, muzyangh 6 gwz, houbuj 10 gwz, makdoengj hawq 10 gwz, nyadameuz 30 gwz.

Goengyungh: Siu ndat leih caep, siudungx doeng cwk.

Cujyau yw: Gizsing cangzveiqyenz, vanjfuz imqrim in.

Yunghfap: Cienq raemx gwn, ngoenz 3 mbat.

4. Raemxyw laujginhdanh

Danyw: Hujcang 10 gwz, laujginhdanh 6 gwz, lwgbaegbya 10 gwz, godinmax （gogimcienz）20 gwz，godaezmax 15 gwz.

Goengyungh：Siu ndat leih caep，leih nyouh siu gawh.

Cujyau yw：Gizsing sinyenz，foegfouz.

Yunghfap：Cienq raemx gwn，ngoenz 3 mbat.

5. Raemxyw hazranz ginhsin lailoj

Danyw：Raghazranz 30 gwz，godaezmax 20 gwz，godinmax （gogimcienz）30 gwz，daihvuengz 6 gwz，gamcauj ndip 10 gwz，sizdiuqlanz 10 gwz，mumh haeuxmaex 15 gwz，gomumhmeuz 20 gwz，golailoj 20 gwz.

Goengyungh：Siu ndat gaij doeg，leih nyouh siu gawh.

Cujyau yw：Gizsing sinyenz，foegfouz，vangzdanjhingz ganhyenz.

Yunghfap：Cienq raemx gwn，ngoenz 3 mbat.

Cieng Daihcaet   Danyw Yw Cawznit

Yw cawznit cix dwg yw raeuj ndaw, haeuj gij yw raeuj roxnaeuz ndat de, miz gij yunghcawq raeuj ndaw sanq nit dem raeuj mak hoiz yiengz, hab aeu daeuj yw bingh ndaw nit. Yw cawznit haeuj gij yw mengxyak, ndaej sieng raemxyaem, geih yungh daeuj yw binghndat roxnaeuz yaemhaw, ndigah famzdwg boux caen ndat gyaj nit roxnaeuz yaem haw yiengz hoengh de geih yungh. Ciengz yungh danyw lumj lajneix.

1. Raemxyw raeuj dungx

Danyw: Ginghndoengz 9 gwz, cidmou 9 gwz, haijbiuhsiuh 10 gwz.

Goengyungh: Raeuj ndaw sanq nit.

Cujyau yw: Dungx liengz dungx in wijsoemj.

Yunghfap: Nienj mba, mbat 2 gwz, ngoenz 3 mbat, aeu raemxgoenj soengq gwn.

2. Raemxyw raeuj ndaw

Danyw: Hozceu 10 gwz, duhheu (ceuj) 10 gwz, cazbou 20 gwz.

Goengyungh: Raeuj ndaw sanq nit.

Cujyau yw: Dungx liengz, rueg, oksiq.

Yunghfap: Nienj mba, mbat 6 gwz, raemxgoenj soengq gwn, ngoenz 2 mbat.

3. Raemxyw hozceu duhheu dungxmou

Danyw: Hozceu 15 gwz, dungxmou 1 aen, duhheu 10 gwz.

Goengyungh: Raeuj ndaw cawz nit.

Cujyau yw: Dungx liengz in, myaizsaw conh.

Yunghfap: Dawz mba hozceu dwk haeuj ndaw dungxmou bae, rieng gyaeuj aeu cag cug maenh, aeuq dang, ngoenz gwn 3 mbat.

4. Raemxyw cazlad hingndip sinh cauj

Danyw: Cazlad 6 gwz, hingndip 15 gwz, dangjsinh 12 gwz, makcauj 5 aen.

Goengyungh: Raeuj ndaw sanq nit, roengz heiq, dingz in.

Cujyau yw: Nit haw dungx in, ndoksej in, dungxraeng.

Yunghfap: Cienq raemx gwn, ngoenz 3 mbat.

Cieng Daihbet   Danyw Siqroengz

Gij yw caenh ndaej hawj dungxsiq roxnaeuz raeuzleih dungxsaej, coicaenh baiz haex, cix ndaej heuhguh ywsiqroengz.

Ywsiqroengz hab yungh youq binghsaedndaw, dingzlai yunghcawq youq lajneix sam diemj: ① Siucawzndaw saej gij haexhawq gvaq hwnz dem gizyawz doxgaiq miz haih riengz haex baiz okdaeuj; ②cawz ndat siu huj, hawj gij ndathuj deng saek youq ndaw dungxsaej de riengz haexnyouh baiz okdaeuj; ③swnh raemx siu foeg, hawj caepraemx miz roen ok, yienghneix foegfouz dingz gwn cix ndaej siucawz.

Ywsiqroengz gij yunghcawq de mbouj doengz, dingzlai faen miz yw'goengroengz、 ywyinhroengz、 yw doenglaj swnhraemx sam cungj. Ciengz yungh danyw lumj lajneix.

1. Raemxyw mazgingq yinhroengz

Danyw: Lwgrazbag cawz byak 15 gwz, makgingq（makbaeng）diemz 9 gwz, daihvuengz 6 gwz, makdoengj oiq hawq 6 gwz, houbuj 3 gwz, bwzsauz 9 gwz.

Goengyungh: Yinh roengz.

Cujyau yw: Haexgyaeng deih, saej huj haexgyaeng, vunzlaux ndang nyieg, miz lwgnyez le haexgyaeng.

Yunghfap: Cienq raemx roxnaeuz guh yienz gwn, ngoenz 2 mbat.

2. Raemxyw genhmaz doeng haex

Danyw: Ceh gaeubiux 8 gwz, ceh sijsu 20 gwz, ceh makdauz 6 gwz, lwgrazbag cawz byak 12 gwz.

Goengyungh: Siu ndat doeng haex.

Cujyau yw: Dungxsaej ndatcaep cwkgaz, haexgyaeng.

Yunghfap: Cienq raemx gwn, ngoenz 3 mbat.

3. Raemxyw sanghcwz dusin

Danyw: Lwgbaegbya 6 gwz, swzseq 3 gwz, duqcungq 3 gwz, gomumhmeuz 15 gwz.

Goengyungh: Doeng laj coi raemx.

Cujyau yw: Binghhyaenj、 binghnaiq makin foegfouz.

Yunghfap: Cienq raemx gwn, ngoenz 3 mbat, iek dungx gwn.

Haeujsim: Diuz dan neix gij doeg loq daih, yaek gwn aeu haeujsim.

4. Raemxyw fanhse

Danyw: Mbaw fanhse 9 gwz.

Goengyungh: Gung roengz.

Cujyau yw: Ndat cwk haex ndangj, dungx mbouj siu, aekdungx cengqrim, dungxbongq doenghgij bingh neix.

Yunghfap: Aeu raemxgoenj cimq guh caz gwn.

Haeujsim: Bouxhawnyieg、mehmbwk miz ndang dem dawzsaeg、miz lwgnyez le mwh bwnq cij geih yungh. Boux baenz baezhangx caemh mbouj hab gwn. Cienq raemx gwn hab raemxgoenj le cij dwk roengzbae, goen nanz cix mbouj miz yungh.

5. Raemxyw canghliuj coi raemx

Danyw: Canghliujdouz (gohingcuk) 15 gwz, yiuhmboujdouh 9 gwz, rag hazranz 15 gwz, mumh haeuxfiengj 15 gwz, go'byaekmengh (cwxlwgmanh) 9 gwz, godaezmax 9 gwz.

Goengyungh: Doeng laj coi raemx, leih raemx siu foeg, cawz doeg, dingz humz doengh gij neix.

Cujyau yw: Gizsing sinyenz foegfouz, nyouhniuj. Rogyungh cienq raemx swiq giz humz yw sinzmazsinj.

Yunghfap: Cienq raemx gwn, ngoenz 3 mbat.

Cieng Daihgouj Danyw Cawz Myaiz Dingz Ae Dingh Ae'ngab

Famzdwg gij yw ndaej cawz myaiz, dingz ae, gemjmbaeu roxnaeuz siucawz ae, ae'ngab, cungj heuhguh cawz myaiz dingz ae dingh ae'ngab. Hab aeu ma yw ae, myaiz lai, ae'ngab caeuq bwtdaep gij bingh neix. Yw cawz myaiz dingzae dingh ae'ngab faen miz yw dingz ae dingh ae'ngab, yw cinghvaq myaizhuj, yw raeuj siu myaizcaep sam cungj. Ciengz yungh danyw lumj lajneix.

1. Raemxyw swjyiz

Danyw: Cazdeih 50 gwz, yizsinghcauj (gosinghaux) 50 gwz.

Goengyungh: Dingz ae siu myaiz, siu ndat cawz nong.

Cujyau yw: Baezbwt.

Yunghfap: Cienq raemx gwn, ngoenz 3 mbat.

2. Raemxyw conhbei rag hazranz bizbaz

Danyw: Mbaw bizbaz 15 gwz, va'gut 9 gwz, makgingq 9 gwz, conhbei 9 gwz, swnghdi 12 gwz, rag hazranz 24 gwz, gamcauj 45 gwz.

Goengyungh: Siu myaiz dingz ae dingh ae'ngab, rwnh dungx dingz rueg.

Cujyau yw: Bwt hwngq ae, heiq baeg, dungx goenj yaek rueg, dungx raeng cengqrim.

Yunghfap: Cienq raemx gwn, ngoenz 3 mbat.

3. Raemxyw diemz mbaw linxlungz sam cungj mak

Danyw: Mbaw linxlungz 30 gwz, sezliz 1 aen, bingzgoj 1 aen, lozhangoj 1 aen, makgingq (makbaeng) namz 10 gwz, makgingq baek 10 gwz, lauxbaegnding 1 aen.

Goengyungh: Seuq bwt leih conghhoz, cawz myaiz dingz ae.

Cujyau yw: Dwgliengz, gamjmauq le ae, yungh hoz lai le conghhoz hojyouq, cit ien, gwn laeuj lai le ae myaiz lai.

Yunghfap: Mbaw linxlungz caeuq lozhanqgoj swiq seuq bwhyungh; lauxbaegnding swiq seuq roenq gaiq; sezliz caeuq bingzgoj aeu raemx dwk mbaeq rog naeng, aeu gyu haeujsim catswiq, menh aeu raemx swiq seuq, aen roenq 4 limq, cawz sim; makgingq namz, makgingq baek aeu raemxndat cimq 15 faencung, cawz naeng deq yungh. Dawz gij doxgaiq haemzbaengzlaengz dwk roengz ndaw guvax bae, dwk 6 vanj raemx cawj goenj, aeu feizrwnh aeuq 40 faencung le cix ndaej gwn.

4. Raemxyw dahaij canzduiyinj

Danyw: Gogoeg 3 gwz, bangqdaqhaij 9 gwz, naengbok duzbid 3 gwz, gamcauj 6 gwz, dangzrin 5 gwz.

Goengyungh: Yinh bwt dingz ae, hai sing, siu huj.

Cujyau yw: Singqgaenj yenhhouzyenz, singqgaenj gi'gvanjyenz, sing hep doengh gij neix.

Yunghfap: Cienq raemx gwn, ngoenz 3 mbat.

5. Raemxyw hungzbwz dwnghdaiz

Danyw: Hungzbwzgaij 50 gwz, bwzhujcauj 30 gwz, naengfaex dwnghdaiz 10 gwz.

Goengyungh: Cawz myaiz dingz ae dingh ae'ngab.

Cujyau yw: Conghhoz in, ae, ae'ngab.

Yunghfap: Cienq raemx gwn, ngoenz 3 mbat.

6. Danyw giz ginh ndaw sieng rueg lwed

Danyw: Nyabaehgeuj 50 gwz, gimmboujvuenh mbaw hung 25 gwz, go'gyaemq 25 gwz.

Goengyungh: Siu ndat liengz lwed, yinh bwt dingz ae.

Cujyau yw: Ndaw sieng rueg lwed.

Yunghfap: Cienq raemx gwn, ngoenz 3 mbat.

7. Raemxyw cienngoenz vahoengz

Danyw: Cienngoenz vahoengz 5 gwz, laeujhenj di ndeu.

Goengyungh: Siu ndat, liengz daep, dingz ae.

Cujyau yw: Ae bak ngoenz, oksiq doengh gij neix.

Yunghfap: Dawz cienngoenz vahoengz cienq raemx aeu raemxyw, gyaux laeujhenj le cix ndaej, ngoenz 1 fuk, guh 2 mbat gwn.

8. Danyw concenzcauj siu bwt huj

Danyw: Concenzcauj 15 gwz, mbaw byaeksawz hawq 1 gwz.

Goengyungh: Seuq bwt dingz ae.

Cujyau yw: Bwt huj ae.

Yunghfap: Cienq raemx gwn, ngoenz 3 mbat.

9. Raemxyw conhbei begboiq

Danyw: Begboiq 9 gwz, bwzcenz 6 gwz, swjyen 9 gwz, conhbei 6 gwz, sahsinh 9 gwz, naeng makgam 45 gwz, gamcauj 45 gwz.

Goengyungh: Cawz myaiz, dingz ae, dingh ae'ngab.

Cujyau yw: Feigezhwz ae, ae bak ngoenz, dwgliengz ae, ae'ngab doengh gij neix.

Yunghfap: Cienq raemx gwn, ngoenz 3 mbat.

10. Raemxyw daezmax begboiq

Danyw: Begboiq 3 gwz, conhbei 3 gwz, sahsinh 3 gwz, bwzcenz 3 gwz, godaezmax 5 gwz.

Goeng'yungh: Dingz ae dingh ae'ngab.

Cujyau yw: Lwgnyez ae ae'ngab, ae bak ngoenz.

Yunghfap: Cienq raemx （dwk raemx 400 hauzswngh） cienq gwd daengz 200 hauzswngh, ngoenz 3 mbat, mbat gwn 5~10 hauzswngh.

11. Raemxyw dahaij cingjfouxmaenq

Danyw: Dahaijswj 2 naed, cingjfouxmaenq 45 gwz, boqoh 2 gwz.

Goengyungh: Siu bwt huj, hai bwtheiq, yinh hwngq.

Cujyau yw: Bwt huj hozhep, conghhoz in.

Yunghfap: Gij yw baihgwnz neix gyaux yinz, gwn liengz, caemh ndaej aeuq raeuj le gwn, ngoenz 3 mbat.

12. Raemxyw vujyez

Danyw: Raemx lwgcid、raemx makleiz、raemx luzgwnh ndip、raemx gyazcij、raemx ngaeux gak habliengh.

Goengyungh: Siu huj, liengz lwed, gaij doeg, doeng haex, cawz myaiz.

Cujyau yw: Dungxsaej huj dungxbwt huj myaiz noix, bak nyan hoz hawq.

Yunghfap: Gij yw baihgwnz gyaux yinz, gwn liengz, caemh ndaej aeuq raeuj le gwn, ngoenz 3 mbat.

13. Raemxyw buenqhah fuklingz hing

Danyw: Ciqbuenqhah 9 gwz, fuklingz 9 gwz, hing ndip 15 gwz.

Goengyungh: Cawz myaiz dingz ae, dingz rueg.

Cujyau yw: Dungx raeng gaenj, rueg, aek ndaet, myaiz niu.

Yunghfap: Cienq raemx, guh 2 mbat gwn raeuj.

Cieng Daihcib   Danyw Ywdiuzheiq

Famzdwg gij yw miz doeng heiq、gaij heiq、siu heiq gij yungh neix，ndaej doeng heiq、siu heiq、yw heiq cwk、heiq saek、heiq wij doenghgij bingh neix，heuhguh ywdiuzheiq.

Ywdiuzheiq hab aeu daeuj yw dungxbwt heiq cwk、dungx rim dungx raeng、daep huj cwksaek、aek ndaet rem in、raembouz、mehmbwk dawzsaeg luenh、heiqbwt cwksaek、ae'baeg doenghgij bingh neix

Ywdiuzheiq dingzlai cungj homrang manh raeuj，miz doeng heiq、gaij cwk、dingz in、ciengx mamx、dingz rueg、dingz siq、dingz ae'ngab、dingz wij gij yungh neix. Hoeng ywdiuzheiq haengj gwn raemxyaem caeuq yenzgi，yienghneix，bouxbingh yaem haw、heiq haw mbouj hab gwn lai. Ciengz yungh gij danyw lumj lajneix.

1. Raemxyw makien

Danyw：Makien（fuzsouj，makfaedcouj，makfuzsouj）10 gwz，naeng makdoengj oiq hawq 9 gwz，conhmakrenh 6 gwz.

Goengyungh：Doeng daep diuzheiq，rwnh dungx siu myaiz.

Cujyau yw：Dungx daep mbouj huz、dungxbwt heiq cwk le buenzleq in、dungx in.

Yunghfap：Cienq raemx gwn，ngoenz 3 mbat.

2. Raemxyw meizgveiq maenzbya

Danyw：Vameizgveiq 6～10 gwz，cidmou 9 gwz，sauzyoz 12 gwz，gaeumaenzbya 15 gwz.

Goengyungh：Doeng daep dingz in，diuz heiq，souliemx dingz siq.

Cujyau yw：Daep cwk sej in，dungx in，sinzgingh gvanhnwngzcwng，binghhnaiq dungxin，binghhnaiq ganhyenz.

Yunghfap：Cienq raemx gwn，ngoenz 3 mbat.

3. Raemxyw song naeng song ngveih siujveiz

Danyw：Ceh maknganx 9 gwz，ceh makgam 9 gwz，byaekhom'iq 45 gwz，naeng makdoengj oiq hawq 9 gwz，naeng makgam 6 gwz.

Goengyungh：Doeng heiq，sanq nit，dingz in.

Cujyau yw：Bouxsai raembouz，cehraem gawh in.

Yunghfap：Cienq raemx gwn，ngoenz 3 mbat.

4. Raemxyw giulouz liengjgih fusiuh

Danyw：Maexdeihmeij 15 gwz，haijbiuhsiuh 20 gwz，gocaengloj 10 gwz，go ndokgaeq 15 gwz，cidmou 9 gwz，cungzlouz 10 gwz，gamcauj 10 gwz.

Goeng'yungh: Gaij cou dingz in, gangq nengz, siuhyenz.

Cujyau yw: Dungx、cibngeihcijcangz naeuh, dungx sinzgingh gvanhnwngzcwng, binghnaiq dungxin, dungxin.

Yunghfap: Dawz gij yw baihgwnz caez nienj mba, mbat 3～5 gwz, ngoenz 3 mbat, gwn haeux le menh aeu raemxraeuj cung gwn.

5. Raemxyw buzsu yenz bei biz

Danyw: Vasusinh 9 gwz, houbuj 6 gwz, yenzhuz 9 gwz, beilanz 9 gwz, naeng makdoengj oiq hawq 6 gwz.

Goengyungh: Doeng daep huz dungx, siu cwk bae saek.

Cujyau yw: Daep cwk heiq in, dungx aek mbouj doeng, binghnaiq ganhyenz, daep geng doenghgij neix, dungx in、ndoksej in mizdi huj.

Yunghfap: Cienq raemx gwn, ngoenz 3 mbat.

Cieng Daih Cib'it   Danyw Ywdiuzlwed

Famzdwg gij yw ndaej diuzleix gij bingh lwed，miz gij yungh ndaej doeng sailwed、doeng lwed siu gawh、dingz lwed，cungj ndaej heuhguh ywdiuzlwed.

Ywdiuzlwed miz ywdoenglwed dem ywdingzlwed song cungj. ①Ywdoenglwed miz gij yungh doeng lwed siu gawh，hab'aeu daeuj yw lwed dai、deng sieng、baezdungx、gawh in、miz lwg le lwed cwk dungx in、dawzsaeg luenh、dawzsaeg in、dawzsaeg dingz doengh gij bingh neix. Gij yungh de dingzlai dwg doeng gingh byaij lwed siu cwk，ndaej doeng gingmeg、doeng lwed dingzin. ②Ywdingzlwed miz gij yungh dingz lwed，hab aeu daeuj yw rueg lwed、oklwed、haexlwed、nyouhlwed，lwedboed dem deng sieng oklwed doengh gij bingh neix. Aeu liengz lwed、souliemx、siu cwk、rwnh ging daeuj dingz lwed. Ciengz yungh danyw lumj lajneix.

1. Raemxyw lungzmauz cizbwz bwzlenz

Danyw：Lungzyazcauj 50 gwz，mbaw bekbenj（coengzbek）15 gwz，bwzgiz 15 gwz，da'ngaeux 50 gwz，nyalinzswj、nyalinzswj iq gak 12 gwz.

Goengyungh：Dingz lwed，souliemx.

Cujyau yw：Ndangdaej gak giz oklwed，lumj lwedndaeng，ndaeng oklwed，rueg lwed，haexlwed，nyouhwed，rongzva oklwed doenghgij neix.

Yunghfap：Cienq raemx gwn，ngoenz 3 mbat，gwn caep.

2. Raemxyw soqmoeg vahoengz

Danyw：Gosoqmoeg 30 gwz，douguzcauj 30 gwz，vahoengz 30 gwz，caekdungxvaj 30 gwz.

Goengyungh：Doeng lwed doeng meg，doeng ging dingz in.

Cujyau yw：Giujdin in.

Yunghfap：Cienq raemx dwk meiq cimq swiq giz in.

3. Raemxyw hajnyied senhhozmijrek

Danyw：Ngaihhajnyied 50 gwz，senhhozcauj 50 gwz，gomijrek 30 gwz，itbitcouz 15 gwz.

Goengyungh：Rwnh ging dingz lwed，sanq nit、cawz caep、dingz in.

Cujyau yw：Mehmbwk binghdoeklwed，baezhangx oklwed doenghgij neix.

Yunghfap：Ngaihhajnyied ceuj danq dwk raemx，menh dwk senhhozcauj、gomijrek、itbitcouz cienq 15 faencung，daih nyaq，gwn caep.

4. Raemxyw dabwz senhhan

Danyw：Ruklaeujhungz 15 gwz，senhhocauj 15 gwz，mbaw bekbenj（coengzbek）

12 gwz, gomijrek 12 gwz.

Goengyungh: Dingz lwed, gangqnengz, gaij doeg.

Cujyau yw: Gak cungj ndawdungx oklwed, lienzdaiq baihrog oklwed dem lwedndaeng、rueg lwed、gaglwed、haexlwed、nyouhlwed doengh gij neix.

Yunghfap: Cienq raemx, gwn caep.

5. Raemxyw ruklaeujhungz dingz lwed

Danyw: Mbaw ruklaeujhungz 60~100 gwz.

Goengyungh: Sanq gawh dingz lwed.

Cujyau yw: Roenhaeux oklwed.

Yunghfap: Cienq raemx gwn, ngoenz 3 mbat.

6. Raemxyw danh dauz

Danyw: Danhsinh 50 gwz, cehmakdauz 10 gwz, danghgveih 10 gwz, vahoengz 10 gwz, yenzhuz 15 gwz.

Goengyungh: Byaij lwed doeng meg, doeng heiq dingz in.

Cujyau yw: Gvanhsinhbing.

Yunghfap: Cienq raemx gwn, ngoenz 3 mbat.

7. Raemxyw ngaihmwnj doeng ging

Danyw: Ngaihmwnj 15 gwz, cizsauz 10 gwz, dangznding 50 gwz.

Goengyungh: Doeng lwed doeng ging.

Cujyau yw: Dawzsaeg dingz.

Yunghfap: Cienq raemx gwn, ngoenz 3 mbat.

8. Raemxyw gaeuhoengz siu gawh dingz in

Danyw: Gaeuhoengz、nomjsoemzsaeh gak 30 gwz, gociepndok 20 gwz.

Goengyungh: Doeng lwed doeng meg, siu gawh dingz in.

Cujyau yw: Laemx dub deng sieng, lwed cwk gawh in.

Yunghfap: Cienq raemx 2 mbat cawz nyaq, dwk hoengzdangz 15 gwz、laeujhenj habliengh, guh 2 mbat gwn.

9. Raemxyw denzcaet gaeq

Danyw: Denzcaet 10 gwz, nohgaeq 250 gwz.

Goengyungh: Doeng lwed siu gawh, dingz lwed dingz boed.

Cujyau yw: Lwedboed, oklwed lai lai.

Yunghfap: Denzcaet (dub soiq), caeuq nohgaeq doengzcaez dwk raemx habliengh, gek raemx naengj 2 diemj cung, dwk gyu di ndeu cix ndaej. Ngoenz 1 fuk, guh 2 mbat gwn, gwn raemxyw gwn noh.

10. Raemxyw fuzfangh gokvaiz

Danyw: Mba gokvaiz 50 gwz, caizhuz 15 gwz, fuzlingz 15 gwz, danhsinh 15 gwz, ciganhcauj 15 gwz.

Goengyungh: Liengz lwed gaij doeg, siu ndat cawz caep, doeng daep ciengx mamx, diuz heiq, doeng lwed siu cwk.

Cujyau yw: Mansing vuzvangzdanjhingz yizhingz bingduzsing ganhyenz.

Yunghfap: Cienq raemx gwn, ngoenz 3 mbat.

11. Raemxyw funghhoz song gaeu

Danyw: Maexlaeulej 50 gwz, danghgveih 15 gwz, gaeulwedgaeq 15 gwz, baihdoh 9 gwz, gosiengzraeu 15 gwz, haijfunghdwngz 15 gwz, doucigyangh 15 gwz.

Goengyungh: Doeng lwed doeng meg, cawz fung、doeng ging、dingz in.

Cujyau yw: Fungheiq maz in, gvanhcez gawh in.

Yunghfap: Cienq raemx gwn, ngoenz 3 mbat.

12. Raemxyw cangh sinh bwzlu fangzfungh

Danyw: Makraeu 12 gwz, mak cijdouxbox 9 gwz, sinhyiz 6 gwz, fangzfungh 9 gwz, bwzcij 6 gwz.

Goengyungh: Ganggominj, cawz fung, siuhyenz, doeng congh.

Cujyau yw: Gominjsing bizyenz.

Yunghfap: Cienq raemx gwn, ngoenz 3 mbat.

13. Raemxyw ginuz fwngzmaxlauz yenzhuz

Danyw: Liuzginuz 9 gwz, gofwngzmaxlauz 6 gwz, yenzhuz 6 gwz.

Goengyungh: Doeng lwed doeng ging, siu gawh dingz in.

Cujyau yw: Laemx dub deng sieng, lwed cwk gawh in.

Yunghfap: Cienq raemx gwn roxnaeuz aeu laeuj cung gwn.

Cieng Daih Cibngeih　Danyw Ywboujciengx

Famzdwg gij yw ndaej boujik ndangdaej bouxvunz heiqlwed yaemyiengz mbouj cuk, daeuj yw gak cungj binghhaw, heuhguh ywboujciengx. Yawj gij singnwngz dem gij yungh gvangqgaeb ywboujciengx faen miz ywboujheiq, ywboujlwed, ywboujyiengz, ywboujyaem seiq cungj.

Ywboujheiq miz gij yungh bouj heiq ciengx mamx, hab aeu daeuj yw cingsaenz mbouj gaeuq, heiq gaenj sing nyied, gyaeujngunh hanh lai, daengz donq mbouj ngah, dungx rim aek ndaet, haexsiq, dungxsaej duengqroengz, ngawhlinx mbangdamh, meg hawnyieg doengh gij bingh bwtmamx neix.

Ywboujlwed miz gij yungh bouj lwed ciengx lwed, hab aeu daeuj yw saeknaj haunyo, daraiz rwzokrumz, sim diu, dawzsaeg dingz roxnaeuz dawzsaeg luenh doengh gij bingh lwedhaw neix.

Ywboujyaem miz gij yungh ndaej bouj yaem seng myaiz neix, hab aeu daeuj yw dinghseiz nohndat hanhkeu, hozhawq hozngan ninz mbouj ndaek, ae nyan rueg lwed, linx nding linx mbang, meg nyieg doengh gij bingh yaemhaw neix.

Ywboujyiengz miz gij yungh ndaej bouj yiengz, genq ndoknyinz neix, hab aeu daeuj yw daraiz mok roh, hwet gyaeujhoq unqnaiq, lau nit gag hanh, nyouhraix, ae'ngab, siqsa, ailinx haudamh, meg caem rwnhnyieg doengh gij binh yiengzhaw neix. Ciengz yungh danyw lumj lajneix.

1. Raemxyw song cinh lwedgaeq maenzcienz

Danyw: Dujdangjsinh 12 gwz, gaeulwedgaeq 50 gwz, dujyinzsinh 15 gwz, sawzcienz 15 gwz.

Goengyungh: Bouj heiq, bouj lwed.

Cujyau yw: Mamx dungx haw nyieg, roenhaeux supsou mbouj ak, cunghgi doekloemq, gag hanh doengh gij bingh neix.

Yunghfap: Cienq raemx gwn, ngoenz 3 mbat.

2. Raemxyw ginghsw

Danyw: Ginghsw 15 gwz, sawzcienz 15 gwz, cihmuj, yicuz, gyazcij gak 12 gwz.

Goengyungh: Bouj heiq ciengx yaem, ciengx mamx yinh bwt, ik mak.

Cujyau yw: Ok nyouhdiemz hozhawq gwn raemx lai, ndang naiq mbouj miz rengz haeuj heiqyaem song haw gij bingh neix.

Yunghfap: Cienq raemx gwn, ngoenz 3 mbat.

3. Raemxyw yizsinh souj gih suijlenz

Danyw: Maenzgya 15 gwz, gaeulwedgaeq 15 gwz, swnjgyaeujhen 15 gwz, dangjsinh 15 gwz.

Goengyungh: Bouj lwed, genq ndoknyinz, ik lwedcing.

Cujyau yw: Lwed haw ndang nyieg, hwet guengq unqnaiq, gyaeuj ngunh daraiz, byoemgyaeuj hau caeux.

Yunghfap: Cienq raemx gwn roxnaeuz guh yienz dangzrwi gwn, ngoenz 3 mbat.

4. Danyw yw ae'ngab haw hoj yw

Danyw: Aekex 1 doiq, hungzsinh 20 gwz, bwzsahsinh 20 gwz, aenbix (rug, bauei nongx, banx) 24 gwz, gyazcij 12 gwz, bugnaengbwn 12 gwz.

Goengyungh: Diuz heiq bouj haw, raeuj mak dingh ae.

Cujyau yw: Bingh ae'ngab haw hoj yw.

Yunghfap: Caez nienj mienz, mbat gwn 3 gwz, ngoenz 2 ~ 3 mbat, deq bingh haemq mbaeu le, ngoenz gwn 1 mbat.

5. Danyw moedndaem yw uk

Danyw: Mba'moed 35 gwz, danghgveih 10 gwz, conhyungh 10 gwz, samcaet 10 gwz, cehmakdauz 5 gwz, cizsauz 5 gwz, duzndwen hawq 5 gwz, duzbing 5 gwz, daihvangz 5 gwz, sapdoem 5 gwz, sipndangj 5 gwz.

Goengyungh: Doeng lwed siu gaeh.

Cujyau yw: Lweduk gaz, lweduk saek, uk cwk lwed, megdoengh bienq geng doenghgij bingh neix.

Yunghfap: Hangq hawq nienj mienz, ngoenz gwn 3 mbat, mbat 5 gwz.

6. Raemxyw gaeq cijcwz

Danyw: Mbiengj gaeq ndeu, rag gocijcwz 60 gwz, nohmoucing 200 gwz, mizcauj 2 aen, goujgij 10 gwz.

Goengyungh: Bouj cunghgiq, ciengx dungx mamx.

Cujyau yw: Cihgi'gvanjyen, heiq haw, mbouj ngah doxgwn, lwed noix, dungx in, mansing veiyenz dem mizlwg le cij noix doenghgij neix.

Yunghfap: Dawz nohgaeq nohmoucing swiq seuq, roenq baenz gaiq hung; swiq seuq gij ragcijcwz le, aeu raemxsaw cimq 10 faencung, liux le swiq seuq; dawz nohgaeq nohcing dwk roengz ndaw gu raemxgoenj bae log; cawj goenj gu raemx ndeu (daihgaiq 25 swngh), dawz gij doxgaiq cienzbouh cuengq roengz bae, cawj goenj le, raix roengz ndaw guvaxdienh bae, aeu dangjrengz de caiq cawj goenj mbat, cienj baenz dangjdaemq de laebdaeb goen 2 diemj cung. Mwh gwn gonq dwk gyu diuz feih cix ndaej.

7. Laeuj sizhuz ducung

Danyw: Sizhuz 250 gwz, baihdoh 50 gwz, ducung 25 gwz, danhsah 300 gwz, gveiqbeiz 200 gwz, danhcinh 60 gwz.

Goengyungh: Gyaep rwix cawz biq, bouj mak raeuj hwet.

Cujyau yw: Fungheiq nitgyoet, hwet ga deng sieng, nit maz mbouj rox in.

Yunghfap：Gij yw gwnz neix gya laeuj 10 swng，dwk ndaw bingzmeng bae cimq fung red，gek raemx goen 2～3 diemj cung dawz okdaeuj，deq caep le hai fung. It mbat raeuj it cen gwn，mbouj hanh seiz，ciengz hawj lumj fiz.

8. Yienz hwzdauz ikuk

Danyw：Ngveihhwzdauz 30 gwz，lwgrazndaem 30 gwz，mbawsangh 60 gwz.

Goengyungh：Bouj mak ik uk，onj saenz dingh sim.

Cujyau yw：Ukhaw.

Yunghfap：Caez dub yungz lumj naez baenz yienz（yienz naek 3 gwz），ngoenz gwn 3 yienz，ngoenz 2 mbat.

9. Raemxyw boujyaem cingbwt

Danyw：Denhdungh 9 gwz，gyazcij 9 gwz，gooenciq 20 gwz，lwgheujbya 12 gwz，gaeuhouznou 24 gwz，cizlizhau 18 gwz，vangzgizdoj 25 gwz，gamcauj 4 gwz.

Goengyungh：Ciengx yaem yinh huj，siu ndat cawz myaiz.

Cujyau yw：Feigezhwz，mansing cihgi'gvanjyenz，bwt reuq，bwt baenz baez doengh gij neix.

Yunghfap：Cienq raemx gwn，ngoenz 3 mbat.

10. Raemxyw nijcinh hanq lingz

Danyw：Nijcinhswj 15 gwz，gomijrek 15 gwz，lingzcih 15 gwz.

Goengyungh：Ciengx yaem bouj mak.

Cujyau yw：Mak yaem haw，gyaeujngunh daraiz，hwet gyaeuj hoq unqnaiq，ndangdaej seiqguengq mbouj miz rengz.

Yunghfap：Cienq raemx gwn，ngoenz 3 mbat.

11. Raemxyw senzsinh liqyenh

Danyw：Senzsinh 30 gwz，swnghdi 15 gwz，rag naeng goujgij 15 gwz，cinghhauh 15 gwz，yinzcaizhuz 15 gwz，ndoklungz ndip（sien roengz）15 gwz，mujli ndip（sien roengz）15 gwz，naengmauxdan 12 gwz.

Goengyungh：Ciengx yaem gyangq huj，seng myaiz leih ndwnj.

Cujyau yw：Fatndat nanznaih raez.

Yunghfap：Cienq raemx gwn，ngoenz 3 mbat.

12. Raemxyw Lwgsangh vujveiswj

Danyw：Lwgsangh 10 gwz，vujveiswj 10 gwz.

Goengyungh：Ciengx lwed，bouj yaem，sou hanh.

Cujyau yw：Gag hanh，ninz hanh conh.

Yunghfap：Cienq raemx gwn，ngoenz 2 mbat.

13. Raemxyw yinzyangz sangh ngaeu

Danyw：Yinzyangzhoz 5 gwz，gosiengzsangh 6 gwz，gaeungaeu 6 gwz.

Goengyungh：Boux makyiengz mbouj cuk，cangqyiengz.

Cujyau yw: Mak haw raem nyoj, guengqlaj gyad in, ndoknyinz rwtsou, dinfwngz mazmwd, binghlw lwgnyez mazbih.

Yunghfap: Cienq raemx gwn, ngoenz 3 mbat.

Cieng Daih Cibsam Danyw Rangfwt Doeng Hoz Doeng Ndaeng

Famzdwg gijyw miz heiq rangfwtfwt, ak cuenh ak ndonj, lij aeu doeng hoz doeng ndaeng daeuj guh ak, heuhguh yw rangfwt doeng hoz doeng ndaeng.

Ywrangfwt doeng hoz doeng ndaeng ndaej haeuj sim doeng hoz doeng ndaeng, cawz uek baiz doeg doeng hoz doeng ndaeng, habyungh youq dwgrumz fatbagmou, mauhfung daengj gij bingh sawqmwh muenhlaemx haenx, roxnaeuz gij bingh hobndaw aenvih hujhwk yinxhwnj moengzloengz mangxlangh daengj. Ciengz yungh danyw lumj laj neix.

1. Raemxyw singjuk

Danyw: Gosipraemx、golaeng'aeuj、goyiginh、gobuenqhah、fuklingz gak 9 gwz, gobiekngwz cimq mbei oemqfat 6 gwz.

Goengyungh: Rangfwt doeng hoz doeng ndaeng, singjuk

Cujyau yw: Moengzloengz mangxlangh、fatbagmou, nohndat maezmuenh daengj bingh.

Yunghfap: Cienq raemx gwn.

2. Raemxyw yiginh duzndwen

Danyw: Duzndwen 10 gwz, yiginh 10 gwz, baengzsa 3 gwz, begfanz 3 gwz.

Goengyungh: Bingzdaep dingzrumz, cawzmyaiz doeng hoz doeng ndaeng.

Cujyau yw: Fatbagmou maezmuenh.

Yunghfap: Cienq raemx gwn.

Cieng Daih Cibseiq　Danyw Onjsaenz Dinghlinj

Famzdwg gij yw miz dinghsaenz、bingz daep caem yiengz、dingh geuj dingz rumz daengj cozyung, heuhguh onj saenz dingh linj.

Yw onjsaenz dinghlinj bauhamz onj saenz dingh saenz caeuq dingh linj dingz rumz song loih yw. Habyungh youq simsaenz mbouj onj、simfanz mbouj onj、ninz mbouj ndaek、sim diuq、lumzlangh daengj bingh. Ciengz yungh danyw lumj laj neix.

1. Raemxyw gaeu maenzgya onjsaenz

Danyw：Gaeu maenzgya 50 gwz，ceh makcaujsoemj 15 gwz，cehcoengzbek 6 gwz，noh maknganx 9 gwz，ciencaengzhau 20 gwz.

Goengyungh：Onj saenz，dingh saenz，ciengx lwed，doeng meg.

Cujyau yw：Saenzging naiqnyiengh，ninz mbouj ndaek gyaeujdot.

Yunghfap：Cienq raemx gwn，it ngoenz 2 baez.

2. Raemxyw gocoengz ciencaengz gaeu maenzgya

Danyw：Ciencaengzbieg 50 gwz，gaeu maenzgya 30 gwz，mbawcoengz 15 gwz.

Goengyungh：Caemdingh，onjsaenz.

Cujyau yw：Saenzging naiqnyiengh，ninz mbouj ndaek，gyaeuj ngunh，sim diuq.

Yunghfap：Cienq raemx gwn，it ngoenz 3 baez.

3. Raemxyw nywjfumx（rumnyaenx）ciencaengz gaeungaeu

Danyw：Nywjfumx 20 gwz，ciencaengzhau 30 gwz，gaeungaeu 15 gwz.

Goengyungh：Onjsaenz caemdingh，cinghuj，bingz daep ndaep rumz.

Cujyau yw：Lwgnyez hujhwngq cougaen，hezyazsang gyaeujdot，sinzginghsing gyaeujin，ukhaw daengj cwngq.

Yunghfap：Cienq raemx gwn，it ngoenz 3 baez.

Cieng Daih Cibhaj Danyw Maenhsaep

Famzdwg gij yw cujyau ndaej souhob maenhsaep, habyungh youq gag okhanh、 lengxhanh、louhmok、vazsiq、nyouhraix、oksiq caeznaih、bwzdai gablwed、lwedboed、 damhangxconh daengj bingh. Ciengz yungh danyw lumj laj neix.

1. Ywfaenj sigloux oep ndwi dingzsiq

Danyw: Naeng sigloux 30 gwz, rinreqhoengz 20 gwz, makganoh 10 gwz, mazvuengz 10 gwz.

Goengyungh: Saepsaej, gangqnengz, siuyiemz.

Cujyau yw: Oksiq.

Yunghfap: Numienz gyauxyinz, aeu meiq diuzbaenz giengh, oep youq gwnz saejndw, aeu baengzgyauh nem ndei, ngoenz 1 baez.

2. Raemxyw makvengj dingzsiq

Danyw: Makvengj 30 gwz, dangjsinh 9 gwz.

Goengyungh: Saepsaej dingzsiq.

Cujyau yw: Haw nanz oksiq.

Yunghfap: Cienq raemx gwn.

3. Ywfaenj moedgunj nimsaeq

Danyw: Mbaw moedgunj、mbaw maknimsaeq gak daengjliengh nu mienzmwd.

Goengyungh: Saepsaej dingzsiq.

Cujyau yw: Saejin, oksiq, bwzdai gablwed.

Yunghfap: Baez 1 gwz, it ngoenz 3 baez, aeu raemxgoenj cung gwn.

4. Raemxyw sanghbohhuj

Danyw: Daengx go deihbizbaz 1500 gwz.

Goengyungh: Saepsaej dingzsiq, siuyiemz.

Cujyau yw: Dungx mbouj siu, dungxsaejin singqgaenj, dungxsaejin singqnumq, siqnengz, dungx、cibngeihceijcangz nengznaeuh, lwgnyez dungxmboujsiu dengdoeg.

Yunghfap: Gij yw baihgwnz gya raemx 10 swngh, goen daengz 3 swngh. Vunzhung it baez gwn 100 hauzswngh, it ngoenz 3 baez; lwgnyez ndaej 6 ndwen doxhwnj it baez gwn 10~20 hauzswngh, it ngoenz 3 baez.

5. Raemxyw nimsaeq riengfung goenglauz

Danyw: Goriengfung 15 gwz, faexgoenglauz 15 gwz, ragnimsaeq 50 gwz.

Goengyungh: Saepsaej dingzsiq, gangqnengz, siuyiemz.

Cujyau yw: Dungxmboujsiu singqgaenj, siqnengz, saejin singqgaenj、singqnumq, oksiq caeznaih.

Yunghfap：Cienq raemx gwn，itngoenz 3 baez.

6. Raemxyw haznajnyaeuq riengfung

Danyw：Haznajnyaeuq 50 gwz nywjriengfung 50 gwz.

Goengyungh：Saepsaej，gangqnengz，siuyiemz.

Cujyau yw：Dungxsaejin singqgaenj、singqnumq，lwgnyez dungxmboujsiu singq dengdoeg，siqnengz.

Yunghfap：Cienq raemx gwn，it ngoenz 3 baez.

7. Raemxyw haj han giu biz senh

Danyw：Gomijrek 50 gwz，ngaihhajnyied（cauj gyoq）50 gwz，senhhocauj 50 gwz，yizbijcouz 30 gwz，maexdeihmeij 15 gwz.

Goengyungh：Dingzlwed，saep saej dingzsiq.

Cujyau yw：Dungxsaej oklwed，dawzsaeg daiq lai，lwedboed，saejin oksiq，dungxin，dungx、cibngeihceijcang nengznaeuh，nyouhlwed，haexlwed daengj.

Yunghfap：Cienq raemx gwn；roxnaeuz guh baenz faenjmienz，it baez gwn 5 gwz，it ngoenz 3 baez.

8. Ywfaenj lwgnoenh sahoengz

Danyw：Lwgnoenh 15 gwz，sahoengz 6 gwz.

Goengyungh：Souhanh saepcing.

Cujyau yw：Lengxhanh，vazcing.

Yunghfap：Gijyw baihgwnz nu mienz baenz faenj，haemhnaengz mwh yaek ninz yungh gwz ndeu，aeu raemxgoenj caep diuzbaenz ceh，oep saejndw（caeuhdawh sinzgezhez）baihrog yungh baengzgyauh dinghmaenh，haet daihngeih cawz yw，lienz yungh 2～3 haemh couh ndaej lo.

9. Raemxyw naenggyoij

Danyw：Naenggyoij（byakmbaw）200～500 gwz.

Goengyungh：Sou hanh.

Cujyau yw：Lwgnyez lengxhanh.

Yunghfap：Cienq raemx swiq，it ngoenz 1～2 baez.

10. Raemxyw ragvengj vemou

Danyw：Ragvengj 50 gwz，vemou 1 gaiq.

Goengyungh：Souhob saepsaej swngdaez.

Cujyau yw：Damhangx conh，rongzva doekduiq，baezhangx doek.

Yunghfap：Gij baihgwnz cawj raemx buenq diemjcung，gwn raemxyw caeuq nohvemou，it ngoenz 3 baez.

Cieng Daih Cibroek Danyw Siudauj

Famz gij yw ndaej hawj aendungx haemq ak siuswg、cawz raeng dauj cwk，heuhguh ywsiudauj.

Ywsiudauj ndaej hawj mamxdungx ak siu、coicaenh siuswg、siu raeng cawz cwk，habyungh youq dungxraeng，dungx mbouj siu、dungxrem dungxbongq，mbouj siengj gwnhaeux、saekwk、wijsoemj、wen（rubmyaiz）、rueg、okhaex mbouj cingqciengz daengj bingh. Ciengz yungh danyw lumj laj neix.

1. Raemxyw siuswg vajrwix

Danyw：Mbaw vajrwix 12 gwz，sanhcah 9 gwz，sawzcienz 10 gwz，vagimngaenz 9 gwz，gaeugat 6 gwz，naengmakdoengjheu 6 gwz.

Goengyungh：Siu dungxraeng，vaqgux sanqcwk.

Cujyau yw：Dungx mbouj siu，dungxraeng dungxbongq，cwk caeng indot daengj gak cungj bingh.

Yunghfap：Cienq raemx gwn，it ngoenz 3 baez.

2. Raemxyw gaeuhaexgaeq dungxmou

Danyw：Rag hawq gaeuhaexgaeq 25 gwz，dungxmou laen.

Goengyungh：Siu gam vaq cwk.

Cujyau yw：Lwgnyez baenzgam.

Yunghfap：Aeuq raemx gwn.

3. Raemxyw nyagaemhcig godinmax

Danyw：Nyagaemhcig 3 gwz，godinmax 15 gwz.

Goengyungh：Siu dungxraeng cawz cwk.

Cujyau yw：Lwgnyez baenzgam.

Yunghfap：Yw baihgwnz doxgyaux nu mienz caeuq daepmou、daepgaeq roxnaeuz nohmoucing naengj gwn，it ngoenz 2 baez.

4. Raemxyw siu dungxraeng gyanghwnz daej

Danyw：Gomoeggyej（gonyaebnyi/gonyaebnyaez）20 gwz，nyagaemhcig 15 gwz，godinmax 15 gwz，ye'gvanhmwnz 15 gwz，idawgaeq 4 gwz，byukbiqrengh 3 gwz.

Goengyungh：Siu dungxraeng、cawz dungxcwk.

Cujyau yw：Lwgnyez dungxraeng，lwgnyez baenzgam，gyanghwnz daejnauh，dungxrem dungxbongq daengj gak cungj bingh.

Yunghfap：Doxgyaux nu mienz，it baez 1～2 gwz，caeuq daepmou、daepgaeq caez naengj gwn roxnaeuz cung raemxgoenj gwn，it ngoenz 1 baez.

Cieng Daih Cibcaet   Danyw Gajnon

Famzdwg gij yw ndaej boenqcawz roxnaeuz gaj gij non'geiqseng, heuhguh ywgajnon.

Ywgajnon dingzlai yungh youq gaj duzdeh、duznauzcungz、dehbenj、duzgouhcungz、duzgyanghbencungz daengj nongeiqseng ndawsaej.

Cungj yw neix doegsingq hung, mwh sawjyungh yaek ciu aenndang ak nyiengh、gij non cungjloih、gij bingh menh gaenj caeuq giem miz binghyiengh mbouj doxdoengz, gak cungj gak senjyungh caeuq doxboiq sawjyungh. Ciengz yungh danyw lumj laj neix.

1. Raemxyw naeng rag faexrenh

Danyw: Ywhawq naeng rag faexrenh 3～9 gwz, yw'ndip 10～20 gwz.

Goengyungh: Gaj duzded ndawsaej, gaj gak cungj non.

Cujyau yw: Binghduzdeh, binghnauzcungz, binggouhcungz.

Yunghfap: Cienq raemx gwn, it ngoenz 1 baez, lwgnyez habliengh gemj.

2. Raemxyw ceh sijginh gajnon

Danyw: Ceh sijginh 7～10 naed nu mienz, makmoizoemq 3 gwz, conhceu 3 gwz.

Goengyungh: Gaj deh roenmbei, dingz dungxin.

Cujyau yw: Binghdeh roenmbei.

Yunghfap: Cienq raemx gwn, it ngoenz 2～3 baez.

3. Cehgve gwn ndip

Danyw: Cehnamzgva 9～50 gwz.

Goengyungh: Gaj dehbenj、nonsuplwed.

Cujyau yw: Binghdehbenj, binghnonsuplwed, cenzlezsenyenz.

Yunghfap: Cehnamzgva gwn ndip, it baez 9～50 gwz, it ngoenz 2 baez.

4. Raemxyw guenqcungq lungzyaz

Danyw: Guenqcungq 6～1 gwz, nywjlungzyaz 20 gwz.

Goengyungh: Siu huj gaijdoeg, dingzlwed, gajnon.

Cujyau yw: Binggouhcungz, binghduzdeh, binghnauzcungz.

Yunghfap: Cienq raemx gwn, it ngoenz 2 baez.

Cieng Daih Cibbet　Danyw Dingj Baezfoeg Caeuq Unq Geng Sanq Duq

Famz gij yw ndaej siu huj gaijdoeg、cawz caep、unq geng sanq duq、doeng gingmeg、gong doeg siu foeg, gij yw habyungh youq yw gak cungj baezfoeg、linzbah gezhwz、bwt mamx gawhhung daengj bingh. Ciengz yungh danyw lumj laj neix.

1. Raemxyw nomjsoemzsaeh nyarinngoux

Danyw：Nyarinngoux 100 gwz, nomjsoemzsaeh 50 gwz.

Goengyungh：Ging huj gaij doeg, unq geng sanq doq, gung doeg siu foeg.

Cujyau yw：Gak cungj aizcwng.

Yunghfap：Aeu raemx 3750 gwz, goen raemx 2 diemjcung gwn, it ngoenz 3 baez.

2. Raemxyw nyarinngoux nomjsoemzsaeh

Danyw：Nyarinngoux 45 gwz, yw'ngwzhaeb 30 gwz, nomjsoemzsaeh 30 gwz, gaeulwedgaeq 30 gwz, nijcinhswj 30 gwz, swnghdi 30 gwz, rag daengzliz 30 gwz.

Goengyungh：Siu huj gaijdoeg, ciengxyaem okmyaiz.

Cujyau yw：Bizyenhaiz.

Yunghfap：Cienq raemx gwn.

3. Raemxyw gveizciq nyarinngoux cungzlouz

Danyw：Ceh gveizciq 30 gwz, nyarinngoux 30 gwz, gyapsae 30 gwz, cungzlouz 15 gwz, ginghvum 15 gwz, samlingz 10 gwz, swnghnanzsingh 10 gwz, fazbuenqhah 10 gwz, nyayazgyae 10 gwz, fuzsouj 10 gwz.

Goengyungh：Doengheiq byaijlwed, unq geng sanq duq.

Cujyau yw：Daep ngamq baenzaiz.

Yunghfap：Cienq raemx 2 diemj cung, moix baez gwn 20 hauzswngh, it ngoenz 3 baez.

4. Raemxyw gaeubwnhgauh go'byaekmengh

Danyw：Gaeubwnhgauh 30 gwz, gohaungoux 30 gwz, go'byaekmengh 21 gwz, danhsinh 15 gw, goyiginh 9 gwz, danghgveih 12 gwz.

Goengyungh：Doengheiq byaijlwed.

Cujyau yw：Dungxbaenzaiz.

Yunghfap：Cienq raemx gwn, it ngoenz 3 baez, lienz gwn 7 ngoenz baenz aen liuzcwngz ndeu.

5. Raemxyw sien yw ndokfoeg

Danyw：Nomjsoemzsaeh 15 ～ 30 gwz, nywjlungzyaz 30 ～ 60 gwz, nyarinngoux

15~30 gwz, yw'ngwzhaeb 15~30 gwz, naeng faexcenzraez 10 gwz, rag baigyangcauj 10 gwz, bwzyingh 10 gwz, cizsauz 10 gwz, haeuxlidlu 10 gwz, hoengzva 10 gwz, ginghvum 10 gwz.

Goengyungh: Siu huj gaijdoeg, byaijlwed vaqgux.

Cujyau yw: Binghndoekngvizfoeg laifat.

Yunghfap: Cienq raemx gwn, it ngoenz 3 baez, caeuq valiuz boiqhab yw.

6. Raemxyw varibfwngz

Danyw: Varibfwngz 6 gwz.

Goengyungh: Siu huj gaijdoeg, unqgeng sanqduq.

Cujyau yw: Cijaiz ngamq baenz, ndangjgeng hung lumj gyaeq roegdoxgap.

Yunghfap: Laeuj ceuj, faen 2 baez gwn, lienz gwn 7 ngoenz, dingz 3 ngoenz le, caiq gwn.

Cieng Daih Cibgouj   Danyw Ngwz Haeb Sieng

Famzdwg gij yw ndaej siu huj gaij cawz ngwzdoeg gij doeg de, heuhguh yw ngwzsieng. Habyungh youq yw gak cungj ngwzdoeg haeb sieng、non sieng daengj. Ciengz yungh danyw lumj laj neix.

1. Fueng cungzlouz ngwz sieng

Danyw：Rag ganj godungxvaj 15 gwz, gangzngwd 15 gwz, cungzlouz 10 gwz, gamcauj 6 gwz.

Goengyungh：Siu huj gaij doeg, siu foeg sanq doeg.

Cujyau yw：Gak cungj ngwzdoeg haeb sieng、non sieng.

Yunghfap：Aeu rag ganj godungxvaj dub yungz oep henz baksieng; linghvaih aeu cungzlouz、gamcauj, cienq raemx gwn.

2. Fueng ngwz sieng liengzbatgak

Danyw：Lienzbatgak 10～15 gwz.

Goengyungh：Siu huj gaij doeg, sanq duq cawz gux.

Cujyau yw：Gak cungj ngwzdoeg haeb sieng.

Yunghfap：Lienzbatgak dub yungz, cung laeuj gwn.

3. Fueng gyanghlongz yw'ngwzhaeb

Danyw：Yw'ngwzhaeb 50 gwz, gogyanghlungz 50 gwz.

Goengyungh：Liengz lwed gaij doeg, siu foeg dingz in.

Cujyau yw：Gak cungj ngwzdoeg haeb sieng, baezhaem foeg doeg, mabag haeb sieng daengj.

Yunghfap：Gijyw baihgwnz doxgyaux dub yungz oep henz baksieng, it ngoenz vunh yw 2 baez.

4. Fueng ngwz sieng buenqhah

Danyw：Ngauqsawz buenqhah doj 5 gwz, buenqhahsammbaw 5 gwz.

Goengyungh：Gaij doeg, siu foeg, dingz in.

Cujyau yw：Ngwzdoeg haeb sieng, baenzfoeg, baezhaem daengj.

Yunghfap：Gij yw baihgwnz dub yungz oep henz baksieng caeuq bwzveihez. Gij yw neix gig doeg, gimq gwn.

5. Fueng godiengangh

Danyw：Rag ganj、mbaw godiengangh gak habliengh.

Goengyungh：Siu huj gaij doeg, siu foeg dingz in.

Cujyau yw：Ngwzdoeg haeb sieng, baenzfoeg.

Yunghfap: Rag 20 gwz, cienq raemx gwn. Ganj、mbaw gak habliengh dub yungz oep henz baksieng.

6. Fueng nywjrwz gogoux

Danyw: Nywjrwz 50 gwz, mbaw gogouxbieg 100 gwz.

Goengyungh: Siu huj gaij doeg, siu foeg baiz doeg.

Cujyau yw: Gak cungj ngwzdoeg haeb sieng.

Yunghfap: Nywjrwz habliengh dub yungz oep bwzveihez（deu bwzveihez oklwed gonq le cij oep yw）caeuq henz baksieng, doeklaeng aeu mbaw gogouxbieg cienq raemx swiq baksieng, baujciz baksieng nyinhcumx baiz doeg, it ngoenz vuenh yw 4 baez.

Cieng Daih Ngeihcib Danyw Yungh Baihrog

Yw rogyungh ndaej gaj non yw humz、gaij doeg、sanq cwk、siu foeg、cawz fung、baiz nong、dingz in、dingz lwed、ok nohmoq daengj cozyung.

1. Raemxyw hajsaekyok renh goux

Danyw: Nye mbaw vahajsaek（hajsaekyok）、rag naeng faexrenh、mbaw gogoux gak habliengh.

Goengyungh: Siu huj gaij doeg, hocaep yw humz.

Cujyau yw: Binghgaenj、binghnaiq naeng humz naeng gaet.

Yunghfap: Cienq raemx swiq, it ngoenz 1 baez.

2. Raemxyw liuzhaeu yw humz

Danyw: Mbaw liuzhaeu、mbaw goging、mbaw vahajsaek（hajsaekyok）、bopsamgak、goujlijmingz、mbaw godongz、mbaw godunghcingh mbaw'iq、mbaw gangzngwd、mbaw mauzsuenqbuenz gak habliengh.

Goengyungh: Gaj non yw humz, gaij doeg, cawz fung.

Cujyau yw: Gak cungj naeng humz naeng gaet, naeng humz naeng loij、funghcimj、danhduz、nyan'gyak daengj.

Yunghfap: Cienq raemx swiq.

3. Raemxyw liuzhaeu buenzswj

Danyw: Mbaw mauzsuenqbuenz、mbaw liuzhaeu gak habliengh.

Goengyungh: Gaj non yw humz.

Cujyau yw: Faexraeg hwnj bwnqlwn, caetsingq naeng humz naeng gaet, nazhaeux naeng humz naeng gaet.

Yunghfap: Cienq raemx swiq.

4. Raemxyw senh yangz mauz liuj

Danyw: Golinxvaiz 150 gwz, gokyiengzniuj 250 gwz, godeizgoek（godaixgoek）75 gwz, mauzlaujhuj 50 gwz.

Goengyungh: Siu hoj hocaep, gaj non yw humz.

Cujyau yw: Ndang hwnjgyak、luenghga hwnjgyak、binghhwnjnyan.

Yunghfap: Aeu yw baihgwnz cied mienz, gyaux meiq 1500 gwz, cimq 20 goenz, cawz nyaq, rog hoz giz humz.

5. Raemxyw faexrenh mbaw faexnganqciq goqdangz

Danyw: Naeng faexrenh、mbaw faexnganqciq mbawhung、ngwzgoqdangz gak daengjliengh.

417

Goengyungh: Siu huj gaijdoeg, gaj non yw humz.

Cujyau yw: Baeznong, naeng humz naeng gaet, baezngwz.

Yunghfap: Cienq raemx swiq giz humz giz in, it ngoenz 1~2 baez.

6. Raemxyw moeggyej vabieg

Danyw: Govabieg, gomoeggyej (gonyaebnyi/gonyaebnyaez) gak habliengh.

Goengyungh: Siu huj gaij doeg, hocaep yw humz.

Cujyau yw: Naeng humz naeng gaet, yaxyaem cumx humz gaet.

Yunghfap: Yw baihgwnz doxgyaux dub yungz oep giz humz, it ngoenz vuenh yw 1 baez.

7. Raemxyw giujlanj

Danyw: Nyafaenzlenz, goujlijmingz, ganhyouz gak habliengh.

Goengyungh: Siu huj gaij doeg, yw humz.

Cujyau yw: Yaxyaem humz gaet, ced moengj ced humz.

Yunghfap: Yw baihgwnz gak 30 gwz, nu mienz gyauq ganhyouz 100 hauzswngh, hoz giz humz, it ngoenz 1~2 baez.

8. Raemxyw cawz cimj nganq gouj

Danyw: Mbaw faexnganqciq mbaw hung 40 gwz, goujlijmingz 20 gwz, vagimngaenz 10 gwz, cwxvagut 10 gwz, nyafaenzlenz 10 gwz, gangzngwd 10 gwz, mbawz goujcaijvah (yokloegma) 20 gwz.

Goengyungh: Siufoeg yw humz, gajnengz, gaijdoeg.

Cujyau yw: Baezngwz, sinzmazcinj, naeng haenz naeng gaet.

Yunghfap: Cienq raemx swiq, it ngoenz 2 baez.

9. Raemxyw faezgihgangh

Danyw: Mbaw faexgihgangh caeuq naeng faex de gak habliengh.

Goengyungh: Yw humz yw gaet, siuyiemz souraemx.

Cujyau yw: Gak cungj naengnoh doeng hwnj sae hwnj, sinzmazcinj, baeznong, sinzmazcinj, nyan.

Yunghfap: Cienq raemx swiq, it ngoenz 2 baez.